Standards for Musculoskeletal Imaging

骨軟部画像診断スタンダード

[編集]

青木　純　地域医療機能推進機構群馬中央病院 副院長/放射線科 主任部長
青木隆敏　産業医科大学 放射線科学教室 准教授
上谷雅孝　長崎大学大学院医歯薬学総合研究科 放射線診断治療学 教授
江原　茂　岩手医科大学 放射線医学講座 教授
神島　保　北海道大学大学院保健科学研究院 医用生体理工学分野 教授
杉本英治　自治医科大学 放射線医学講座 教授
福田国彦　東京慈恵会医科大学 放射線医学講座 教授
藤本　肇　沼津市立病院 放射線科 部長

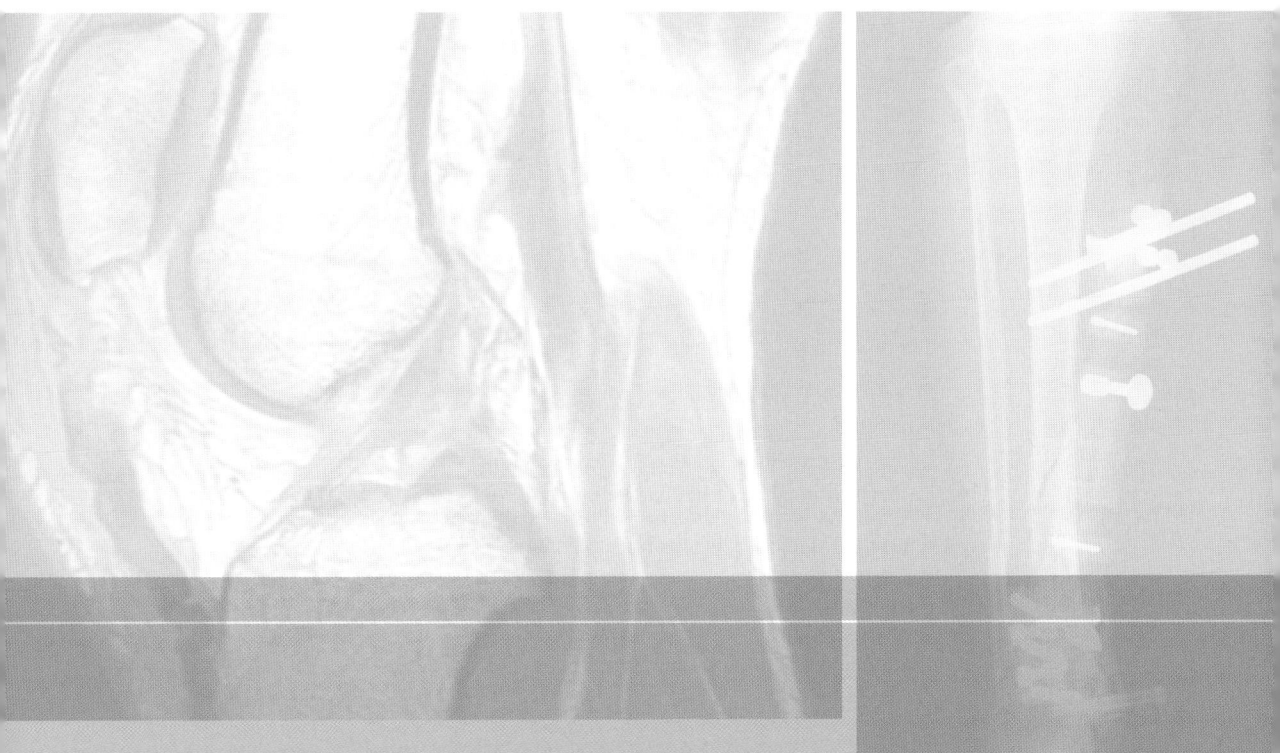

メディカル・サイエンス・インターナショナル

Standards for Musculoskeletal Imaging
First Edition
Edited by Jun Aoki, Takatoshi Aoki, Masataka Uetani, Shigeru Ehara,
Tamotsu Kamishima, Hideharu Sugimoto, Kunihiko Fukuda, Hajime Fujimoto

©2014 by Medical Sciences International, Ltd., Tokyo
All rights reserved.
ISBN 978-4-89592-794-9

Printed and Bound in Japan

執筆者一覧（執筆順）

野崎　太希	Taiki Nozaki	聖路加国際病院 放射線科 UC Irvine Medical Center, Department of Radiological Sciences
玉川　光春	Mitsuharu Tamakawa	札幌医科大学 放射線医学講座放射線診断学 講師
神島　　保	Tamotsu Kamishima	北海道大学大学院保健科学研究院 医用生体理工学分野 教授
江原　　茂	Shigeru Ehara	岩手医科大学 放射線医学講座 教授
杉本　英治	Hideharu Sugimoto	自治医科大学 放射線医学講座 教授
藤本　　肇	Hajime Fujimoto	沼津市立病院 放射線科 部長
池田　俊昭	Toshiaki Ikeda	稲城市立病院 放射線科 部長
入江　健夫	Takeo Irie	湘南藤沢徳洲会病院 放射線科 部長
藤井　陽生	Akio Fujii	大分赤十字病院 整形外科
小熊　栄二	Eiji Oguma	埼玉県立小児医療センター 放射線科 部長
宮嵜　　治	Osamu Miyazaki	国立成育医療研究センター 放射線診療部 医長
橘川　　薫	Kaoru Kitsukawa	聖マリアンナ医科大学 放射線医学講座
小橋由紋子	Yuko Kobashi	東京歯科大学市川総合病院 放射線科 講師
木下　俊輔	Syunsuke Kinoshita	産業医科大学 放射線科学教室 助教
青木　　純	Jun Aoki	地域医療機能推進機構群馬中央病院 副院長/放射線科 主任部長
山本　和宏	Kazuhiro Yamamoto	大阪医科大学 放射線医学教室 准教授
白神　伸之	Nobuyuki Shiraga	東邦大学医療センター大森病院 放射線科 准教授
隅屋　　寿	Hisashi Sumiya	富山県立中央病院 放射線診断科 部長
宇山　直人	Naoto Uyama	徳島大学大学院ヘルスバイオサイエンス研究部 放射線科学分野 助教
高尾正一郎	Shoichiro Takao	徳島大学大学院ヘルスバイオサイエンス研究部 医用放射線技術科学分野 助教
辰野　　聡	Satoshi Tatsuno	八重洲クリニック 放射線科
長田　周治	Shuji Nagata	久留米大学医学部 放射線医学講座 助教
中西　克之	Katsuyuki Nakanishi	大阪府立成人病センター 放射線診療科 主任部長
新津　　守	Mamoru Niitsu	埼玉医科大学医学部 放射線科 教授
西村　　浩	Hiroshi Nishimura	福岡県済生会二日市病院 副院長
常陸　　真	Shin Hitachi	東北大学病院 放射線診断科 助教
福庭　栄治	Eiji Fukuba	島根県立中央病院 放射線科 医長
山口　岳彦	Takehiko Yamaguchi	獨協医科大学越谷病院 病理診断科 教授
中田　和佳	Waka Nakata	自治医科大学とちぎ子ども医療センター 小児画像診断部 病院助教
大木　穂高	Hodaka Ohki	神鋼病院健診センター

執筆者一覧

林田　佳子	Yoshiko Hayashida	産業医科大学 放射線科学教室 講師
本谷　啓太	Keita Honya	杏林大学保健学部 診療放射線技術学科 講師
東條慎次郎	Shinjiro Tojo	東京慈恵会医科大学 放射線医学講座 助教
古川理恵子	Rieko Furukawa	自治医科大学とちぎ子ども医療センター 小児画像診断部 講師
佐々木泰輔	Taisuke Sasaki	あおもりPET画像診断センター 院長
佐志　隆士	Ryuji Sashi	八重洲クリニック 放射線科
西岡　典子	Noriko Nishioka	KKR札幌医療センター斗南病院 放射線診断科
福田　有子	Yuko Fukuda	香川大学医学部 放射線医学講座 病院助教
兵頭かずさ	Kazusa Hyodoh	JR札幌病院内科診療部 放射線科 科長
川原　康弘	Yasuhiro Kawahara	長崎労災病院 放射線科 第2部長
山本　麻子	Asako Yamamoto	帝京大学医学部 放射線科学講座
稲岡　努	Tsutomu Inaoka	東邦大学医療センター佐倉病院 放射線科 准教授
名嘉山哲雄	Tetsuo Nakayama	多根総合病院 放射線診断科 副部長/遠隔画像診断部 部長
山口　哲治	Tetsuji Yamaguchi	長崎大学病院 放射線科 講師
田中　修	Osamu Tanaka	自治医科大学附属さいたま医療センター 放射線科 教授
上谷　雅孝	Masataka Uetani	長崎大学大学院医歯薬学総合研究科 放射線診断治療学 教授
山﨑美保子	Mihoko Yamazaki	埼玉石心会病院 放射線科 部長
林　大地	Daichi Hayashi	Boston University School of Medicine, Department of Radiology, Research Assistant Professor
佐野　司	Tsukasa Sano	昭和大学歯学部 口腔病態診断科学講座歯科放射線医学部門 教授
藤倉満美子	Mamiko Fujikura	昭和大学歯学部 口腔病態診断科学講座歯科放射線医学部門
和光　衛	Mamoru Wakoh	東京歯科大学 歯科放射線学講座 准教授
徳田　修	Osamu Tokuda	関門医療センター 放射線科 医長
岡本　嘉一	Yoshikazu Okamoto	筑波大学医学医療系臨床医学域 放射線医学 講師
福田　国彦	Kunihiko Fukuda	東京慈恵会医科大学 放射線医学講座 教授
青木　隆敏	Takatoshi Aoki	産業医科大学 放射線科学教室 准教授

序

　2014年4月30日に「放射線科専門医研修カリキュラムガイドライン」が改訂され「放射線科専門医研修カリキュラムガイドライン 2014年版」が，日本医学放射線学会から発表された．2014年から放射線科専門医認定試験と放射線診断専門医認定試験は，本ガイドラインに準拠して出題されている．
　放射線科専門医や放射線診断専門医を目指す専攻医から，「骨軟部領域は検査部位が全身にわたることや疾患数が多いことに加えて，指導医の数が少ないために他の領域と比べて勉強がしにくい」との声を聞く．
　そのような専攻医の自己学習のニーズに応えるために『骨軟部画像診断スタンダード』を編集することになった．編集には日本骨軟部放射線研究会幹事があたり，執筆は主に同研究会会員が担当した．
　本書にはいくつか特徴がある．

1. 「放射線科専門医研修カリキュラムガイドライン 2014年版」にリストアップされた疾患を網羅する形で項目立てを行った．したがって，通常のテキストと異なり総論はない．しかし，「単純X線写真による骨腫瘍の良悪性の評価」，「骨折の分類・治癒過程・合併症」，「単純X線写真による関節炎の評価」については系統的な説明が必要と考え，総説的な項目立てとした．
2. 「放射線科専門医研修カリキュラムガイドライン 2014年版」に従い，疾患名の見出しの横に専門医レベル(放射線科専門医認定試験レベル)，診断専門医レベル(放射線診断専門医認定試験レベル)，指導医レベルの三段階にレベル分けをした．あくまで目安ではあるが，勉強の際に参考になると思う．
3. 各疾患2ページ見開きとし，Essentials(要点)，臨床的事項，病態生理・病理像，画像所見，参考文献および症例呈示の構成に統一した．ただし，記載事項が多い疾患はこの限りではないが，読みやすい構成を目指した．

　項目立てには一部に冗長なところもある．例えば，化膿性関節炎と結核性関節炎を「感染症(3章)」で取り上げたが，「脊椎疾患(1章)」においても化膿性脊椎椎間板炎と結核性脊椎椎間板炎を取り上げた．また，びまん性骨増殖症(DISH)は「脊椎疾患(1章)」でも「その他の疾患(9章)」でも取り上げた．「放射線科専門医研修カリキュラムガイドライン 2014年版」に準拠することで，専攻医にとって勉強しやすいと判断したからである．
　本書は基本的に症例集であり，どこからでも読み始められる．また，その日に遭遇した疾患を読み返して復習に使っても良い．放射線診断専門医を目指す専攻医を対象に編集したが，放射線診断医の生涯教育や整形外科実地医家の参考書としても恰好のテキストになったと考えている．
　最後に本書の上梓にあたり，多忙のなか，快く執筆いただいた先生方，企画から編集までお世話いただいたメディカル・サイエンス・インターナショナル編集部の正路 修氏と後藤亮弘氏に深謝する．

　　2014年師走

編者を代表して
福田国彦

目次

1章 脊椎疾患

Klippel-Feil 症候群	2
側弯症	4
化膿性脊椎炎	6
結核性脊椎炎	8
神経鞘腫	11
髄膜腫，孤立性線維性腫瘍	14
脊索腫	18
転移性脊椎腫瘍	20
脊椎外傷 総論	22
歯突起骨折	28
過伸展・過屈曲損傷	30
圧迫骨折	32
Chance 骨折	34
変形性頸椎症	36
変形性腰椎症	38
脊柱管狭窄症	40
脊椎すべり症，脊椎分離症	42
後縦靱帯骨化症，黄色靱帯骨化症	44
びまん性特発性骨増殖症（脊椎）	46
椎間板ヘルニア	48
Schmorl 結節	51

2章 先天奇形，発育異常

足根骨の先天性骨癒合	54
骨形成不全症	57
軟骨無形成症	60
発育性股関節形成不全	62
大理石骨病	64
ムコ多糖症	66
ムコ脂質症	68

3章 感染症，炎症性疾患

急性化膿性骨髄炎	72

慢性骨髄炎	74
Brodie 膿瘍	76
化膿性関節炎	78
結核性関節炎，真菌性関節炎	80
猫ひっかき病	82
壊死性筋膜炎	84
皮膚筋炎，多発性筋炎	86
筋サルコイドーシス	88
好酸球性筋膜炎	90

4章　腫瘍・腫瘍類似疾患

【骨腫瘍・腫瘍類似疾患】

単純 X 線写真による骨腫瘍の良悪性（活動性）の評価	94
骨軟骨腫，多発性骨軟骨腫症	98
内軟骨腫，内軟骨腫症	101
軟骨芽細胞腫	104
類骨骨腫，骨芽細胞腫	106
非骨化性線維腫	108
骨巨細胞腫	110
血管腫	112
軟骨肉腫	114
骨肉腫	116
Ewing 肉腫，原始神経外胚葉性腫瘍	118
長幹骨アダマンチノーマ	120
転移性骨腫瘍	122
単純性骨嚢胞	124
動脈瘤様骨嚢腫	126
線維性骨異形成症	128
Langerhans 細胞組織球症	130
Paget 病	132
メロレオストーシス	134
サルコイドーシス	136

【軟部腫瘍・腫瘍類似疾患】

滑膜骨軟骨腫症	138
色素性絨毛結節性滑膜炎	140
脂肪腫	142
弾性線維腫	144
デスモイド型線維腫症	146

腱鞘巨細胞腫 …………………………………………………………… 148
　グロームス腫瘍 ………………………………………………………… 150
　神経鞘腫，神経線維腫 ………………………………………………… 152
　血管腫 …………………………………………………………………… 154
　粘液腫 …………………………………………………………………… 156
　脂肪肉腫 ………………………………………………………………… 158
　未分化多形肉腫（以前の多形型悪性線維性組織球腫）……………… 160
　粘液線維肉腫（以前の粘液型悪性線維性組織球腫）………………… 162
　隆起性皮膚線維肉腫 …………………………………………………… 164
　悪性末梢神経鞘腫瘍 …………………………………………………… 166
　滑膜肉腫 ………………………………………………………………… 168
　類上皮肉腫 ……………………………………………………………… 170
　胞巣状軟部肉腫 ………………………………………………………… 172
　骨・軟部腫瘍の脱分化 ………………………………………………… 174
　ガングリオン …………………………………………………………… 178
　Morton 病 ……………………………………………………………… 180
　足底線維腫症 …………………………………………………………… 182
　骨化性筋炎 ……………………………………………………………… 184
　結節性筋膜炎 …………………………………………………………… 186

5章　外傷，障害

　骨折の分類 ……………………………………………………………… 190
　骨折の治癒過程と合併症 ……………………………………………… 195
　疲労骨折 ………………………………………………………………… 200
　脆弱性骨折 ……………………………………………………………… 203
　軟骨下脆弱性骨折 ……………………………………………………… 206
　病的骨折 ………………………………………………………………… 208
　若木骨折，よちよち歩き骨折 ………………………………………… 210
　成長板損傷 ……………………………………………………………… 212
　被虐待児症候群 ………………………………………………………… 214
　腱板損傷 ………………………………………………………………… 216
　SLAP 病変 ……………………………………………………………… 218
　肩関節脱臼 ……………………………………………………………… 220
　内側上顆炎，外側上顆炎 ……………………………………………… 222
　肘の離断性骨軟骨炎 …………………………………………………… 224
　三角線維軟骨複合体（TFCC）損傷 …………………………………… 226
　大転子疼痛症候群，大転子滑液包炎 ………………………………… 228
　アスリートの鼠径部痛 ………………………………………………… 230
　大腿骨頭臼蓋インピンジメント ……………………………………… 232

前十字靱帯損傷 …………………………………………………………………… 234
　　後十字靱帯損傷 …………………………………………………………………… 236
　　内側側副靱帯損傷，外側側副靱帯損傷 ………………………………………… 238
　　腸脛靱帯炎 ………………………………………………………………………… 240
　　半月板断裂，半月板嚢胞 ………………………………………………………… 242
　　膝蓋腱損傷 ………………………………………………………………………… 246
　　膝蓋骨外側脱臼 …………………………………………………………………… 248
　　膝蓋軟骨軟化症 …………………………………………………………………… 250
　　膝の離断性骨軟骨炎 ……………………………………………………………… 252
　　足関節靱帯損傷 …………………………………………………………………… 254
　　足関節腱損傷 ……………………………………………………………………… 256
　　シンスプリント …………………………………………………………………… 258
　　アキレス腱損傷 …………………………………………………………………… 260
　　足底筋膜炎 ………………………………………………………………………… 262
　　筋・筋膜損傷 ……………………………………………………………………… 264
　　コンパートメント症候群 ………………………………………………………… 266

6章　代謝・内分泌疾患

　　骨粗鬆症 …………………………………………………………………………… 270
　　骨軟化症，くる病 ………………………………………………………………… 272
　　腫瘍性骨軟化症 …………………………………………………………………… 274
　　腎性骨異栄養症 …………………………………………………………………… 276
　　副甲状腺機能亢進症，副甲状腺機能低下症 …………………………………… 278
　　先端巨大症，巨人症 ……………………………………………………………… 280

7章　血液・骨髄疾患

　　悪性リンパ腫 ……………………………………………………………………… 284
　　多発性骨髄腫，形質細胞腫 ……………………………………………………… 286
　　白血病，骨髄異形成症候群 ……………………………………………………… 289

8章　関節疾患

　　関節疾患における単純X線写真の読影 ………………………………………… 294
　　関節リウマチ ……………………………………………………………………… 299
　　全身性エリテマトーデス ………………………………………………………… 304
　　強直性脊椎炎 ……………………………………………………………………… 306
　　乾癬性関節炎およびその他の脊椎関節炎 ……………………………………… 308
　　SAPHO症候群，胸肋鎖骨肥厚症 ………………………………………………… 310

痛風	312
ピロリン酸カルシウム結晶沈着症	314
塩基性リン酸カルシウム(BCP)結晶沈着症	316
腱黄色腫	318
アミロイド関節症(主に透析アミロイドーシス)	320
変形性関節症	324
神経障害性関節症(Charcot関節)	328
血友病性関節症	330
顎関節症	332
腸恥滑液包炎	334
Baker 嚢胞	336
傍関節唇嚢胞	338

9章 その他の疾患

骨壊死	342
Perthes 病	348
Osgood-Schlatter 病	350
Kienböck 病(月状骨軟化症)	352
Freiberg 病(第2Köhler 病)	354
神経線維腫症1型	356
結節性硬化症	360
肥厚性骨関節症	362
びまん性特発性骨増殖症	364
手根管症候群	366
肩甲上神経絞扼	368
肘部管症候群	370
一過性大腿骨頭萎縮症	372
複合性局所疼痛症候群	374

和文索引	377
欧文索引	382

1章 脊椎疾患

Klippel-Feil 症候群

Klippel-Feil syndrome

専門医レベル
診断専門医レベル
指導医レベル

Essentials

- 先天性に頸椎が癒合した病態の総称であるが，臨床的には短頸，後頭部の毛髪線の低位，頭頸部の運動制限が三徴として知られている．
- Sprengel 変形や頭蓋頸椎移行部異常などの他の合併奇形がみられることが多い．

臨床的事項

- 先天性頸椎癒合症のことで，1912 年に Feil により先天性に頸椎が癒合している 1 剖検例を報告したのが最初である．
- 短頸，後頭部の毛髪線の低位，頭頸部の運動制限が臨床的三徴として知られている．
- 合併症として，他の骨の奇形がみられることがある．代表的には，頭蓋頸椎移行部の異常（頭蓋底陥入や環椎後頭骨癒合），Sprengel 変形（肩甲骨高位），Arnold-Chiari 奇形，側弯・後弯症，脊椎披裂，口蓋裂，歯牙原基異常，外耳道閉鎖などが挙げられる．
- 治療は主として合併症に対して行われるが，有症状の場合は，頸椎牽引や頸椎コルセットなどの保存的療法が行われることが一般的である．

病態生理・病理像

- 脊椎原基が形成される胎生 3～8 週の間に体節の正常な分節が行われなかった結果生じるとされる．中胚葉の形成異常である．
- 亜分類として 3 型に分けられる．
- 1 型：頸椎から上部胸椎にかけて多数の脊椎骨の癒合がみられるもの．
- 2 型：1 つまたは 2 つの頸椎が癒合したもの．
- 3 型：頸椎の癒合に加えて，胸腰椎にも癒合がみられるもの．

参考文献

1) Ulmer JL, Elster AD, Ginsberg LE, et al：Klippel-Feil syndrome：CT and MR of acquired and congenital abnormalities of cervical spine and cord. J Comput Assist Tomogr 1993；17：215-224.
2) Tracy MR, Dormans JP, Kusumi K：Klippel-Feil syndrome：clinical features and current understanding of etiology. Clin Orthop Relat Res 2004；424：183-190.

画像所見

単純写真 先天性に癒合した頸椎椎体を認めることが一般的であるが，後方成分に癒合がみられることもある．癒合した椎体の前後径は小さくみえるが，本来の椎間にあたる部位では特に前後径の短縮が高度で，"wasp-waist sign（スズメバチの腰サイン）"といわれる．

CT・MRI 癒合椎を直接描出でき，頸椎症や椎間板ヘルニアおよび他の合併奇形の検索に有用である．

2歳男児

A：胸部単純X線写真

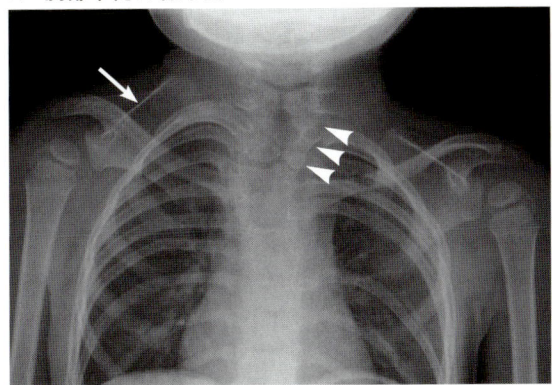

B：頸胸部3D-CT

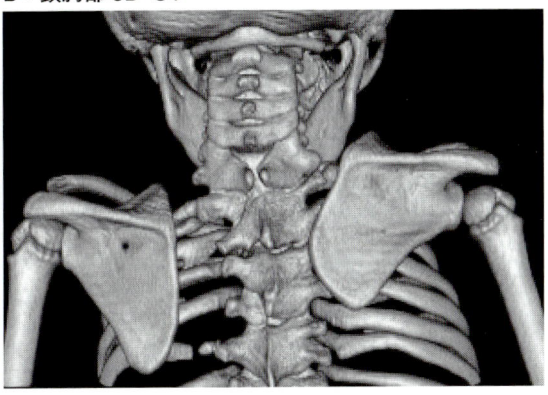

図1 単純X線写真（A）では右肩甲骨の挙上を認め（→），頸椎から上位胸椎にかけての側弯および椎弓の癒合不全（▶）を認める．頸部から胸部レベルの骨の3D-CT（B）では，右肩甲骨の挙上があり，下部頸椎から上部胸椎での側弯が描出されている．上位頸椎での後方成分の癒合や下位頸椎の椎弓の癒合不全をはじめ，脊椎の形成不全があることがわかる．Klippel-Feil症候群に合併する脊椎奇形およびSprengel変形である．

30歳台女性

頸椎単純X線写真側面像

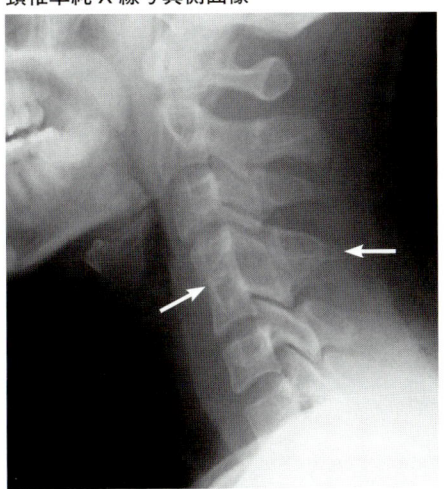

図2 C4，C5椎体の癒合および後方成分の癒合がみられる（→）．

30歳台女性（図2とは別症例）

頸椎CT，MPR矢状断像

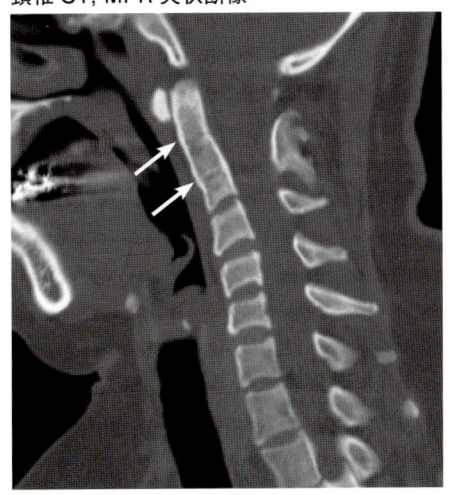

図3 C1〜C3椎体の癒合がみられ，それらの前後径はほかの椎体と比べて小さい（→）．

（野崎太希）

側弯症

scoliosis

専門医レベル
診断専門医レベル
指導医レベル

Essentials
- 側弯症の定義は，立位単純X線写真正面像にてCobb角が10°以上の側方への脊柱弯曲を呈するものであり，分類では特発性側弯症の頻度が高い．
- 側弯症の評価は単純X線写真で十分であるが，背景にChiari奇形や脊髄空洞症，腫瘍性病変が存在していることがあり，それらの検索にはMRIが有用である．

臨床的事項
- 側弯症は，立位単純X線写真正面像でCobb角が10°以上の脊柱の側方への弯曲を呈するものと定義づけされている．
- 脊柱側弯症には，症候性側弯や神経・筋原性側弯などがあるが，特発性側弯症が全体の80〜90%と最も頻度が高い．
- 特発性側弯症は，発症時期により乳幼児期，学童期，思春期に分けられるが，思春期に発症するものが最も多く，性差は女児が男児の4〜11倍の頻度で高い．
- 臨床症状は，脊柱側弯による体幹の変形であり，結果として両肩の不均衡や骨盤の傾斜などの外見上の変形が主であるが，自覚症状に乏しい．変形が高度になると，胸郭変形による胸郭容積の低下，肺実質の圧迫による拘束性換気障害や，主気管支の狭窄・圧迫による閉塞性換気障害などの呼吸機能障害が生じることもある．
- 骨成長期には4か月ごとの経過観察，骨成長停止後はCobb角30°以上の症例で進行性をモニターする．
- 思春期特発性側弯症の手術適応はCobb角が45〜50°以上が一般的である．

病態生理・病理像
- 小児期における脊柱や傍脊柱筋不均衡による姿勢異常説，遺伝子異常説，結合組織異常などさまざまなものが病因論としてあるが，いまだ明確な病因はわかっていない．
- 特発性側弯症の背景にChiari奇形や脊髄空洞症が潜んでいることがあり，これらの合併奇形の検索には脊椎MRIが用いられる．まれに脊髄腫瘍や脊髄係留症候群が合併していることもある．

参考文献
1) Hedequist D, Emans J：Congenital scoliosis：a review and update. J Pediatr Orthop 2007；27：106-116.
2) Kim H, Kim HS, Moon ES, et al：Scoliosis imaging：what radiologists should know. RadioGraphics 2010；30：1823-1842.

画像所見

単純写真 全脊柱立位正面像と側面像が基本となる．側弯の程度は Cobb 角を測定して行う．Cobb 角は正面像で，上縁が凹側に向かって最大に傾斜している最上位の椎体と下縁が凹側に向かって最大に傾斜している最下位の椎体との間の角度である(図2)．側面像では矢状面アライメントを評価する．

CT・MRI 側弯症の診断は単純X線写真で十分であるが，腫瘍や脊髄空洞症などの合併疾患の検索目的や，神経症状を伴う場合の脊髄や神経評価などに用いられる．

13歳女性

A：単純X線写真正面像　B：側面像

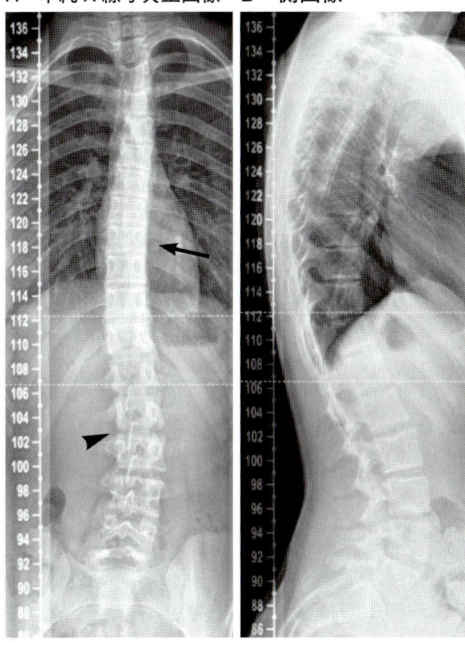

図1　全脊柱単純X線写真正面像(A)では，胸椎で右に凸の側弯があり，Th6とL1におけるCobb角は11°である(→)．腰椎でも左に凸の側弯があり，L1とL5におけるCobb角は19°である(▶)．側面像(B)では，胸椎の後弯，腰椎の前弯を含むアライメントは正常である．

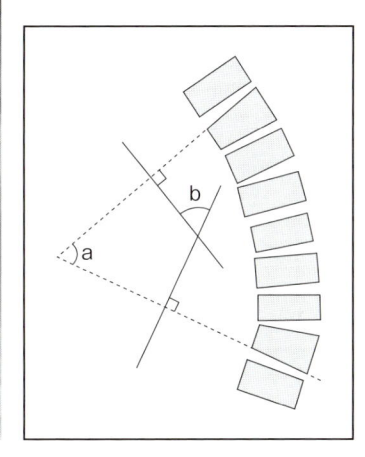

図2　Cobb角の計測法の模式図　上縁が凹側に向かって最大に傾斜している最上位の椎体と下縁が凹側に向かって最大に傾斜している最下位の椎体との間の角度(a)を計測する．それぞれの終板を延長したラインに対する垂線を引き，その交差した角度(b)がCobb角であるが，正確に計測されていれば(a)＝(b)となる．

20歳台女性

頸胸椎 MR myelography

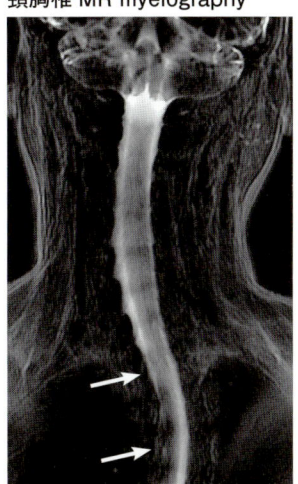

図3　下位頸椎から上位胸椎にかけて左に凸の側弯がみられる(→)．

(野崎太希)

化膿性脊椎炎

pyogenic(suppurative) spondylitis

専門医レベル
診断専門医レベル
指導医レベル

Essentials

- 原因菌は黄色ブドウ球菌が最も多く，基礎疾患や免疫能低下のある患者に発生しやすい．終末期医療の進歩もあって近年は増加してきている．
- 結核性脊椎炎との鑑別が必要であるが，臨床所見と画像所見から鑑別ができない症例が多くある．しかし，化膿性脊椎炎では脊椎進展は2椎体までで，椎間腔は早期より狭小化することが多く，skip lesion や石灰化はまれとされる点が結核性脊椎炎との画像上の鑑別点として挙げられる．

臨床的事項

- 原因菌としては，黄色ブドウ球菌が半数を占め最も多く，次に大腸菌，緑膿菌などのグラム陰性桿菌，連鎖球菌と続くが，近年メチシリン耐性黄色ブドウ球菌(MRSA)の割合が増加している．
- 感染経路は血行性，脊椎手術，隣接臓器からの感染波及などがあるが，原因不明のことが多い．糖尿病や透析患者，ステロイド服用歴など，基礎疾患や免疫能低下のある患者にみられることが多い．
- 主な臨床症状は腰痛・背部痛，発熱であるが，約25〜40％の症例では発熱を認めないとされる．上下肢の麻痺や痛みを伴う場合には硬膜外膿瘍を合併していることが多い．

病態生理・病理像

- 血行感染では，椎体前部の血流の遅い終板近傍の椎体隅角部に初発病巣が形成されることが多い．
- 椎体隅角の初発病巣が拡大すると，終板が破壊され，椎間板に炎症が穿破する．それにより椎間板の高さは減弱し，椎間腔は狭小化する．
- 炎症が椎間板に波及すると，さらに隣接する椎体にも炎症が波及していく．この際，前縦靱帯や硬膜外腔に沿って炎症が進展することもある．
- 病変の分布は椎間板を挟んで2椎体に及ぶことが多い．しかし，3椎体に及ぶことは少なく，3椎体にまで炎症が及んでいる場合には結核の可能性を考慮する必要がある．

参考文献

1) Cheung WY, Luk KD：Pyogenic spondylitis. Int Orthop 2012；36：397-404.
2) Zimmerli W：Clinical practice. Vertebral osteomyelitis. N Engl J Med 2010；362：1022-1029.
3) Hong SH, Choi JY, Lee JW, et al：MR imaging assessment of the spine：infection or an imitation? RadioGraphics 2009；29：599-612.

画像所見

単純写真 椎間腔の狭小化や椎体終板の骨破壊・不鮮明化がみられるが，急性期にはこれらの変化は出現しない．

MRI 椎間板・椎体のT1強調像での低信号化および脂肪抑制T2強調像での高信号化がみられ，ガドリニウム(Gd)では造影される．特に進行期における傍椎体膿瘍や硬膜外膿瘍の検出には造影MRIや拡散強調画像が有用である．また，治療効果判定においてMRIでの画像所見の改善は臨床所見の寛解所見に遅れる．結核性脊椎炎との画像上の鑑別点として，化膿性脊椎炎では脊椎進展は2椎体までで，椎間腔は早期より狭小化することが多く，skip lesionや石灰化はまれとされる．

70歳台男性

A：MRI, T1強調矢状断像　B：脂肪抑制T2強調矢状断像　C：脂肪抑制造影T1強調矢状断像　D：脂肪抑制造影T1強調横断像

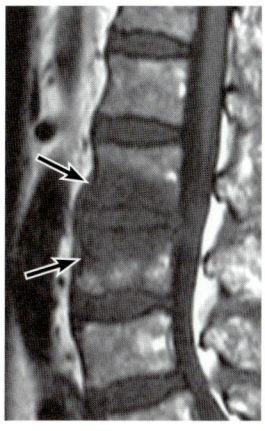

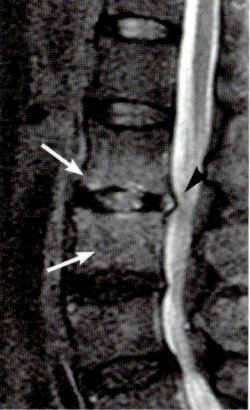

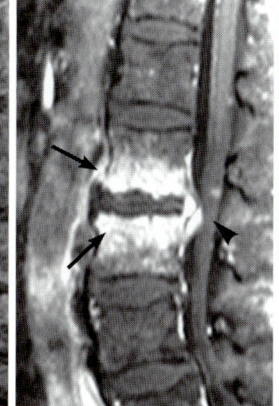

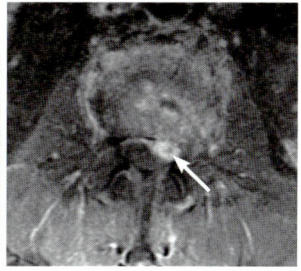

図1　MRI, T1強調像(A)では，L2椎体の下終板側およびL3椎体の上終板側が低信号を呈している(→)．脂肪抑制T2強調像(B)では，同椎体は高信号を呈し(→)，L2/3椎体間から後方へ突出する高信号の構造がみられる(▶)．脂肪抑制造影T1強調像(C)では，同椎体は造影されており(→)，椎体間から後方へ突出する領域にも増強効果を認める(▶)．横断像(D)では，硬膜嚢を圧排して左後方へ突出する構造が造影され，内部にわずかに低信号があり(→)，硬膜外膿瘍であることがわかる．

70歳台男性（図1とは別症例）

A：CT, MPR矢状断像　B：MRI, 脂肪抑制造影T1強調矢状断像

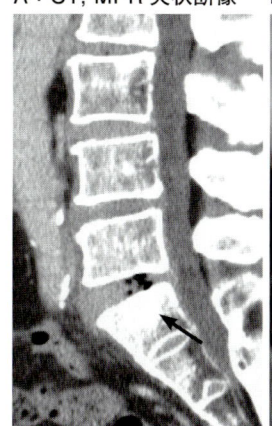

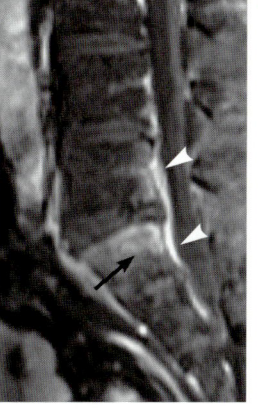

図2　CT(A)では，S1椎体の上終板側に硬化性変化がみられる(→)．MRI(B)では，S1椎体の増強効果があり(→)，L5〜S1椎体後方には上下にわたって増強効果がみられる(▶)．化膿性脊椎炎と硬膜外への炎症波及の所見である．血液培養により黄色ブドウ球菌が原因菌と判明した．

(野崎太希)

結核性脊椎炎

tuberculous spondylitis

専門医レベル
診断専門医レベル
指導医レベル

Essentials

- 結核菌による脊椎感染症で結核性脊椎炎(tuberculous spondylitis)という．ほとんどは肺結核からの血行性二次感染である．
- 胸腰椎移行部に多く，椎体の破壊が主体で，椎間板は遅くまで温存される．椎体周囲に冷膿瘍が形成される．
- MRIでは造影によりrim enhancementがみられ，脊椎炎，膿瘍が明瞭となる．

臨床的事項

- 結核感染は*Mycobacterium tuberculosis*による感染を示し，戦前に比べると減少しているが，本邦の2012年の結核新規登録患者数は21,283人，罹患率は人口10万人対16.7人であり，先進諸国(米国3.4，ドイツ4.3，オーストラリア5.4)に比べ明らかに多く，蔓延国である．骨関節結核は約1.5%．
- 20〜30歳台に多く，化膿性脊椎炎より若い．胸腰椎移行部が多く，腰椎が次いで多くみられ，頸椎は少ない．複数の椎体が罹患する．
- 全身症状は，倦怠感，易疲労感，微熱，食欲不振，体重減少がみられ，局所所見として背部痛，棘突起叩打痛，脊柱不撓性を認めるが，化膿性脊椎炎に比べると軽く，経過が長い．椎体圧潰による後弯(亀背)，冷膿瘍や肉芽腫による脊髄の圧迫が発生すると麻痺(Pott麻痺)が出現する．
- 赤沈，CRPなどの炎症反応は軽度から中等度の亢進にとどまり，白血球増多はみられない．ツベルクリン反応は陽性となるが特性は低く，QFT-3G(クォンティフェロン® TBゴールド)は特異性が高いが，既感染にも反応する．
- 結核菌の同定は小川培地を用いた培養で同定できるが，判定に4〜8週かかるため，PCR(polymerase chain reaction)法による遺伝子検査が行われ，死菌でも検出でき1〜数日で同定可能である．

病態生理・病理像

- 病理組織学的には中心に乾酪壊死があり，類上皮細胞とLangerhans型巨細胞が取り囲んだ肉芽腫を形成する．
- 血行性感染であるが，脊椎静脈叢(Batson静脈叢)などの静脈性感染が多く，早期に椎体前面，後面が破壊され，前縦靱帯，後縦靱帯に沿って拡がる．椎間板は保たれ，椎弓に至ることは少ない．病変は硬化縁をもたない比較的境界明瞭な骨破壊で，周囲に石灰化を含んだ膿瘍を伴う．椎体の前面の圧壊により後弯変形が起こる．傍脊椎感染により傍脊椎膿瘍

- や，離れた部位の腸腰筋膿瘍を形成し，鼠径，大腿に至ることがある．脊柱管内に膿瘍を形成すると硬膜外膿瘍となることもある．慢性期膿瘍の石灰化は特徴的とされる．
- 肺結核は一次結核と二次結核がある．一次結核は感染後1年以内に発症するもので幼小児期に多く，結核感染者の5％に発症する．肺の浸潤影，リンパ節腫脹，胸水，粟粒影などを呈する．二次結核は結核感染後冬眠状態となり，5〜50年後の発症で，成人にみられる．肺病変は区域性の境界不明瞭なconsolidation（硬化）でS^1, S^2, S^6に多い．consolidationのなかに厚い不整な壁をもった空洞を形成する．これらが治癒すると，瘢痕性無気肺，構築の乱れ，牽引性気管支拡張を示す．経気管支性進展は枝分かれした小葉中心性の結節"tree-in-bud"として認められる．結核性膿胸は限局性の胸水貯留としてみられ，これより胸壁に進展し，腫瘤を形成した胸壁結核もみられる．
- 結核性骨髄炎は大腿骨，脛骨，手足指骨の骨幹端に多い．周囲に硬化性辺縁をもった溶骨性変化を示し，円形・卵円形の病変はcystic tuberculosisといわれる．好酸球性肉芽腫，サルコイドーシス，形質細胞腫や転移に類似する．手足の骨に罹患するとtuberculous dactylitisとよばれる．小児に多く，骨膜反応を伴い，紡錘形の軟部腫脹を伴って骨は膨隆し，いわゆるspina ventosa（風棘）(wind-filled sail)といわれる．
- 結核性関節炎は単関節性関節炎で，膝や股関節に多くみられる．三徴は関節周囲の骨濃度低下，局所的な骨の侵食，徐々に進行する関節裂隙の狭小化で，phemister triadといわれる．これらの所見は関節リウマチや化膿性関節炎でも認められるが，関節リウマチより関節裂隙が保たれることが多く，骨破壊・骨癒合や骨膜反応は化膿性関節炎より軽度である．

参考文献
1) Harisinghani MG, McLoud TC, Shepard JA, et al：Tuberculosis from head to toe. RadioGraphics 2000；20：449-470.
2) Lee KY：Comparison of pyogenic spondylitis and tuberculous spondylitis. Asian Spine J 2014；8：216-223.

画像所見

単純写真 早期には椎間板腔は保たれ，椎体の骨濃度低下，椎体の前面または終板の硬化縁をもたない比較的境界明瞭な骨破壊がみられる（図1A）．その椎体周囲に傍脊柱膿瘍が形成されるため軟部腫瘤が認められる．骨破壊が進行し楔状変形を示すが，骨新生はみられない．慢性化すると椎間板腔が消失し，塊状椎（block vertebra）を形成する．

CT 単純X線写真より骨の変化と膿瘍形成が明瞭に描出できる（図1B）．

MRI 椎体にT1強調像で低信号（図1C），T2強調像で高信号の局所的な異常信号を示し，椎間板に変化が及ぶと椎間板にもT2強調像で信号上昇がみられる（図1D）．Gd造影により罹患骨は良好な増強効果を示し，椎体内や椎体の周囲にrim enhancementを示す膿瘍が明瞭となる（図1E，図2）．椎体の圧壊，亀背の形成や，流注膿瘍など離れた部位の膿瘍形成は特徴的である．化膿性脊椎炎との鑑別は表1を参照．

70歳台女性　Th10, 11 結核性脊椎炎

A：胸椎単純 X 線写真側面像 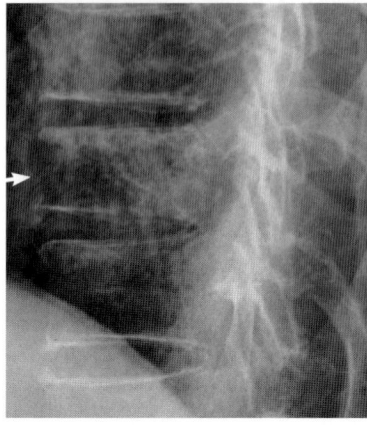
B：胸椎 CT, MPR 矢状断像 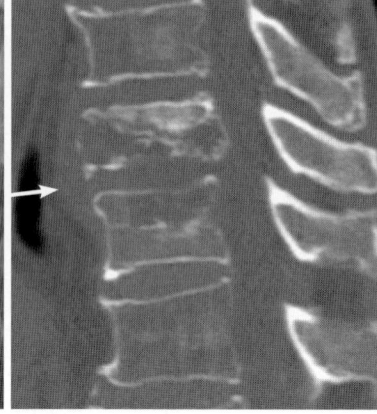
C：MRI, T1 強調矢状断像 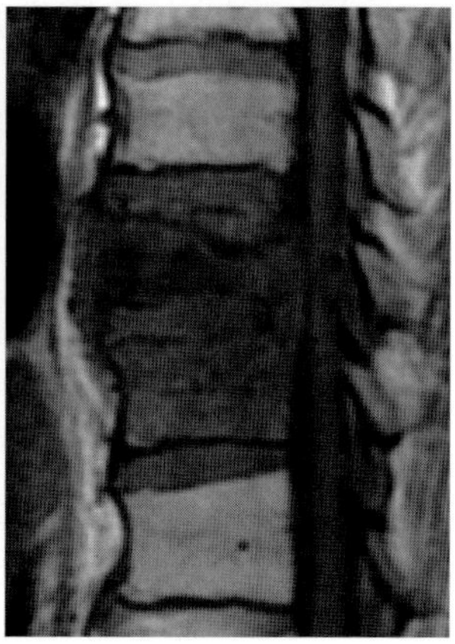
D：T2 強調矢状断像 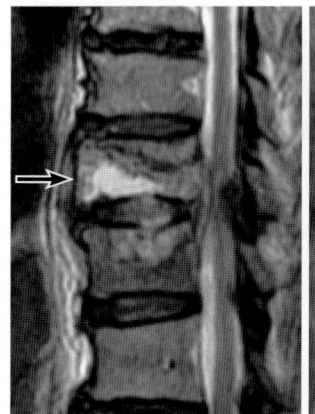
E：脂肪抑制造影 T1 強調矢状断像

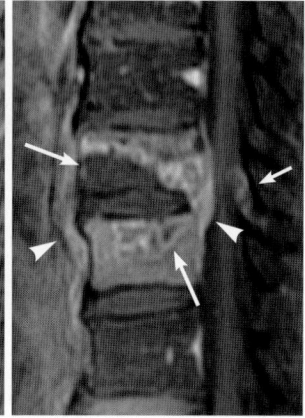

図1　単純 X 線写真（A）では，Th10 椎体の前面の骨破壊と皮質の欠損がみられる（→）．椎間板腔は保たれている．CT（B）では，Th10, 11 椎体の骨欠損と Th10 下終板の破壊が認められる．椎体前面に軟部組織腫瘤が形成されている（→）．MRI, T1 強調像（C）では，Th10, 11 は低信号を示す．椎体の前面と後面に軟部腫瘤が形成されている．T2 強調像（D）では，Th10 椎体に高信号の膿瘍が形成されている（大矢印）．椎間板にも信号変化を認める．脂肪抑制造影 T1 強調像（E）では，Th10, 11 椎体の増強効果を認め，いずれも増強されない領域（膿瘍）が認められる（大矢印）．椎体の前面，後面の軟部腫瘤がみられ（▶），椎弓にも同様の異常を認める（小矢印）．

70歳台女性　L2, 3 結核性脊椎炎

MRI，脂肪抑制造影 T1 強調横断像

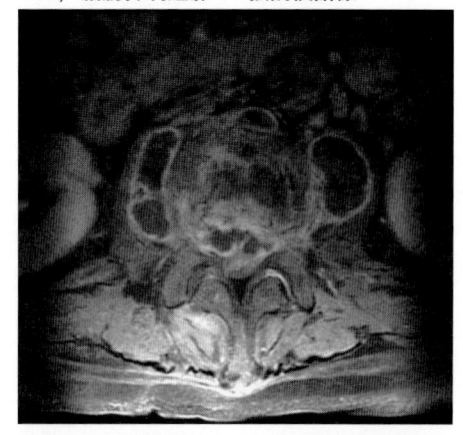

図2　L2/3 椎間板レベルで椎体の周囲に比較的薄い壁で囲まれた明瞭な膿瘍を認める．

表1　結核性脊椎炎と化膿性脊椎炎の比較

	結核性脊椎炎	化膿性脊椎炎
年齢	青年	高齢
発熱	間欠性発熱	高熱
罹病期間	長い経過	短い経過
炎症反応	軽度	高度
罹患脊椎	胸椎	腰椎
罹患椎体数	多数	2 椎体以内
傍脊椎膿瘍	多い	少ない
膿瘍壁	薄く平滑	厚く不整
椎体椎間板膿瘍	椎体内膿瘍	椎間板膿瘍
椎間板の変化	正常か軽度	高度な変化
椎体高の変化	1/2 以下に減高	軽度の減高

（玉川光春）

神経鞘腫

schwannoma

専門医レベル
診断専門医レベル
指導医レベル

Essentials

- 脊髄神経根の Schwann 細胞から発する被膜を有する腫瘍であり，後根発生が多い．周囲組織や神経を圧排するが，神経浸潤はみられない．母床神経に進展する神経線維腫とは異なる．
- 30〜60歳台の女性に多く，硬膜内髄外 70％，硬膜外 15％，鉄亜鈴型 15％で，胸椎，頸椎に多い．
- 病変部位の椎間孔の拡大を伴い，MRI の T2 強調像で target sign を示す．大きいもの，古い病変は囊胞変性，出血を伴う．

臨床的事項

- 全脊髄腫瘍の 30％を占め，全年齢に発症するが，30〜60 歳台に多く，女性に多い．
- 発生部位は硬膜内髄外が 70％，硬膜外 15％，硬膜内および硬膜外の鉄亜鈴型 15％．胸椎＞頸椎＞腰椎＞仙椎の順に多い．鉄亜鈴型の腫瘍の 69％は神経鞘腫，12％が神経線維腫，8％が神経芽細胞腫・神経節腫，5％が髄膜腫とされる．
- 神経線維腫が neurofibromatosis type 1（NF1）に随伴するが，神経鞘腫は neurofibromatosis type 2（NF2）に随伴し，前庭神経や脊髄神経に多発する．神経鞘腫が全身に多発する神経鞘腫症（schwannomatosis）がある．
- 腫瘍の発生部位に一致したさまざまな強さと性質の痛み（根性疼痛）やしびれ感で発症し，数か月から数年の経過で，歩行障害や上肢の巧緻運動障害，感覚障害など脊髄症状が出現する．きわめてまれだが，経過の早いものでは悪性を考慮する必要がある．

病態生理・病理像

- 神経外膜よりなる線維性被膜を有する腫瘍で，細胞成分に富む Antoni A の部分と細胞成分の乏しい Antoni B の部分よりなる．Antoni A の部分では紡錘形腫瘍細胞が束状に配列し，柵状配列（nuclear palisading）を認める．Antoni B の部分は細胞数が少なく，特定な配列を示さず，粘液基質とまだらな膠原線維を伴う．変性の強い神経鞘腫は ancient schwannoma とよばれ，腫瘍細胞の多形性もみられ多形性肉腫と鑑別を要する．
- 神経鞘腫症は皮膚や脊柱管内に多発する神経鞘腫が認められるもので，脊柱管内では造影 MRI で髄外の多数の結節が明瞭に増強される．
- 囊胞変性を示す神経鞘腫（cystic schwannoma：55％）は Antoni B 領域の変性か腫瘍中心の虚血性壊死によるもので，液面形成を示すことがある（5％）．
- 神経鞘腫が髄内，くも膜下，硬膜下出血を伴うことがある．腫瘍に伴う血管の硝子化や血栓形成，外傷，急速な増大による血管の破綻などが考えられる．
- 黒色素性神経鞘腫（melanotic schwannoma）は細胞質にメラニン色素が沈着した病変で，神

経線維腫症に付随したり，心臓粘液腫，内分泌機能亢進症，下垂体腺腫に伴うことが報告されている．多発する症例が20％みられ，再発，転移を示すことがある．MRIのT1強調像で高信号，T2強調像で低信号を示す．悪性黒色腫の転移との鑑別はMRIの信号強度は類似するため，神経鞘腫の好発部位にあることで区別する．

- 骨内神経鞘腫は広範な脊椎の破壊を伴うもので，①骨に隣接して発生し，骨を侵食したもの，②骨内に発生したもの，③脊椎の栄養管に発生して鉄亜鈴型に発育したものが考えられる．骨原発性腫瘍(骨巨細胞腫，動脈瘤様骨囊腫，骨芽細胞腫，転移など)との区別は椎間孔拡大があること，硬化性辺縁をもったscallopingを示すことである．

- 髄内神経鞘腫(intramedullary schwannoma)はまれで，脈管周囲神経束から発し，脊髄内に成長したものであろうといわれ，頸髄に多い．神経線維腫症の12％にみられるとされる．MRIでは脊髄内のT2強調像で高信号の腫瘍で，造影MRIで明瞭となる．わずかに周囲の浮腫を伴うが，脊髄空洞症はみられない．脊髄腫瘍(星細胞腫，上衣腫，血管芽細胞腫，転移)との区別は困難であるが，連続する神経根腫脹があると鑑別可能である．

- 巨大神経鞘腫(giant schwannoma)といわれる神経鞘腫の大きさの定義は明確ではないが，2椎体以上，硬膜外に2.5 cm以上(鉄亜鈴型)，椎体や後弓に進展し周囲の筋・筋膜へ浸潤を示すもの(浸潤型)をさすことが多い．仙骨発生でよくみられる．MRIではT1・T2強調像，造影MRIとも不均一な信号を示し，悪性末梢神経鞘腫瘍(malignant peripheral nerve sheath tumor：MPNST)と鑑別を要する．

- 末梢神経に発生する神経鞘腫では頭頸部，四肢の伸側にみられることが多く，頸部神経，迷走神経，腓骨神経，尺骨神経，交感神経に好発する．境界明瞭な紡錘形腫瘍で周囲が脂肪に囲まれているため，T1・T2強調像で表面に脂肪を示す高信号がみられる(split-fat signまたはfat-rim sign)．

参考文献

1) Parmar HA, Ibrahim M, Castillo M, et al：Pictorial essay : diverse imaging features of spinal schwannomas. J Comput Assist Tomogr 2007；31：329-334.
2) Sridhar K, Ramamurthi R, Vasudevan MC, et al：Giant invasive spinal schwannomas : definition and surgical management. J Neurosurg 2001；94：210-215.
3) Ozawa H, Kokubun S, Aizawa T, et al：Spinal dumbbell tumors : an analysis of a series of 118 cases. J Neurosurg Spine 2007；7：587-593.

画像所見

単純写真・CT 単純X線写真では椎弓根間距離の拡大や椎間孔の拡大が約50％にみられる(図1A)．大きな病変では軟部腫瘤を認めることがある．単純CTでは筋より低吸収で，ancient schwannomaでは石灰化を伴うことがある．造影CTでは不均一に増強される(図1B)．

MRI 腫瘍は被膜を有し，T1強調像で筋と同等(図1C)，T2強調像で辺縁が高信号(Antoni B部分)，中央が低信号(Antoni A部分)を示し，target sign(標的徴候)とされる(図1D)．この所見は神経鞘腫，神経線維腫に認められる．囊胞形成を40％に認める(図1E)．造影剤投与にて，T2強調像で低信号を呈した部位が良好に染まる．dural tail signは通常認めない．T2強調像やプロトン密度強調像で腫瘍内部に末梢神経の小束(fasciculus　bandle)

に類似した多数の小輪状構造を認めた場合(fascicular sign)，悪性末梢神経鞘腫瘍(MPNST)は否定的である．他の領域の神経鞘腫のような腫瘍周囲の脂肪は必ずしも認めない．大きな腫瘍の場合や ancient schwannoma では囊胞変性・出血・壊死を伴うことが多い(図2)．

50歳台女性　右第8頸神経神経鞘腫

A：頸椎単純X線写真右前斜位像　B：頸椎造影CT横断像　C：MRI, T1強調横断像

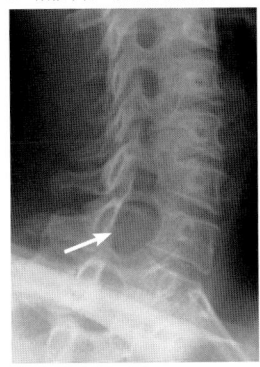

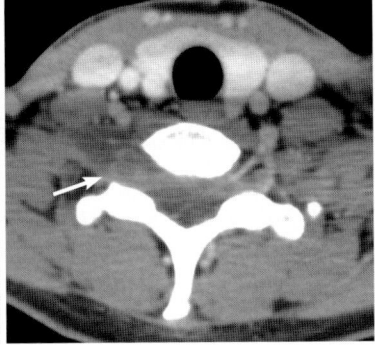

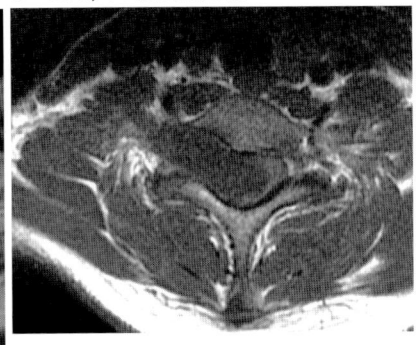

D：T2強調横断像　E：脂肪抑制造影T1強調横断像

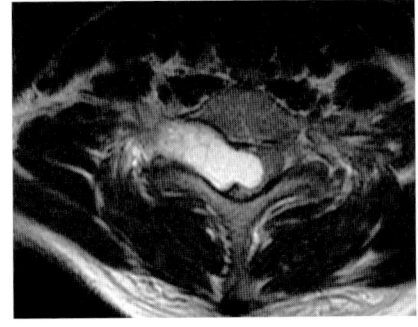

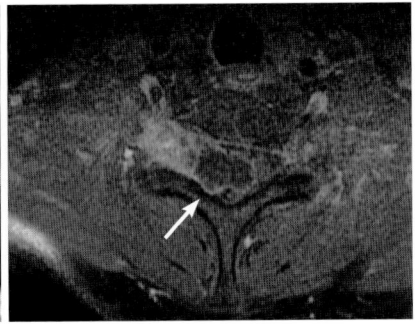

図1　単純X線写真(A)で，右C7/Th1椎間孔の拡大がみられる(→)．造影CT(B)では，C7レベルで椎間孔の拡大と低吸収の腫瘤がみられ，内部が不均一に増強されている(→)．MRI, T1強調像(C)では，病変は低信号を示す．T2強調像(D)では，病変は高信号を示し，椎間孔内はやや低い信号が混在する．脂肪抑制造影T1強調像(E)では，脊柱管内は囊胞状となり(→)，椎間孔外では良好な増強効果を示す．

60歳台女性　仙骨神経鞘腫：ancient schwannoma

A：MRI, T1強調横断像　B：T2強調横断像

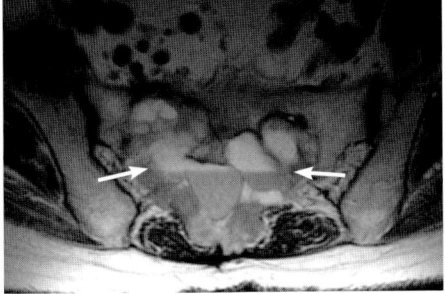

図2　MRI, T1強調像(A)で，仙骨の破壊と腫瘤形成がみられ，内部に高信号の領域がみられる(▶)．T2強調像(B)では，腫瘤内に液面形成が認められ(→)，腫瘍内出血を示す．

(玉川光春)

髄膜腫，孤立性線維性腫瘍

meningioma, solitary fibrous tumor

専門医レベル
診断専門医レベル
指導医レベル

Essentials
- 髄膜腫は脊髄髄膜や神経根鞘のくも膜から発生する良性の腫瘍である．
- 女性に多く，胸椎に好発する．硬膜内髄外が多く，外側型が多い．
- CTでは石灰化を約60％に認め，MRIのT2強調像で脊髄と等信号から高信号，均一に造影され，dural tail signを示す．
- 孤立性線維性腫瘍は髄膜腫に類似するが，石灰化を含まず，MRIでは不均一な信号で，dural tail signを認めない．

臨床的事項

髄膜腫
- 脊髄髄膜腫は髄膜腫のうちの1.2％と少なく，全脊髄腫瘍の25％である．
  女性に多く（男：女＝1：5），好発年齢は51〜60歳（24％），21〜30歳（22％），31〜40歳（19％）とされる．胸椎（73％）で最も多く，Th1〜Th3，Th6〜Th7に好発し，次いで，頸椎（16％），頸胸椎（5％），腰仙椎（4.5％）である．
- 硬膜内髄外が多く（79％），硬膜外（20％），髄内（1％）で，鉄亜鈴型発育を示すもの（7％）がある．
- 脊髄と歯状靱帯との位置関係から背側型（脊髄後根より背側 10％），背外側型（後根より前方で歯状靱帯より背側 17％），外側型（歯状靱帯周囲 35％），腹外側型（歯状靱帯より前方で前根より背側 29％），腹側型（前根より前側 9％）に分けられる．
- neurofibromatosis type 2（NF2）に伴い神経鞘腫とともに多発することがある．
- 1年以上の経過で疼痛（神経鞘腫より少ない），運動麻痺，感覚障害を訴える．脊髄横断症状，膀胱直腸障害がみられる．

孤立性線維性腫瘍
- 40歳台に多く，男女差はない．胸椎（56.3％），頸椎（31.2％），腰椎（16.7％）で，髄内（58％）で最も多く，硬膜内髄外（24％），硬膜外（18％）とされる．硬膜，軟膜，神経根には付着していない．

病態生理・病理像

髄膜腫
- 脊椎に発生する髄膜腫の多くはWHO分類Grade 1で良性である．線維型，髄膜皮型，砂腫型，血管腫型，移行型，明細胞型，悪性型がみられ，それぞれ特徴がある（表1）．
- 頭蓋内では小脳橋角部，頭蓋底に多い．

- 明細胞型髄膜腫は多核の明細胞を含み，渦巻き形成（whorl formation）や砂腫体（psammoma body）を欠く特殊な組織型で，浸潤性傾向で，WHO 分類 grade 2 に相当する．脊髄発生で 46％の高頻度の再発がみられ，転移が報告されている．髄膜腫の 0.2％で，頭蓋内が 44％，脊髄が 56％とされる．14 か月から 82 歳まで報告があるが，若年者に好発し，男女比は 1：2.5 である．腎明細胞癌の転移，血管芽細胞腫，多型性黄色星細胞腫，富脂肪性膠芽腫，明細胞型上衣腫との鑑別が必要である．MRI では通常型の髄膜腫と変わりなく，均一な造影効果を示すが，髄膜播種がみられた場合，明細胞型の可能性が高い．

孤立性線維性腫瘍

- 孤立性線維性腫瘍は過去に血管周皮腫（hemangiopericytoma）と診断されてきた症例の多くがこの疾患とされる．髄膜より発生し，CD34 染色が陽性となる特徴をもち，髄膜腫と異なり上皮膜抗原（epithelial membrane antigen：EMA）および S-100 蛋白は陰性である．
- 孤立性線維性腫瘍は"パターンレス"パターンとよばれる特定配列を示さない円形から短紡錘形細胞が増殖する．細胞成分の密な部分と粗な部分が混在し，硝子化した抗原線維束や血管周皮腫様の血管が介在する．良性から悪性まで含まれ，悪性では細胞密度が高く，細胞異型も高度となる．

参考文献

1) Sandalcioglu IE, Hunold A, Müller O, et al：Spinal meningiomas：critical review of 131 surgically treated patients. Eur Spine J 2008；17：1035-1041.
2) Lee W, Chang KH, Choe G, et al：MR imaging features of clear-cell meningioma with diffuse leptomeningeal seeding. AJNR Am J Neuroradiol 2000；21：130-132.
3) Muñoz E, Prat A, Adamo B, et al：A rare case of malignant solitary fibrous tumor of the spinal cord. Spine 2008；33：E397-399.
4) Liu WC, Choi G, Lee SH, et al：Radiological findings of spinal schwannomas and meningiomas：focus on discrimination of two disease entities. Eur Radiol 2009；19：2707-2715.

表1　髄膜腫の病理分類

組織型	特徴
線維型（fibrous あるいは fibroblastic type）	紡錘形の線維性腫瘍細胞からなり，柵状に配列している．42％を占め，最多であり，35 歳以下ではみられない．
髄膜皮型（meningotheliomatous あるいは meningothelial type）	紡錘形細胞，多角形細胞が上皮様に配列し，whorl formation（渦巻形成）がみられる．石灰化や硝子化がしばしばみられる．whorl 全体が石灰化した psammoma body（砂腫体）がみられることがある．2 番目に多い（34.5％）．10 歳以下の小児にもみられる．
砂腫型（psammomatous type）	多数の psammoma body が出現する．20％を占め，50 歳以上に多くみられる．
血管腫型（angiomatous type）	多数の血管を認めるもの，非常に豊富な血管増生を認める．3.5％でまれで，若年者にみられる．
移行型（transitional あるいは mixed type）	髄膜皮型と線維型が共存する．
明細胞型（clear cell type）	細胞質が明るい腫瘍細胞からなる．良性であるが，浸潤性で局所再発が多い．若年者に好発．
悪性型（malignant type）	腰仙部に発生することが多い．非常にまれで，非定型髄膜腫，異型性髄膜腫（atypical meningioma）とよばれる．

画像所見

単純写真 硬膜外髄膜腫は椎弓根拡大, 椎弓根の破壊を示すことがあり(約10%, 図1A), 単純X線写真で異常を認めることがあるが, 硬膜内髄膜腫には少ない. 石灰化を認めることがあり, CTでは58.3%にみられるとされ(図2), 石灰化の少ない神経鞘腫との鑑別に有用である. 時に単純X線写真でも認められる. 単純CTでは脊髄と等吸収, 造影CTで均一に増強される.

MRI T1強調像では脊髄と等信号で, T2強調像では, ほぼ均一な高信号から等信号を示す(図1). target signを示す神経鞘腫と異なる. 造影後には均一で強い増強効果を示し, 隣接する硬膜の増強効果(dural tail sign:58.3%)を示す(図3).

孤立性線維性腫瘍は石灰化を認めず, MRIのT1強調像で脊髄と等信号, T2強調像では線維の割合により不均一な高信号から低信号を示し, 造影MRIでは均一または不均一な増強効果を認める(図4). 腫瘍内部や腫瘍周囲に拡張した血管がsignal voidとして認められることがある. 髄膜腫との鑑別が困難なことが多い. 通常の肉腫と同様に壊死, 出血を含み, 腫瘍が大きく, 浸潤傾向が強い場合には悪性の可能性がある.

dural tail signを示す疾患:① 髄膜腫, ② 髄膜播種, ③ 脊髄サルコイドーシス, ④ 悪性リンパ腫, ⑤ 緑色腫(白血病), ⑥ 傍神経節腫.

20歳台女性　meningothelial meningioma

A:上位頸椎単純X線写真左斜位像　B:MRI, T1強調横断像(C3/4レベル)　C:T2強調横断像(Bと同レベル)

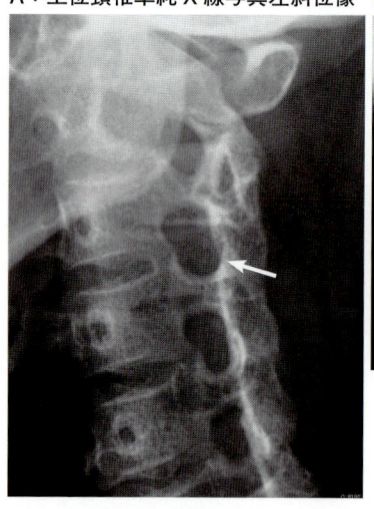

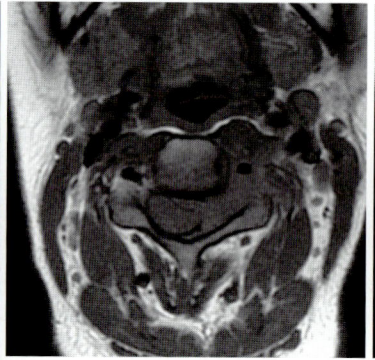

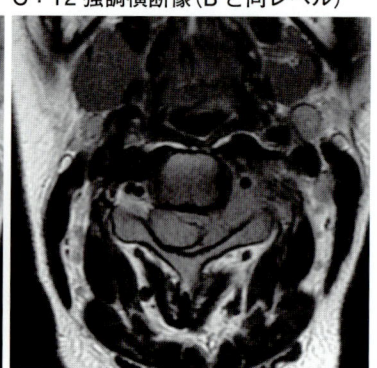

D:造影T1強調横断像

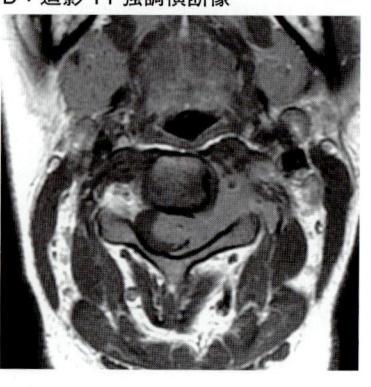

図1 単純X線写真(A)で, 左C3/4椎間孔の拡大を認める(→). C3/4レベルのMRI, T1強調像(B)では, 脊柱管内の左側を主体に脊髄とほぼ等信号の腫瘤がみられ, 左椎間孔, 椎間孔外へ進展が認められる. 同レベルのT2強調像(C)では, 脊髄とほぼ等信号の腫瘤を示す. 造影T1強調横断像(D)では, 腫瘤はほぼ均一に増強され, 進展範囲が明瞭となり, 脊髄内・硬膜内髄外・硬膜外・椎間孔外の分布が明瞭である.

髄膜腫, 孤立性線維性腫瘍　17

40歳台女性　meningothelial meningioma

胸椎 CT 横断像 (Th12 レベル)

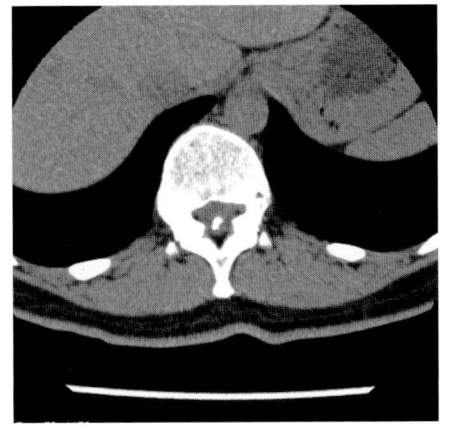

図2　脊柱管内に明瞭な石灰化を認める.

60歳台女性　transitional meningioma

A：頸胸椎 MRI, T2 強調矢状断像　　B：造影 T1 強調矢状断像

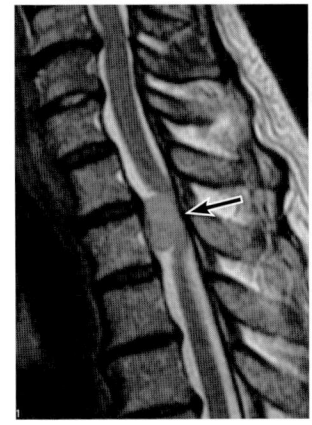

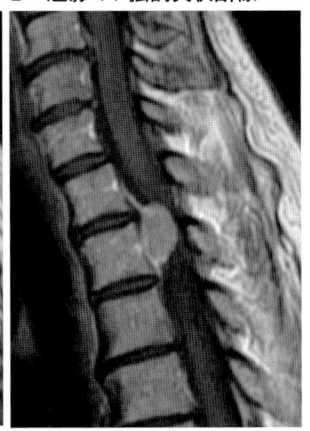

図3　MRI, T2 強調像 (A) では, Th2 椎体の背側に脊髄よりやや高信号の腫瘤が認められ (→), 脊髄を圧排している. 造影 T1 強調像 (B) では, 腫瘤の上下の硬膜の染まりが明瞭である (dural tail sign).

60歳台男性　孤立性線維性腫瘍, 術後再発

A：中部胸椎 MRI, T1 強調矢状断像　　B：T2 強調矢状断像　　C：造影 T1 強調矢状断像

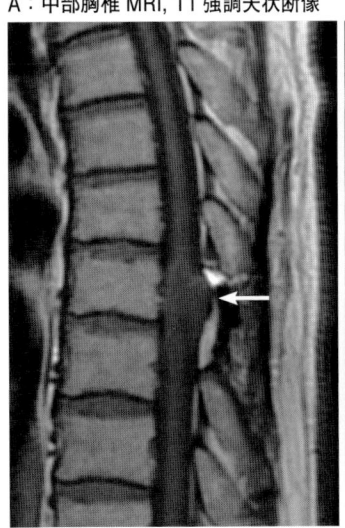

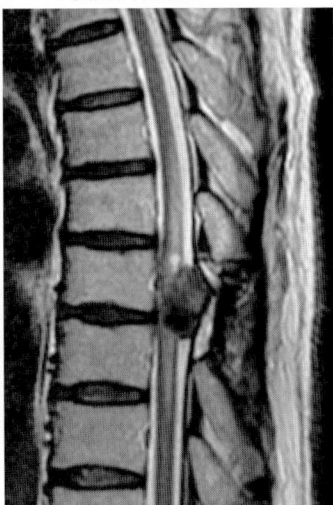

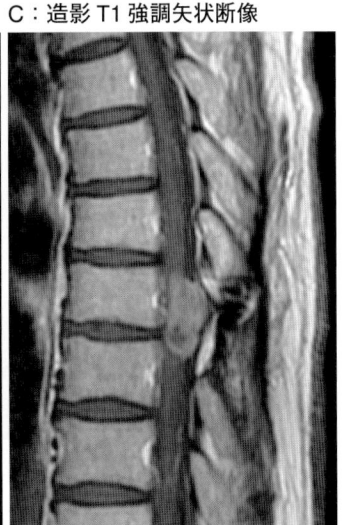

図4　MRI, T1 強調像 (A) で, 脊柱管内 (Th7-Th8 レベル) に脊髄と等信号の腫瘤を認める (→). T2 強調像 (B) では, 腫瘤は不均一な低信号を示し, 脊髄の空洞症と浮腫を伴っている. 造影 T1 強調像 (C) では, 腫瘤は不均一に造影されている.

(玉川光春)

脊索腫

chordoma

専門医レベル
診断専門医レベル
指導医レベル

Essentials

- 脊索(notochord)の遺残に由来する悪性骨腫瘍.
- 仙椎に好発, 40歳台～60歳台の男性に多い.
- 仙骨を破壊し, 前方に突出する.
- MRIではT2強調像で高信号を呈し, 造影効果の程度はさまざまである.

臨床的事項

- 脊索の遺残に由来する悪性骨腫瘍である. したがって, 椎体正中背側よりの発生が基本.
- 脊椎原発性骨腫瘍の2～3割を占め, 骨髄腫に次ぐ.
- 仙尾骨部, 斜台部, 頸椎が好発部位である.
- 40歳台～60歳台に好発し, 男女比は2：1で男性に多い.
- 症状は発生部により異なるが, 緩徐な発育を示すため, 症状出現まで時間がかかる.
- 疼痛を主訴とすることが多いが, 仙尾骨部病変では下背部痛, 膀胱直腸障害, 下肢不全麻痺を呈することがある.
- 発見時から大きな腫瘍を形成していることが多く, 完全切除が難しく, 手術後の局所再発率が高い.
- 重粒子線治療の成績がよい.

病態生理・病理像

- 腫瘍は薄い線維性被膜に覆われ, 骨外に大きな軟部腫瘤を形成することが多い.
- 著明な骨破壊を伴い, しばしば多椎体に渡って浸潤増殖を示す.
- 腫瘍割面は分葉状で粘液腫様を呈し, 出血や壊死を伴う.
- 組織学的には背景に粘液基質を有し, physaliphorous cellとよばれる担空胞細胞が索状あるいは充実性に増殖する.
- 核異型は軽微なものから著しいものまで幅が広い.

参考文献
1) 福田国彦, 杉本英治, 上谷雅孝, 江原 茂・編：関節のMRI, 第2版. メディカル・サイエンス・インターナショナル, 2013：766-770.
2) 町並陸生：骨関節の病理診断—100の質問と答え. 文光堂, 1999.
3) Orguc S, Arkun R : Primary tumors of the spine. Semin Musculoskelet Radiol 2014 ; 18 : 280-299.

画像所見

単純写真	硬化縁を有する境界明瞭な骨破壊．
CT	腫瘍内部の腐骨や石灰化基質が確認できることがある．
MRI	通常，T1強調像で低信号，T2強画像で高信号を呈する．造影MRIではさまざまな程度の増強効果を示す．

70歳台女性（図1〜3は同一症例）

A：骨盤単純X線写真正面像　　B：側面像

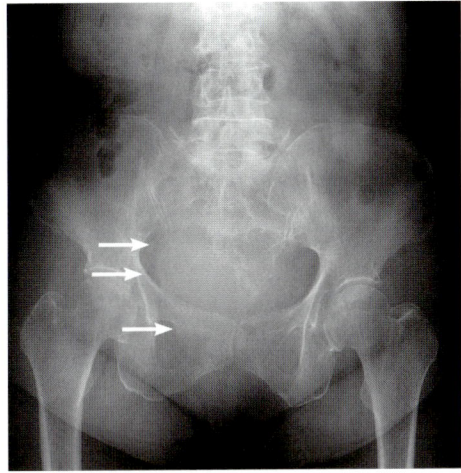

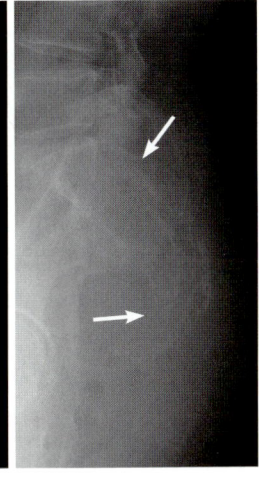

図1　単純X線写真正面像(A)では，仙骨正中部から右側に腫瘤があり（→），骨の輪郭が不鮮明である．側面像(B)では，仙椎の一部に輪郭の不鮮明化がある（→）．

骨盤CT，MPR矢状断像　　A：骨盤MRI，T1強調矢状断像　　B：脂肪抑制T2強調矢状断像

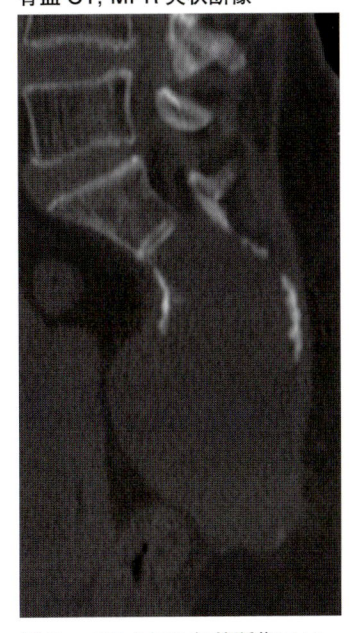

図2　CT，MPR矢状断像では，骨破壊の状況が詳細に評価可能である．

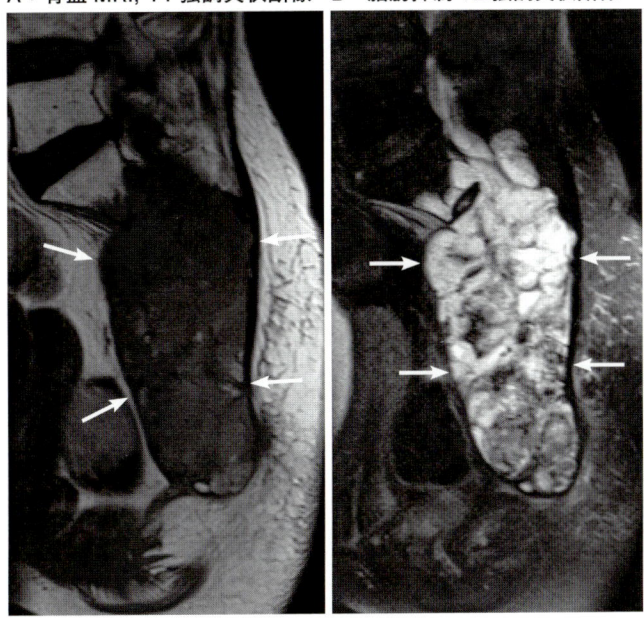

図3　T1強調像(A)では，腫瘍の信号は低信号であるが，高信号部分も混在している（→）．脂肪抑制T2強調像(B)では，腫瘍は不均一な高信号である（→）．

(神島　保)

転移性脊椎腫瘍

metastatic spinal (vertebral) tumor

専門医レベル
診断専門医レベル
指導医レベル

Essentials

- 転移性腫瘍は成人の脊椎悪性腫瘍のなかで最も多い．
- 骨梁間，溶骨性，造骨性，混合型転移がある．
- 単純X線写真正面像で椎弓根の欠損した像(pedicle sign)が古典的特徴．
- 骨シンチグラフィでは局所の反応性骨新生を反映して集積する．
- MRIではT1強調像で低信号，T2強調像で低信号から高信号までさまざまな信号を呈する．造影MRIは病変検出には不要．

臨床的事項

- 転移性腫瘍は成人の脊椎悪性腫瘍のなかで最も多い．
- 激しい疼痛，病的骨折，運動制限により患者のQOLは著しく低下する．
- 乳癌，前立腺癌，肺癌，腎癌が多く，全体の約4分の3を占める．次いで，甲状腺癌，消化器癌，悪性黒色腫などがある．小児では神経芽腫からの転移が多い．
- 脊椎では腰椎，胸椎，頸椎の順に多い．
- 転移部位は椎体が多い．
- 4分の3以上は多発性．しかし，約10%では単発骨転移が原発巣発症前に初発するので注意．

病態生理・病理像

- 転移経路としては血行性，リンパ行性，直接浸潤があるが，血行性が大部分である．
- 経動脈的に骨髄に達した腫瘍細胞は椎体終板近傍に腫瘍塞栓を形成して増殖する．
- 椎体周囲の静脈叢(Batson's venous plexus)を介した転移は椎体中央に多い．
- 骨梁間型，溶骨型，造骨型，混合型転移がある．
- 肺小細胞癌は骨梁間型，腎細胞癌・肝細胞癌・甲状腺癌は溶骨型，前立腺癌・膀胱癌・胃癌・神経芽腫は造骨型転移を生じやすい．
- 病的骨折は転移の10～15%に生じ，乳癌で最多である．

参考文献

1) 福田国彦，杉本英治，上谷雅孝，江原 茂・編：関節のMRI，第2版．メディカル・サイエンス・インターナショナル，2013：779-785．
2) Guillevin R, Vallee JN, Lafitte F, et al：Spine metastasis imaging：review of the literature. J Neuroradiol 2007；34：311-321．

画像所見

単純写真 溶骨型，造骨型，混合型転移が検出可能．ただし，椎体では骨梁の60%以上が失われないと，単純X線写真ではわからない．皮質骨のラインを追うことが大切．正面像で椎弓根の欠損した像(pedicle sign)がその1つ．

CT 微小な骨の変化が描出可能．骨梁間型転移では椎体脂肪髄の消失が所見．

MRI 通常，T1強調像でびまん性あるいは結節性低信号，T2強調像では低信号から高信号までさまざまな信号を呈する．造影MRIでの増強効果はさまざまで，病変検出には不要．

骨シンチグラフィ 局所の反応性骨新生を反映して集積する．したがって，溶骨性転移は陰性になることがある．

70歳台男性　肺癌

A：胸椎MRI, T2強調矢状断像　B：脂肪抑制T2強調矢状断像　C：T1強調矢状断像　D：造影T1強調矢状断像

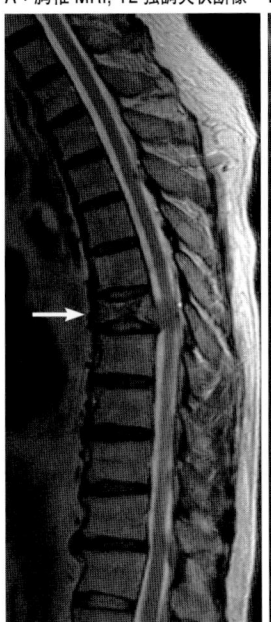

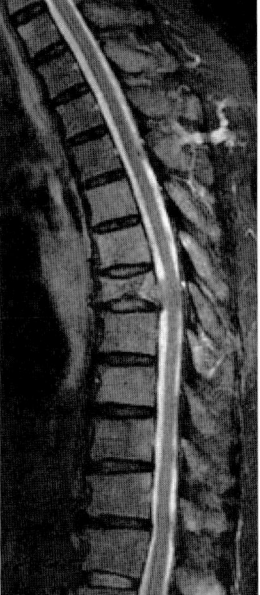

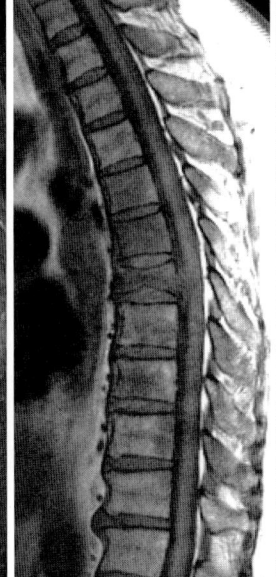

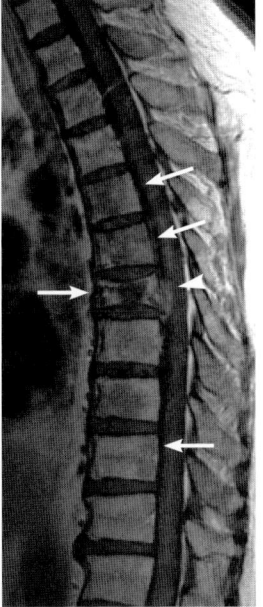

図1　T2強調像(A)では，Th7椎体に圧迫骨折がある(→)．脂肪抑制T2強調像(B)においても同様の所見である．T1強調像(C)ではTh7椎体のほか，Th5〜10椎体に不均一な信号低下があり，造影T1強調像(D)ではこれらの病変の一部に淡い増強効果が認められる(D, →)．多発骨転移の所見である．Th7椎体の骨折は背側に腫瘍を伴っており(D, ▶)，肺癌骨転移に関連する病的骨折と診断された．

(神島　保)

脊椎外傷 総論

vertebral trauma

専門医レベル
診断専門医レベル
指導医レベル

Essentials
- 頸椎の画像検査の適応を制限し，必要な重症例においては早期にCTでスクリーニングを行う必要があるが，そのための基準が存在する．
- 頸椎外傷の発症機構や不安定性は画像所見から推定できる．
- 小児や高齢者の脊椎外傷には臨床的所見および画像所見に特徴がある．

頸椎外傷のスクリーニング

- 頸椎外傷では臥位での cross table lateral の側面像でスクリーニングが行われてきた．この側面像で異常がない場合に頸部を動かして多方向撮影を行う．この基本方針に変化はない．
- 今日ではリスクの高い患者には単純X線撮影ではなくCTを利用するのが一般的方針である．CTでは被曝が多くはなるが，頸部を動かすことなく臥位で短時間に検査が完了する．
- 不要な検査を行わないために低リスク群を抽出し，またCTを直ちに施行すべき高リスク群を抽出するためのいくつかの基準が存在する．

1) NEXUS 基準
- NEXUS (National Emergency X-radiography Utilization Study Group) 基準は低リスク群を抽出する方法である．
- ①頸椎正中部の圧痛のないこと，②局所神経症状のないこと，③意識レベルが正常であること，④薬物やアルコールの影響下にないこと，⑤頸椎の障害の評価が困難になるような外傷のないこと．以上の5項目を満たすものを低リスク群として画像検査を省略できる．

2) Canadian rule
- Canadian C-spine rule は高リスク群と低リスク群を区別する方法である (表1)．

3) Vandemark 基準と University of Washington 基準
- 単純X線撮影で高リスク群を抽出する方法として Vandemark 基準がある．
- これは①高速での鈍的外傷，②多発骨折，③痛み，攣縮 (spasm)，変形のような直接所見，④意識レベルの変化 (意識障害，アルコールや薬物の影響)，⑤溺水・自動車事故，⑥10フィート以上の転落，⑦頭部・顔面の大きな外傷，⑧胸椎・腰椎骨折，⑨脊椎強直 (強直性脊椎炎，DISH)，⑩四肢の知覚異常・灼熱感，以上の10項目のいずれかを満たすのを高リスク群とするものである．
- CT スクリーニングはこのような患者群に適応となる．
- さらに，このような高リスク群の抽出法に University of Washington 基準がある (表2)．

表1 Canadian C-spine rule(文献2)をもとに作成

1. 以下の高リスク因子があるか. 　①65歳以上，②危険性の高い外傷の機構，③四肢の知覚異常. 　このうちどれかであれば撮影を行う．そうでなければ2へ.
2. 以下の低リスク因子があるか. 　①単純な追突事故，②救急室で座位がとれること，③外傷後ずっと歩行可能であること，④遅発性の頸部痛，⑤頸椎正中部の圧痛の欠如． 　このうち，いずれも満たさないものでは撮影を行う．そうでなければ3へ.
3. 左右に45°回旋が可能か. 　可能であれば撮影を行わない．可能でなければ撮影を行う.

*日本語訳は，江原 茂・著，越智隆弘・専門編集：最新整形外科学大系 2. 運動器の診断学．中山書店，2008：133. をもとに作成．

表2　頸椎損傷における高リスク患者選択のための University of Washington 基準
(文献4,5)をもとに作成

救急隊員，患者自身ないし目撃者による損傷のメカニズム 　1. 高速走行による自動車事故(35マイル/時ないし56km/時以上) 　2. 現場での死亡例を生じた自動車事故 　3. 高所からの転落(10フィートないし3m以上)
最初の診察に基づく臨床的因子 　4. 重症な頭部損傷(ないしCTでみられた頭蓋内出血) 　5. 頸椎損傷に起因する神経学的症状・徴候 　6. 骨盤ないし四肢の多発骨折
以上のうち1点でも当てはまれば，高リスク群(頸椎損傷のリスク5%以上)であり，頸椎ヘリカルCT(同時に頭部も)の適応となる.

*日本語訳は，江原 茂・著，越智隆弘・専門編集：最新整形外科学大系 2. 運動器の診断学．中山書店，2008：133. をもとに作成．

脊椎の画像検査法

1) 脊椎のレベルの確認の重要性

- レベルの特定には変異の多い最下位腰椎(L5)から上に数えるより，軸椎から下に数えることのほうが確実である．
- 脊椎のレベルを横断像で同定することが可能であるが，その目安は下記の通りである．
  ① 第1～11肋骨は1つ上位の脊椎とも関節を形成している．第12肋骨のみは同じレベルの脊椎とのみ関節を形成している．
  ② 最下位胸椎(Th12)は横突起が後方に伸びて大きな posterior tubercle (後結節)を形成している．
  ③ 最下位腰椎(L5)は側方で腸腰靱帯と接続している．
  ④ 第1肋骨は前縁が鎖骨前内側の直下に存在する．

2) MDCTによる全脊椎のスクリーニング

- MDCTにより全脊椎の検査が体幹部の検査と同時に行われるようになった(図1).
- 複数のレベルでの損傷は10%以上の例にみられるとされ，特に脊椎のカーブが変化する頸胸椎移行部，胸腰椎移行部に損傷が好発する．

3）MRI の適応
- 外傷による神経症状が完成してしまった場合には必ずしも MRI の重要性は高くないが，単純 X 線写真や CT 所見と臨床症状に解離がある場合，重要な情報が得られる．
- 特に頻度の高い高齢者の転倒や転落などによる過伸展損傷とそれによる中心性脊髄損傷においては診断が容易となる（図2）．
- また脊髄の浮腫や出血所見から神経症状の予後の推定，外傷性椎間板損傷，椎骨動脈損傷などの診断も可能である．

外傷の発症機構による分類（Daffner の "fingerprints"）

- 脊椎損傷の発症機構により画像所見に特徴がある（図3）．
  1) 過屈曲（hyperflexion）：① 圧迫骨折，破裂骨折，② 涙滴（"teardrop"）骨折，③ 棘突起間の開大，④ 前方すべり，⑤ 椎体後縁線の乱れ，⑥ 椎間関節脱臼，⑦ 椎間板狭小化．
  2) 過伸展（hyperextension）：① 椎間板狭小化，② 三角形の裂離骨片，③ 後方すべり，④ 椎弓骨折，⑤ 正常の棘突起間距離・spinolaminar line（椎弓辺縁）での前方すべり．
  3) 剪断力（shearing）：① 側方への伸延，② 側方への脱臼，③ 横突起骨折，④ 骨片の線状配列．
  4) 回旋（rotation）：① 回旋，② 脱臼，③ 関節突起骨折，④ 横突起骨折，⑤ 骨片の環状配列．

分 布

1）上位頸椎
- 上位頸椎は脊椎外傷の好発部位である．特に頭蓋との接続部での損傷が多く，環椎破裂骨折（Jefferson 骨折），歯突起骨折やハングマン骨折の頻度が高い．
- 過屈曲，過伸展損傷が多い．

2）下位頸椎
- 胸椎との移行部は外傷の好発部位である．
- 特に過屈曲，回旋による外傷が多い．

3）胸腰椎移行部
- 肋骨が胸郭の前方で接合しない Th11，Th12 胸椎と上位腰椎は圧迫骨折や破裂骨折など過屈曲損傷の好発部位である．
- 脱臼や Chance 骨折（屈曲・伸延損傷）の頻度が高い．

4）多発外傷
- 最近は CT で全脊椎と胸腹部内臓を一度にカバーしてしまう外傷パンスキャンの普及により，連続しないレベルでの脊椎損傷の頻度は脊椎損傷症例の 1/3 程度に及んでいることが知られている（図1）．

安定性

- 頸椎では 2 柱理論（2-column theory）が基本的な概念であり，椎体と後方要素に外傷性変化が及んだ時に不安定と考えるが，胸腰椎では Denis の 3 柱理論（3-column theory）が用いられる．これでは椎体後縁を含む中央支柱（middle column）を含む外傷を不安定と考える．
- 不安定性を疑うべき所見は，① 椎体の転位，② 棘突起・椎弓間の開大，③ 椎間関節の開

大，④椎弓根間の開大，⑤椎体後縁を結ぶ線の破綻，が挙げられる．
- 頸椎の"clinical instability（不安定性）"の所見としては，①3.5 mm以上の椎体の前後への転位，②側面像での11°以上の屈曲，以上の2つがある．

年齢による相違

1) 小児
- 小児の脊椎骨折の頻度は低い．以下のような特徴がみられる．
    ① 脊髄損傷があっても脊椎に外傷性変化がみられないことが少なくない(spinal cord injury without radiographic abnormalities：SCIWORA)．
    ② 骨化が未熟な小児においては，閉鎖前の軟骨結合での離解を引き起こす．
    ③ 上位頸椎ないし頭蓋・頸椎接合部で好発することが多い(図4)．

2) 高齢者
- 高齢者の頸椎損傷は概して軽度の外傷に原因することが多い．
    ① 変形性脊椎症や脊柱管狭窄がみられても外傷性変化なく脊髄損傷を生じることがまれでない(SCIWORA)．
    ② 転倒などで頭部や顔面を打撲した場合にみられる過伸展損傷による中心性脊髄障害が多くみられる．
    ③ 歯突起骨折の頻度が高い．
    ④ 変形性脊椎症，びまん性特発性骨増殖症(DISH)，後縦靱帯骨化症(OPLL)など強直した分節に関連した外傷が多い(図5)．

合併損傷

- 高齢人口の増加とともに脊椎の慢性変化に合併した外傷の頻度が増加している．

1) 脊椎強直
- 強直した分節の存在はその上下でのストレスの集中を引き起こす原因になる．骨折や脱臼は強直した分節の上下で起こりやすく，また広範な強直では強直した分節の中央で骨折や脱臼を引き起こすことになる(図5)．

2) 変形性脊椎症
- 変形性脊椎症は頻度の高い状態であるが，これも動きの少ない分節を起こすことで，強直した脊椎に類似の効果を呈することになる．

3) 後縦靱帯骨化症(OPLL)
- 骨粗鬆症と異なり脆弱性骨折を起こしにくい病態ではあるが，脊柱管狭窄により概して軽度の外傷での脊髄損傷の原因になりうる．

参考文献
1) Hoffman JR, Mower WR, Wolfson AB, et al：Validity of a set of clinical criteria to rule out injury to the cervical spine in patients with blunt trauma. NEJ Med 2000；343：94-99.
2) Stiell IG, Wells GA, Vandemheen KL, et al：The Canadian C-spine rule for radiography in alert and stable trauma patients. JAMA 2001；286：1841-1848.
3) Vandemark RM：Radiology of the cervical spine in trauma patients：practice pitfalls and recommendations for improving efficiency and communication. AJR Am J Roentgenol 1990；155：465-472.

4) Blackmore CC, Ramsey SD, Mann FA, et al：Cervical spine screening with CT in trauma patients：a cost-effectiveness analysis. Radiology 1999；212：117-125.
5) Hanson JA, Blackmore CC, Mann FA, et al：Cervical spine injury：a clinical decision rule to identify high-risk patients for helical CT screening. AJR Am J Roentgenol 2000；174：713-717.
6) Gupta A. El Masri WS：Multilevel spinal injuries：incidence, distribution and neurological patterns. J Bone Joint Surb Br 1989；71：692-695.
7) Daffner RH, Deeb ZL, Rothfus WE："Fingerprints" of vertebral trauma：a unifying concept based on mechanisms. Skeletal Radiol 1986；15：518-525.
8) Denis F：The three column spine and its significance in the classification of acute thoracolumbar spinal injuries. Spine 1983；8：817-831.
9) Ehara S, El-Khoury GY, Sato Y：Cervical spine injury in children：radiologic manifestations. AJR Am J Roentgenol 1988；151：1175-1178.
10) Ehara S, Shimamura T：Cervical spine injury in the elderly：imaging features. Skeletal Radiol 2001；30：1-7.

画像所見

80歳台女性　外傷のスクリーニング

外傷パンスキャン
CT, MPR矢状断像

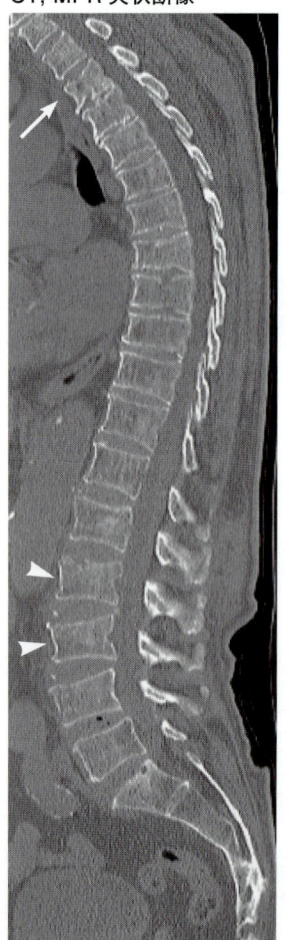

図1　転倒により受傷．Th2前方の圧迫骨折（→），およびL2・L3上終板の圧迫骨折（▶）を認める．

80歳台男性　転倒による中心性脊髄損傷

A：頸椎単純X線写真側面像　　B：MRI, T2強調矢状断像

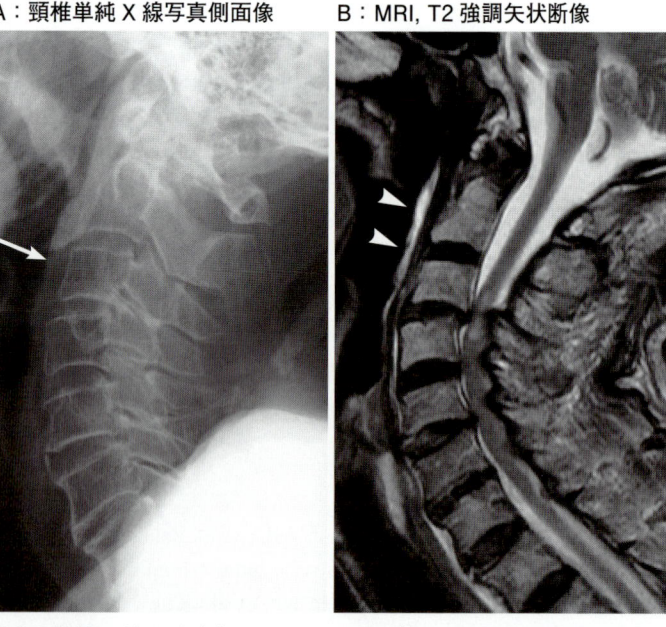

図2　単純X線写真（A）では，C3はわずかに後方に転位している（→）．椎体前方に軟部腫脹を見る．C3-4レベルで脊髄が圧迫され，MRI（B）では，信号が上昇している．脊髄浮腫である．また，椎体前方には浮腫か血腫を見る（▶）．

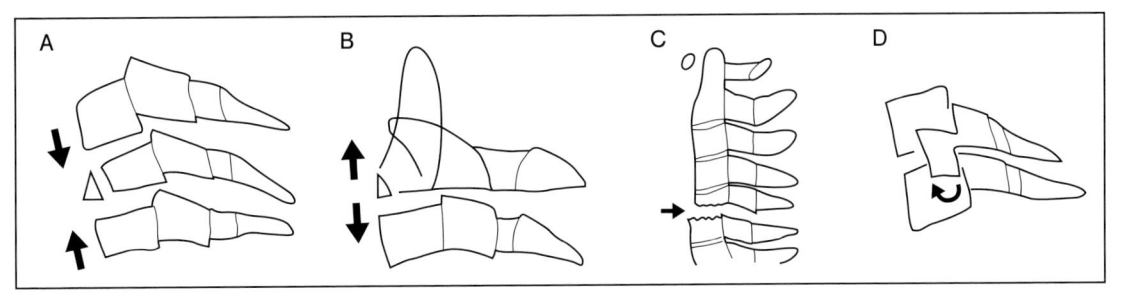

図3 脊椎外傷の"fingerprint"
A：屈曲涙滴骨折，B：伸展涙滴骨折，C：強直性脊椎炎でみられる強直脊椎の横方向の骨折，D：片側性椎間関節脱臼：回旋した関節突起が bow-tie 様にみえる．

6歳女児　環軸関節回転性亜脱臼

A：頸椎 CT 横断像，環椎レベル　　B：軸椎レベル

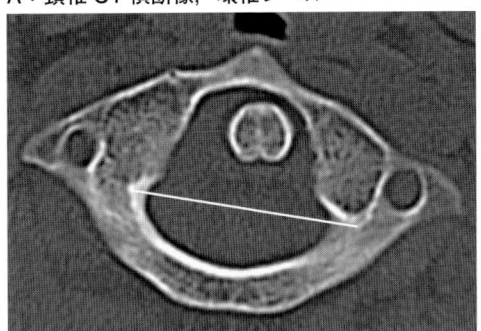

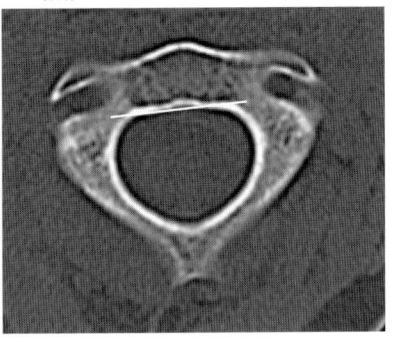

図4　環軸椎のレベルでそれぞれ反対方向に回旋している．Aでは環椎は時計回りに，Bでは軸椎は反時計回りに回旋している．

60歳台男性　DISH に合併した偽関節

A：頸椎 CT, MPR 矢状断像　　B：MRI, T2 強調矢状断像

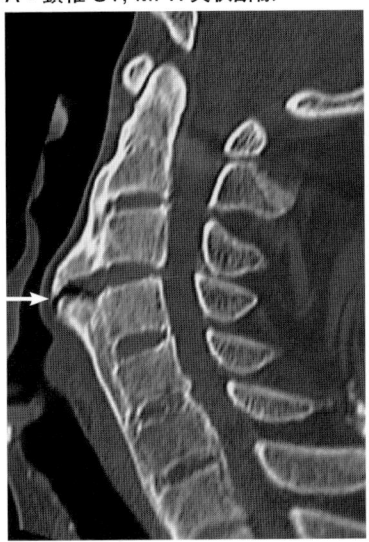

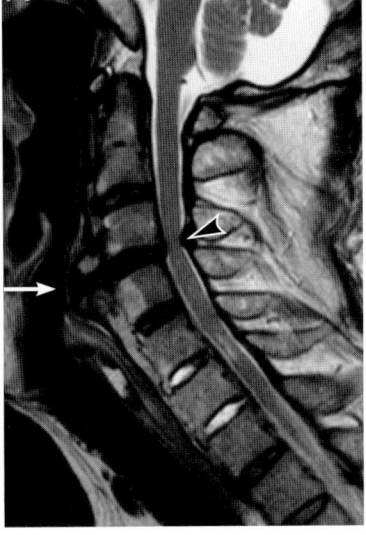

図5　CT(A)では，椎体前方で連続する大きな骨化(DISH)がみられるが，C3/4 レベルで偽関節状態である(→)．MRI(B)では，C3/4 レベルで脊髄が前後に圧迫されている(▶)．

(江原　茂)

歯突起骨折

odontoid fracture

専門医レベル
診断専門医レベル
指導医レベル

Essentials
- 上位頸椎骨折のなかで最多である．
- 若年者では交通事故，高齢者では転倒での受傷が多い．
- 3型に分類（Anderson-D'Alonzo分類）．
- 頸髄損傷を生じることがある．

臨床的事項
- 上位頸椎骨折のなかで最も頻度が高い．
- 過屈曲あるいは過伸展によることが多い．
- 若年者では交通事故，高齢者では転倒での受傷が多い．

病態生理・病理像
- 部位によって3型に分類されている（Anderson-D'Alonzo分類，図1）．
  - Ⅰ型：歯突起上部翼状靱帯付着部での剥離骨折
  - Ⅱ型：歯突起中央部から基部での骨折
  - Ⅲ型：椎体に及ぶ骨折
- Ⅱ型が最も多く，Ⅰ型はまれである．
- Ⅱ型では外科的治療が行われる．
- Ⅰ，Ⅲ型は比較的骨癒合が得られやすい．
- 正面開口位を含めた単純X線写真が撮影される．
- 偏位の少ない場合は見逃されることがある．
- 症状が持続する場合はCTやMRIで評価する．
- 頸髄損傷を生じることがある．

参考文献
1) 福田国彦, 杉本英治, 上谷雅孝, 江原 茂・編：関節のMRI, 第2版. メディカル・サイエンス・インターナショナル, 2013：809-810.
2) Anderson LD, D'Alonzo RT：Fractures of the odontoid process of the axis. J Bone Joint Surg Am 1974；56：1663-1674.

画像所見

単純写真 開口位正面像と頸椎側面像で歯突起変形や偏位が観察できる．
CT 単純X線写真では指摘困難な骨折や，単純X線写真で指摘された骨折に関連するより詳細な評価が可能となる．
MRI 神経学的異常があるにもかかわらず単純X線写真で所見がない場合，MRIで不顕性骨折や脊髄損傷・血腫が指摘できることがある．

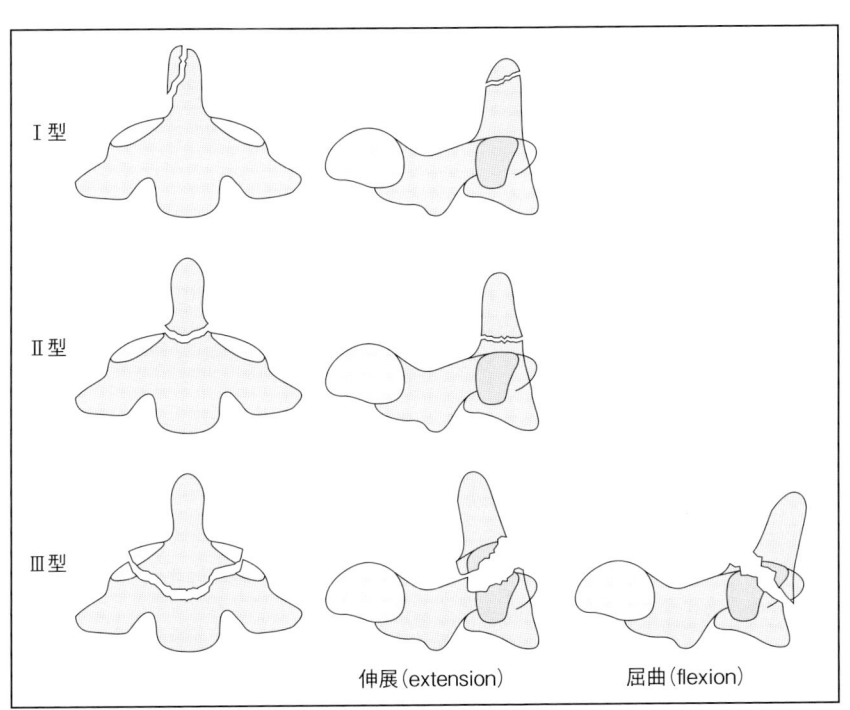

図1 Anderson-D'Alonzo分類 Ⅰ型は歯突起上部翼状靱帯付着部での剥離骨折，Ⅱ型は歯突起中央部から基部での骨折，Ⅲ型は椎体に及ぶ骨折である．（文献2）をもとに作成）

伸展（extension）　屈曲（flexion）

20歳台男性

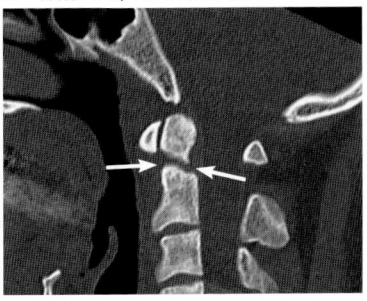

A：頸椎CT, MPR矢状断像　B：CT, MPR冠状断像　C：3D-CT

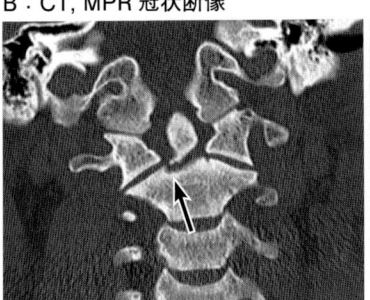

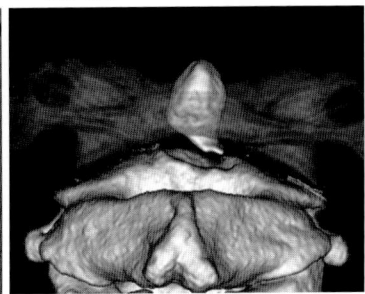

図2 ラグビーで受傷．CT矢状断像（A）で，歯突起基部の骨折が示唆される（→）．冠状断像（B）では，骨折が椎体に及んでいることがわかる（→）．3D-CT（C）では，骨折の状態を立体的に把握することが可能である．Anderson-D'Alonzo分類のⅢ型骨折で，保存的に治療された．

（神島　保）

過伸展・過屈曲損傷

hyperextension, hyperflexion injury

専門医レベル
診断専門医レベル
指導医レベル

Essentials
- 頸椎の過伸展・過屈曲による骨折や脱臼と支持組織損傷の総称.
- 上位頸椎の転位を伴う(あるいは伴わない)中位・下位頸椎の損傷.

臨床的事項
- 予後は神経学的損傷と安定性の有無による.
- 頸椎症など基礎病変のある高齢者の過伸展損傷では中心性頸髄損傷(central cord injury)を伴うことがある. 過屈曲損傷では anterior cord syndrome を伴う.

病態生理・病理像
- 高齢者の過伸展損傷を除き,過伸展損傷は C3 以下の頸椎に起きる.
- 中位・下位頸椎では下位ほど椎体の大きさが増し,全体で前弯を形成. 鉤状突起があること,関節突起の関節面は小さく平坦であることが特徴.
- 中位・下位頸椎では,側屈,回旋運動には制限があるが,屈曲・伸展運動の制限は少ない. そのため,中位・下位頸椎損傷の頻度が高い(全脊椎損傷の 20~30%).
- Denis の 3 柱理論(3-column theory)では脊柱を前方支柱・中央支柱・後方支柱の 3 つの柱(column)に分け,脊椎安定性は破綻した柱の数に基づいて決定される.
- 前方支柱は前縦靱帯,椎体と線維輪の前方 1/2,中央支柱は椎体と線維輪の後方 1/2,後縦靱帯,後方支柱は椎弓根より後方の骨性要素,棘上靱帯,棘間靱帯,黄色靱帯,および関節包靱帯からなる.
- 安定型損傷は損傷部が治癒するまで神経症状の出現,変形の遺残や進行がないもので,中央支柱と他の 1 柱は温存される.
- 不安定型損傷は治癒過程や治癒後に変形の遺残,神経症状があるもので,中央支柱と他の 1 柱,あるいは 3 柱すべてが損傷される.
- **過屈曲脱臼**:不安定型損傷(3 柱損傷)で,前方支柱損傷に加え,後縦靱帯,椎体後方部断裂,椎間関節の両側性,あるいは片側性の interlocking を伴う(unilateral or bilateral interfacetal dislocation or locking).
- **過屈曲捻挫**:後方靱帯組織と関節包靱帯の断裂(posterior ligament complex strain)を伴う.
- **過屈曲圧迫損傷**:椎体の楔状圧迫骨折,涙滴(teardrop)骨折,破裂骨折などを伴う.
- **外傷性椎間板脱出**:明らかな骨傷のない脊髄損傷をきたす.
- **過伸展捻挫**:前縦靱帯や椎間板前方部の断裂,椎体前縁の裂離骨折(剥離骨折),関節突起や椎弓根の骨折などを伴う.

- **過伸展圧迫骨折**：脱臼骨折で不安定型損傷．
- **棘突起骨折**：棘突起の離開を伴う．

参考文献
1) 佐藤宋修，金田清志：中・下位頸椎の損傷．林 浩一郎，金田清志，平澤泰介・他編：新図説臨床整形外科学講座 頸椎・胸椎・胸郭．メジカルビュー社，1995：199-213.
2) Brant-Zawadzki M：Hyperextension injury, cervical. In：Ross JS（ed）：Diagnostic imaging：Spine. Salt Lake City：AMIRSYS, 2005：II-1-32, 34.

画像所見

単純写真・CT 過屈曲損傷では，棘突起間の開大，亀背変形，椎体圧迫骨折（anterior wedging），椎間関節脱臼による uncovered facet，椎体の前方亜脱臼，涙滴骨折を見る．

MRI 合併する脊髄損傷の診断に必要．

60歳台男性　過伸展圧迫損傷

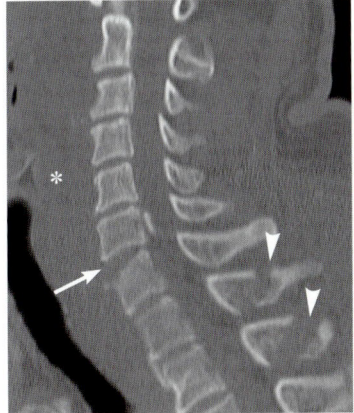

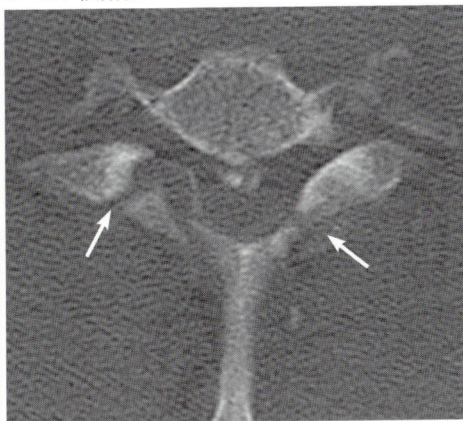

A：頸椎CT, MPR矢状断像
B：CT横断像
C：MRI, T2強調矢状断像
D：CのC6/7椎間板レベルの拡大像

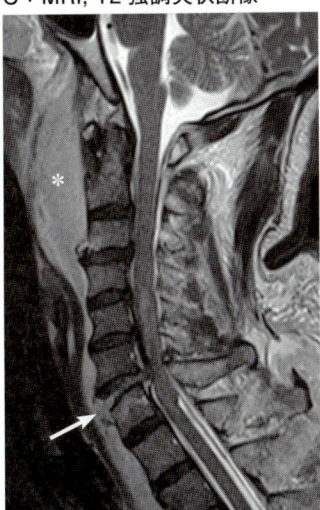

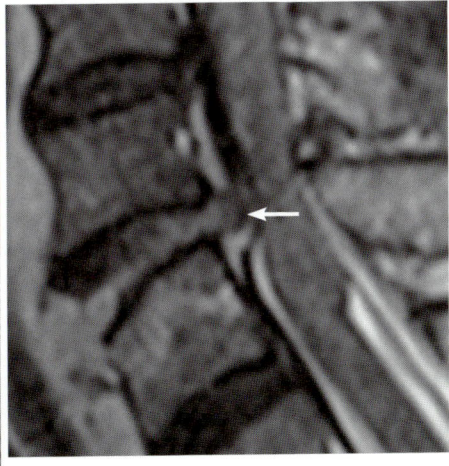

図1 CT矢状断像（A）では，C6/7椎間板の前方部が開大（→），椎前間隙に血腫を示す軟部組織腫脹（＊），C7, Th1棘突起骨折がある（▶），C6椎体後方に転位した骨片が認められる．CT横断像（B）では，C6の両側椎弓に骨折がある（→）．3柱の損傷がある不安定型損傷である．MRI, T2強調矢状断像（C）では，C6/7レベルの前縦靱帯断裂（→），椎間板の離開，椎前間隙の血腫（＊）を認める．脊髄内に損傷を示す高信号域がある．C6/7椎間板レベルの拡大像（D）で，椎間板は後方偏位（→），脊髄の圧迫が認められる．

（杉本英治）

圧迫骨折

compression fracture

専門医レベル
診断専門医レベル
指導医レベル

Essentials

- 軸方向の圧迫力による脊椎骨折.
- 椎体はくさび状変形をきたす. 椎体の後縁(middle column：中央支柱), 椎間関節, 椎弓, 棘突起および後方靱帯群(posterior column：後方支柱)は無傷.

臨床的事項

- 圧迫骨折では椎体後方の骨片は認められず, 椎間板は脊柱管に突出しないため, 原則として神経学的異常(麻痺)は起きない.

病態生理・病理像

- 脊椎骨折は Denis の3柱理論(3-column theory)による分類が有用(表1).
- 椎体は四肢骨と比べて皮質骨に対する海綿骨の割合が大きいため, 海綿骨の荷重負荷は皮質骨に比べて相対的に大きい.
- 海綿骨は皮質骨よりホルモンなど微小環境の影響を受けやすく, 皮質骨と比較して加齢や閉経により骨減少をきたしやすい.
- 椎体骨折は圧迫力が椎体の強度を超えたときに起きる.
- 構造学的に椎体の最も弱い部位は終板中央と終板前上方部である.
- 四肢骨の骨折とは異なり, 椎体の骨折は年余にわたり徐々に起きることがある.
- 椎体の骨皮質, および海綿骨の横方向骨梁は曲げの力に抗するには有効であるが, 圧迫力に対しては弱い.
- 椎体に加わる圧迫力の強さに応じて, 骨折は椎体辺縁部の微小な骨折から完全な椎体骨折まで起きる.
- 圧迫力は中部胸椎で前屈時に最大になる. 胸腰椎移行部は可動域の小さい胸郭と可動域の大きい腰椎との移行部にあるため, 大部分の圧迫骨折は中部胸椎と胸腰椎移行部に生じる.

参考文献

1) Greenspan A：Spine. In：Orthopedic imaging：a practical approach, 5th ed. Philadelphia：Wolter Kluwer/Lippincott Williams & Wilkins, 2011：363-428.
2) Griffith JF, Adams JE, Genant HK：Diagnosis and classification of vertebral fracture. In：Rosen CJ (ed). Primer on the metabolic bone diseases and disorders of mineral metabolism, 8th ed. Oxford：Wiley-Blackwell, 2013：317-335.
3) 清水克時：脊椎・脊髄損傷. 中村利孝, 松野丈夫, 内田淳正・編. 標準整形外科学, 第10版. 医学書院, 2008：713-733.

表1 Denisの3柱理論による圧迫骨折，粉砕骨折，Chance骨折における各柱の変化
（文献1）より，一部改変）

	前方支柱 (anterior column)	中央支柱 (middle column)	後方支柱 (posterior column)
圧迫骨折	圧迫	無傷	無傷あるいは伸展（高度圧迫）
粉砕骨折	圧迫	圧迫	無傷あるいは伸延
Chance骨折	無傷あるいは圧迫	伸延	伸延

画像所見

単純写真 骨粗鬆症による圧迫骨折では，骨折部以外の所見と椎体骨折を評価する．くさび状，魚椎などの椎体の変形は骨折を意味する．骨折部以外の椎体では縦の骨梁が相対的に目立つ．後方支柱は保たれる．

MRI 急性期ではT1強調像で帯状骨折線を見ることがあり，椎体後縁の皮質は保たれる．STIR像では骨髄浮腫の中の骨折線が低信号を示すことがある．陳旧性圧迫骨折では椎体骨髄は他の椎体と同じ信号，あるいは脂肪髄の信号を示す．

70歳台男性

A：単純X線写真側面像　B：MRI, T1強調矢状断像　C：T2強調矢状断像　D：STIR矢状断像

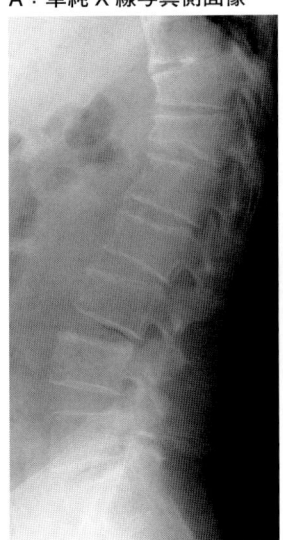

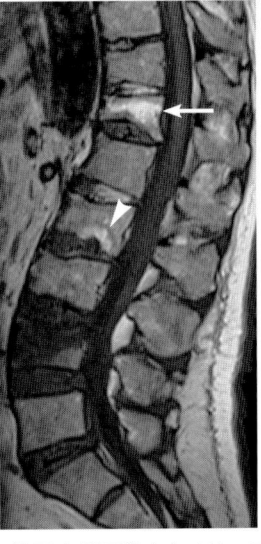

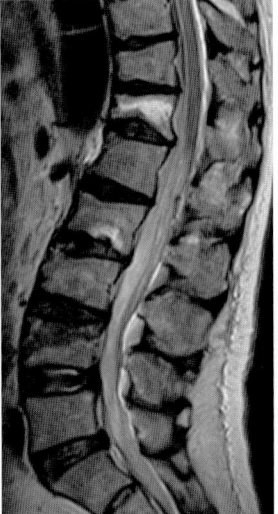

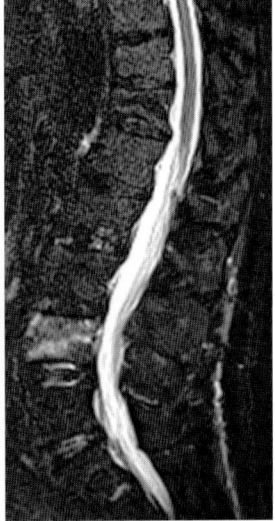

図1 背部痛，腰痛．単純X線写真側面像（A）では，Th11, 12, L2, 3椎体がくさび状に変形している．脊柱の中央支柱，後方支柱には変化はない．MRI, T1強調像（B）では，Th12椎体骨髄は高信号（→），L4椎体骨髄は低信号を示している．L2椎体下部終板にはSchmorl結節による陥凹がある（▶）．T2強調矢状断像（C）では，T1強調像と同じく，Th12椎体骨髄は高信号，L4椎体骨髄は低信号を示している．STIR矢状断像（D）では，Th12椎体骨髄，Schmorl結節周囲骨髄は無信号である．Th12は陳旧性圧迫骨折で，骨髄は脂肪髄．L4椎体は不均一な高信号を示す．比較的新しい圧迫骨折である．

（杉本英治）

Chance 骨折

Chance fracture

専門医レベル
診断専門医レベル
指導医レベル

Essentials

- 胸腰椎移行部に好発する，椎体の過屈曲ならびに椎体前方を支点とする後方要素の伸延（distraction）による脊椎骨折．
- 椎体から後方要素に至る水平骨折．椎間板や靱帯の損傷．
- 不安定骨折であるが，脊髄損傷の合併は少ない．

臨床的事項

- 大部分はシートベルトの不適切な使用による（シートベルト損傷）．
- 3/4 は胸腰椎移行部（Th12 から L2）に生じる．
- 脊椎損傷の約半分は胸腰椎移行部に起き，Chance 骨折はその 5～10％を占める．
- 10～80％は腹部臓器損傷を合併するため単純な粉砕骨折と鑑別することは臨床上重要．臓器損傷としては小腸穿孔と腸間膜動脈損傷が多い．

病態生理・病理像

- low-velocity injury では，シートベルトで圧迫される椎体前方部が支点となり，椎体が伸延されて離開する古典的 Chance 骨折が起きる．
- high-velocity injury では，脊椎に回転力や急激な減速力が加わり，支点がシートベルトによる圧迫部位から椎体側へ移動する．そのため，椎体前方部に軸方向の力が加わり粉砕骨折が生じる（Chance-burst fracture）．
- 小児では，古典的 Chance 骨折のほか，椎体骨端部（apophysis）の離開と靱帯断裂が起きる例がある．
- MRI は，棘上靱帯，棘間靱帯，横靱帯，周囲筋肉，脊髄損傷，近接する上下椎体の損傷，あるいは離れたレベルの脊椎損傷を診断できる．
- 3 柱理論（3-column theory）に従い，骨折は安定，ないし不安定になる．前縦靱帯や前方支柱の破綻により脱臼骨折となる．

参考文献

1) de Gauzy JS, Jouve JL, Violas P, et al：Classification of chance fracture in children using magnetic resonance imaging. Spine (Phila Pa 1976) 2007；32：E89-92.
2) Bernstein MP, Mirvis SE, Shanmuganathan K：Chance-type fractures of the thoracolumbar spine：imaging analysis in 53 patients. AJR Am J Roentgenol 2006；187：859-868.
3) Groves CJ, Cassar-Pullicino VN, Tins BJ, et al：Chance-type flexion-distraction injuries in the thoracolumbar spine：MR imaging characteristics. Radiology 2005；236：601-608.

画像所見

単純写真・CT 棘突起と椎弓から始まる水平骨折で，骨折は靱帯損傷なしに椎弓根から椎体に至る．単純X線写真側面像，CT，MPR矢状断像で椎体後部が前方部より高くなる．骨折線は同一レベルの椎体，椎弓を横走するが，後方では別のレベルの関節包や椎間関節を通過する例もある．骨折は1脊椎レベルに限局する場合と2脊椎に及ぶ場合がある．

MRI sandwich sign：T2強調矢状断像で，低信号の骨折線の上下椎体に高信号の浮腫がある．

6歳男児　Chance骨折

A：腰椎CT, MPR矢状断像　　B：横断像(L2椎弓レベル)

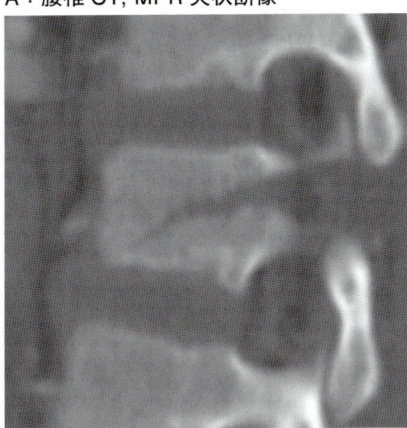

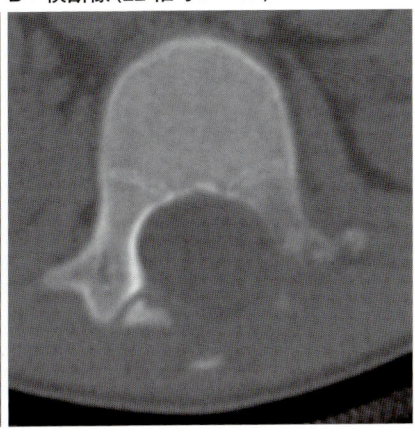

図1　CT矢状断像(A)では，椎体から椎弓に横走する骨折線があり，椎弓は上下に離開，椎体後方の高さが前方より高くなっている．L2椎弓レベルのCT横断像(B)では，左椎弓の輪郭が不明瞭になっている(dissolving pedicle sign)．

50歳台男性　Chance-burst fracture

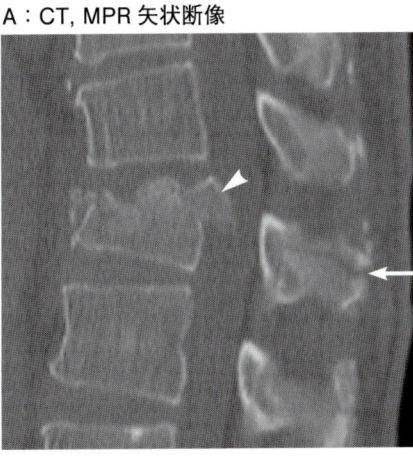

A：CT, MPR矢状断像　　B：MRI, T2強調矢状断像

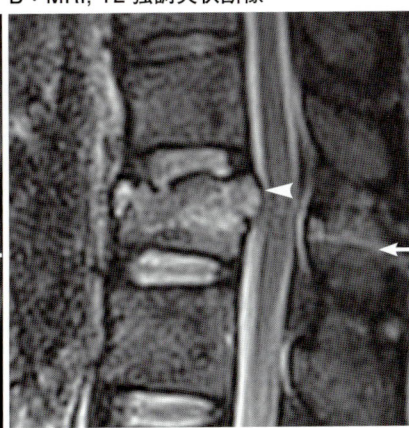

図2　CT(A)では，横走する骨折線(→)が棘突起にある．Th12椎体にburst fractureがあり，骨片が脊柱管に突出している(▶)．MRI(B)では，椎体後方に突出した骨片により脊髄が圧迫されている(▶)．

（杉本英治）

変形性頸椎症

cervical spondylosis

専門医レベル
診断専門医レベル
指導医レベル

Essentials

- 退行変性による脊椎構成成分の増殖性変化や変形に起因する頸椎の病態の総称.
- 椎体骨棘形成, 椎間板の菲薄化, 鉤椎関節(Luschka関節)・椎間関節の増殖性変化, 後縦靱帯・黄色靱帯肥厚などが複合している.
- 頸椎では特に鉤椎関節の増殖性変化が重要な要素となり, 椎間孔狭窄による神経根症や, 頸髄圧迫による脊髄症の原因となる.

臨床的事項

- 加齢とともに頻度が増し, 下位頸椎(特にC5/6, C6/7)に好発する.
- 疼痛と頸椎可動域制限がみられ, 神経根の圧排による頸椎症性神経根症(cervical spondylotic radiculopathy:上肢の疼痛, しびれ, 筋力低下など)や頸髄圧迫による頸椎症性脊髄症(cervical spondylotic myelopathy:歩行障害や巧緻運動障害, 膀胱直腸障害など)も惹起される.

病態生理・病理像

- 頸椎症の主な構成要素は次の4つである.
  ① **狭義の変形性脊椎症**(spondylosis deformans), ② **椎間骨軟骨症**(intervertebral osteochondrosis), ③ **椎間関節の変形性関節症**(osteoarthrosis):①〜③は変形性腰椎症(☞p.38参照)と同様の変化である.
  ④ **鉤椎関節の増殖性変化**(arthrosis of the uncovertebral joint):頸椎特有の所見である.
- 鉤状突起(uncinate process)はC3-C7椎体の後上外側面に存在する凸面で, 1つ上位の椎体との間に関節様の構造を形成する. これは臨床的に鉤椎関節(uncovertebral joint:Luschka関節)と称され, 椎間孔の腹側壁を構成する. この増殖性変化は, 椎間孔の背側壁を構成する椎間関節の増殖性変化と相まって椎間孔を狭小化させ, 神経根症をきたす.
- 以上の変化に加え, 後縦靱帯や黄色靱帯の肥厚も伴い, これらにより頸髄が圧迫されると脊髄症をきたす.

参考文献

1) Resnick D, Kransdorf MJ:Degenerative disease of the spine. In:Resnick D, Kransdorf MJ(ed):Bone and joint imaging, 3rd ed. Philadelphia:Elsevier Saunders, 2005:394-424.
2) 福田国彦, 杉本英治, 上谷雅孝, 江原 茂・編:関節のMRI, 第2版. メディカル・サイエンス・インターナショナル, 2013:818-819.

画像所見

単純写真・CT アライメントが不整となり，椎体骨棘形成，椎間腔狭小化をきたす．鉤椎関節・椎間関節の増殖性変化により椎間孔が狭窄する(神経根症に対応した所見)．

MRI 椎間板菲薄化と膨隆，T2強調像における低信号化を認める(退行変性に対応した所見)．頸髄が圧迫され扁平化し，T2強調像で髄内高信号域が出現する(脊髄症に対応した所見で，浮腫・グリオーシス(gliosis)・嚢胞性変化などを反映している)．

40歳台男性　頸椎症性神経根症

A：頸椎CT, MPR矢状断像　　B：CT横断像(C5/6レベル)

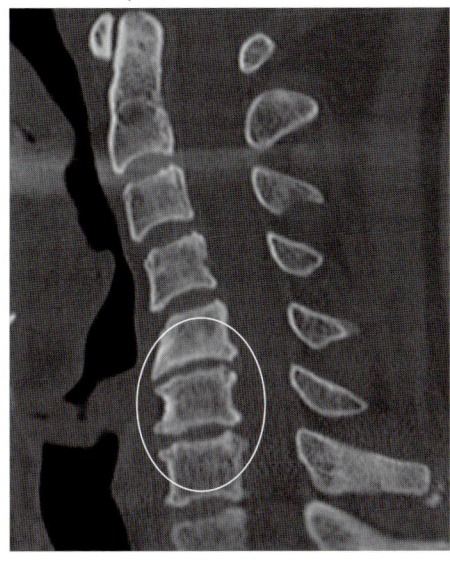

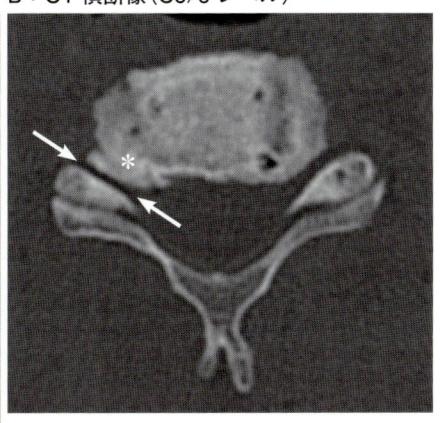

図1　CT, MPR矢状断像(A)では，頸椎の生理的前弯が失われている．C5/6, C6/7で椎間板が菲薄化し，椎体骨棘形成と鉤椎関節の増殖性変化がみられる(○)．C5/6レベルでの横断像(B)では，右鉤椎関節の増殖性変化が著明(＊)で，椎間孔が狭窄している(→)．

50歳台男性　頸椎症性脊髄症

A：頸椎MRI, T2強調矢状断像　　B：T2強調横断像(C5レベル)

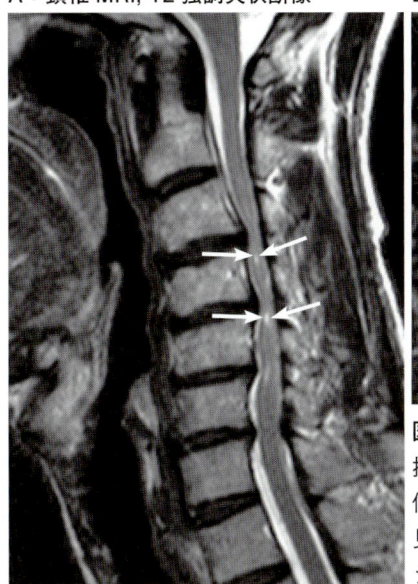

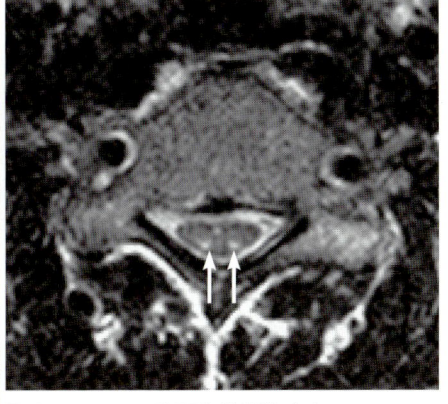

図2　MRI, T2強調矢状断像(A)では，C3/4, C4/5レベルで頸髄が圧排され扁平化し，髄内に高信号域を認める(→)．C5レベルでの横断像(B)では，髄内に左右対称に点状の高信号域(→)がみられる(この所見は"snake-eye"と称されることがあり，脊髄の不可逆的なダメージを反映している)．

(藤本　肇)

変形性腰椎症

lumbar spondylosis

専門医レベル
診断専門医レベル
指導医レベル

Essentials
- 退行変性による脊椎構成成分の増殖性変化や変形に起因する腰椎の病態の総称.
- 椎体骨棘形成,終板と椎間板の変性,椎間関節の変形性関節症,黄色靱帯肥厚などが複合している.
- 腰椎では椎間板変性,椎間関節の変形性関節症,黄色靱帯肥厚が特に重要な要素となり,馬尾や神経根を圧迫して脊柱管狭窄の主たる原因となる.

臨床的事項
- 加齢とともに頻度が増し,下位腰椎に好発する.
- 感覚神経終末(線維輪や後縦靱帯周囲に分布する)や神経根の刺激による慢性腰痛をきたす.
- 腰部脊柱管狭窄の原因として最も頻度の高い疾患であり,馬尾や神経根の慢性的絞扼が続くと間欠性跛行(intermittent claudication)や下肢のしびれをきたす.

病態生理・病理像
- 腰椎症の主な構成要素は次の3つである.
  ① **狭義の変形性脊椎症**(spondylosis deformans):線維輪を侵す退行変性で,椎体輪状骨端の腹側と外側の辺縁(前縦靱帯の付着する部位)に生ずる骨棘形成が主体の病変.
  ② **椎間骨軟骨症**(intervertebral osteochondrosis):椎体終板と椎間板(髄核および線維輪)を侵す退行変性で,椎間板の減高と椎間板内のガス(vacuum phenomenon)を認める.さらに周囲椎体骨髄にも変性をきたし,Modicらによる3分類(Type 1:血管豊富な線維結合組織増生,Type 2:脂肪髄化,Type 3:骨硬化)が知られる.
  ③ **椎間関節の変形性関節症**(osteoarthrosis):この関節は滑膜関節であり,椎間孔の背側壁を構成している.骨性の増殖性変化のほか,滑膜嚢腫(synovial cyst, facet cyst)の形成を伴うことがある.さらに黄色靱帯の肥厚も伴い,椎間孔や中心管の狭窄をきたす.また,椎間板変性と相まって腰椎変性すべり症や変性側弯症の原因となる.

参考文献
1) Fardon DF, Milette PC:Nomenclature and classification of lumbar disc pathology. Recommendations of the Combined task Forces of the North American Spine Society, American Society of Spine Radiology, and American Society of Neuroradiology. Spine 2001;26:E93-E113.
2) Resnick D, Kransdorf MJ:Degenerative disease of the spine. In:Resnick D, Kransdorf MJ(ed):Bone and joint imaging, 3rd ed. Philadelphia:Elsevier Saunders, 2005:394-424.
3) 福田国彦, 杉本英治, 上谷雅孝, 江原茂・編:関節のMRI, 第2版. メディカル・サイエンス・インターナショナル, 2013:700-709.

画像所見

単純写真・CT 椎体骨棘，椎体の硬化性変化(Modic type 3 変性)，椎間腔狭小化とガス(vacuum phenomenon)，椎間関節の骨性増殖を認める．

MRI 椎間板の菲薄化や膨隆，T2 強調像における低信号化，vacuum phenomenon に対応する無信号域を認める．椎体骨髄の変性は，Type 1 で T1 強調像で低信号，T2 強調像で高信号，Type 2 で T1・T2 強調像ともに高信号，Type 3 で T1・T2 強調像ともに低信号を示す．椎間関節の骨性増殖，滑膜囊腫，黄色靱帯肥厚を認める．

80 歳台男性

腰椎 CT, MPR 矢状断像

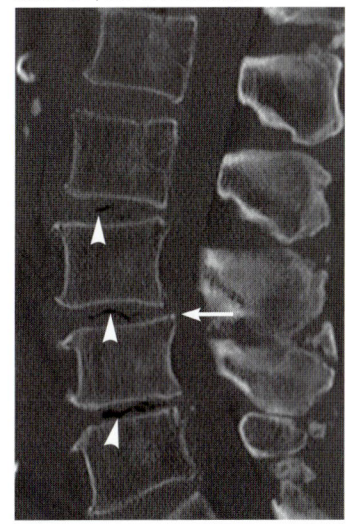

図1 L2/3, L3/4, L4/5 で椎間板が菲薄化し，内部にガスがみられる(vacuum phenomenon, ▶)．L3/4 では軽度の変性すべり症がみられる(→)．

70 歳台女性

腰仙椎 MRI, 脂肪抑制 T2 強調矢状断像（右傍正中断面）

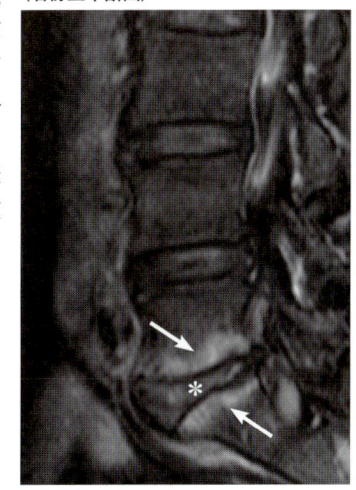

図2 他のレベルと比較して L5/S1 で椎間板が菲薄化している(*)．その周囲の椎体骨髄に境界不明瞭な高信号域を伴う(→)．椎間板変性に伴う椎体骨髄の fibrovascular degeneration (Modic type 1 変性)を示す所見である．

80 歳台女性

腰椎 CT myelography 横断像(L4/5 レベル)

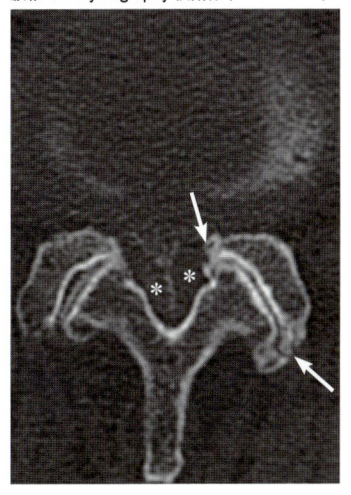

図3 左優位に椎間関節に骨性増殖が目立つ(→)．また，黄色靱帯の肥厚も著明である(*)．これらにより，硬膜囊が圧排され，myelography 後であるにもかかわらず脊髄腔はほとんど描出されていない．

70 歳台男性

腰椎 MRI, T2 強調横断像(L4/5 レベル)

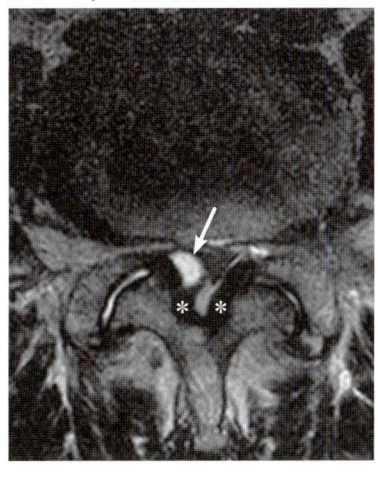

図4 両側椎間関節に増殖性変化が認められ，黄色靱帯も肥厚している(*)．右椎間関節に滑膜囊腫が形成され脊柱管内に突出している(→)．

(藤本　肇)

脊柱管狭窄症

spinal canal stenosis

専門医レベル
診断専門医レベル
指導医レベル

Essentials
- 先天性または後天性要因により脊柱管が狭小化して，脊髄や馬尾あるいは神経根が圧迫され，神経症状を惹起する病態．
- 頸椎領域では原因と症状に着目して変形性頸椎症性脊髄症あるいは変形性頸椎症性神経根症などと称されるが，腰椎領域では狭窄そのものに着目して腰部脊柱管狭窄症とよばれることが多い．
- 病変の主座により中心性狭窄(脊髄型，馬尾型)と外側型狭窄(神経根型)に大別される．

臨床的事項
- 単一の疾患ではなくさまざまな原因による1つの病態と把握されるべきものである．
- 下記のような国際分類があるが，原因疾患と病変部位が並列になっていること，形態分類と症状による分類が混在しているなどの問題点がある．
  1) **先天性・発達性**：a) 特発性，b) 軟骨無形成性．
  2) **後天性**：a) 変形性(① 中心管型，② 外側型，③ 変性すべり症)，b) 混合型，c) 脊椎すべり症・脊椎分離症，d) 医原性，e) 外傷後，f) その他．
- 日常臨床では，変形性脊椎症や脊椎すべり症に起因する後天性のものの頻度が高い．

病態生理・病理像
- 頸椎レベルでは中心性狭窄による頸髄圧迫に起因する脊髄症，椎間孔狭窄による神経根症をきたす(☞ p.37 図1B参照)．
- 腰部脊柱管狭窄症では神経性間欠性跛行がみられるのが特徴である．中心性狭窄では下肢や殿部の異常感覚や脱力，膀胱直腸障害を伴い，外側陥凹や椎間孔の狭窄による外側型では下肢や殿部の疼痛を伴う．両者が混合することもある．

参考文献
1) Arnoldi CC, Brodsky AE, Cauchoix J, et al：Lumbar spinal stenosis and nerve root entrapment syndromes. Definition and classification. Clin Orthop Relat Res 1976；115：4-5.
2) 森 墾：脊柱管狭窄症．柳下 章・編：エキスパートのための脊椎脊髄疾患のMRI，第2版．三輪書店，2010：275-278.
3) 福田国彦，杉本英治，上谷雅孝，江原 茂・編：関節のMRI，第2版．メディカル・サイエンス・インターナショナル，2013：856-859.

画像所見

MRI・CT　**中心性狭窄**：椎間板膨隆，黄色靱帯肥厚，椎間関節肥厚などにより硬膜嚢(硬膜管)が狭小化する．狭窄部位の中枢側(頭側)で馬尾神経が屈曲・蛇行する(馬尾弛緩，redundant nerve root)．特にMRI，脂肪抑制T2強調矢状断像やCT myelographyで明瞭となる．

外側型狭窄：椎間板膨隆，椎間関節(特に上関節突起)の肥厚，椎体骨棘などにより外側陥凹や椎間孔が狭小化する．

70歳台女性　中心性(馬尾型)狭窄

A：腰椎MRI, T2強調横断像(L4/5レベル)　B：CT myelography, MPR矢状断像

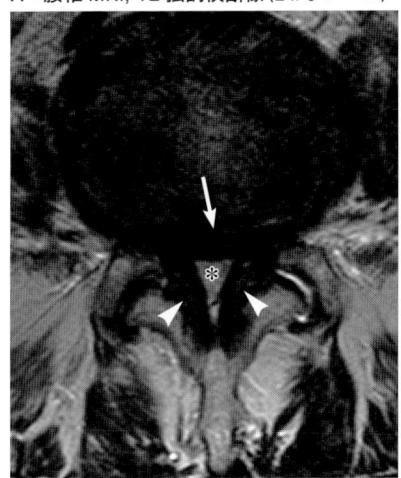

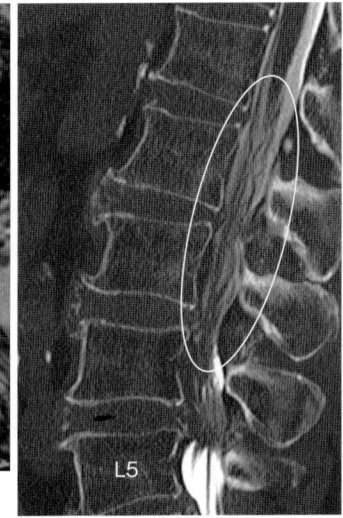

図1　MRI, T2強調横断像(L4/5レベル)(**A**)では，椎間板膨隆(→)と黄色靱帯肥厚(▶)により，硬膜嚢(硬膜管)(＊)が著明に狭窄している．CT myelography(**B**)では，狭窄したL4/5レベルより中枢側において，馬尾神経が屈曲・蛇行している(馬尾弛緩：redundant nerve root)(◯)．

60歳台男性　外側型狭窄

A：腰椎MRI, T2強調横断像(L5/S1レベル)　B：T1強調矢状断像(左傍正中断面)

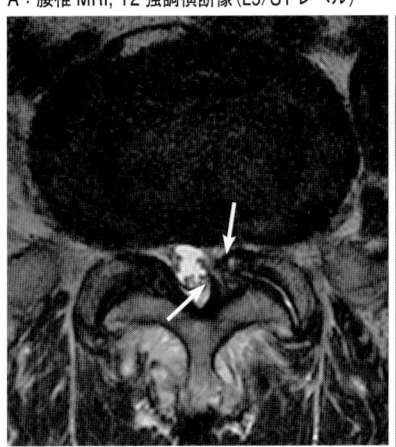

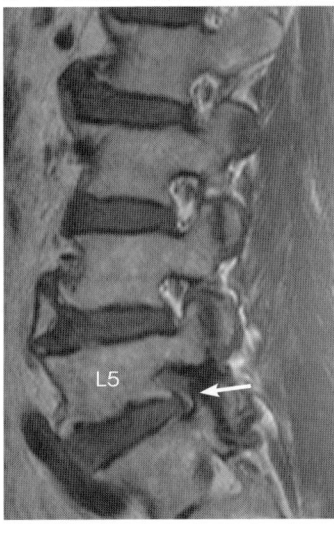

図2　L5/S1レベルのT2強調横断像(**A**)では，左椎間関節に骨性増殖が著明(→)で，これにより外側陥凹が狭窄している．左傍正中でのT1強調矢状断像(**B**)では，L5/S1レベルで椎間孔が狭窄している(→，他のレベルと比較して神経根周囲の脂肪が消失している)．

(藤本　肇)

脊椎すべり症，脊椎分離症

spondylolisthesis, spondylolysis

専門医レベル
診断専門医レベル
指導医レベル

Essentials

- 脊椎すべり症は何らかの原因により下位椎体に対して，上位椎体が前後方向に偏位した状態である．上位椎体が前方に偏位した前方すべりが多い．
- 脊椎すべり症は先天性すべり症，分離すべり症，変性すべり症，外傷性すべり症，病的すべり症に分類されるが，大部分は分離すべり症と変性すべり症である．
- 脊椎分離症は，関節突起間部に疲労骨折をきたし偽関節化した状態である．

臨床的事項

- 変性すべり症は40歳以降の中高齢者に多く，女性の発症が男性の3〜4倍である．40歳以降，加齢とともに緩徐に腰痛や大腿後部痛などで発症する．症状は慢性的であり，かつ進行性である．中心性脊柱管狭窄により馬尾神経性跛行を伴う．好発部位はL4で全体の80%を占めると報告されている．
- 脊椎分離症は男性に多く，10歳以下はまれで，10歳以降年齢とともに増加し，20歳頃プラトーに達する．思春期ないし若年成人になってから，腰痛で発症することが多い．椎間孔狭窄による神経根圧迫により殿部から大腿への放散痛が出現する．発生頻度は5%程度と報告されており，その3/4が両側性である．好発部位はL5で80%以上，次いでL4に10%程度と報告されている．

病態生理・病理像

- 変性すべり症は椎間関節の変形性関節症が主な原因であるが，椎間板の変性や椎体周囲の靱帯や筋の変性などが関与する脊椎の不安定性によって生じる．椎間関節の肥大と黄色靱帯の肥厚により脊柱管は狭窄し，馬尾神経が圧迫される．すべりは通常1 cm (25%) 程度を越えることはない．
- 脊椎分離症は，上位椎間関節を構成する上関節突起に対して前方に向かう負荷が，下位椎間関節を構成する下関節突起に後方に対して向かう負荷が反復性に加わり，関節突起間部に疲労骨折をきたし偽関節化した状態である．分離症の50%はすべりを生じず，またすべりを生じても無症候性の症例も多い．分離すべり症では椎弓が遊離し前方に移動しないため，脊柱管径は保たれるが，椎間孔は狭小化し神経根が圧迫される．

参考文献
1) 福田国彦：分離すべり，変性すべり．福田国彦・編：骨軟部画像診断のここが鑑別ポイント 改訂版．羊土社，2012：157-159.
2) 江原 茂：脊椎分離症と脊椎すべり症．江原 茂：骨・関節のX線診断．金原出版，1995：257-260.

画像所見

単純写真・CT 脊椎すべり症は，単純X線写真側面像で椎体の前方偏位が確認できれば診断は確定する．前後屈動態撮影を行い椎間不安定性の有無を確認することが重要である．脊椎分離症は，関節突起間部の分離が確認できれば診断は確定する．側面像で分離がわかりにくい場合には斜位撮影が有用である（スコッチテリアの首輪）．MDCTでは矢状断像や斜冠状断像，3D画像が分離の確認には有用である．CT横断像では，脊椎分離と正常な椎間関節とを見間違えないことが重要である．

MRI 脊椎すべり症では，椎間関節の肥大や黄色靱帯の肥厚による脊柱管狭窄の評価が重要である．分離すべり症では，傍正中矢状断像による椎間孔狭窄の評価が重要である．

60歳台女性　脊椎すべり症

腰椎単純X線写真側面像

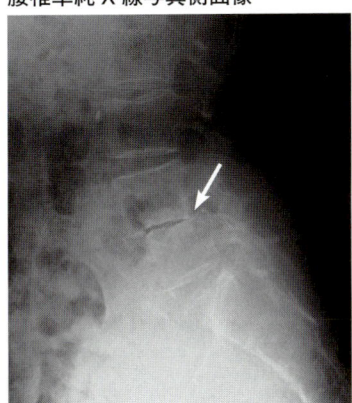

図1　L4/5椎間板腔は狭小化し（→），L4椎体がL5椎体に対して前方に偏位している．すべりは25％程度である．

14歳男性　脊椎分離症

A：腰椎単純X線写真斜位像　　B：3D-CT　　C：CT横断像

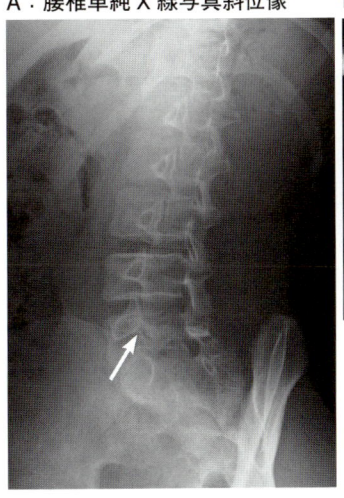

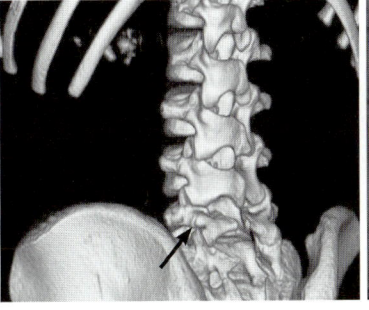

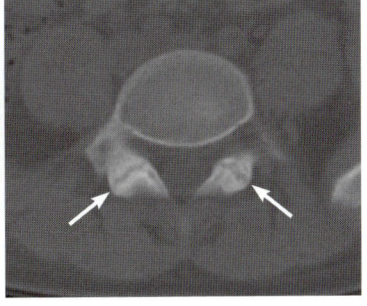

図2　腰椎単純X線写真斜位像（A）では，L5椎体の関節突起間部に分離が認められる（スコッチテリアの首輪，→）．3D-CT（B）では，L5椎体関節突起間部の分離が明瞭となっている（→）．CT横断像（C）では，両側の関節突起間部に不整な骨透亮像が認められる（→）．疲労骨折により偽関節化した分離部である．正常な椎間関節と見間違えないことが重要である．

（池田俊昭）

後縦靱帯骨化症，黄色靱帯骨化症

ossification of the posterior longitudinal ligament (OPLL), ossification of the yellow ligament (OYL)

専門医レベル
診断専門医レベル
指導医レベル

Essentials

- 脊柱の靱帯骨化は加齢によりみられるが，骨化により脊髄や神経根に圧迫障害をきたす場合は病的な骨化として扱われる．
- 代表的疾患として，後縦靱帯骨化症(OPLL)，黄色靱帯骨化症(OYL)，びまん性特発性骨増殖症(DISH，☞ p.46 参照)がある．これらの疾患は従来それぞれ独立した疾患と提唱されてきたが，近年では全身的な靱帯骨化症として捉えるべき一種の症候群という疾患概念が支持されるようになっている．
- 脊柱靱帯骨化症の骨化は靱帯の骨接合部すなわち enthesis に起こり，脊柱以外の骨化も enthesis に起こる．OPLL，OYL，DISH が互いに合併する頻度も高い．

臨床的事項

- 後縦靱帯骨化症は 50～60 歳台の東洋人男性に多いといわれ，本邦では人口 10 万人に 6 人程度と報告されている．6 型コラーゲンα1 鎖(COL6A1)や 11 型コラーゲンα2 鎖(COL11A2)の遺伝子異常が判明しており，肥満や糖代謝異常との関連も報告されている．後縦靱帯骨化症の存在により頸椎可動性の低下や項部痛などがみられる．頸椎のなかでも C3～C5 の発生が多く，上位胸椎にも発生する．
- 黄色靱帯骨化症も 50～60 歳台の日本人に多いと報告されている．下位胸椎から胸腰椎移行部に好発する．

病態生理・病理像

- 後縦靱帯の肥厚・骨化が高度となると，脊髄への圧迫が加わり神経症状を呈する．神経症状は麻痺の出現までに緩徐な経過をたどる例が多い．多くは自然発症であるが，外傷を契機に発症することもある．骨化部分の連続性により連続型(18.9％)，分節型(50.4％)，混合型(30.7％)に分けられる．脊髄障害との関係をみると，重傷群では混合型，連続型，分節型の順である．骨化占拠率が脊柱管前後径の 40％を超えると脊髄障害が発生しやすくなる．
- 黄色靱帯骨化症の病態は後縦靱帯骨化症に似ており，黄色靱帯が局所的に肥厚・骨化し脊柱管を背側から圧排することにより脊髄圧迫症状をきたす．左右両側性に発生することが多いが，片側性の場合もある．形態により外側型，拡大型，肥厚型，癒合型，膨隆型の 5 型に分類される．

参考文献
1) 石田 剛，今村哲夫：脊柱靱帯骨化症，石灰化症．石田 剛，今村哲夫：非腫瘍性骨関節疾患の病理．文光堂，2003：92-94.
2) 藤本 肇：脊椎の沈着症と靱帯骨化症．画像診断 2012；32：608-618.

画像所見

単純写真・CT 後縦靱帯骨化症は単純X線写真側面像にて椎体後面に上下に走行する骨化として認められる．CTの横断像や矢状断像ではより後縦靱帯の骨化が明瞭に描出される．黄色靱帯骨化症は単純X線写真では脊柱管の背側に線状の骨化として認められる場合もあるが，多くは骨組織と重なり確認できない．CTの横断像では脊柱管の背側にV字型の骨化として明瞭に描出される．

MRI 後縦靱帯骨化症，黄色靱帯骨化症ともに骨化は無信号域として描出される．骨化が増大し内部に骨髄が含まれるようになると，脂肪髄を反映してT1強調像で高信号を示す．しかし，これ以上に重要なMRIの役割は，骨化により圧迫された脊髄の内部変性による異常信号の評価である．

70歳台男性　後縦靱帯骨化症

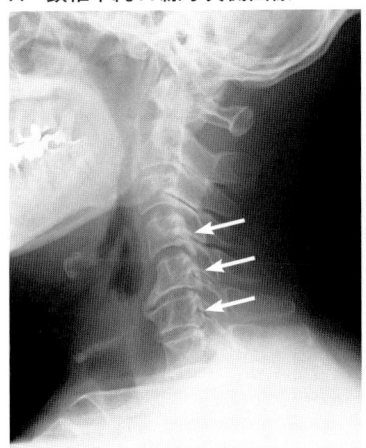

A：頸椎単純X線写真側面像　　B：CT, MPR 矢状断像　　C：MRI, T2強調横断像

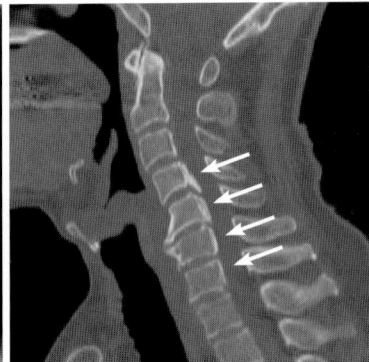

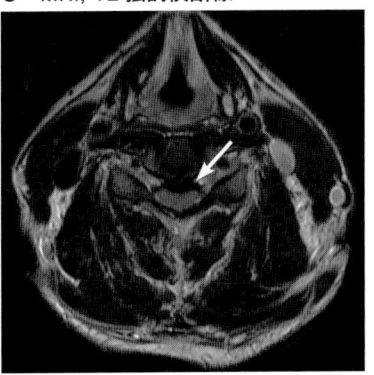

図1　単純X線写真（A）では，C4からC7椎体の後面に上下に走行する骨化が認められる（→）．後縦靱帯の骨化である．単純X線写真からは混合型か分節型かは不明である．CT（B）では，C4からC7レベルにみられる後縦靱帯骨化症が分節型であることがわかる（→）．MRI（C）では，骨化した後縦靱帯は無信号域として描出されている（→）．肥厚・骨化した後縦靱帯により頸髄は前方から圧迫され軽度扁平化している．頸髄内には脊髄軟化症を示唆する高信号域は認められない．

70歳台男性　黄色靱帯骨化症

胸椎 CT myelography 横断像（Th10/11 レベル）

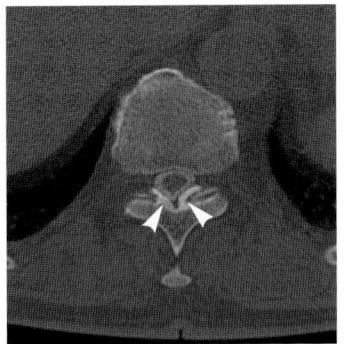

図2　脊柱管の背側にV字型の骨化が認められる．黄色靱帯の骨化である．左側優位に硬膜嚢は後外側から圧迫され，わずかに狭小化している（▶）．

（池田俊昭）

びまん性特発性骨増殖症（脊椎）

diffuse idiopathic skeletal hyperostosis（DISH）

専門医レベル
診断専門医レベル
指導医レベル

Essentials
- 主として前縦靱帯の骨化を伴って，脊椎（下位頸椎から胸椎）が強直に至る病態である．
- 脊椎以外にも股・肘・肩・足関節などの靱帯の骨接合部すなわち enthesis に骨化を伴う．

臨床的事項

- 50歳以上の白人男性に好発し，肥満や糖代謝異常などとの関連が示唆されているが，成因はいまだ不明である．
- 画像所見が派手なわりに臨床症状は比較的軽微で，軽度の運動制限がみられる程度である．
- しばしば背部のこわばりを訴えるが，背部痛は訴えないか訴えたとしてもごく軽度である．
- 時に骨化巣が下咽頭を圧排して，嚥下困難を訴えることがある．
- 最も重要な臨床的問題は，軽微な外傷により骨折を起こし重篤な神経障害が発生することである．
- 後縦靱帯骨化症や黄色靱帯骨化症を合併した例では，骨折を伴わなくともさまざまな程度の脊髄障害が発生しやすくなる．

病態生理・病理像

- 主として前縦靱帯の骨化を伴って，脊椎（下位頸椎から胸椎）が強直に至る病態で，Forestier らにより最初に報告され，強直性脊椎骨増殖症（ankylosing spinal hyperostosis：ASH）あるいは Forestier 病という呼称が用いられた．
- Resnick らにより脊椎以外にも股・肘・肩・足関節などの靱帯の骨接合部すなわち enthesis に骨化を伴うことが報告され，びまん性特発性骨増殖症という呼称が提唱された．
- 胸椎では左側は大動脈の拍動により骨化抑制が起こり，骨化は右側優位となる．

参考文献
1) 藤本 肇：脊椎の沈着症と靱帯骨化症．画像診断 2012；32：608-618.
2) Forestier J, Rotes-Querol J：Senile ankylosing hyperostosis of the spine. Ann Rheum Dis 1950；9：321-330.
3) Resnick D, Shaul SR, Robins JM：Diffuse idiopathic skeletal hyperostosis（DISH）：Forestier's disease with extraspinal manifestations. Radiology 1975；115：513-524.

画像所見

単純写真・CT 少なくとも 4 つの連続した椎体前面に沿った骨化が認められる．椎間板腔は保たれ，椎間板の変性を示す所見は認められない．椎間関節や仙腸関節に骨硬化や関節内癒合などの所見を認めない．後縦靱帯骨化症（OPLL）や黄色靱帯骨化症（OYL）の合併も認められる．

80 歳台男性

A：頸椎単純 X 線写真側面像

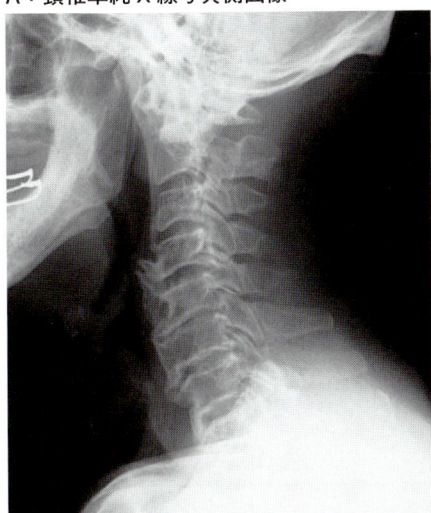

B：頸椎 CT, MPR 矢状断像

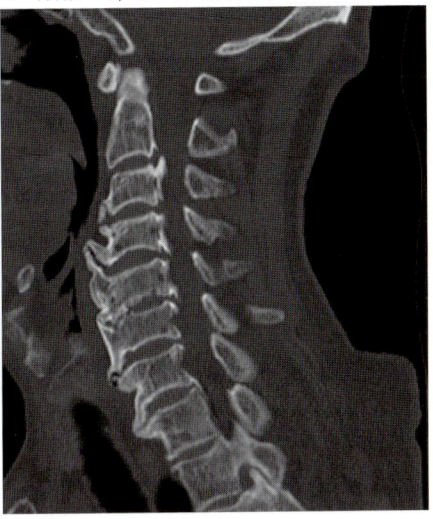

C：頸椎 CT 横断像（C4/5 レベル）

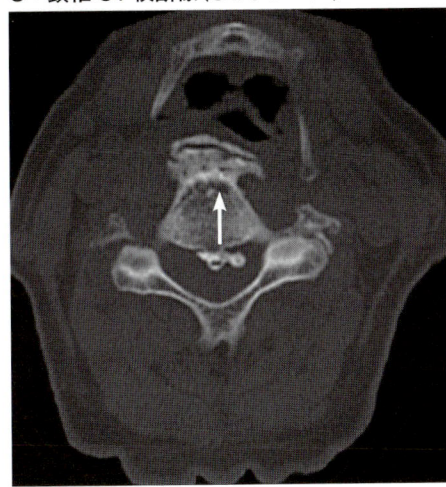

D：胸椎 CT 横断像（Th2/3 レベル）

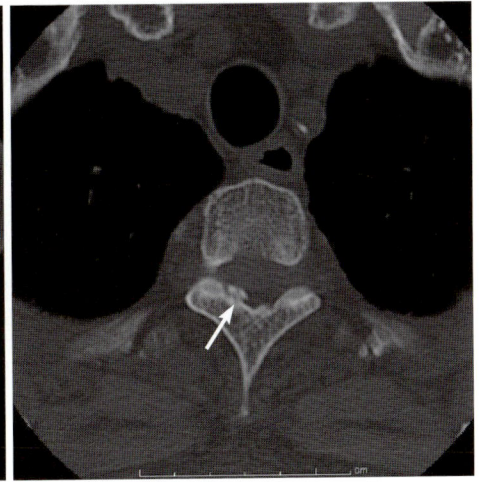

図1 頸椎単純 X 線写真側面像（A）にて，C3/4 レベルから C7/Th1 レベルにかけて椎体の前面に沿った骨化が認められる．前縦靱帯の骨化である．椎間板腔は保たれている．頸椎 CT 矢状断像（B）では，単純 X 線写真同様に C3/4 レベルから C7/Th1 レベルにかけて前縦靱帯の骨化が認められる．C3 から C7 レベルには単純 X 線写真では不明瞭であった後縦靱帯の骨化も認められる．頸椎 CT 横断像（C）にて，骨化した前縦靱帯（→）により下咽頭が右後方から圧迫され変形していることがわかる．また，椎体後面にはカリフラワー状に骨化した後縦靱帯も認められる．胸椎 CT 横断像（D）にて，Th2/3 レベルで脊柱管の右背側に線状の骨化が認められる（→）．黄色靱帯の骨化である．（沼津市立病院 藤本 肇先生のご厚意による）

（池田俊昭）

椎間板ヘルニア

disc herniation

専門医レベル
診断専門医レベル
指導医レベル

Essentials

- 椎間板ヘルニアは，加齢や変性により線維輪に断裂が生じ，髄核が突出ないし脱出した状態である．
- 頸椎ではC6/7レベル，C5/6レベル，C7/Th1レベルの順に多い．胸椎ではTh11/12レベルで最も多く，腰椎ではL4/5レベル，L5/S1レベル，L3/4レベル，L2/3レベルの順に多い．
- MRIは椎間板ヘルニアの診断において優れた診断能を示し，被曝もなく低侵襲であり最も推奨される画像検査である．
- 診断にはヘルニアの局在からみた分類や程度からみた分類を活用するとともに，腰椎レベルでの高位診断では椎間板ヘルニアの局在により障害神経根のレベルが異なることに注意する(図1)．

臨床的事項

- 頸部痛，腰痛，下肢痛，運動や感覚障害などの神経症状をきたす．
- 腰椎椎間板ヘルニアが最も多く，20～40歳台男性に好発する．

病態生理・病理像

- 椎間板の基本構造：成人の椎間板では中央に脊索遺残組織であるゼラチン状のムコイド基質の髄核，辺縁には膠原線維の線維輪，上下には軟骨終板がある．
- 椎間板は加齢による髄核の含水量低下や変性が進行すると線維輪に亀裂や断裂を生じる．
- 椎間板ヘルニアの分類
  ① 局在分類：正中型，傍正中型，椎間孔型，外側型がある(図2)．
  ② 形態分類：髄核突出型(protrusion：髄核が線維輪を破らずに突出しているもの)，髄核脱出型(extrusion：髄核が線維輪の断裂部から押し出されているもの)，髄核遊離型(sequestration：髄核が元の椎間板から離れているもの)などがある(図3)．

参考文献

1) Dahnert W：Radiology review manual, 7th ed. Philadelphia：Lippncott Williams & Wilkins, 2011：208-209.
2) 森 墾，柳下 章：成人の正常解剖．柳下 章・編：エキスパートのための脊椎脊髄疾患のMRI，第2版．三輪書店，2010：7-17.
3) 腰椎椎間板ヘルニアの診断にMRIを推奨するか？ 日本医学放射線学会，日本放射線科専門医会・編：画像診断ガイドライン2013年版．金原出版，2013：450-451.

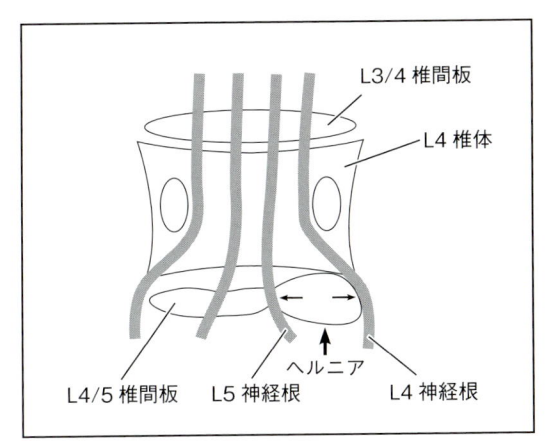

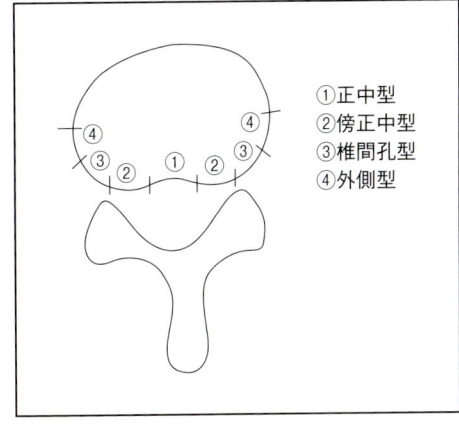

図1　椎間板の局所解剖

図2　椎間板ヘルニアの局在分類
①正中型
②傍正中型
③椎間孔型
④外側型

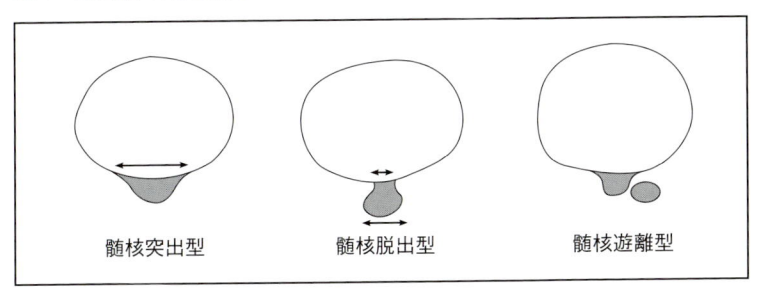

図3　椎間板ヘルニアの形態分類
髄核突出型　髄核脱出型　髄核遊離型

画像所見

MRI　髄核と線維輪内層はT1強調像で中等度の信号強度，T2強調像で高信号を呈する．線維輪外層は最外層のSharpey線維を含めてT1強調像，T2強調像ともに低信号となる．

　T2強調矢状断像での椎間板の中央部に横走する線状低信号域は髄核内裂(intranuclear cleft)とよばれる．組織学的には椎間板前方の線維輪が後方へ陥入したものと考えられており，特に20歳以下の若年者では椎間板障害の早期診断に有用である．

　髄核突出と髄核脱出の鑑別：横断像で突出した部分の基部径が最大の場合は突出(protrusion)，突出部径が基部径よりも大きい場合は脱出(extrusion)とする(図3)．なお，椎間板が椎体の半周以上で突出している場合は膨隆(buldging)とよび，ヘルニアに含めない．髄核脱出型はさらに，髄核が後縦靱帯を超えているかどうかで靱帯下脱出(subligamentous type)と経靱帯脱出(transligamentous type)に分けられる．ヘルニアが後縦靱帯を破っているかどうかの判別は椎体や椎間板後部にみられる線状の低信号域(後縦靱帯)を評価する．

　遊離脱出型：遊離髄核はT1強調像で低信号，T2強調像で高信号を示すことが多く，炎症や水分の増加，血管増生などが理由とされる．造影で周囲の炎症細胞浸潤によりリング状の増強効果を示す．

　造影MRIはヘルニアの退縮率の推測，腫瘍との鑑別，硬膜外線維化と再発ヘルニアとの鑑別などで有用な場合がある．

50歳台女性　腰椎椎間板ヘルニア（正中型・髄核突出型，傍正中型・髄核脱出型）

A：腰椎MRI, T2強調横断像（L2/3レベル）　　B：T2強調横断像（L4/5レベル）　　C：T2強調矢状断像

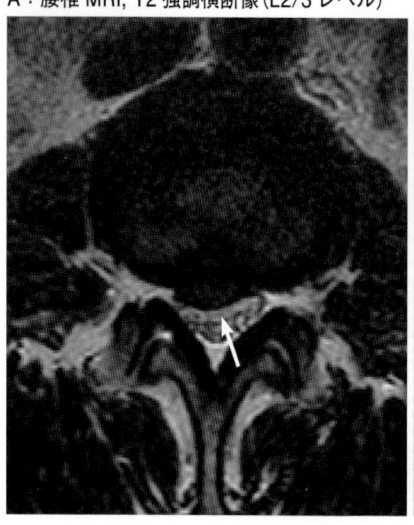

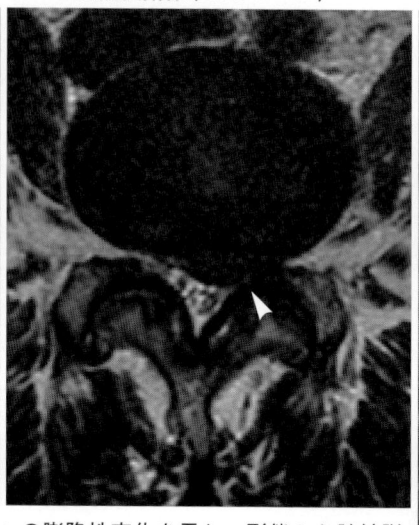

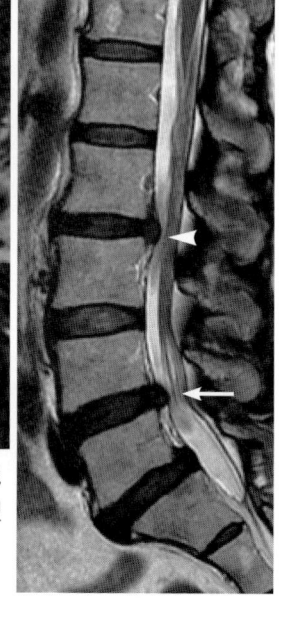

図4　左下肢痛．L2/3椎間板は正中後方への膨隆性変化を示し，形態から髄核脱出型（A,C，→）と考える．L4/5椎間板は左傍正中後方への膨隆を示し，髄核突出型（B,C，▶）の形態を示す．L5腰椎分離すべり症とそれに伴う椎間板脱出も認める．

70歳台女性　腰椎椎間板ヘルニア（遊離脱出型）

A：胸腰椎MRI, T1強調矢状断像　　B：T2強調矢状断像　　C：T2強調横断像

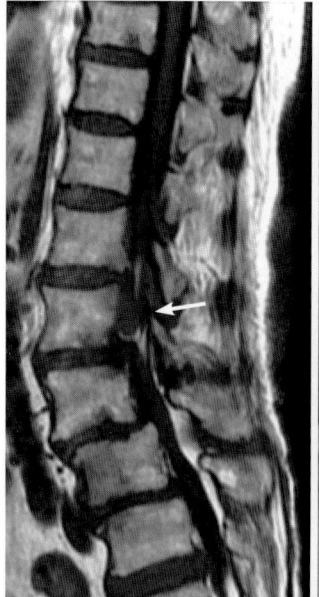

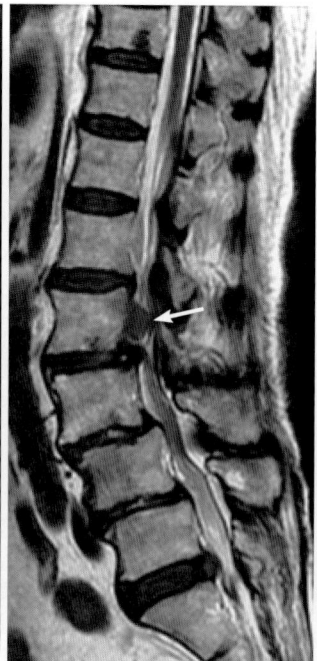

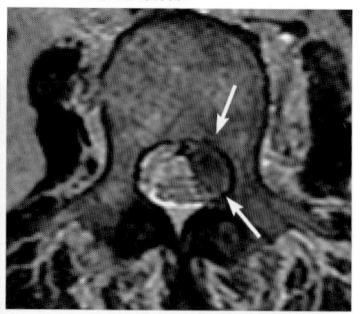

D：脂肪抑制造影T1強調横断像

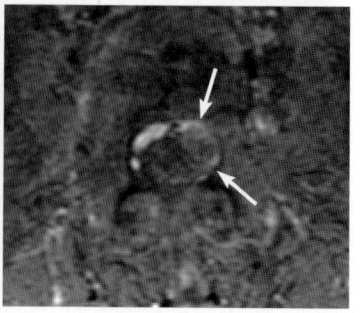

図5　左腰痛，下肢痛．L1/2椎間板から後下方に遊離脱出したヘルニアを認める（→）．T1・T2強調像ともに脊髄と等信号，造影にて辺縁にわずかな増強効果を認める（→）．

（入江健夫）

Schmorl 結節

Schmorl node

専門医レベル
診断専門医レベル
指導医レベル

Essentials

- Schmorl 結節は椎体終板を貫通して椎体内に髄核が侵入したものであり椎体への椎間板ヘルニアである．成因は退行変性，骨粗鬆症，副甲状腺機能亢進症，スポーツによる過剰な機械的ストレス，外傷，Scheuermann 病などで，椎体終板や軟骨下骨の脆弱部位が破綻し生じることが多いと考えられている．

臨床的事項

- Schmorl 結節は正常椎体の74％にみられるとされており，無症候性のものが多い．一方，髄核に水分を多く含んでいる若年者や急激に出現したものでは有痛性となりやすい．

病態生理・病理像

- 椎体の上縁と下縁の辺縁に存在する幅の狭いリング状の骨端は，Scheuermann 病に罹患すると骨端線の不鮮明化や分節化を生じ，骨端の成長障害のため骨端辺縁も不整となる．このため椎体前方に複数の楔状変形をきたし後弯が生じる．
- 有痛性の Schmorl 結節では周囲骨髄に浮腫性変化を認めることが多い．

参考文献

1) Brant-Zawadzki M：Diagnostic imaging：spine. Salt Lake City：AMIRSYS, 2004：I-1-142-149.
2) Wagner AL, Murtagh FR, Arrington JA, et al：Relationship of Schmorl's nodes to vertebral body endplate fractures and acute endplate disk extrusions. AJNR Am J Neuroradiol 2000；21：276-281.
3) 柳下 章：Scheuermann 病．柳下 章・編：エキスパートのための脊椎脊髄疾患の MRI，第2版．三輪書店，2010：110-111.

画像所見

単純写真・MRI 破綻した椎体終板を貫通する脱出髄核を認める．単純 X 線写真では，椎体終板の陥凹性変化や不整像を示し，辺縁に硬化性変化を伴うこともある．MRI では，椎間板と同等の信号の場合が多い．急性期では，Schmorl 結節周囲に硬化性変化が乏しいので，単純 X 線写真や CT よりも MRI が有用である．MRI では，椎体骨髄の浮腫を反映し，Schmorl 結節周囲が T1 強調像で低信号，T2 強調像で高信号を示す．造影にて，びまん性に結節周囲骨髄に増強効果を認める．慢性期の所見として，周囲の硬化性変化がみられる．

60歳台男性　Schmorl結節

A：腰椎MRI，T1強調矢状断像　B：T2強調矢状断像

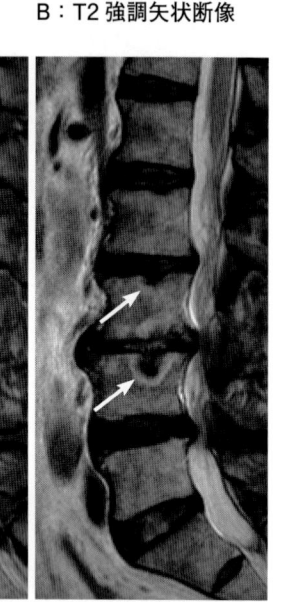

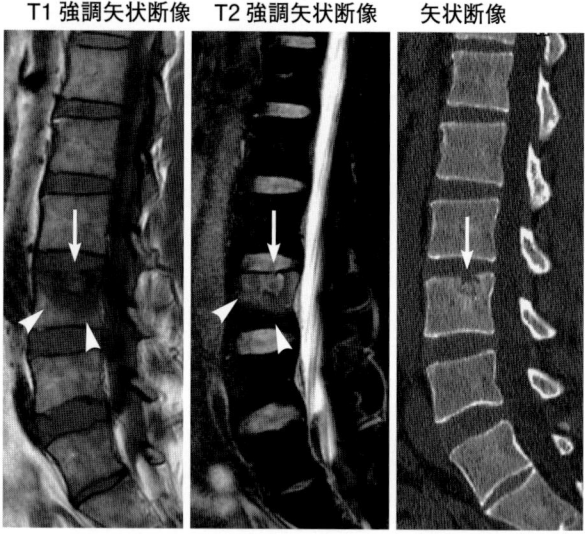

図1　腰痛．L3, 4椎体に椎間板の椎体終板側への膨隆による終板の限局性陥凹性変化が目立ち，Schmorl結節（→）を反映する．L4椎体上縁のSchmorl結節周囲にはT1・T2強調像ともに辺縁性の高信号を認めModic type 2の変性を認める．

40歳台男性　急性Schmorl結節

A：腰椎MRI，T1強調矢状断像　B：脂肪抑制T2強調矢状断像　C：CT, MPR矢状断像

図2　腰痛・両下肢しびれ．L4椎体上縁に結節状部分（A～C, →）を認め，その周囲骨髄には，T1強調像で低信号，脂肪抑制T2強調像で高信号を示す浮腫性変化（A, B, ►）を認める．CTでは，椎体髄内への陥凹を示す終板の限局性の破壊を認める．急性Schmorl結節の所見である．

▶ Scheuermann病

- Scheuermann病（若年性後弯症）は椎体終板の障害が発症原因で，骨軟骨症の1つとして考えられている．13～17歳の思春期男性に好発し軟骨成長版の脆弱化を特徴とし，繰り返す慢性の外力に関連したSchmorl結節やlimbus vertebra（隅角解離）の多発によって脊椎の楔状変形をきたし二次性に後弯（15%）を生じる．なお，limbus vertebraは椎体前上縁において，輪状骨端の下に斜めに入り込む椎間板ヘルニアに起因する．
- 発生頻度は0.4～8%（欧米のほうが本邦より高頻度）で早期に椎間板変性疾患や圧迫骨折をきたしやすく，活動に伴って悪化する背部痛や腰痛を生じる．下部胸椎（75%）に好発し胸腰椎移行部（20～25%）にもみられるが，腰椎のみは5%以下で頚椎にはまれである．
- MRI所見：連続する3椎体以上における5°以上の後弯・楔状変形，椎体の楔状変形，椎間板の突出に伴う終板の不整，Schmorl結節，隅角解離，側弯，椎間板腔の狭小化を認める．

（入江健夫・藤井陽生）

2章 先天奇形, 発育異常

足根骨の先天性骨癒合

congenital tarsal coalition

専門医レベル
診断専門医レベル
指導医レベル

Essentials
- 先天的に2個以上の足根骨が，骨性，軟骨性ないし線維性に癒合しているものをいう．
- 腓骨列もしくは脛骨列形成不全の合併症の1つとして生下時より骨性癒合が認められるものと，10歳以降に痛みを生じ，距踵間，踵舟間，舟状骨・内側楔状骨間などの軟骨性や線維性癒合(時に骨性癒合)が認められるものがある．

臨床的事項
- 本邦での足根骨癒合症は，距踵間が最も多く，舟状骨・内側楔状骨間や踵舟間の癒合症は少ない．その他，距舟間はさらに少なく，踵立方間や立方舟間は非常に少ない．
- 発生頻度は不明確であるが，人口の1％前後であろうと考えられている．
- 運動後の足部痛を訴えることが多いが，無症候性もある．
- 発生頻度の高い距踵間癒合症(距骨下関節癒合症)では後足部内側の痛みとともに癒合部の隆起を触知することが多い．癒合により足関節背屈と足部の内反可動制限を認める．隆起が大きなものでは足根管症候群をきたし，足底のしびれや痛みがみられることもある．
- 踵舟間癒合症では足部外側の運動時痛と癒合部の圧痛をきたす．底屈制限のため正座困難を訴えたり，疼痛を回避するため腓骨筋痙性扁平足を生じることもある．
- 舟状骨・内側楔状骨間癒合症では中足部内側の疼痛・圧痛や違和感を訴える．

病態生理・病理像
- 胎生期の足根骨の分節化不全が原因とされている．
- 骨癒合は両側性，片側性とも半々でみられ，片側に複数生じることもあるが3個以上の足根骨癒合はまれである．骨癒合には，骨性，線維性，軟骨性の3つの型がある．
- 骨性骨癒合は足根骨を結ぶ骨性連結が特徴で，完全な骨性癒合は12歳までに完成する．
- 線維性と軟骨性の骨癒合は，隣接骨の骨硬化と骨間距離の異常接近が特徴的所見である．
- 距踵間癒合症のほとんどすべては距踵関節で生じ，距骨内側後突起と踵骨載距突起の領域に線維性ないしは軟骨性の癒合(時に骨性)を示す．
- 踵舟間癒合症は踵骨と舟状骨の癒合症で，線維性か軟骨性に癒合(骨性はまれ)する．

参考文献
1) Crim JR, Kjeldsberg KM：Radiographic diagnosis of tarsal coalition. AJR Am J Roentgenol 2004；182：323-328.
2) Newman JS, Newberg AH：Congenital tarsal coalition：multimodality evaluation with emphasis on CT and MR imaging. RadioGraphics 2000；20：321-332.
3) 辰野 聡，西岡真樹子，青柳 裕・他：総説 骨軟部．日小児放線会誌 1999；15：60-66.

画像所見

単純写真 正面像，側面像の単純X線写真のみでも診断可能であるが，癒合そのものの描出は困難なこともある．CTとMRIが足根骨癒合の診断やその詳しい評価，術前検査に有用である．

距踵間癒合症：20°外旋した足関節正面像で癒合部がわかりやすい．側面像では，距骨頭上面の嘴状突起(talar beak：舟状骨に乗り上げるように距骨頭が嘴状に変形)，足関節の球関節変形(C sign：距骨下関節に重なるtalar domeの弧状の線状影)，距骨下関節裂隙の狭小化や硬化性変化を認める．その他，距骨外側突起の太まり，距骨後方突起の骨棘状突出などの所見や，進行例では後距骨関節面の癒合もみられることがある．単純X線写真でのtalar beakの感度48％・特異度91％で，C signは感度88％・特異度87％，中距骨関節面の消失は感度100％・特異度42％とされる．

踵舟間癒合症：単純X線写真では同定困難なこともあるが，足部斜位像で踵骨と舟状骨との関節裂隙の狭小化を呈する．骨性の癒合では踵骨前方突起と舟状骨を橋渡しするbony barを認める．線維性ないし軟骨性の癒合では踵骨と舟状骨の近位での接近がみられ，近接面が不整となる．また，踵骨の中前方が異常に拡大し平定化する．側面像では，踵骨前方の突起の延長肥大(アリクイの鼻：anteater nose sign)がみられる．その他，距骨の低形成もみられる場合がある．単純X線写真ではtalar beakの感度50％・特異度91％，bony barの感度73％・特異度100％，anteater nose signの感度72％・特異度94％とされる．

CT 癒合の有無や範囲の評価に優れているとともに，切除範囲や関節固定など外科手術の術前評価に有用である．距踵間癒合症は冠状断像，踵舟間癒合症は横断像で明瞭に描出される．

MRI 軟骨性の癒合：液体もしくは軟骨に似た信号変化が関節裂隙にみられる．線維性の癒合：中間信号から低信号の変化が関節にみられる．脂肪抑制T2強調像もしくはSTIR像にて骨髄浮腫を呈する場合がある．

14歳女性　踵舟間癒合症

左足関節単純X線写真側面像

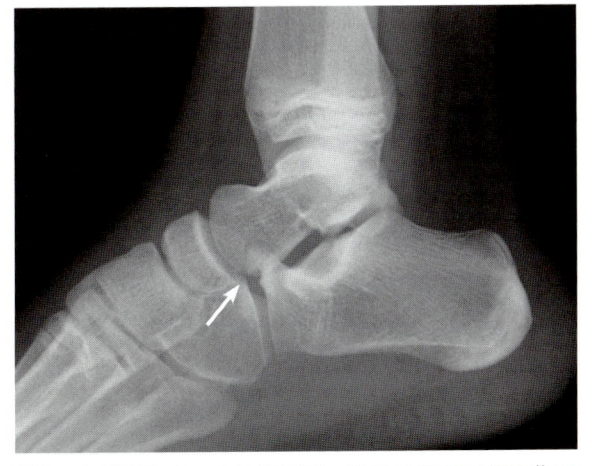

図1　左足関節痛，左外果圧痛．単純X線写真側面像で，踵骨前方突起の延長肥大(アリクイの鼻：anteater nose sign)を認める(→)．

12歳女性　踵舟間癒合症

A：右足関節CT, MPR矢状断像　　B：CT横断像

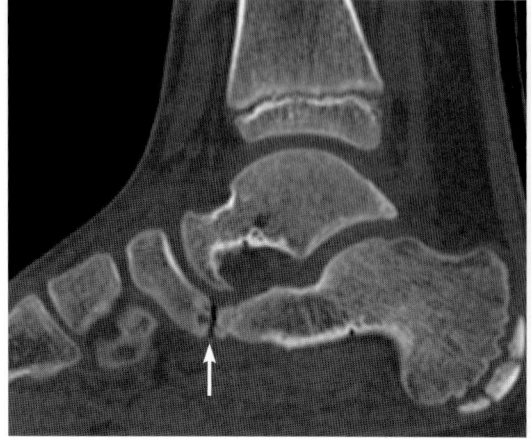

図2　3か月前からの運動時痛．右足関節CTで，踵骨と舟状骨との近接と関節裂隙の狭小化，関節面での二次性の変形性変化を認める(→)．（八重洲クリニック 辰野 聡先生のご厚意による）

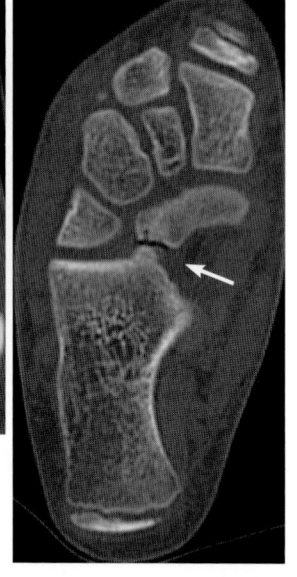

15歳女性　距踵間癒合症

A：右足関節MRI, T1強調冠状断像　　B：T1強調横断像　　C：T2強調横断像

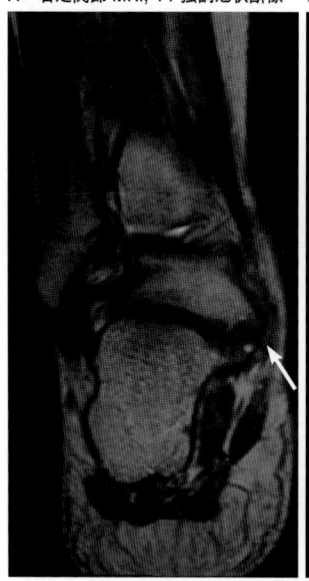

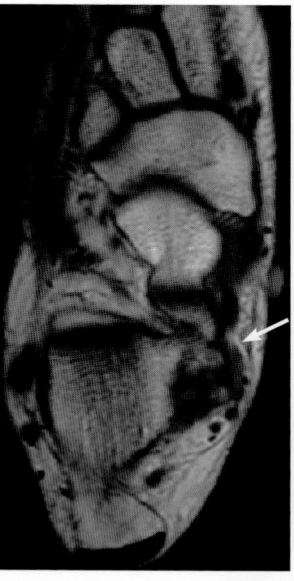

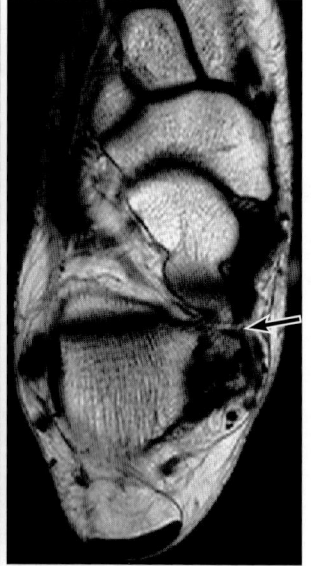

図3　圧痛，腫脹．中距骨関節面において距骨と踵骨の癒合を認める(→)．MRI, T1強調像からは線維性癒合が考えられる．（八重洲クリニック 辰野 聡先生のご厚意による）

（入江健夫）

骨形成不全症

osteogenesis imperfecta(OI)

専門医レベル
診断専門医レベル
指導医レベル

Essentials

- 骨形成不全症は，易骨折性や進行性の骨変形など，骨の脆弱性を共通の特徴とする疾患群で，加えて関節弛緩，青色強膜，歯牙形成不全症，難聴など多彩な臨床像を示す．
- 骨の脆弱性は主にⅠ型コラーゲンの遺伝子変異による量的・構造的な異常から生じる．

臨床的事項

- 診断は，易骨折性，骨密度の低下，骨の変形など骨所見に加え，青色強膜や歯牙形成異常など他の身体所見を併せ，臨床的に行われる．
- 易骨折性を示す疾患が鑑別診断の対象となる．骨密度の減少を示す若年性骨粗鬆症，低アルカリフォスファターゼ血症，くる病，骨密度が増加する大理石病，濃化異骨症，軟部組織の脆弱性を示す Ehlers-Danlos 症候群，虐待による骨折などである．
- 表現型には広範な差異が存在し，Sillence 分類 Ⅰ型～Ⅳ型に分類されてきた．原因遺伝子の検索により現在 13 型にまで増加した(表1)．Ⅰ～Ⅳ型は Sillence 分類が準用され，常染色体優性遺伝で 90％を占める．Ⅰ型コラーゲンの支配遺伝子である *COL1A1* と *COL1A2* の異常に起因する．10％はコラーゲン周辺の代謝異常で常染色体劣性遺伝を示す．
- 胎内や出生時にすでに複数の骨折を認める重症型(Ⅱ，Ⅲ型)と，主に出生後に症状が出現する軽症型(Ⅰ，Ⅳ型)に二分して考えると臨床的な病像を捉えやすい．
- 重症型(Ⅱ，Ⅲ型)は，全身性の骨粗鬆症，頭蓋冠の重篤な骨化障害(膜様頭蓋)，狭細な胸郭，骨折で念珠状に変形した胸郭，椎体の圧迫骨折，多数の長管骨骨折とそれによる変形(大腿骨のアコーディオン状変形など)がみられる．頭蓋冠の骨化障害が強く，Worm 骨(縫合部の小骨片)はむしろ目立たないことがある．
- 軽症型(Ⅰ，Ⅳ型)は，分娩時やおむつ交換の時などに最初の骨折を経験することが多い．さまざまな程度の骨粗鬆症が認められ，管状骨は細く，わずかに弯曲する．
- 骨吸収抑制剤ビスホスホネートによる易骨折性の治療が行われている．骨折頻度の減少，骨密度の増加，骨痛の緩和，握力や成長障害，骨変形の改善など，顕著な効果がみられる．
- 生命予後は一般に良好であるが，頭蓋底陥入は突然死の原因となりうる．

参考文献

1) Spranger JW, Brill PW, Nishimura G, et al (ed)：Bone dysplasias：an atlas of genetic disorders of skeletal development, 3rd ed. New York：Oxford University Press, 2012：505-523.
2) 西村 玄，室月 淳，澤井英明・編：骨系統疾患―出生前診断と周産期管理．メジカルビュー社，2011：128-133.
3) 日本小児内分泌学会薬事委員会：骨形成不全症の診療ガイドライン．日小児会誌 2006；110：1468-1471.

表1 表現型による分類と原因遺伝子の多様性

Type	表現形	遺伝形式	遺伝子	骨変形	臨床像
1	Ⅰ変形なし	AD	COL1A1	予後良好，わずかな長管骨の弯曲	青色強膜，歯牙形成異常まれ
		AD	COL1A2		白色強膜，歯牙形成異常あり
2	Ⅱ周産期致死	AD	COL1A1	子宮内発症，長管骨弯曲，多発肋骨骨折，周産期死亡	ⅡA：致死的，肋骨に多数の骨折
		AD	COL1A2		ⅡB：細い肋骨，少数の骨折，Ⅲ型に相同
					ⅡC：致死的，長管骨は捻転変形
3	Ⅲ進行性変形	AD	COL1A1	胎児期骨折，念珠状肋骨．長管骨が生後捻転	高度な変形へ進行
		AD	COL1A2		
4	Ⅳ軽度変形	AD	COL1A1	個人差大．Ⅲ型に類似．より軽症．初回骨折が遅いことも	白色強膜，歯牙形成異常時にあり
		AD	COL1A2		
5	Ⅰ，Ⅲ変異	AD	IFITM5	過剰な仮骨	骨幹端硬化．橈骨頭脱臼
6	Ⅲ軽症	AR	SERPNF1	幅広く弯曲した長管骨	白色瞳孔，成人ではポップコーン様変化
7	Ⅱ/Ⅲ変形	AR	CRTAP	重症変形，時に致死的	白色強膜
8	Ⅱ/Ⅲ変形	AR	LEPRE1	差異大，重症．時に致死的	白色強膜
9	Ⅱ，Ⅳ変形	AR	CYPB/PPIB	軽症から致死的まで，重症度の差異大きい	白色強膜
10	Ⅲ	AR	SERPINH1	やや重症，長管骨は弯曲	青色強膜
11	Ⅲ	AR	FKBP10	進行性の骨変形	白色強膜
12	Ⅳ	AR	SP7	軽度の弯曲	白色強膜
13	Ⅲ	AR	BMP/mTLD	進行性の骨変形	軽度の青色強膜，脊柱後側弯

AD：常染色体優性遺伝，AR：常染色体劣性遺伝

骨形成不全症　59

画像所見

単純写真　まず骨折の有無が重要である．骨濃度の減少，骨皮質の菲薄化，屈曲変形などを見る．頭蓋骨の縫合にみられるWorm骨は特徴的な所見である．児が長じては症状のある部位の骨折の有無の評価とその経過観察が主体となる．

生後1日～3歳6か月男児

A：頭蓋単純X線写真　側面像（生後1日）

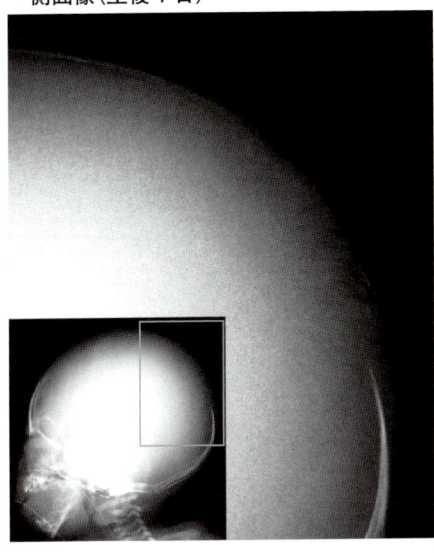

B：左大腿骨単純X線写真　側面像（生後1日）

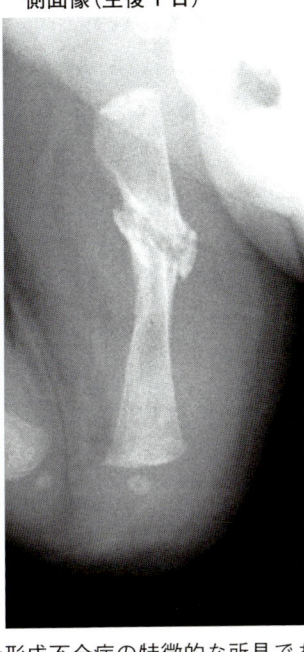

C：左大腿骨単純X線写真　側面像（3歳6か月）

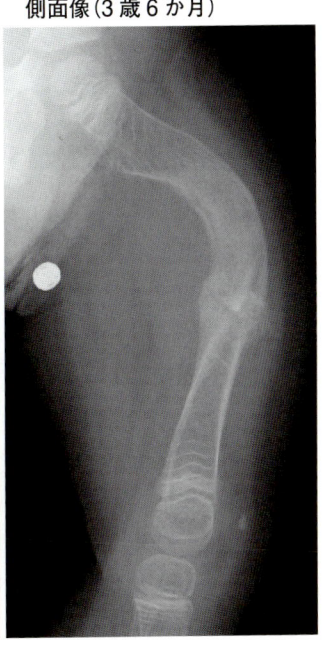

図1　頭蓋（A）は骨形成不良，広い縫合，骨形成不全症の特徴的な所見であるWorm骨も非常に細かく多数認められる．大腿骨（B）は骨幹部で骨折し，一部仮骨を生じており，胎内ですでに骨折していたことがわかり，Type 3と考えられた．何度か大腿骨骨折を生じており，3歳6か月時（C）では大腿骨の屈曲変形が著明となっている．骨幹端には成長停止線が著明である．

（小熊栄二）

軟骨無形成症

achondroplasia

専門医レベル
診断専門医レベル
指導医レベル

Essentials
- 四肢短縮型の骨系統疾患で最も頻度が高く，出生2万人に1人の割合でみられる．
- FGFR3の異常により軟骨内骨化障害をきたす．

臨床的事項と病態生理

- 常染色体優性遺伝で80%は新突然変異例．98%は FGFR3 の G380R 点突然変異が原因．
- 成人身長は120～130 cm（-6～7 S.D.）と著明な低身長だが，体幹部の長さ，知能は正常．
- 近位肢節に著明な四肢短縮．大きな頭蓋，鞍鼻，三叉手，O脚などを特徴とする．
- 軟骨内骨化で成長する管状骨（長軸），頭蓋底，脊椎，扁平骨，骨端核は低形成となる．
- 膜性骨化で成長する管状骨（短軸），頭蓋冠，下顎骨などは障害されない．
- 大後頭孔狭窄（延髄圧迫），髄液循環障害（水頭症），脊柱管狭窄症（間欠的跛行，四肢麻痺），鼻腔狭窄・扁桃腫大（睡眠時無呼吸，滲出性中耳炎）などが問題となる．
- 薬物治療：成長ホルモン治療が行われ，思春期前の治療開始で身長は約5 cm 改善される．
- 外科的治療：短縮の目立つ四肢に対し創外固定器を用いた骨延長術が行われる．また脊柱管狭窄症，環軸椎不安定症，突背などに外科的治療が考慮される．
- 鑑別診断：致死性骨異形成症（thanatophoric dysplasia）：FGFR3 異常症の最重症型．長管骨・頭蓋底短縮，扁平椎，胸郭低形成など共通の異常がより重篤になる．Type 1 は大腿骨の弯曲，Type 2 はクローバーリーフ頭蓋を示す．呼吸不全で新生児期に死亡する．
- SADDAN（severe achondroplasia with developmental delay and acanthosis nigricans）：著しい低身長，脛骨の弯曲，重度の発達遅滞，黒色表皮腫を呈する．周産期致死ではない．FGFR3 の K650M 変異を認める．黒色表皮腫は軟骨無形成症にも合併しうる．
- 軟骨低形成症（hypochondroplasia）：軽症の近位四肢短縮型低身長で頭部・顔貌は正常．発症頻度は軟骨無形成症の約1/8．FGFR3，N540K の変異を約半数に認める．
- 偽性軟骨無形成症（pseudoachondroplasia）：四肢短縮の低身長症が類似するが COMP 遺伝子の異常で"偽性"と称される．出生時身長・顔貌は正常．動揺性歩行，大腿骨頭の骨化遅延，臼蓋形成不全を呈し，椎体は bullet shape に類似．早期の変形性関節症を示す．

参考文献

1) Spranger JW, Brill PW, Nishimura G, et al（ed）：Bone dysplasias：an atlas of genetic disorders of skeletal development, 3rd ed. New York：Oxford University Press, 2012：3-16.
2) 西村 玄，室月 淳，澤井英明・編：骨系統疾患—出生前診断と周産期管理．メジカルビュー社，2011：134-137.

画像所見

頭蓋：頭蓋底短縮と顔面骨低形成により，前頭部突出と下顎骨の相対的前進が生じる（図1A）．大後頭狭窄により脊髄の絞扼をきたし，呼吸障害や四肢麻痺の原因となることがある（図1B）．

胸郭：肋骨短縮による胸郭狭細化，肋骨前縁のcupping，肩甲骨低形成を示す（図1C）．

脊椎：椎体終板の骨化遅延により椎体は弾丸様で椎体高は減少し，椎体後縁は前方に陥凹する．胸腰椎後部での椎体低形成による突背（図1D）．腰椎椎弓間距離の狭小化（interpedicular narrowing）は診断的に重要な所見（図1C）．

骨盤：腸骨翼は方形化，Y軟骨成長障害により臼蓋は水平化，坐骨切痕は短縮化する．小骨盤内縁はシャンパングラス様変形を示す（図1E）．

四肢：管状骨は太く短く，骨幹端のcuppingが著明化する．大腿骨や脛骨近位部のU字型の透亮像（転子部や脛骨粗面のcuppingの正面像）は，新生児の診断的なX線所見である（図1E）．近位肢節の短縮が目立つ（上肢では上腕＝前腕位，下肢では大腿＞下腿だが差が縮小，図1F）．成人でも腸骨翼の角張った形態，浅い坐骨切痕が残る．大腿骨は太く短く頸部は短縮する（図1G）．

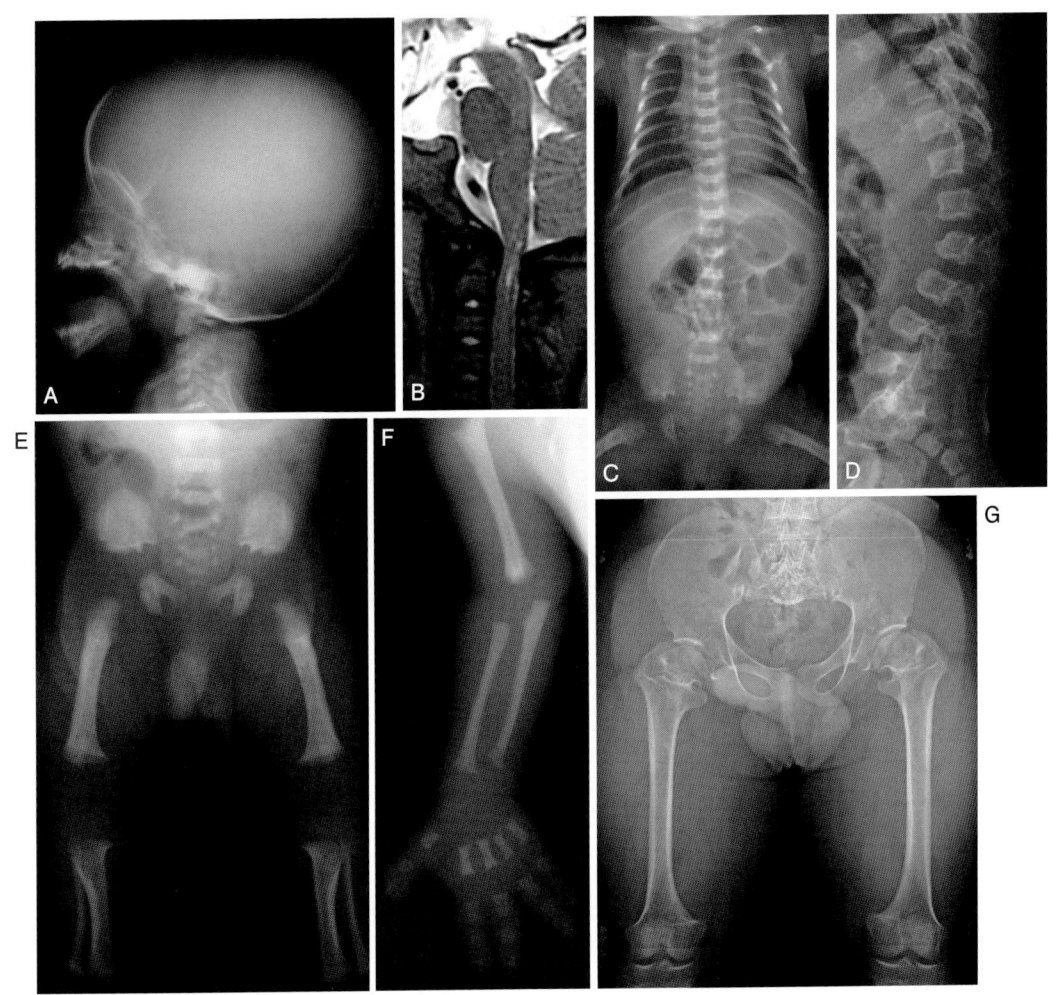

図1 A,C,E,F：生後16日女児（単純X線写真），B：4歳男児（MRI，T2強調矢状断像），D：6か月女児（単純X線写真側面像），G：20歳台男性（成人例）（単純X線写真正面像）

(小熊栄二)

発育性股関節形成不全

developmental dysplasia of the hip（DDH）

専門医レベル
診断専門医レベル
指導医レベル

Essentials

- 先天性股関節脱臼と称されていた病態であり，臼蓋形成不全と大腿骨頭の外側偏位・脱臼などさまざまな股関節の形成異常を包括する疾患概念である．
- 理学的所見，超音波検査，単純X線写真で診断し，軽症例の多くは自然軽快するが，重症例は股関節の適合性低下から早期に変形性股関節症を生じる．
- 重症の脱臼例には外科的治療が考慮され，MRIによる整復阻害因子の評価や軟骨性臼蓋の形態評価，CTによる骨性臼蓋の形態評価などが行われる．

臨床的事項

- 原因は多因子的．靱帯や関節包の異常な弛緩に加え，子宮内の胎勢の異常，出生後の下肢をそろえて膝関節を進展させるような育児方法が，大腿骨頭の脱臼を促進し対向する臼蓋の形成不全を生じる．
- 女児に4～8倍多く，第1子，殿位，羊水過少がリスクファクターになる．
- 通常の胎位で母親の椎体により開排が制限される左股関節に3倍多く発生する．
- 6か月以降の発見など，診断の遅延は外科的治療の必要性と合併症を増加させるため早期発見が必要であるが，最善のスクリーニング方法のコンセンサスは得られていない．
- まず大腿近位の皮膚溝の非対称，患側の大腿の短縮など理学的所見で疑い，Ortolani法，Barlow法などで確認するが，評価者の習熟度に大きく依存する．
- 超音波検査は，単一冠状断面で静的評価をするGraf法，Barlow法，Ortolani法，動的な臨床診断を行いながら観察するHarcke法があり，生理的な股関節の不安定性が落ち着く生後4～6週に，主に整形外科医の手で行われる．
- 単純X線写真は生後4～6か月で，大腿骨頭の骨化に伴って超音波検査が施行困難になってから主要な検査方法となる．
- MRIは整復阻害因子（臼蓋底のpulvinar fat，臼蓋唇の肥厚や内反，寛骨臼横靱帯，関節包，大腿骨頭靱帯の肥厚，腸腰筋腱による関節包の絞扼など）や大腿骨頭壊死（AVN）など治療の合併症の評価を目的とする．

参考文献

1) Coley BD (ed)：Caffey's pediatric diagnostic imaging, 12th ed. Philadelphia：Elsevier Saunders, 2013；1437-1443.
2) Karmazyn BK, Gunderman RB, Coley BD, et al：ACR Appropriateness Criteria on developmental dysplasia of the hip—child. J Am Coll Radiol 2009；6：551-557.
3) 日本小児整形外科学会教育研修委員会・編：小児整形外科テキスト．メジカルビュー社，2004.

発育性股関節形成不全　63

画像所見

単純写真　乳児期では大腿骨頭はまだ骨化していない．大腿骨頭の位置をShenton線から推測すると，患側ではこれが外側上方に伸びて，つながりが破綻する．臼蓋は浅く，形成不全で，臼蓋角は正常より増大する．多くの症例では経過観察でこれらの異常所見が改善するが，経過が不良であると，成人期に関節の適合性の低下から早期の変形性股関節症を生じる．

MRI　大腿骨頭靱帯の肥厚，関節唇の肥大・内反，臼蓋底の脂肪組織など整復阻害因子を見る．

4か月～8か月女児

A：股関節単純X線写真正面像（4か月）

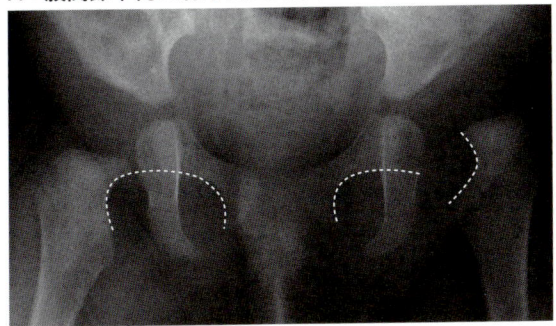

B：MRI, T1強調冠状断像（8か月）

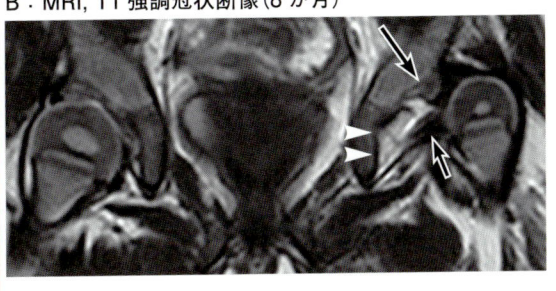

C：T2強調横断像（8か月）

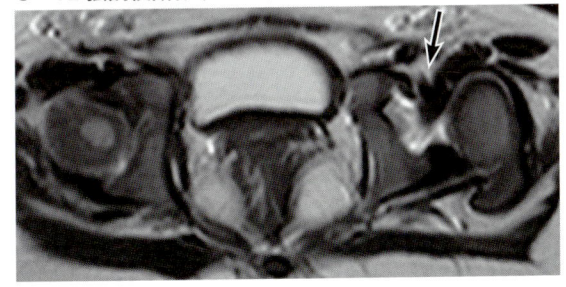

図1　単純X線写真（A）で，大腿骨頭はまだ出現していないが，補助線（Shenton線，破線）の破綻から左大腿骨頭は外側上方に大きく偏倚して脱臼位にあると推測される．同一患者で8か月時のMRI（B,C）では，装具療法で改善せず，術前に行ったMRIで関節唇の肥大・内反（B, 大矢印），大腿骨頭靱帯の肥厚（B, 小矢印），臼蓋底の脂肪組織増生（B, ▶），腸腰筋腱による関節包の絞扼（C, →）など整復阻害因子が確認でき，また軟骨性の臼蓋の形態を多方向から把握できる．

成人例：20歳台女性

股関節単純X線写真正面像

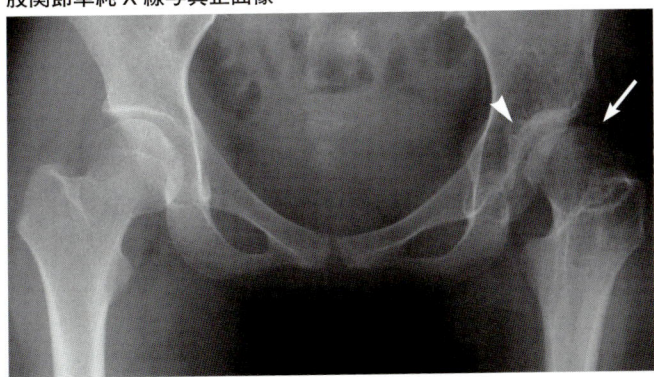

図2　経過が不良であると臼蓋形成不全（▶）と骨頭の変形（→）が成人期に残り，変形性股関節症の素因となる．

（小熊栄二）

大理石骨病

osteopetrosis

専門医レベル
診断専門医レベル
指導医レベル

Essentials
- 破骨細胞の機能不全のため，骨のモデリングとリモデリングの異常をきたす疾患．
- 全身骨にびまん性に骨硬化所見を呈するが，骨は易骨折性で癒合は遷延する．
- 遺伝形式や臨床像，発症時期に基づいて乳児型・中間型・遅発型などの分類がある．

臨床的事項と病態生理・病理像

乳児型大理石病
- 生直後より成長障害，貧血，出血傾向，易感染性，肝腫大，易骨折性を示し，乳幼児期の死亡例が多い．重症度は症例による差が大きく，中間型とのオーバーラップある．
- 脳神経圧迫による症状が早期に出現し，視力障害(視神経萎縮)を合併する．また，脳脊髄液の流れが障害され水頭症を合併する．
- 大理石骨病 B1, B4, B5, B7 のサブタイプがあり，それぞれ *TCIRG1*, *CLCN7*, *OSTM1*, *TNFRSF11A* の遺伝子変異が証明されている．

中間型大理石病
- 早期には明らかな症状は呈さないが，中間型のなかにも異質性がある．
- 臨床症状は水頭症，視野障害，骨折，貧血などがある．
- 大理石骨病 B2, B6 のサブタイプがあり，それぞれ *TNFSF11*, *PLEKHM1* の遺伝子変異が証明されている．

遅発型大理石病
- 単純X線検査で偶然発見されたり，病的骨折のために診断されることが多い．骨髄機能不全は呈さないことが多い．時に難聴(A1型)，骨髄炎(A2型)をきたす．
- 大理石骨病 A1, A2 のサブタイプがあり，それぞれ *LRP5*, *CLCN7* の遺伝子変異が証明されている．

参考文献
1) 西村 玄：骨系統疾患X線アトラス：遺伝性骨疾患の鑑別診断．医学書院，1993：149-152.
2) 日本整形外科学会小児整形外科委員会・編：骨系統疾患マニュアル，第2版．南江堂，2007：92-93.
3) Spranger JW, Brill PW, Nishimura G, et al (ed)：Bone dysplasias：an atlas of genetic disorders of skeletal development, 3rd ed. New York：Oxford University Press, 2012：407-425.

画像所見

単純写真 びまん性の骨硬化所見がみられる．骨皮質と髄質の境界が不鮮明であるが，骨硬化は必ずしも均一ではない．乳児型では，頭部の骨硬化像は頭蓋冠よりも眼窩，頭蓋底で目立つ．脊椎は終板の骨硬化像が目立ち sandwich vertebra や rugger-jersey appearance を呈したり，bone within bone を示すことが多い．脊椎同様，四肢の長管骨も横走する透亮像や bone within bone を示すことが多い．中間型では，骨幹端の undermodeling（太まり）のため Erlenmeyer flask 変形が認められる．遅発型では全身骨の骨硬化，sandwich vertebra や bone within bone を示すことが多い．

20歳台男性

A：胸部単純X線写真正面像

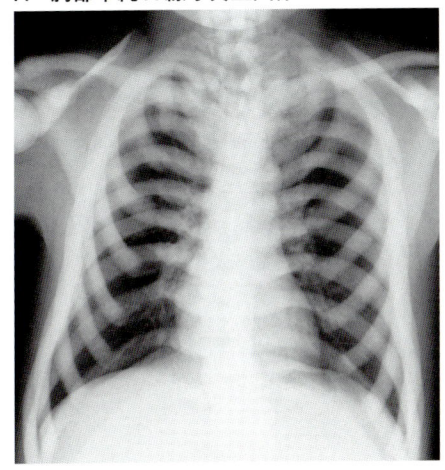

B：下肢単純X線写真正面像

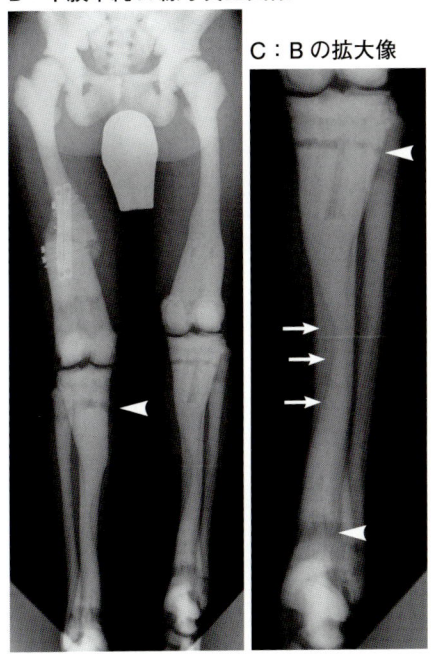

C：Bの拡大像

図1　成人例の大理石骨病では全身のびまん性の骨硬化が目立つ（A）．また，両側の大腿骨，脛骨（B）は，骨幹端の undermodeling のため Erlenmeyer flask 変形が認められ，横走する透亮像も認める（B，▶）．右大腿骨は病的骨折の術後変化を認める．大理石骨病の破骨細胞の機能異常は時期により寛解増悪（wax and wane）を繰り返す．寛解時期に形成された骨は正常に近い濃度を示し，増悪期の骨は硬化を示す．このため，骨幹端を横走する多発骨透亮像（metaphyseal alternating bands：C，▶）や bone within bone appearance（骨幹部内部にみられる miniatuer bone：Cの→）がみられる．

9か月女児

頭部単純X線写真側面像

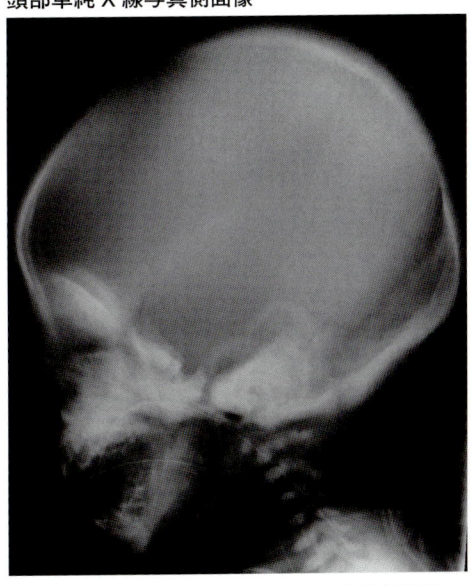

図2　乳児型大理石骨病では，頭蓋骨側面像で骨の硬化は頭蓋冠より眼窩，頭蓋底で目立っている．

（宮嵜　治）

ムコ多糖症

mucopolysaccharidosis（MPS）

専門医レベル
診断専門医レベル
指導医レベル

Essentials

- ムコ多糖は骨・軟骨基質の重要な構成要素である．ムコ多糖を分解するリソソーム酵素の欠損は，多発性異骨症（dysostosis multiplex）またはムコ多糖症（mucopolysaccharidosis：MPS）とよばれる．
- MPSはI型からIX型まであり（うちVとVIIIは欠番），IX型は全世界で数例のみである．本邦ではMPS II型のHunter症候群がMPS患者の約半数を占める．
- MPSは複数の種類を含むが，それぞれ共通した骨異常を示し，その程度の違いがある．

臨床的事項と病態生理・病理像

- ムコ多糖症の分類，X線所見，臨床的特徴，欠損酵素を（表1）に示す．
- 治療には以下のようなものがある．**造血幹細胞移植**：関節拘縮，肝腫大，皮膚などの症状改善と，その他の症状の進行阻止が期待できるが，脳，骨，弁膜に対する効果は不十分である．**酵素補充療法**：酵素補充治療により尿中ムコ多糖の排泄低下，肝脾腫の縮小，関節可動域の改善，歩行，呼吸機能の改善などが期待される．

表1 ムコ多糖症の分類

病名	X線所見	臨床的特徴	欠損酵素
MPS I H（Hurler）	重症	蒙古斑，特異顔貌	α-L-イズロニダーゼ
MPS I H/S（Hurler-Scheie）	中等度	中間的所見	α-L-イズロニダーゼ
MPS I S（Scheie）	軽症	軽微，予後良好	α-L-イズロニダーゼ
MPS II A（Hunter A）	重症	蒙古斑，発達遅滞	イズロン酸スルファターゼ
MPS II B（Hunter B）	中等度	知的障害なし	
MPS III A,B,C,D（Sanfilippo A-D）	軽症	重症精神発達遅滞	ヘパラン硫酸スルファターゼ など
MPS IV A（Morquio A）	明瞭	骨格異常	N-アセチルガラクトサミン-6-硫酸スルファターゼ
MPS IV B（Morquio B）		生命予後良好	β-ガラクトシダーゼ
MPS VI A（Marotaux-Lamy A）	重症	精神発達遅滞なし，低身長	N-アセチルガラクトサミン-4-硫酸スルファターゼ
MPS VI B（Marotaux-Lamy B）	中等度		
MPS VII（Sly）	中等度	臨床的に多様	β-グルクロニダーゼ

参考文献

1) 西村 玄:骨系統疾患X線アトラス:遺伝性骨疾患の鑑別診断.医学書院,1993:18-24.
2) 日本整形外科学会小児整形外科委員会・編:骨系統疾患マニュアル,第2版.南江堂,2007:120-125.
3) Spranger JW, Brill PW, Nishimura G, et al (ed):Bone dysplasias:an atlas of genetic disorders of skeletal development, 3rd ed. New York:Oxford University Press, 2012:565-594.

画像所見

単純写真 一般にMPSの骨変化は,最重症型のHurler症候群でも1歳を過ぎなければ明らかにならない.Morquio病で認められる環軸椎不安定症は四肢麻痺や突然死の原因となる.

5歳女児　Hurler症候群

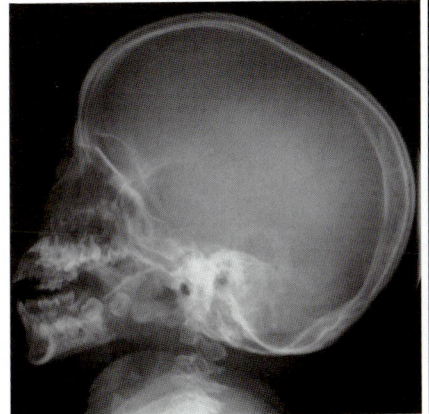

A:頭部単純X線写真側面像　　B:胸部単純X線写真正面像　　C:腰椎単純X線写真側面像

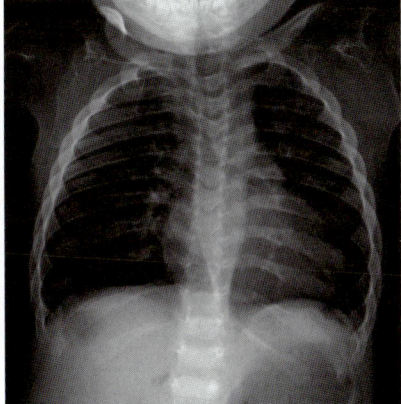

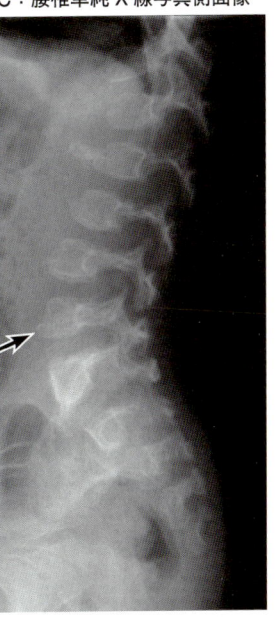

D:手部単純X線写真正面像

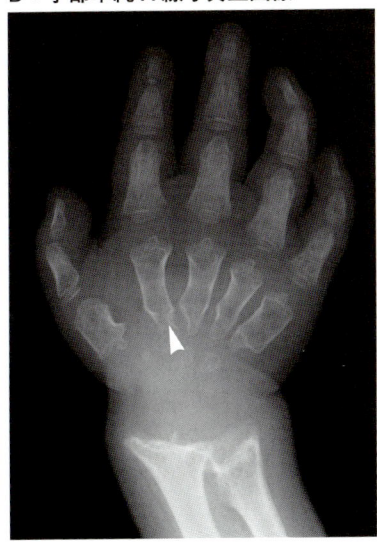

図1　頭部(A):頭蓋縫合早期癒合症のため長頭を呈する.顔面は低形成で前頭部は突出する.胸郭(B):肋骨は骨幹部が太く,肋骨-脊椎関節部分が狭細化するためオール状を呈する.脊椎(C):Morquio病を除いて扁平椎はみられない.椎体前縁は前縦靱帯の骨侵食のため椎体前下縁が舌状に突出する(C,→).この変化をinferior tongueとよぶ.Morquio病は著しい扁平椎をきたし,椎体前縁中央が突出する(central tongue).骨盤(非呈示):腸骨翼は相対的に拡がりiliac flaringを呈する.小骨盤内縁の形はワイングラス様である.管状骨(D):管状骨の異常は下肢より上肢で強い.骨幹部の横径増大があり,undermodelingである.中手骨近位部で狭細化があり,metacarpal pointingとよばれる(D,▶).末節骨は著しい低形成を示し,基節骨,中節骨は遠位辺縁が凹を示し小弾丸様である.

(宮嵜　治)

ムコ脂質症

mucolipidosis

専門医レベル
診断専門医レベル
指導医レベル

Essentials

- ムコ脂質症とは，ムコ多糖症の骨病変とスフィンゴ脂質蓄積症(sphingolipidosis)の中枢神経病変とを併せもつ疾患として命名された．
- 現在はII型(I-cell病)とIII型(pseudo-Hurler polydystrophy：偽性Hurlerポリジストロフィ)がある．
- I-cell病は，細胞内で多くのリソソーム酵素が正しくリソソームに輸送されずに細胞外に漏れてしまうことによって起こる．患者の皮膚を電子顕微鏡で観察すると細胞(cell)内に多数の特徴的な空胞(封入体：inclusion body，I-cell病の名前の由来)が認められる．
- I-cell病は著明な精神運動発達遅滞に加え，多発異骨症(ムコ多糖症と同様の多発性異骨症)を認める．重症例では胎児水腫や呼吸不全をきたす．
- III型(pseudo-Hurler polydystrophy)はI-cell病より軽症であり，四肢の関節拘縮で気づかれるが精神運動発達遅滞も軽症である．

臨床的事項

- 遺伝形式：I-cell病，pseudo-Hurler polydystrophyはいずれもN-アセチルグルコサミン-1-ホスホトランスフェラーゼの遺伝子変異による．常染色体劣性遺伝形式を示す．I-cell病は日本に遺伝的集積のある疾患である．
- 治療：根本的には治療法はない．弁膜症の管理や呼吸器感染症の管理が重要である．

参考文献
1) 西村 玄：骨系統疾患X線アトラス：遺伝性骨疾患の鑑別診断．医学書院，1993：18-24.
2) 日本整形外科学会小児整形外科委員会・編：骨系統疾患マニュアル，第2版．南江堂，2007：126-127.
3) Spranger JW, Brill PW, Nishimura G, et al (ed)：Bone dysplasias：an atlas of genetic disorders of skeletal development, 3rd ed. New York：Oxford University Press, 2012：595-600.

画像所見

単純写真 新生児初期は骨密度が低く，cupping（杯状変形），flaring（骨端部の拡大）を認める．骨膜反応が著明で長管骨の骨幹部の膨張がみられる．椎体前後径が短縮する．腸骨は異形成を示す．時に点状軟骨石灰化を呈する．

乳児期後期，幼時期初期では，脊椎椎体の卵型，楔形変形，骨盤骨異形成，長管骨短縮，undermodeling（太まり）を認める．

2か月女児　I-cell 病

A：両下肢単純X線写真正面像　　B：Aの右大腿骨拡大像　C：右足単純X線写真側面像

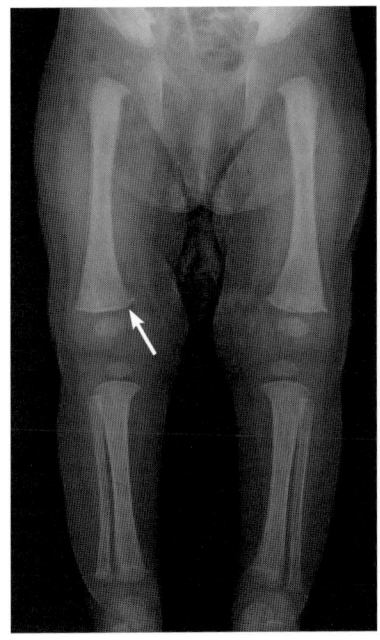

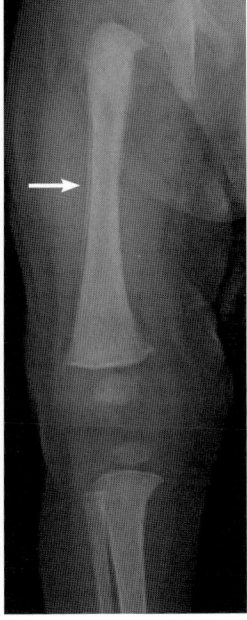

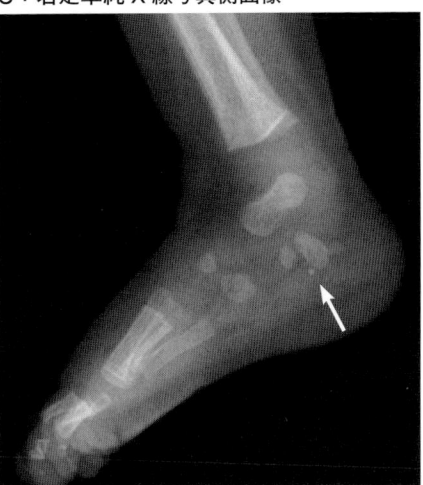

D：左上肢単純X線写真正面像

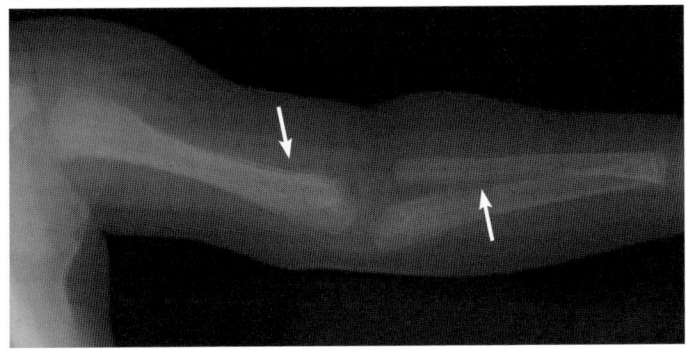

図1　単純X線写真で両下肢は骨幹部の太まりがあり，undermodeling である（A）．また，骨幹端の flaring を認める（A，→）．右大腿骨の拡大像（B）では，骨膜反応が認められる（B，→）．足根部には点状軟骨石灰化を認める（C，→）．上腕骨，橈骨にも骨膜反応がみられる（D，→）．

（宮嵜　治）

3章

感染症，炎症性疾患

急性化膿性骨髄炎

acute pyogenic osteomyelitis

専門医レベル
診断専門医レベル
指導医レベル

Essentials

- 菌血症からの血行性感染が多く，原因菌として黄色ブドウ球菌が最も多い．
- 骨の血行パターンは年齢により相違があり，骨髄炎発生部位に関連する．
- 骨シンチグラフィやMRIでは単純X線写真より早期に異常を捉えることができる．

臨床的事項

- 骨感染症では細菌感染が最も多く，真菌，寄生虫，ウイルスも原因となる．
- 比較的急性に発症し，発熱などの全身性炎症症状とともに罹患部に痛みや腫脹をきたす．時に菌血症であっても炎症症状を示さないことがある．
- 骨破壊は急速に進行するため，早期の診断が重要である．
- 血液培養もしくは局所より採取された検体から原因菌の同定が行われる．
- 合併症として慢性骨髄炎への移行，成長障害，骨変形などがある．

病態生理・病理像

- 病原体の骨への到達経路として，①血行性，②骨に近接した軟部組織感染よりの進展(皮膚，副鼻腔，口腔内など)，③穿通性外傷などによる直接波及，④術後，の4つが挙げられる．血行性感染が最も多く，体内の感染源から菌が血流に入り骨に波及する．
- 血行性感染の病原体としては黄色ブドウ球菌が最多である．急性骨髄炎のうち50％が血液培養にて菌が検出される．
- 長管骨の血行パターンは年齢で異なり，骨髄炎の発生部位に密接に関係する．
    ① 小児期には骨幹端は血流が多く，栄養血管は急峻なループを形成する細血管となり洞様毛細血管に連結する．この部分では血流が遅く菌が生着しやすい．このため小児期の骨髄炎は骨幹端に好発する．成長板により境された骨端部は別個の栄養血管があり，感染は少ない．
    ② 新生児期は小児期と似るが，骨幹端の細血管の一部が成長板を貫通して骨端に達する．新生児期の骨髄炎は骨端や関節内に拡がりやすい．
    ③ 成人期では成長板が閉鎖し，骨幹端の血管は骨端まで達するため軟骨下骨への感染が生じる．成人では骨髄炎は長管骨より脊椎や骨盤の発生頻度が高い．
- 小児期には骨幹端の感染は骨髄内圧の上昇を引き起こし，Havers管やVolkmann管を通じて拡がる．小児は骨膜の骨皮質への結合が比較的疎であるため，感染が骨皮質に達し骨膜下膿瘍が形成される．骨膜は持ち上げられ，骨皮質への骨膜性血流が遮断されて骨壊死が起こる(腐骨形成)．
- 成人では骨膜と骨皮質の接合が強固なため，骨膜下膿瘍はあまり認められない．

参考文献

1) Resnick D, Kransdorf MJ (ed) : Bone and joint imaging, 3rd ed. Philadelphia : Elsevier Saunders, 2005 : 713-742.
2) Gold RH, Hawkins RA, Katz RD : Bacterial osteomyelitis : findings on plain radiography, CT, MR, and scintigraphy. AJR Am J Roentgenol 1991 ; 157 : 365-370.
3) Karmazyn B : Imaging approach to acute hematogenous osteomyelitis in children : an update. Semin Ultrasound CT MR 2010 ; 31 : 100-106.

画像所見

単純写真 最も早期の所見は軟部組織の腫脹で発症後3日以内に認められる．骨破壊が明らかになるのは1～3週間後で，境界不明瞭な骨破壊，単層もしくは多層の連続性骨膜反応を認める．炎症の活動性が高い場合，非連続性骨膜反応を見ることがある．

超音波 炎症性液体貯留の検出に有用で，原因菌同定のための検体採取のガイドとなる．

CT 腐骨や瘻孔の検出に優れる．病変内の空気の貯留はガス産生菌感染を示す．

骨シンチグラフィ 感染後数時間から数日で異常所見を認める．初期には強い炎症による血栓・血流低下により集積は低下するが，数日のうちに集積が亢進する．3相骨シンチグラフィにおいて，骨髄炎ではすべての相で異常集積が認められるのに対し，蜂窩織炎では血流相および血液プール相にて集積亢進を見るが，遅延相において異常を認めない．

MRI 炎症の検出，拡がり評価に優れる．病変はT1強調像にて低信号，STIR像/脂肪抑制T2強調像にて高信号域として認められる．造影にて膿瘍の検出が容易となる．

12歳女児　黄色ブドウ球菌菌血症による左脛骨急性骨髄炎

A：下腿単純X線写真前後像　　B：MRI, STIR冠状断像　　C：T2強調横断像（近位骨幹端レベル）

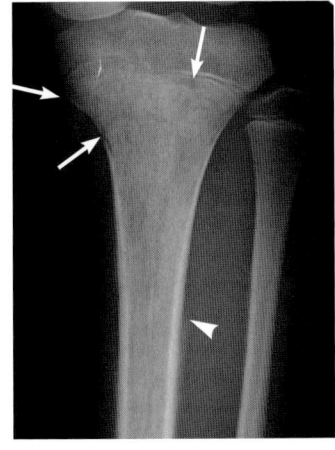

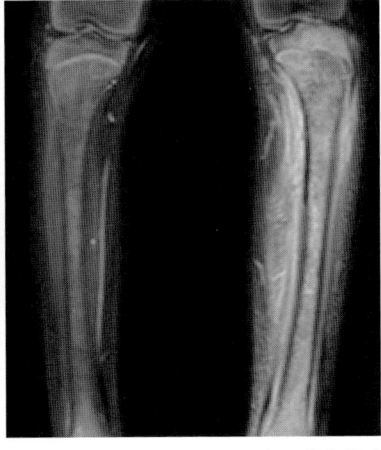

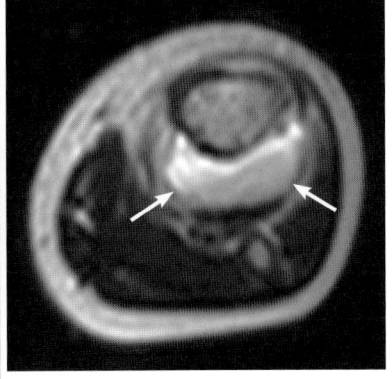

図1　単純X線写真(A)では，脛骨近位骨幹端に境界不明瞭な溶骨性変化(→)と非連続性骨膜反応(▶)を認める．MRI, STIR像(B)では脛骨ほぼ全体と周囲軟部組織に拡がる高信号域がみられ，T2強調像(C)では骨膜下膿瘍の形成を認める(→)．

（橘川　薫）

慢性骨髄炎

chronic osteomyelitis

専門医レベル
診断専門医レベル
指導医レベル

Essentials
- 骨髄炎が遷延化した状態で，炎症の再燃を繰り返す．
- 腐骨や骨柩，瘻孔形成を認める．
- 通常，外科的治療を必要とする．

臨床的事項
- 急性骨髄炎による炎症が完治せず，遷延した状態をいう．
- 数週～年余にわたる炎症の継続により，骨の硬化や変形をきたす．

病態生理・病理像
- 炎症により壊死に陥った骨は腐骨となり，肉芽組織により周囲骨と分離される．長期にわたり骨髄内に存在し，菌が潜在して急性炎症再燃を引き起こす．
- 腐骨は血流に乏しく抗菌薬が到達しないため，内科的治療は困難である．
- 炎症の根絶のために手術的治療が選択され，壊死骨の除去，デブリドメントが行われる．炎症巣を除去した後，骨移植や筋皮弁などによる充填が行われる．
- 炎症の遷延により白血球から放出されたサイトカインは破骨細胞による骨吸収を促し，線維性組織の増生をきたす．腐骨の周囲には反応性骨新生が起こり，骨柩となる．
- 慢性骨髄炎の活動性の判断は容易ではないが，画像所見の経時的変化，境界不明瞭な骨破壊，薄い層状の骨膜反応，膿瘍や腐骨の存在は活動性骨髄炎を疑わせる．
- 骨膜下骨新生と骨梁の肥厚，増加により罹患骨の透過性低下と辺縁不整を見ることがあり，硬化性骨髄炎とよばれる．硬化性病変内に囊胞性変化を認めることがあるが，腐骨はまれである．類骨骨腫や線維性骨異形成，Ewing肉腫が鑑別となる．
- chronic recurrent multifocal osteomyelitis (CRMO)は小児に発生する原因不明の骨髄炎で，急性増悪と自然寛解を繰り返す．長管骨骨幹端が好発部位で脛骨，大腿骨，鎖骨，脊椎に多い．病変は多発し，時に左右対称性である．骨硬化，骨膜性骨新生，腐骨，瘻孔の形成などがみられる．

参考文献
1) Resnick D, Kransdorf MJ (ed) : Bone and joint imaging, 3rd ed. Philadelphia : Elsevier Saunders, 2005 : 713-742.
2) Gold RH, Hawkins RA, Katz RD : Bacterial osteomyelitis : findings on plain radiography, CT, MR, and scintigraphy. AJR Am J Roentgenol 1991 ; 157 : 365-370.
3) Blickman JG, van Die CE, de Rooy JW : Current imaging concepts in pediatric osteomyelitis. Eur Radiol 2004 ; 14 Suppl : L55-L64.

画像所見

単純写真・CT 単発もしくは多発性の膿瘍腔が骨透亮像として認められ，周囲は硬化性変化をきたす．腐骨は髄腔内の硬化像として認められ，CTでより明瞭に描出される．腐骨の周囲には厚い骨硬化が取り囲み骨柩を形成する．骨柩，骨皮質を貫通する排泄腔（cloaca）が形成され，透亮像として認められる．

MRI 病巣は活動性が高い場合は急性骨髄炎と同様，T1強調像にて低信号，STIR像／脂肪抑制T2強調像にて高信号を呈し，Gd製剤による増強効果を認める．急性骨髄炎より所見は多彩で，腐骨や排泄腔，瘻孔形成が認められることがある．腐骨はT1・T2強調像にて低信号を呈し，増強効果を認めない．

70歳台男性　黄色ブドウ球菌による右脛骨慢性骨髄炎

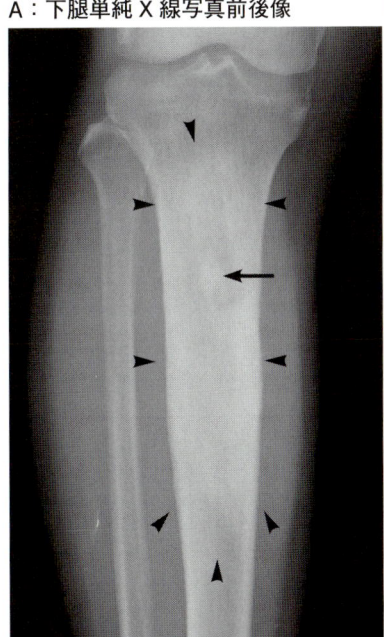

A：下腿単純X線写真前後像　　B：CT, MPR冠状断像（骨条件）　　C：MRI, STIR矢状断像

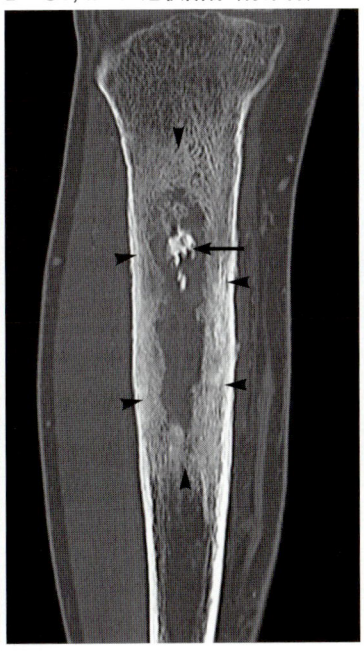

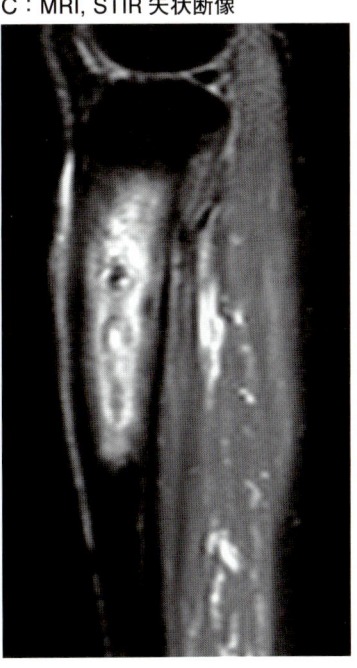

D：STIR横断像（近位骨幹レベル）

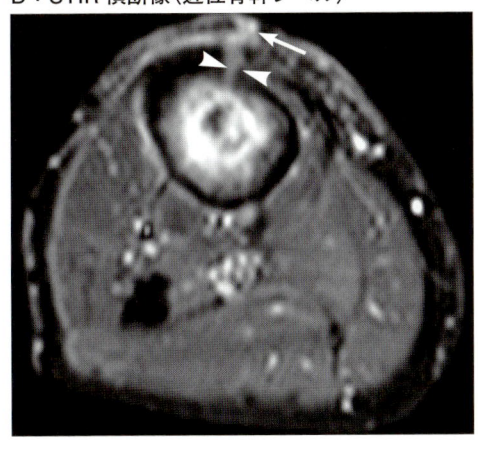

図1　単純X線写真（A）では，脛骨近位骨幹に硬化性変化を認め（▶），硬化性変化の内部に硬化性病変（腐骨，→）がみられる．CT（B）では，腐骨（→）とその周囲を取り囲む骨硬化（骨柩，▶）が明瞭に認められる．MRI, STIR像（C）では病変部は高信号域として認められ，前方骨皮質の排泄腔（D, ▶）から皮下に達する瘻孔が形成されている（D, →）．

（橘川　薫）

Brodie 膿瘍

Brodie abscess

専門医レベル
診断専門医レベル
指導医レベル

Essentials

- 初期の急性感染症状がなく，なおかつ治癒しきれないまま経過した慢性骨髄炎および膿瘍形成である．
- 黄色ブドウ球菌が原因のことが多い．
- 小児の脛骨遠位骨幹端に好発するが，成人でも発症する．

臨床的事項

- 急性期症状を欠いたまま経過した慢性骨髄炎で膿瘍を形成したものである．
- 小児(男児)に多いが，成人にも発症する．
- 軽度の局所の疼痛と微熱が認められるが，無症状のこともある．
- 長管骨の骨幹端，特に脛骨の近位・遠位骨幹端にみられる．そのほか大腿骨遠位骨幹端，橈骨遠位骨幹端などにみられる．
- まれに骨端に波及することもある．

病態生理・病理像

- 複数の壊死骨片(腐骨)や腐骨および膿瘍を取り囲むように反応性の骨形成が認められる(骨柩)．
- 肉芽組織は線維化・瘢痕化し，炎症性細胞は急性期の好中球からリンパ球や形質細胞，組織球が主体となる．
- 高度な好中球浸潤を必ずしも伴わない．
- 病理学的には Brodie 膿瘍は実際に膿瘍が形成されているとはかぎらない．
- 組織だけでは急性・慢性の区別はつけられない．

参考文献

1) 石田 剛，今村哲夫：第 12 章 骨，関節の感染症．非腫瘍性骨関節疾患の病理．文光堂，2003：203-224.
2) Afshar A, Mohammadi A : The "Penumbra sign" on magnetic resonance images of Brodie's abscess : a case report. Iran J Radiol 2011 ; 8 : 245-248.

画像所見

単純写真 骨幹端に骨硬化縁を伴う境界明瞭な透亮像を認める．大きさが1 cm以下の場合では類骨骨腫との鑑別が問題になる．

CT 円形または楕円形の透亮像と周囲に厚い骨硬化を伴う．内部に腐骨を認めることが多い．

MRI 膿瘍腔を取り囲むように肉芽組織が比較的均一な層状構造物として認められる（T1・T2強調像でともに高信号域にみえる）．その外層に骨硬化縁を反映したT1・T2強調像で低信号域が認められる．この層状の構造をpenumbra signとよぶ．

50歳台男性

A：足関節単純X線写真側面像

B：MRI, T1強調横断像

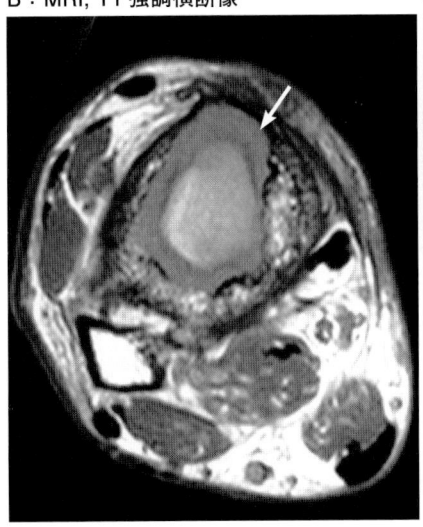

C：STIR横断像

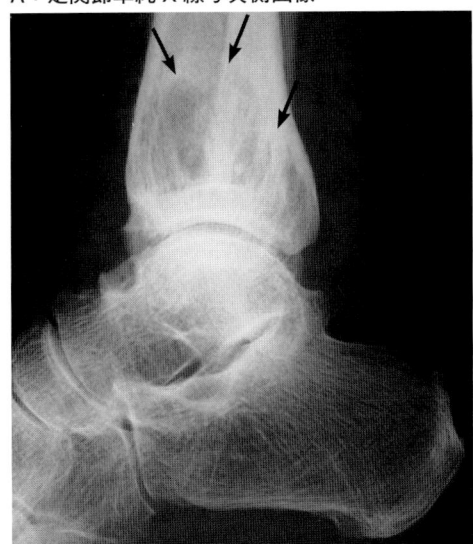

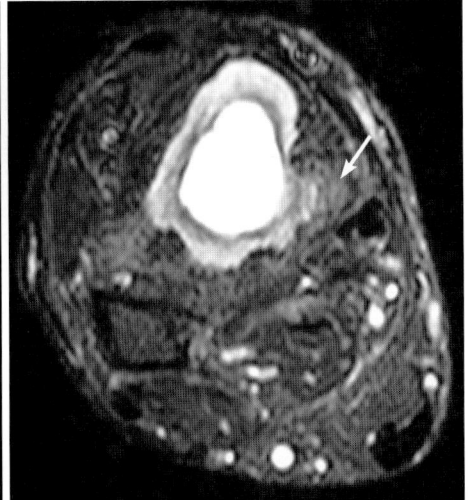

図1 足の軽度の痛み．単純X線写真（A）では，脛骨遠位骨幹端に比較的境界明瞭な透亮像を認める（→）．隔壁はなく，骨硬化縁を伴う．MRI, T1強調像（B）では，楕円形の中心が高信号（膿瘍部分），その周囲を取り囲む筋肉と等信号を示す帯状構造物を認める（→）．肉芽組織を見ていると思われる．その周囲には骨硬化縁と思われる低信号域がある．STIR像（C）では，膿瘍部分は高信号，周囲の肉芽組織はやや信号の低めの高信号を示す．淡い骨髄浮腫を認める（C, →）．

（小橋由紋子）

化膿性関節炎

septic arthritis

専門医レベル
診断専門医レベル
指導医レベル

Essentials
- 細菌感染による関節炎である.
- 感染ルートは骨幹端へ血行性に感染するのが一般的であるが,外傷や関節穿刺,術後などによる直接感染,皮膚の潰瘍からの波及によるものも多い.
- 感染初期は関節周囲の軟部腫脹,関節裂隙の拡大が認められるが,適切な治療がなされないと時間の経過とともに関節面の破壊が進行し変形性関節症に至る.

臨床的事項
- 感染経路は血行性が最多で,黄色ブドウ球菌が原因菌であることが多い.他はインフルエンザ桿菌,連鎖球菌などが認められる.
- 免疫不全患者では,弱毒菌による血行感染を認める.
- そのほかの感染経路としては潰瘍や歯科治療領域からの直接波及,手術部位や関節穿刺した領域からの直接感染がある.
- 外傷後の関節炎ではグラム陰性桿菌の感染が多い.
- 小児の大腿骨頭部の感染が有名であり,骨端の血流障害から早期の骨壊死を合併し成長障害や関節変形をきたす.
- 関節破壊は急激である.増殖した滑膜細胞や好中球などの分泌するプロテアーゼで関節軟骨が破壊されるためである.

病態生理・病理像
- 病初期は関節液の貯留のみが認められる.
- 滑膜組織の表面にフィブリンの析出があり,滑膜増殖を認める.
- 好中球を主体とした炎症細胞の浸潤,血管の拡張や増生がある.

参考文献
1) 石田 剛,今村哲夫:第12章 骨,関節の感染症.非腫瘍性骨関節疾患の病理.文光堂,2003:203-224.

画像所見

単純写真 病初期では関節液の貯留による関節裂隙の拡大を認めるが，進行するにつれて関節軟骨の破壊が起こり，関節面の不整や狭小化，骨破壊を認める．

MRI 関節軟骨の欠損，関節面の不整のほかに関節液の貯留，骨髄浮腫や周囲の筋組織の浮腫性変化を認める．

30歳台男性

A：股関節単純X線写真正面像

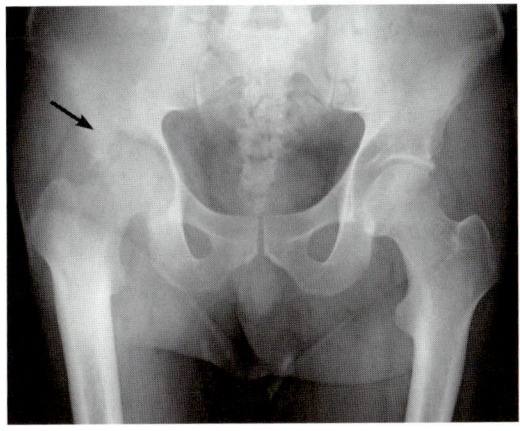

B：MRI，STIR 冠状断像

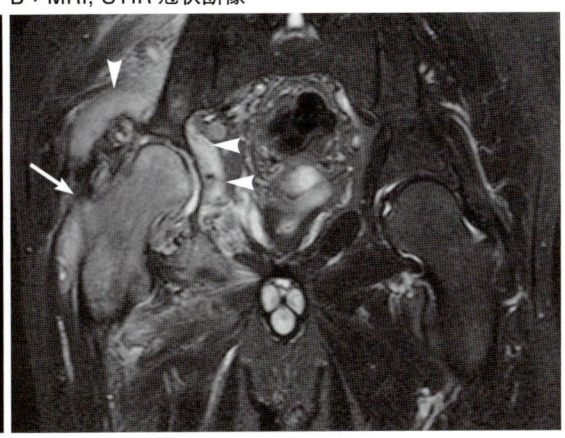

図1 右股関節痛．単純X線写真（A）では，関節面は不整であり，臼蓋の骨破壊像を認める（→）．大腿骨頭から頸部にかけても辺縁が不整であり，骨硬化を伴う．化膿性関節炎および骨髄炎を疑う所見である．MRI，STIR 像（B）では，大腿骨頭から頸部にかけて高信号を認め，骨髄浮腫が認められる（→）．大腿骨頭および臼蓋の関節面の不整があり，関節軟骨は欠損している．股関節周囲には強い高信号域を示す領域が拡がっており（▶），筋肉の浮腫性変化や未成熟な膿瘍の形成を考える．

60歳台男性

A：膝関節単純X線写真側面像

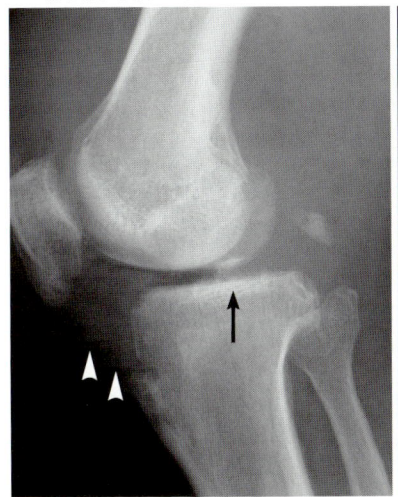

B：MRI，脂肪抑制造影T1強調矢状断像

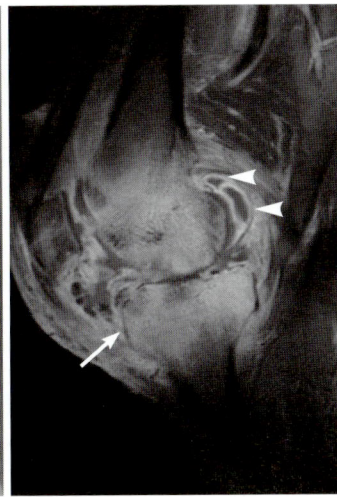

図2 膝関節痛．単純X線写真（A）では，関節裂隙の狭小化と脛骨関節面の毛羽立ち様の硬化性変化を認める（→）．大腿骨および脛骨の骨端部の不均一な骨硬化像がみられる．膝蓋骨下方の軟部濃度の辺縁が不整である（▶）．膝蓋上囊の濃度上昇もあり関節内に液体貯留やそのほか軟部濃度を示す構造物の存在が示唆される．MRI，脂肪抑制造影T1強調像（B）では，大腿骨，脛骨，膝蓋骨下部の強い増強効果があり骨髄炎を疑う（→）．関節滑膜の増強効果もあり膿瘍が形成されている（▶）．化膿性関節炎および骨髄炎である．

（小橋由紋子）

結核性関節炎，真菌性関節炎

tuberculous arthritis, fungal arthritis

専門医レベル
診断専門医レベル
指導医レベル

Essentials

- 基礎疾患がある患者に多いが，自覚症状に乏しく，発見が遅れがちである．
- 単純X線写真ではPhemister三徴(関節近傍の骨密度低下，辺縁部に限局した骨びらん，関節裂隙の緩徐な狭小化)が有名ではあるが，すでに高度な関節破壊や骨硬化像を認める場合も少なくない．
- 画像上，結核性関節炎は関節リウマチとの鑑別が問題になる場合がある．
- 真菌性関節炎は免疫機能が保たれている場合ではきわめてまれである．

臨床的事項

- 他の部位の感染巣から血行性に結核菌(*Mycobacterium tuberculosis*)が関節滑膜に散布されて発症する．ただし，画像上で肺病変が存在するとはかぎらない．
- 脊椎を除けば大関節(膝関節，股関節，肩関節，足関節など)に好発する．
- 緩徐な進行を示し，自覚症状に乏しいことが多い．
- 皮膚に瘻孔を形成し「膿が出てくる」と訴え皮膚科を受診することがある．
- 結核菌感染を疑っても培養で菌が同定できないことが多い．
- 免疫不全患者や透析患者ではまれに結核菌ではなく，非定型抗酸菌(*M. kansasii, M. avium-intracellulare*など)の感染を起こすこともある．
- 真菌性関節炎は免疫機能の低下した患者(免疫抑制剤使用中，担癌患者，HIV感染など)に真菌が感染し血行性に散布されることで発症する．土壌中の真菌感染の報告もあるが，まれである．
- 真菌性関節炎の原因菌にはカンジダ，アスペルギルス，クリプトコッカスなどがある．

病態生理・病理像

- 結核性関節炎の場合では肉芽腫を形成せず，組織球の浸潤のみのことがある．組織球の胞体内に抗酸菌染色で抗酸菌を証明できる．
- 結核性関節炎で肉芽腫を形成している場合では，乾酪壊死を伴う類上皮細胞由来の肉芽腫である．
- 真菌性関節炎では真菌の検出を行う．

参考文献

1) 石田 剛，今村哲夫：第12章 骨，関節の感染症．非腫瘍性骨関節疾患の病理．文光堂，2003：203-224．
2) 高尾正一郎：第9章 感染症．楢林 勇，杉村和朗・監修，江原 茂・編：放射線医学骨格系画像診断．金芳堂，2013：96-107．

画像所見

単純写真 病初期は骨密度の低下のみで関節面が保たれていることがある．時間の経過とともに関節破壊や骨硬化像が認められる．Phemister 三徴(関節近傍の骨密度低下，辺縁部に限局した骨びらん，関節裂隙の緩徐な狭小化)が有名ではあるが，すでに高度な関節破壊や骨硬化像を認める場合も少なくない．

MRI 関節面の破壊と均一な滑膜肥厚，大きな骨侵食，強い造影効果をもつ膿瘍形成を指摘できる．

20 歳台男性

A：骨盤部 CT 横断像

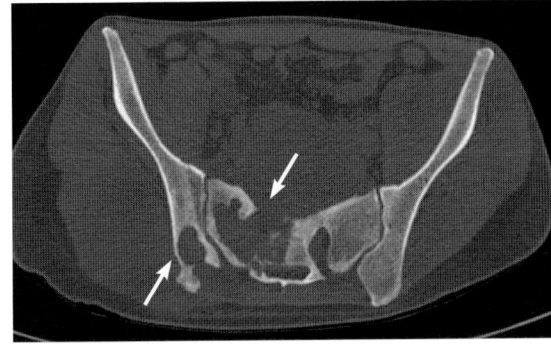

B：MRI, T2 強調横断像

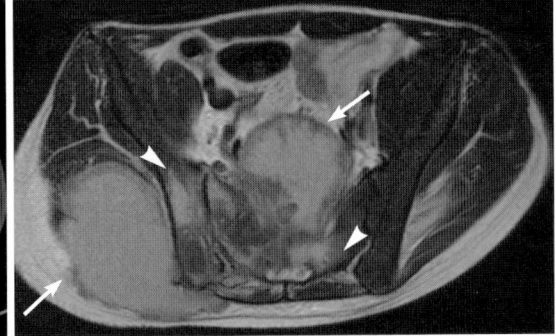

C：脂肪抑制造影 T1 強調横断像

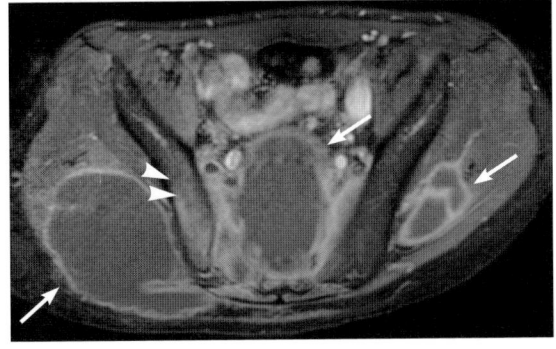

図1　股関節・背部痛にて来院．CT(A)では，仙骨，右腸骨に虫食い状に骨破壊像を認める(→)．右仙腸関節は保たれている．仙骨前面と右腸骨背側には軟部濃度を認めるが，骨条件でははっきりしない．MRI, T2 強調像(B)では，仙骨，右腸骨の不均一な高信号域を認め，骨髄浮腫を呈している(▶)．CT で指摘されている骨侵食の領域は低信号域として認められる．仙骨前面と右腸骨の背側には厚い低信号の壁を伴う高信号の軟部腫瘤を認める(→)．MRI, 脂肪抑制造影 T1 強調像(C)では，仙骨前面，右腸骨背側に認められる軟部腫瘤は壁の強い増強効果を認める(→)．膿瘍形成と考えられる．仙骨，右腸骨も仙腸関節を中心に同様に増強効果があり(▶)関節炎および骨髄炎を呈している．これらの所見より結核感染による関節炎・骨髄炎および膿瘍形成と判断できる．

(小橋由紋子)

猫ひっかき病

cat scratch disease

専門医レベル
診断専門医レベル
指導医レベル

Essentials
- *Bartonella henselae* を原因菌とする壊死性リンパ節炎．受傷後2〜3週間後に近位部のリンパ節腫大を生じる．
- 好発部位は肘，腋窩，頸部のリンパ節である．
- 肘では関節近位尺側の皮下に腫瘤を認め，MRIでは腫瘤の境界がしばしば不明瞭となる．

臨床的事項
- グラム陰性桿菌であるバルトネラ菌による感染症である．
- ノミが媒体するため猫だけでなく犬からも感染することがある．
- 小児・若年者に多く，受傷後2〜3週間後に有痛性のリンパ節腫脹や発熱を呈する．
- 健常人であれば通常2〜3か月で自然軽快する．

病態生理・病理像
- 猫ダニが菌を媒介するといわれており，猫の血液，口腔粘膜，目ヤニからも検出されるため，猫にひっかかれた場合のみでなく，噛まれなくても本症を発症しうる．
- 本邦における猫の菌保有率は不明であるが，一般的に成猫よりも仔猫の保有率が高く，猫の発情期，秋頃の罹患が多い傾向がある．
- 受傷後，肘，腋窩，頸部などに壊死性リンパ節炎を生じる．

参考文献
1) Dong PR, Seeger LL, Yao L, et al : Uncomplicated cat-scratch disease : findings at CT, MR imaging, and radiography. Radiology 1995 ; 195 : 837-839.

画像所見

MRI 猫ひっかき病では周囲に浮腫を伴うため,しばしば腫瘤の境界が不明瞭になり,周囲の脂肪組織に網状の低信号域が認められる.壊死を生じると内部の信号が不均一となり,T2強調像で腫瘤内に高信号が認められる.Gd造影で腫瘤は壊死部を除いて増強され,周囲の浮腫性変化も増強される.

16歳男性

A：肘関節MRI, T1強調横断像　　B：T2強調横断像

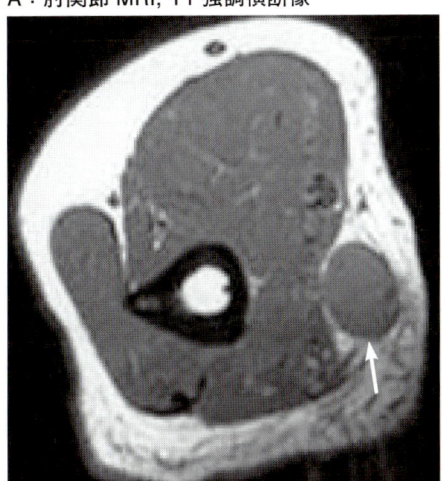

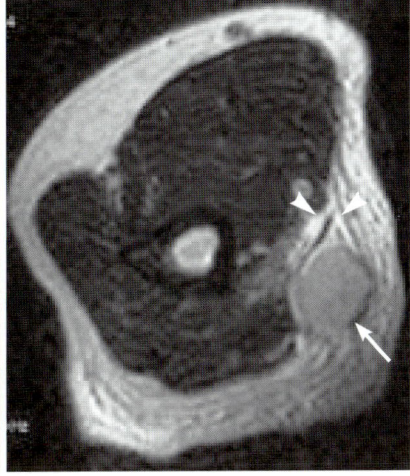

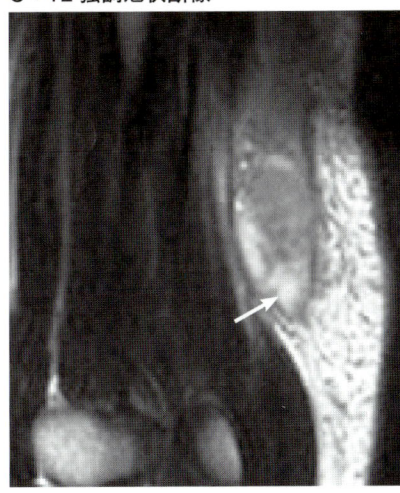

C：T2強調冠状断像　　D：造影T1強調冠状断像

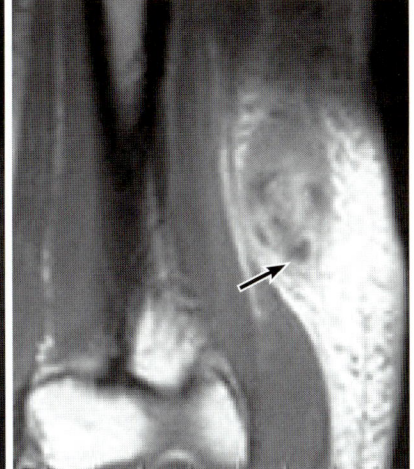

図1 右肘関節上部レベルで,上腕内側の皮下脂肪組織内にMRI, T1強調像(A)で筋と同等の信号を示す腫瘤を認める(→).T2強調像(B)では,境界がやや不明瞭で,隣接する筋を含めて腫瘤周囲に浮腫による高信号を認める(▶).T2強調冠状断像(C)では,腫瘤下部辺縁に高信号域がみられる(→).この領域は造影効果に乏しい(D, →).

(木下俊輔)

壊死性筋膜炎

necrotizing fasciitis

専門医レベル
診断専門医レベル
指導医レベル

Essentials
- 特殊な軟部組織の感染症で，急速に進行する皮下脂肪や筋膜の壊死を特徴とする．
- 適切な治療が行われないと急速に進行して致命的となる．
- ガス像の検出にはCTが有用で，感染の拡がりや膿瘍形成の評価にはMRIが有用である．

臨床的事項

- 健常な成人にも感染しうるが，免疫力の低下した患者では感染の危険度が増す．
- 初期は蜂窩織炎に類似してびまん性の発赤，腫脹，浮腫が認められ，急速に水疱，血疱，表皮剝離，点状出血，壊死など多彩な皮膚症状を呈する．
- 主たる病変は真皮から皮下脂肪組織にあり，浅層筋膜を中心として周辺に急速に拡大する．
- 皮膚症状に比べて全身症状が強く，40℃を超える発熱，関節痛，悪心，嘔吐，頻脈，全身倦怠感などをきたし，さらにせん妄などの精神症状を呈することもある．
- 迅速に診断して外科的治療を施行しないと致命的となり，敗血症，呼吸不全，腎不全，多臓器不全などをきたして死亡する．

病態生理・病理像

- A群・G群溶血性連鎖球菌，*Staphylococcus*属，*Aeromonas*属などが原因菌となり，魚介類の経口摂取で*Vibrio vulnificus*が原因菌となる例も報告されている（劇症溶連菌感染症は"人食いバクテリア"の異名をもつ）．
- 病理では，真皮から脂肪組織，筋膜にかけて高度の多核白血球浸潤，壊死，微小血管の血栓がみられる．

参考文献
1) Becker M, Zbaren P, Hermans R, et al : Necrotizing fasciitis of the head and neck : role of CT in diagnosis and management. Radiology 1997 ; 202 : 471-476.
2) Kim KT, Kim YJ, Won J, et al : Can necrotizing infectious fasciitis be differentiated from nonnecrotizing infectious fasciitis with MR imaging? Radiology 2011 ; 259 : 816-824.

画像所見

CT 軟部組織内のガス像を認めることがあり，検出にはCTが有用である．

MRI 壊死に陥った領域および周囲の浮腫性変化を反映して，MRI，T2強調像で筋膜に沿った高信号が認められる．非限局的な拡がりを示し，深在筋膜を含む広範な異常信号が認められる．造影で筋膜に沿った異常信号域は，壊死領域が増強されないため，高信号と低信号が混在することが多い．

50歳台女性

A：右下腿部 CT 横断像　　B：CT 横断像

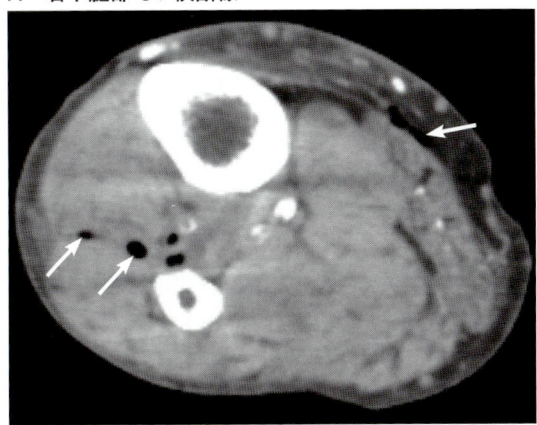

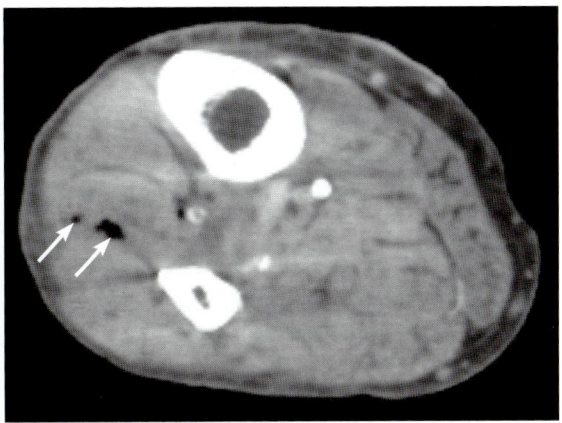

図1　CT 横断像で右下腿に広範な皮下脂肪組織の混濁がみられ，筋間や皮下にガス像を認める(→)．

70歳台男性

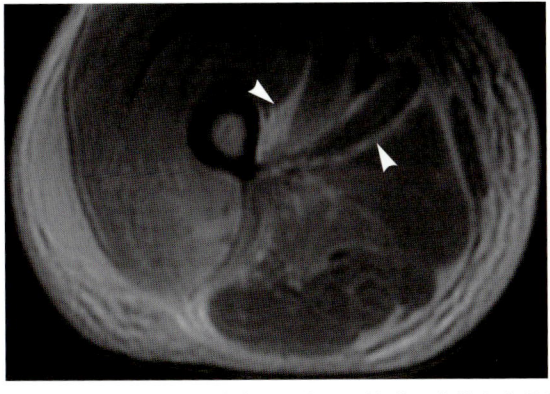

A：MRI, T2 強調横断像　　B：脂肪抑制造影 T1 強調横断像

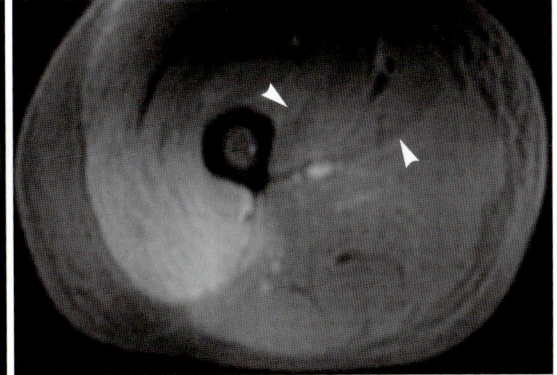

図2　MRI, T2 強調像(A)で，皮下や筋膜に広範な高信号がみられる．深在筋膜にも厚い異常高信号を認め(A，▶)，この領域は造影効果に乏しい(B，▶)．

(木下俊輔)

皮膚筋炎，多発性筋炎

dermatomyositis (DM), polymyositis (PM)

専門医レベル
診断専門医レベル
指導医レベル

Essentials

- 骨格筋に非化膿性の炎症をきたす自己免疫疾患で，多発性筋炎は骨格筋のみが侵され，皮膚筋炎は特徴的な皮疹を伴う．
- MRIでは1つのコンパートメントまたは1つの筋肉に一致してT2強調像やSTIR像で高信号がみられ，両側対称性に認められることが多い．
- MRIは病変範囲の評価に優れ，生検部位の決定に有用である．

臨床的事項

- 四肢の近位筋群，頸筋，咽頭筋の対称性筋力低下を主症状とする．
- 発症年齢は3〜15歳，40〜60歳の2峰性ピークを示し，やや女性に多い．
- 上眼瞼が薄紫色に染まるヘリオトロープ疹や，手指伸側の紅斑であるGottron徴候は皮膚筋炎の特徴的所見である．
- 40歳以上の男性の皮膚筋炎には悪性腫瘍の合併が多いとされている．

病態生理・病理像

- 何らかの環境因子が作用し，横紋筋を中心に自己免疫反応が生じると考えられている．
- 免疫組織学的には筋膜周囲間質の血管周囲に細胞浸潤と免疫複合体などによる血管内皮障害が認められる．
- 病理所見として筋内膜や筋周囲，血管に沿ったリンパ球浸潤がみられ，初期には罹患筋の浮腫がみられる．慢性期には筋肉の萎縮と脂肪変性が認められる．
- さまざまな軟部組織の石灰化を生じ，石灰化をきたす頻度は成人よりも小児で高い．

参考文献

1) Reimers CD, Finkenstaedt M : Muscle imaging in inflammatory myopathies. Curr Opin Rheumatol 1997 ; 9 : 475-485.
2) May DA, Disler DG, Jones EA, et al : Abnormal signal intensity in skeletal muscle at MR imaging : patterns, pearls, and pitfalls. RadioGraphics 2000 ; 20 : 295-315.

画像所見

CT 軟部組織の石灰化を認めることがあり，CT で明瞭に描出される．

MRI 筋内に T2 強調像や STIR 像で高信号を認める．病変は通常両側性で，1 つのコンパートメントまたは 1 つの筋肉に一致してびまん性に拡がる．慢性期では筋肉が萎縮し，脂肪信号が混在する．

40 歳台女性

A：MRI, T2 強調横断像　　B：STIR 冠状断像

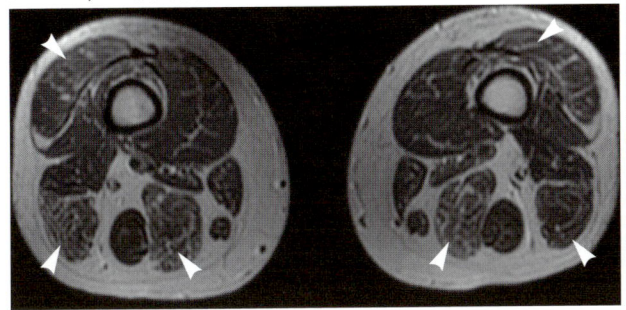

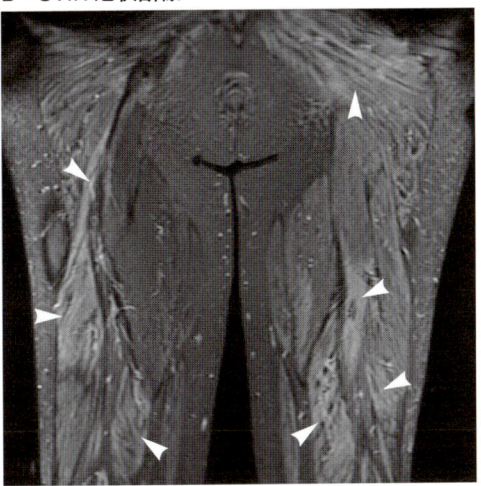

図1 殿部や大腿の筋群に，境界不明瞭な高信号域が不均一に分布している(►)．

40 歳台女性（図1とは別症例）

A：CT 横断像（L5 レベル）　　B：CT 横断像（坐骨レベル）

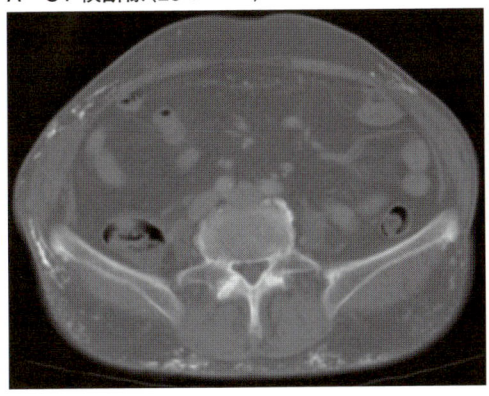

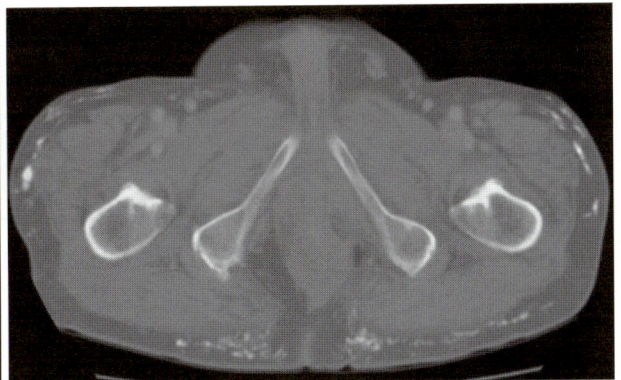

図2 殿部や腹壁の皮下脂肪組織に線状，点状の石灰化が多数認められる．

(木下俊輔)

筋サルコイドーシス

muscular sarcoidosis

専門医レベル
診断専門医レベル
指導医レベル

Essentials

- 全身性肉芽腫性疾患で，1〜13％において骨・筋・皮下に病巣を形成する．
- 筋病変は結節型とミオパチー型に分類される．
- 結節型では筋に占拠性病変がみられ，下肢に好発し，両側性のこともある．MRIで筋束に沿った縦長の病巣を認め，辺縁は肉芽の存在によりT1・T2強調像ともに高信号，中心部は線維化を反映して低信号（"dark star"）となる．

臨床的事項

- 主として肺やリンパ節を侵す全身性肉芽腫性疾患であるが，全症例の1〜13％で骨軟部に病巣を形成し，これが診断の端緒となることがある．
- 骨軟部病変としては，骨病変，関節病変（サルコイド関節症），筋病変（筋サルコイドーシス），および皮下病変がある．
- 筋サルコイドーシスは，結節型（nodular sarcoidal myopathy）とミオパチー型（generalized sarcoidal myopathy）に分類される．

病態生理・病理像

- 骨病変は手・足の指節骨に好発し，境界明瞭な溶骨性病変を形成する．時に骨外まで進展する腫瘤を形成する．
- サルコイド関節症は，サイトカインによる多関節痛と，病変の直接進展による肉芽腫性関節炎がある．
- 皮下病変は結節型とびまん型に2大別される．
- 結節型の筋サルコイドーシスは，下肢に好発し，両側性に認めることもある．病変は筋束に沿った縦長の形態を呈し，中心に線維化を伴う肉芽を形成する．
- ミオパチー型の筋サルコイドーシスは四肢近位に好発し，両側対称性に筋がびまん性に侵され，局所病変の形成は伴わない．
- 部位を問わず，病巣には[18]F-フルオロデオキシグルコース（FDG）やクエン酸ガリウムが集積することが多い．

参考文献

1) Moore SL, Teirstein AE：Musculoskeletal sarcoidosis：spectrum of appearances at MR imaging. RadioGraphics 2003；23：1389-1399.
2) Otake S：Sarcoidosis involving skeletal muscle: imaging findings and relative value of imaging procedures. AJR Am J Roentgenol 1994；162：369-375.
3) 藤本 肇：骨軟部の肉芽腫性疾患．臨床画像 2012；28：1085-1093.

画像所見

MRI 結節型では，筋束に沿った縦長の腫瘤を認める．辺縁は T1・T2 強調像ともに高信号となる(肉芽を反映)．中心部は低信号で "dark star" と称されることがある(線維化を反映)．

ミオパチー型の所見は非特異的で，びまん性の筋萎縮と脂肪浸潤がみられる．

Ga シンチグラフィ 病変に一致して集積増加がみられることが多い．

60歳台男性

A：右下腿 MRI, T1 強調横断像 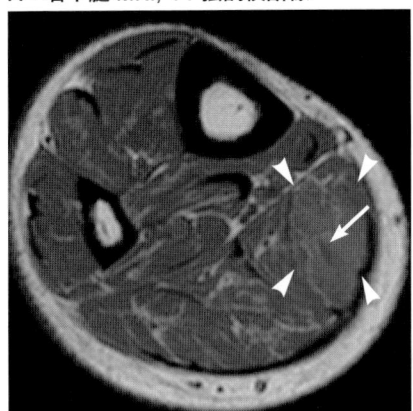
B：T2 強調横断像 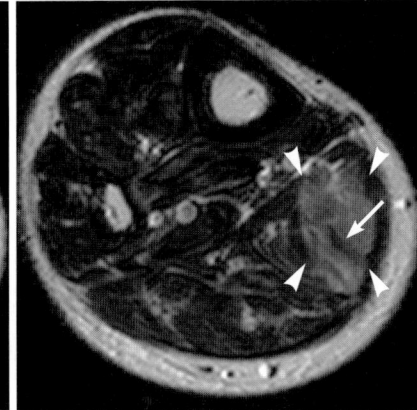
D：Ga シンチグラフィ
C：脂肪抑制 T2 強調冠状断像

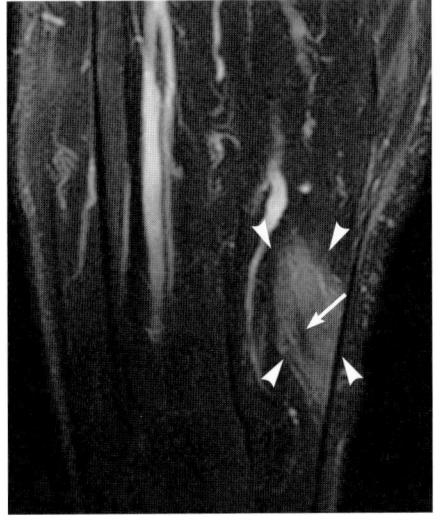

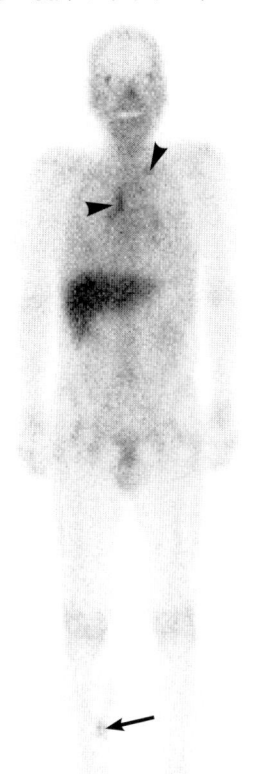

図1 ヒラメ筋内に MRI, T1 強調像(A)で筋と等信号，T2 強調像(B)で高信号を呈する腫瘤性病変がある(▶)．その中央にいずれの撮像においても低信号域を認める(→，いわゆる "dark star" と称される所見)．脂肪抑制 T2 強調冠状断像(C)では，病変(▶)は筋束に沿った縦長の形態をとり，中央に帯状の低信号域がみられる(→)．Ga シンチグラフィ(D)では，病変に集積を認める(→)．なお，縦隔，右肺門ならびに左鎖骨上窩にも集積増加がある(▶)．

(藤本 肇)

好酸球性筋膜炎

eosinophilic fasciitis

専門医レベル
診断専門医レベル
指導医レベル

Essentials
- 筋膜に沿って膠原線維の増生とリンパ球・好酸球浸潤をきたす疾患．
- 前腕と下腿に好発し，強皮症に似た急激な疼痛や腫脹，皮下の硬化をきたす．
- MRIで筋膜がびまん性に肥厚し，T2強調像で高信号を呈し，造影後は著明に増強される．

臨床的事項

- 強皮症に類似した皮膚・皮下の硬化性変化と疼痛をきたすまれな疾患で，1975年にShulmanにより最初に記載された．
- 四肢遠位(前腕と下腿)に好発し，急激に発症する疼痛・こわばり・腫脹を認める．
- ステロイドが奏功するので，早期に確診することが臨床的に重要である．

病態生理・病理像

- 筋膜に沿って膠原線維の増生がみられ，リンパ球や好酸球の浸潤を伴う．
- 筋そのものや皮下組織，表皮，真皮には明らかな異常は認めない．
- 末梢血の好酸球増加や高ガンマグロブリン血症を伴い，C反応性蛋白(CRP)や血清アルドラーゼも異常値を呈することがある．
- 急性期(発症からおおむね6か月以内)，亜急性期(6か月～1年)，慢性期(1年以上)に分けられ，この経過とともにMRI所見が非顕在化していく．
- 鑑別診断として，強皮症，皮膚筋炎，多発性筋炎などが挙げられるが，これらはいずれも病変の主座が皮下ないしは筋そのものにあり，所見が異なる．壊死性筋膜炎でも深在筋膜に沿って病変が拡がるが，急速な経過をとり発熱や下痢などの全身症状を伴うこと，皮膚に紫斑や水疱などを伴うなど，臨床像が異なる．

参考文献
1) Moulton SJ, Kransdorf MJ, Ginsburg WW, et al：Eosinophilic fasciitis：spectrum of MRI findings. AJR Am J Roentgenol 2005；184：975-978.
2) 藤本 肇：筋膜疾患．画像診断 2011；31：891-897.

画像所見

MRI 筋膜が肥厚し，脂肪抑制 T2 強調像または STIR 像で高信号を呈し，造影剤投与後は著明に増強される．筋膜に隣接した筋内にごく軽微な異常信号を認めることがあるが，それ以外には筋そのものや周囲の皮下組織に異常信号域を認めない．

50 歳台女性

A：前腕部 MRI, T1 強調横断像

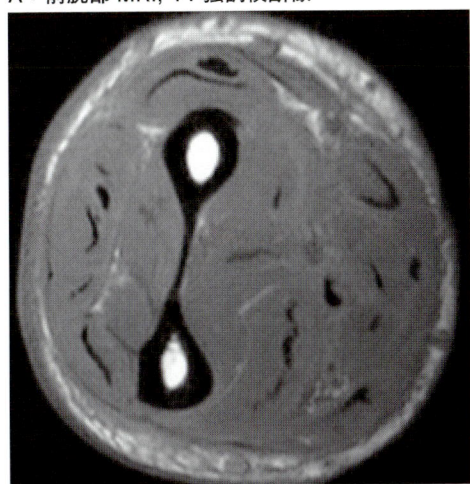

B：脂肪抑制 T2 強調横断像

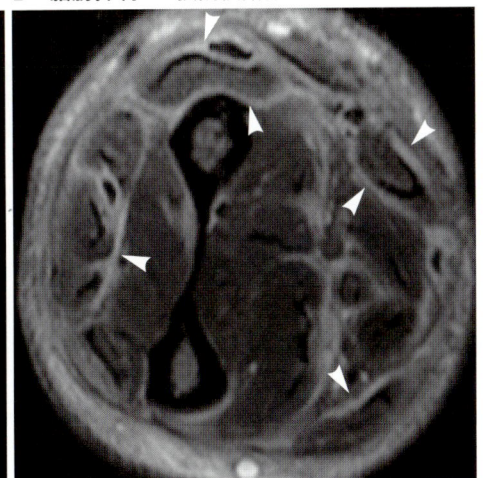

C：脂肪抑制造影 T1 強調横断像

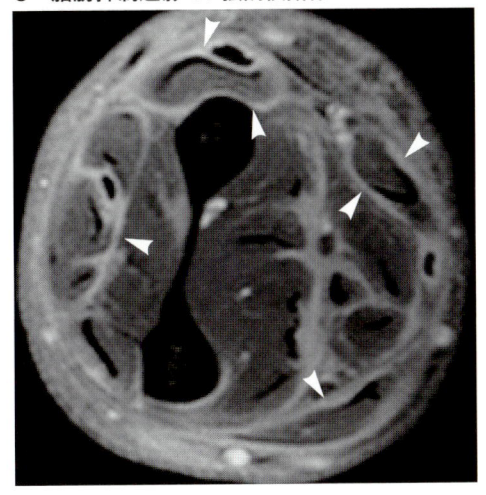

図1 筋膜がびまん性に肥厚し，脂肪抑制 T2 強調像で高信号を呈する（B, ▶）．造影後は著明に増強される（C, ▶）．筋や皮下組織には明らかな異常を認めない．

(藤本　肇)

4章

腫瘍・腫瘍類似疾患

単純X線写真による骨腫瘍の良悪性（活動性）の評価

radiographic evaluation of benign and malignant bone tumors

専門医レベル
診断専門医レベル
指導医レベル

Essentials

- 骨は骨膜・骨質・骨髄・関節軟骨の4つの組織から成り立っている．
- 単純X線写真に写ってくるのは石灰化した骨質である．骨質は硬い細胞間基質である骨基質と，その産生・維持・吸収を担当する細胞群からなる．
- 骨基質を産生するのは骨芽細胞であり，吸収するのは破骨細胞である．その他の細胞が直接骨破壊や骨産生を行うことはできない．したがって，単純X線写真の変化は何らかの病的状態に対するこれら骨に特有な細胞による生体反応ということになる．
- 長年の画像と病理の対比により，破骨細胞による生体反応である骨吸収辺縁像と，骨芽細胞による生体反応である骨膜反応像に，病変の活動性を反映するいくつかのパターンが知られている．
- なお，通常の骨代謝では，1日に約1ミクロンの骨が吸収され，同量の骨が約3〜4倍の時間をかけて再生産されている．小児における骨髄炎や骨折などでも，単純X線写真上に骨吸収や骨膜反応が出現するのに最低7〜10日かかる．

骨吸収辺縁像

① 骨硬化縁を伴う明瞭な骨吸収辺縁（図1A）：骨吸収の辺縁に骨産生を行う余裕がある状態．活動性の低い病変の周囲にみられる（図2）．
② 明瞭な骨吸収辺縁（図1B）：病変の拡がる速さは骨吸収の速さを超えない．すなわち，骨吸収前線が病変周囲にラインとして追うことができる（図3）．病変の活動性は低い．
③ 不明瞭な骨吸収辺縁（図1C）：病変の拡がる速さが骨吸収の速さを超えるため，骨吸収前線には乱れが生じ，不明瞭となる．病変の活動性が高い（図4）．
④ 虫食い像，浸潤像（図1D）：さらに病変の拡がりが速くなると，骨吸収も不連続に飛び石状に拡がる（図5）．病変の活動性はかなり高い．
⑤ 骨皮質の浸潤像（図1E）：骨皮質が急速に吸収される場合，Havers管に沿った縦長のスリット状骨吸収が起こる（図6）．

- 以上の骨基質の変化をきたさず骨髄内を浸潤性に発育する悪性腫瘍の存在にも留意すべきである．

画像所見

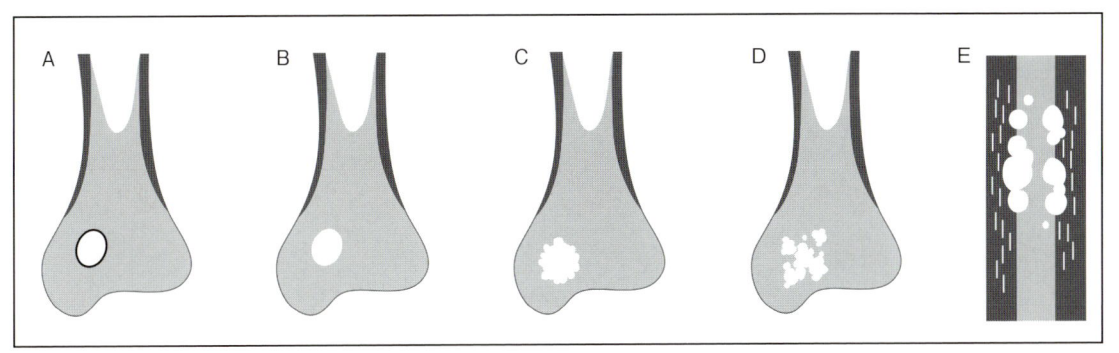

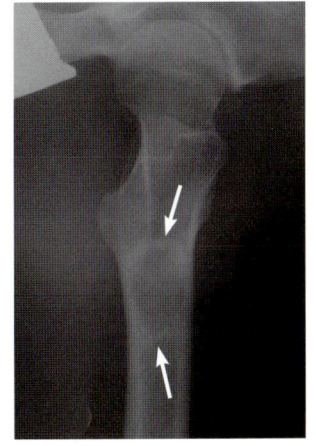

図1 骨吸収辺縁像　A：骨硬化縁を伴う明瞭な骨吸収辺縁，B：明瞭な骨吸収辺縁，C：不明瞭な骨吸収辺縁，D：虫食い像，浸潤像，E：骨皮質の浸潤像．

30歳台男性　線維性骨異形成

股関節単純X線写真側面像

図2　骨硬化縁を伴う明瞭な骨吸収辺縁(→)

30歳台男性　骨巨細胞腫

膝関節単純X線写真側面像

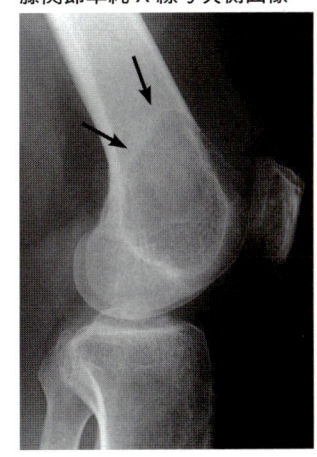

図3　明瞭な骨吸収辺縁(→)

60歳台男性　悪性リンパ腫

大腿骨単純X線写真側面像

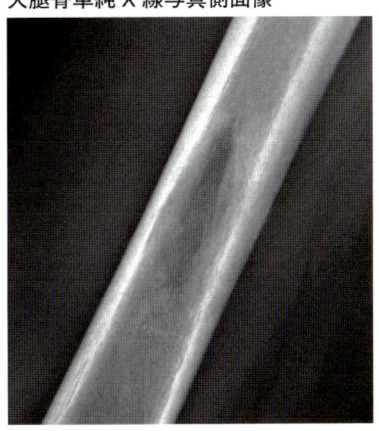

図4　不明瞭な骨吸収辺縁

60歳台女性　骨髄腫

上腕骨単純X線写真正面像

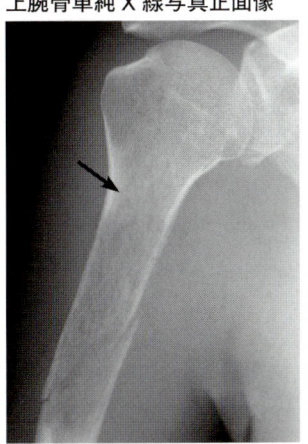

図5　虫食い像，浸潤像(→)

96　4章　腫瘍・腫瘍類似疾患

2歳男児　白血病

前腕骨単純X線写真正面像

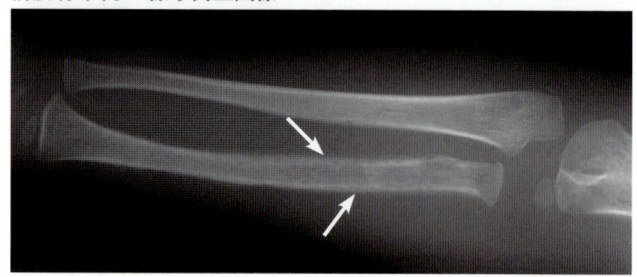

図6　骨皮質の浸潤像(→)

骨膜反応像

① **肥厚型**(図7A)：時間をかけて骨表面に厚い新生骨が付加された状態．活動性の低い病変に伴う(図8)．
② **卵殻状，シェル状**(図7B)：骨皮質内側からの骨吸収と骨膜下で骨産生が同時進行している状態．病変の拡がる速さは骨膜下での骨産生の速さを超えない．すなわち，活動性の低い病変に伴う(図9)．
③ **層状，onion skin**(図7C)：骨膜下での骨新生が網状・樹枝状となるが，骨皮質に平行な成分がしっかり産生されている(図10)．病変の活動性はやや高いが，骨膜はまだ破綻していない．
④ **Codman三角**(図7D)：層状骨膜反応の中央部を病変が超えて拡がり，辺縁部に三角形の骨新生が残った状態(図10)．病変の活動性は高い．
⑤ **放射状，スピクラ**(図7E)：骨膜下でもはや骨皮質に平行な新生骨が作れず，垂直な新生骨のみが残り(図11)，その隙間を病変が拡がっていく状態．病変の活動性はかなり高い．

画像所見

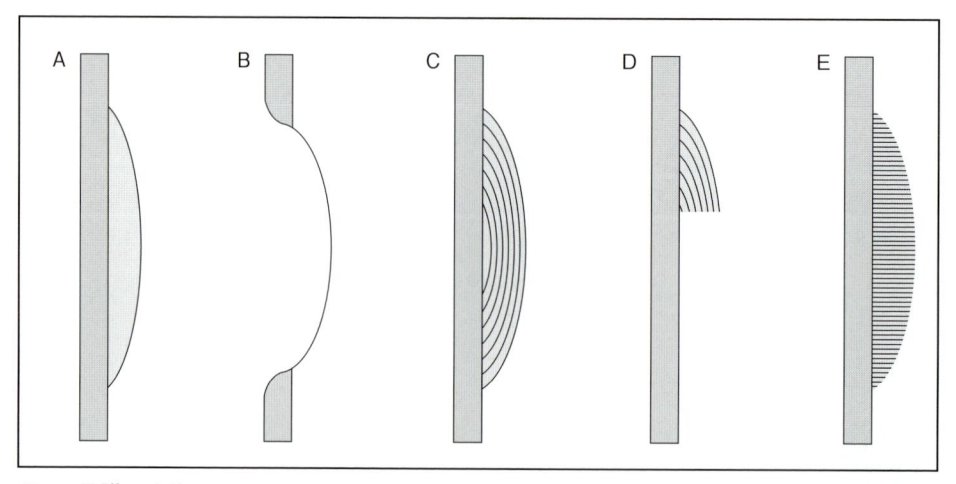

図7　骨膜反応像　A：肥厚型，B：卵殻状，シェル状，C：層状，onion-skin，D：Codman三角，E：放射状，スピクラ．

7歳女児　Langerhans 細胞組織球症

上腕骨単純 X 線写真正面像

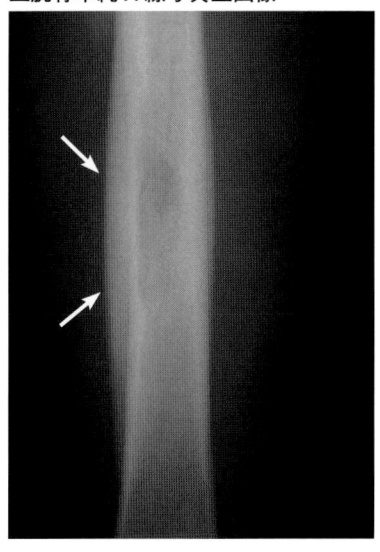

図8　肥厚型の骨膜反応像(→)

20歳台男性　骨巨細胞腫

膝関節単純 X 線写真正面像

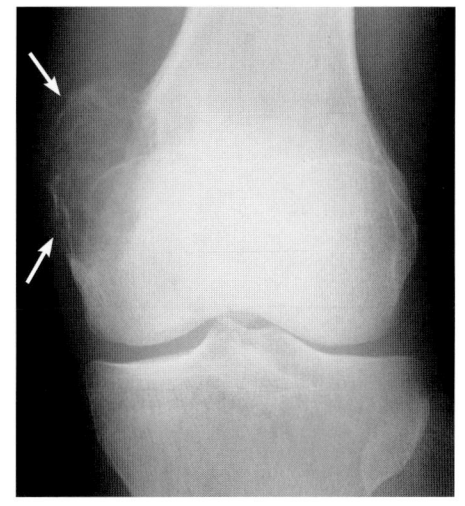

図9　卵殻状，シェル状の骨膜反応像(→)

12歳男児　骨肉腫

大腿骨単純 X 線写真正面像

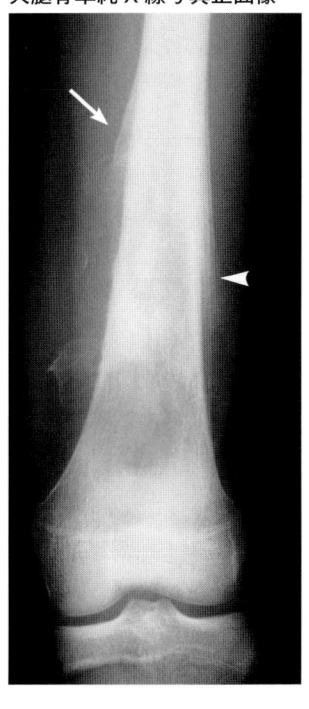

図10　Codman 三角(→)，層状(onion-skin)(▶)の骨膜反応像

3歳男児　Ewing 肉腫

単純 X 線写真側面像

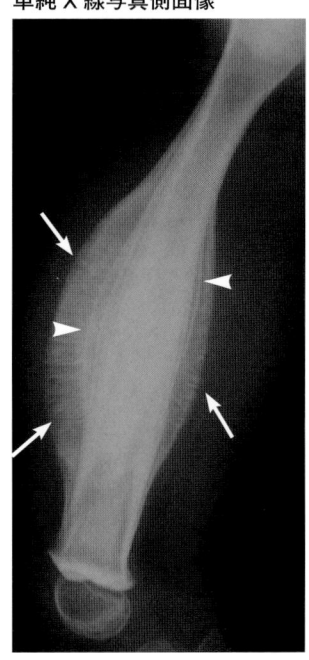

図11　放射状(スピクラ)(→)，層状(onion-skin)(▶)の骨膜反応像

参考文献

1) Madewell JE, Ragsdale BD, Sweet DE：Radiologic and pathologic analysis of solitary bone lesions. Part I：internal margins. Radiol Clin North Am 1981；19：715-748.
2) Ragsdale BD, Madewell JE, Sweet DE：Radiologic and pathologic analysis of solitary bone lesions. Part II：periosteal reactions. Radiol Clin North Am 1981；19：749-783.

(青木　純)

骨軟骨腫，多発性骨軟骨腫症

osteochondroma, osteochondromatosis

専門医レベル
診断専門医レベル
指導医レベル

Essentials

骨軟骨腫
- 軟骨帽を先端に有する骨性隆起で外骨腫(exostosis)ともよばれる．
- 良性骨腫瘍で最も高頻度にみられる．腫瘍の基部は母床の正常骨皮質で，骨髄と連続する．

多発性骨軟骨腫症
- 骨軟骨腫が多発し，弯曲や短縮などの変形をきたしやすい．
- 特定の遺伝子をもち，家族性に発生することが多い．

臨床的事項

骨軟骨腫
- 若年に多く，70〜80％が20歳以下．
- 緩徐に成長する無痛性腫瘤で発見されることが多い．単純X線写真で偶然発見が多い．
- 有症状例では，滑液包形成とその炎症による液体貯留または出血，病的骨折，血管や神経の圧迫，関節可動域の制限などを伴うことがある．
- 骨幹端に好発する．長管骨では大腿骨遠位，脛骨近位．扁平骨では腸骨，肩甲骨に多い．
- 骨軟骨腫の悪性転化の頻度は1〜25％と報告されており，軟骨帽が厚い(30 mm以上)ものは要注意である．特に肋骨，骨盤骨で頻度が高い．ほとんど軟骨肉腫に転化する．

多発性骨軟骨腫症
- 常染色体優性遺伝による病変で，2/3に家族歴が確認され，原因遺伝子も判明している．
- 単発に比べて有症状のことが多く，悪性転化の頻度が高い．
- 変形，骨端線の不整，成長障害をきたすことが多い．

病的生理・病理像

- 異所性成長軟骨を有する骨性隆起．
- 骨皮質と髄質を有し，それぞれ母床の骨皮質，髄質と連続する．
- 隆起の先端は硝子軟骨からなる通常数ミリの厚さの軟骨帽(cartilage cap)が覆う．これは正常骨の成長軟骨に相当し，成長期の終了とともに腫瘍の増大も停止する．

参考文献

1) Murphey MD, Choi JJ, Kransdorf MJ, et al：Imaging of osteochondroma：variants and complications with radiologic-pathologic correlation. RadioGraphics 2000；20：1407-1434.
2) Unni KK：Dahlin's bone tumors：general aspects and data on 11,087 cases, 5th ed. Philadelphia：Lippincott-Raven, 1996.
3) 福田国彦・編，土屋一洋・監修：骨軟部画像診断のここが鑑別ポイント，改訂版．羊土社，2012：180-183.

画像所見

骨軟骨腫

単純写真 母床と連続する正常骨皮質，骨髄を有する骨性隆起で，有茎性または広基性の形態を示す．

CT 解剖学的に複雑な部位や病変の形状を把握するのに優れる．

MRI 軟骨帽は骨性隆起の先端を覆うT2強調像にて高信号を示す構造として確認できる．30 mm以上の厚さの時は悪性の可能性がある．

多発性骨軟骨腫症

形態は単発性と異なり，広基性で，両側性に発生する．二次的な変形による関節の可動域制限がよくみられる．

18歳男性　骨軟骨腫

A：大腿骨単純X線写真正面像 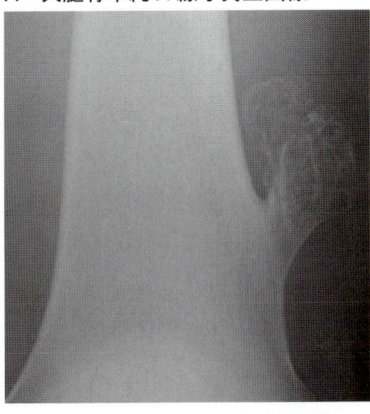
B：CT, MPR冠状断像 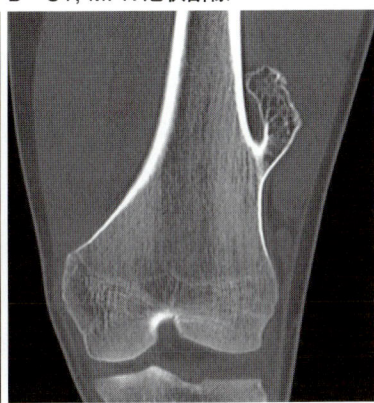
C：MRI, 脂肪抑制T2強調横断像

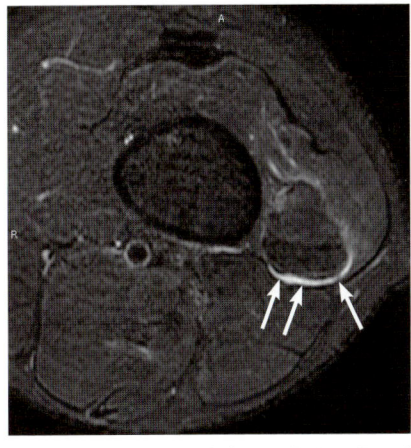

図1　単純X線写真(A)で，左大腿骨の遠位骨幹端に突出する骨構造を認める．CT, MPR冠状断像(B)では，骨表面の凹凸を認め，皮質・髄質とも母床の正常構造と連続している．MRI, T2強調冠状断像(非呈示)では，正常骨髄と連続して，同じ信号を示す構造が連続し，脂肪抑制T2強調横断像(C)にて隆起表面には帯状の高信号を示す1.5 mm幅の構造が認められ，軟骨帽(cartilage cap)と考えられる(→)．

7歳男児　多発性骨軟骨腫症

下腿骨単純X線写真正面像

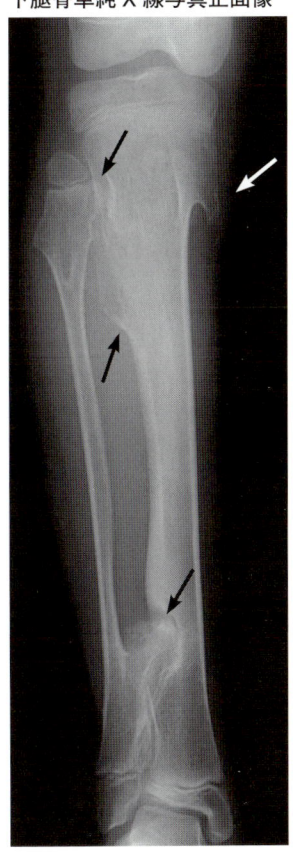

図2　脛骨，腓骨に多発する骨性隆起(→)を認め，骨の短縮変形をきたしている．(長崎大学上谷雅孝先生のご厚意による)

7歳男児　骨軟骨腫症

A：膝関節単純X線写真正面像
B：左肩甲骨単純X線写真側面像
C：CT, MPR冠状断像
D：3D-CT
E：MRI, 脂肪抑制T2強調横断像

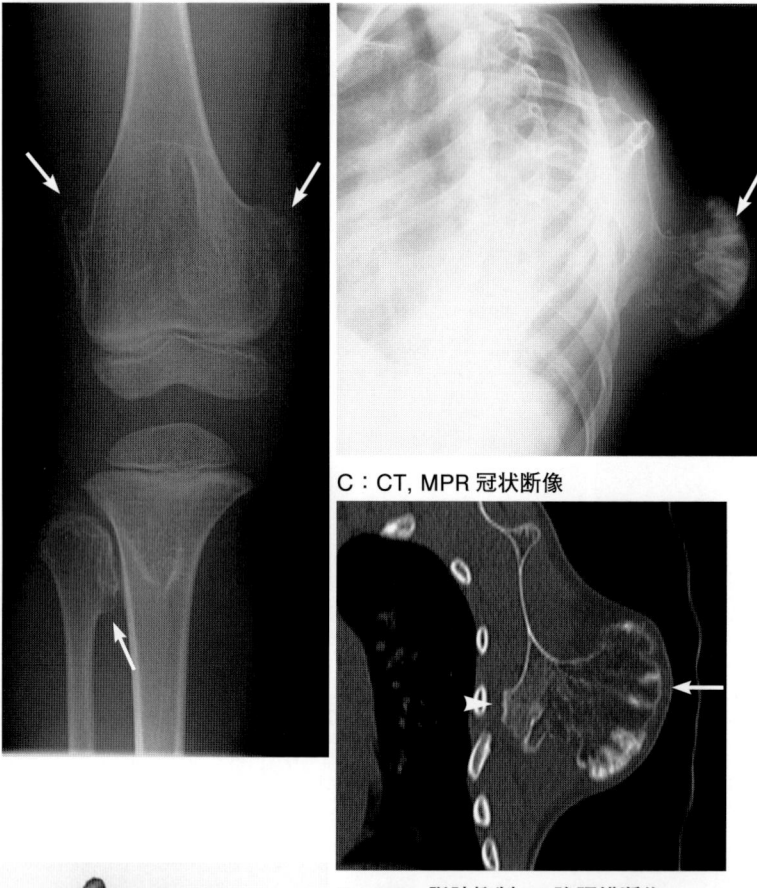

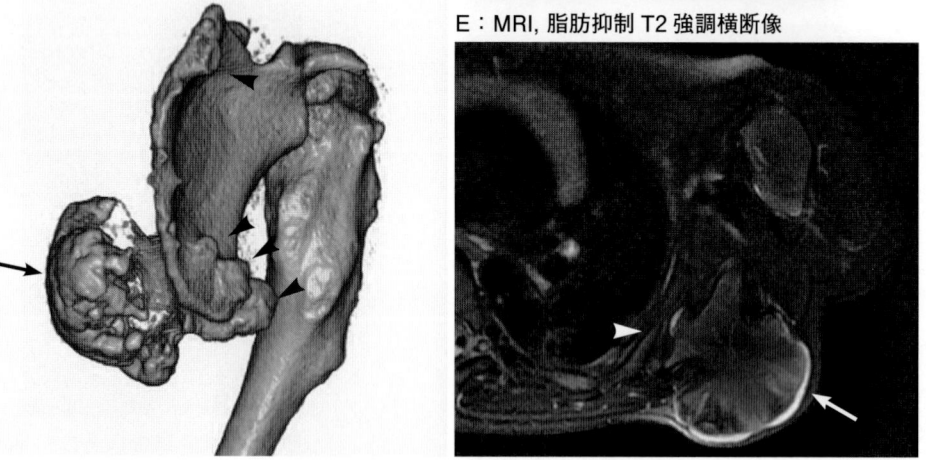

図3　単純X線写真(A)で，右大腿骨の遠位骨幹端，右腓骨の近位骨幹端に突出する骨構造を認める(A, →)．左肩甲骨後面(B)にも巨大な骨性隆起を認める(B, →)．肩甲骨後面の病巣は不規則な骨硬化を伴い，カリフラワー状の形態(C, D, →)を示している．また，前面にも多数の病巣(C, D, ▶)を伴っている．MRI(E)で，後面の巨大な病巣の軟骨帽(E, →)は2.5mm，前面の病巣の軟骨帽(E, ▶)は1.5mmの厚さである．

(山本和宏)

内軟骨腫，内軟骨腫症

enchondroma, enchondromatosis

専門医レベル
診断専門医レベル
指導医レベル

Essentials

内軟骨腫
- 骨髄内に発生する良性軟骨性腫瘍．
- 手指，足趾の短管骨に生じることが多い．

内軟骨腫症
- Ollier病ともよばれ，遺伝性は確認されていない．
- 長管骨，扁平骨両方に内軟骨腫が多発．
- 軟部組織の血管腫を伴うものを Maffucci 症候群という．

臨床的事項

内軟骨腫
- 良性骨腫瘍の 10〜25％を占める．
- 好発年齢は 10〜30 歳台であるが，どの年代にも認められる．
- 手足の短管骨に多い．その他，大腿骨・上腕骨・脛骨の長管骨の骨幹端近くの髄腔中心に生じる．
- 無症状で偶然発見されることが多いが，痛み，変形などでも気づかれる．
- 手指では病的骨折のために発見されることもまれでない．

内軟骨腫症
- 内軟骨腫が多発する疾患で，Ollier病ともよばれる．
- 軟骨内骨化障害(軟骨異形成)により四肢骨の短縮や変形をきたす．
- 長管骨，扁平骨に多発し，半身に偏る傾向がある．
- 二次的に悪性転化を起こす可能性が孤立性の内軟骨腫と比べて高い．
- 骨以外の中枢神経系，消化器系の悪性腫瘍を合併する頻度が高い．
- 内軟骨腫症に軟部血管腫を合併するものを Maffucci 症候群とよぶ．

病態生理・病理像

- 硝子軟骨からなる腫瘍で，髄腔中心に生じる．
- 分葉状の軟骨組織とそれを区画する線維血管束を有し，軟骨結節辺縁にしばしば石灰化(時に骨化)を認める．
- 内軟骨腫と高分化型軟骨肉腫は病理所見でも鑑別が難しいことがある．

参考文献

1) Aoki J, Sone S, Fujioka F, et al：MR of enchondroma and chondrosarcoma：rings and arcs of Gd-DTPA enhancement. J Comput Assist Tomogr 1991；15：1011-1016.
3) Murphey MD, Flemming DJ, Boyea SR, et al：Enchondroma versus chondrosarcoma in the appendicular skeleton：differentiating features. Radiographics 1998；18：1213-1237.

画像所見

内軟骨腫

単純写真・CT 髄腔中心性の病変で，指骨などの短管骨では皮質骨の菲薄化と膨隆，硬化縁を伴う分葉状の透亮像として認められる．長管骨では辺縁不明瞭で，骨皮質の変化がみられないことが多いが，大きくなると骨皮質内側の侵食像(endosteal scalloping)をきたす．軟骨化骨化のために点状〜弓状，リング状の特徴的な石灰化をきたす．CT は石灰化の描出に優れる．

MRI 硝子軟骨成分を反映してT1強調像で均一な低信号，T2強調像で均一な高信号，内部の石灰化は点状の低信号を示す．造影では軟骨結節間の線維血管束を反映し，リング状，弧状の造影効果(rings and arcs enhancement)を認めることが特徴である．

内軟骨腫症

単純写真・CT 長管骨，扁平骨両方に内軟骨腫が全身に多発する．長管骨では，骨幹端に索状の透亮像が多発する．成長障害をきたし，骨の短縮，変形がみられる．手指では病的骨折で発見されることもまれでない．

MRI 長期間の経過では単発性より悪性化する頻度が高く，二次性の軟骨肉腫を生じる．軟部の血管腫を合併した場合，Maffucci 症候群とよばれる．

14歳男性　内軟骨腫

A：下腿骨単純X線写真側面像　　B：MRI, 脂肪抑制T2強調矢状断像

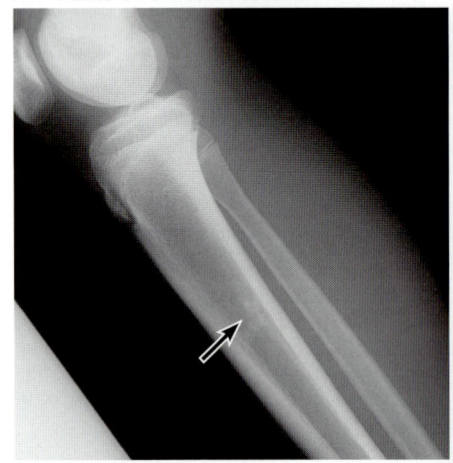

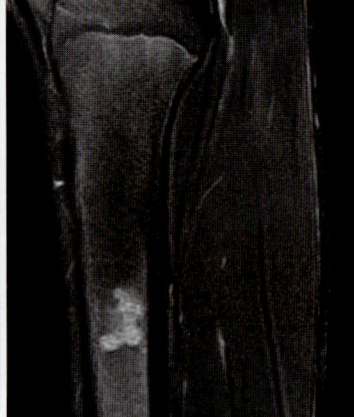

図1　単純X線写真(A)で，脛骨骨幹に結節状，輪状，孤状の石灰化を認め(→)，軟骨形成性腫瘍に典型的所見である．MRI(B)では，軟骨成分を反映して著明な高信号を呈する．

30歳台女性　内軟骨腫

手指骨単純X線写真正面像

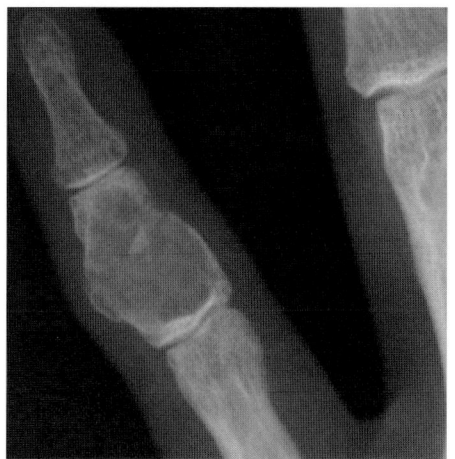

図2　小指中節骨に骨中心性の膨隆を伴う分葉状透亮像を認め，内部に結節状の石灰化を伴っている．

19歳女性　内軟骨腫症（Maffucci症候群）

手指骨単純X線写真正面像

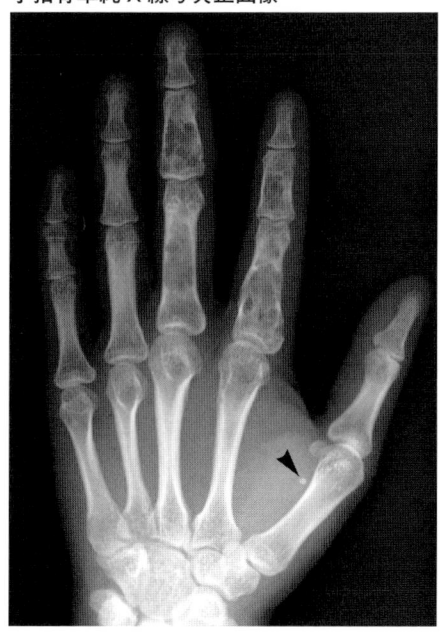

図4　単純X線写真で，示指・中指中節骨，基節骨に骨の膨隆を伴う多結節状の骨透亮像が多発している．母指中節骨近傍の軟部組織に静脈石と思われる石灰化があり（▶），血管腫の所見である．

11歳男性　内軟骨腫症（Ollier病）

A：膝関節単純X線写真正面像

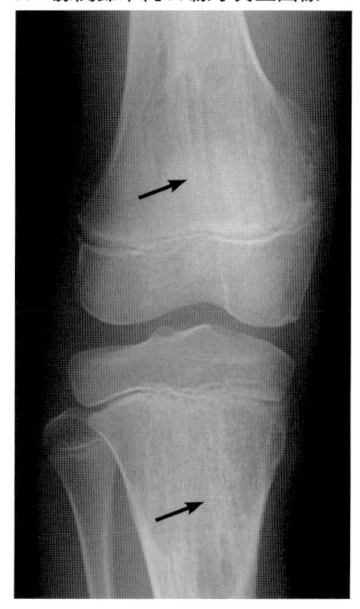

B：CT, MPR冠状断像

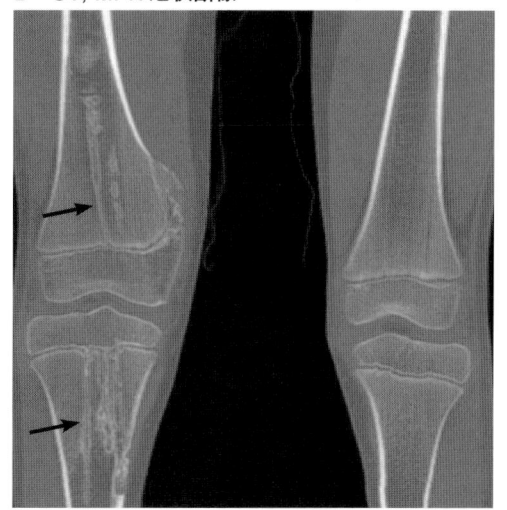

図3　単純X線写真（A）で，大腿骨遠位骨幹端，右脛骨近位骨幹端に索状の骨透亮像を認め（→），骨の短縮，変形をきたしている．CT（B）では，病巣は縦長の網目状構造を示す（→）．

（山本和宏）

軟骨芽細胞腫

chondroblastoma

専門医レベル
診断専門医レベル
指導医レベル

Essentials
- 骨端に発生するまれな良性骨腫瘍.
- 腫瘍が産生する液性因子により病巣周囲の浮腫・炎症性変化や関節液貯留などがみられる.

臨床的事項
- 骨端線閉鎖前の二次骨化中心(長管骨骨端や大転子)に好発.
- 臨床では骨端線閉鎖後に発見されることもまれでない.
- 好発年齢は10〜20歳台.鑑別が問題となる淡明細胞軟骨肉腫に比べて若い.
- 男女比は2:1で男性に多い.
- 局所の疼痛と腫脹,関節の可動域制限がみられ,関節炎と似た症状をきたすことがある.
- 大腿骨,脛骨,上腕骨近位部,手根骨や足根骨に多い.

病態生理・病理像
- 軟骨芽細胞の密な増生,多核巨細胞,軟骨基質を特徴とする腫瘍.
- 軟骨芽細胞腫の軟骨基質は類軟骨優位:類軟骨にはプロテオグリカンがほとんど含まれないため,T2強調像にて比較的低信号をきたす.

参考文献
1) Hayes CW, Conway WF, Sundaram M:Misleading aggressive MR imaging appearance of some benign musculoskeletal lesions. RadioGraphics 1992;12:1119-1134.
2) Unni KK:Dahlin's bone tumors:general aspects and data on 11,087 cases, 5th ed. Philadelphia:Lippincott-Raven, 1996.
3) Resnick DL, Kransdorf MJ:Bone and joint imaging, 3rd ed. Philadelphia:Elsevier Saunders, 2005.

画像所見

単純写真・CT 骨端に認められる辺縁明瞭で骨硬化縁を有する円形・類円形の透亮像.30〜50%に腫瘍基質に石灰化を認める.

MRI T2強調像では,高い細胞密度や軟骨基質が類軟骨優位であることを反映して比較的低信号を呈する.内部に嚢胞性変化を認めることも多い.腫瘍周囲の骨髄や軟部組織にT2強調像で高信号域がみられ,反応性浮腫や炎症が示唆される.関節液貯留や滑膜肥厚を認めることも多い.

鑑別診断 骨端線閉鎖前に認められる骨端病変として，軟骨芽細胞腫のほかには，Langerhans 細胞組織球症，骨髄炎(Brodie 膿瘍)，軟骨下嚢胞などが挙げられる．骨端線閉鎖後に認められる骨端病変として，軟骨芽細胞腫のほかには，巨細胞腫などが挙げられる．

14 歳男性

A：股関節単純 X 線写真正面像　　B：CT, MPR 冠状断像　　C：MRI, T1 強調冠状断像

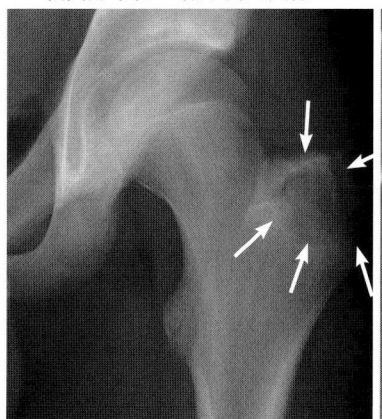

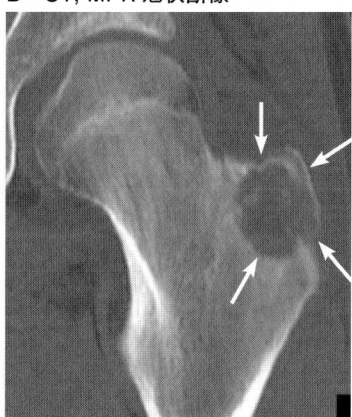

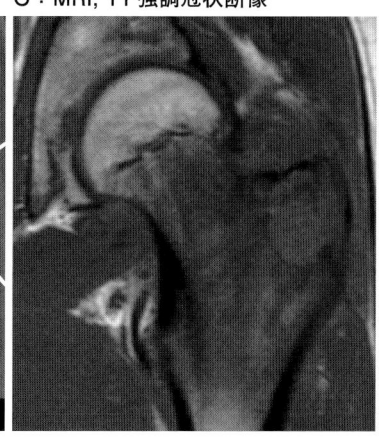

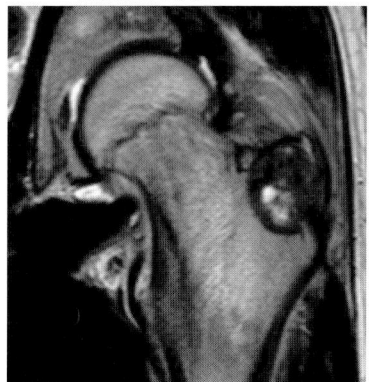

D：T2 強調冠状断像　　E：脂肪抑制 T2 強調冠状断像　　F：脂肪抑制造影 T1 強調冠状断像

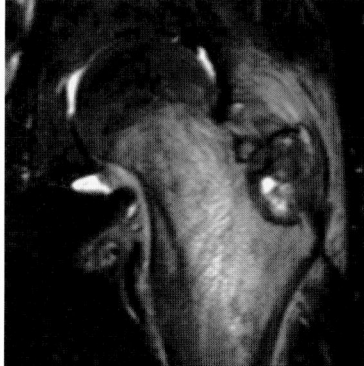

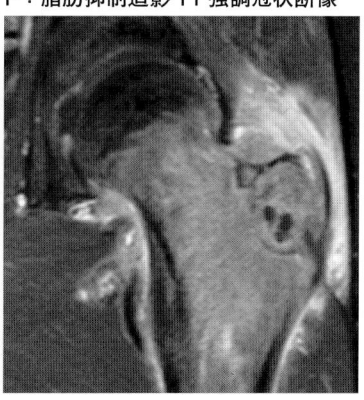

図1　単純 X 線写真(A)および CT(B)で，大腿骨の大転子に一部硬化縁を伴う境界明瞭な溶骨性病変を認める(→)．病変内には淡い石灰化が散在する．病変は MRI, T1 強調像(C)で低信号，T2 強調像(D)で低信号と高信号が混在し，脂肪抑制 T2 強調像(E)で周囲に広範な高信号域を伴っている．脂肪抑制造影 T1 強調像(F)では大部分に造影効果がみられるが，T2 強調像で高信号を示す部分は造影効果がなく，嚢胞変性と思われる．腫瘍周囲の骨髄，軟部組織には T1 強調像で低信号，T2 強調像で高信号，造影効果を有する境界不明瞭な異常信号がみられ，反応性浮腫・炎症性変化と考えられる．

(山本和宏)

類骨骨腫，骨芽細胞腫

osteoid osteoma, osteoblastoma（benign osteoblastoma：BOB）

専門医レベル
診断専門医レベル
指導医レベル

Essentials

- 類骨骨腫と骨芽細胞腫は病理組織学的に類似しており類縁疾患と考えられている．
- アスピリン系鎮痛薬の奏功する夜間痛が臨床的な特徴である．
- 類骨骨腫は nidus とよばれる通常 1 cm 以下の骨吸収域が病気の本態である．
- 類骨骨腫は自然治癒する（self-limiting）ことがある．
- 単純 X 線撮影では nidus が不明瞭なことがあり，CT 撮像が推奨される．
- 骨芽細胞腫は通常 1 cm 以上のサイズである．

臨床的事項

- 比較的若年に発生することの多い疾患であるが，乳幼児から高齢者まで広くみられる．
- 夜間に痛みが生じることが多く，多くの場合でアスピリン系鎮痛薬が奏功する．
- 関節近傍に発生したものは関節炎との鑑別が困難な場合がある．
- 以前は観血的治療が行われていたが，近年では CT ガイド下焼灼術が行われることが多い．

病態生理・病理像

- nidus 内に類骨，骨芽細胞を見る．
- 類骨骨腫と骨芽細胞腫は病理学的にはほぼ同一疾患と考えられている（病理学的な差異はない）が，臨床経過が異なるとされている．
- 骨芽細胞腫はより若年で特に脊椎に発生することが多い．
- 発生部位により medullary（髄内），cortical（骨皮質），periosteal（骨膜）の3つに分類される．

画像所見

単純写真・CT nidus には石灰化を伴うことが多く（60〜80％），骨皮質の病変では著明な周囲の骨硬化や骨膜反応を伴う．髄内や関節近傍発生の類骨骨腫ではこれらの反応が乏しいことが多い．nidus の検出には CT が有用である．骨芽細胞腫の単純 X 線所見はさまざまで，類骨骨腫と類似しているが nidus が大きいもの，境界明瞭で石灰化を伴う膨張性溶骨性変化，膨張性変化や骨皮質の破壊が強く，悪性腫瘍との鑑別が難しいものなどがある．

MRI nidus は石灰化の程度により信号パターンが異なり，小さく石灰化が強いものは MRI で見逃されやすい．nidus は豊富な血流を反映して dynamic enhancement study で早期から信号上昇がみられ，周囲の骨髄や軟部組織の浮腫や炎症の波及が認められる．骨芽細胞腫の特異的所見は少なく，周囲の反応性変化も比較的少ない．

18歳女性　類骨骨腫

A：胸椎単純X線写真　　B：CT横断像 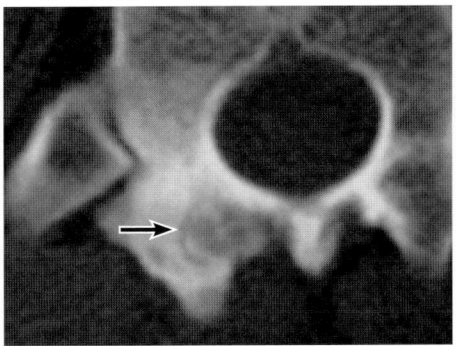　　C：MRI, 脂肪抑制T2強調横断像

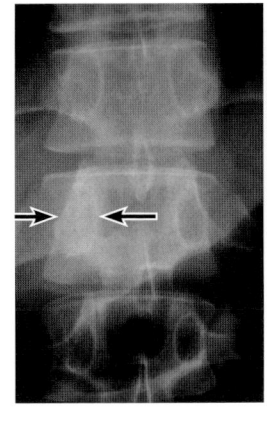

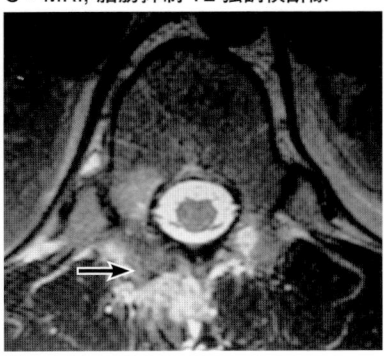

図1　単純X線写真（A）では，Th12椎体の右椎間関節部がほかに比べ高濃度に描出される（→）．CT（B）では，椎弓背側に8mm程度のnidusがみられ（→），骨膜下類骨骨腫（periosteal osteoid osteoma）と考えられる．MRI（C）では，脂肪抑制T2強調像でCT像に一致して低信号域がみられ（→），周囲骨髄，軟部組織に炎症や浮腫を示唆する高信号域が認められる．

20歳台男性　骨芽細胞腫

A：足関節単純X線写真側面像　　B：CT横断像 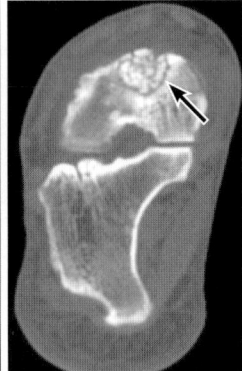　　C：MRI, 脂肪抑制T2強調矢状断像

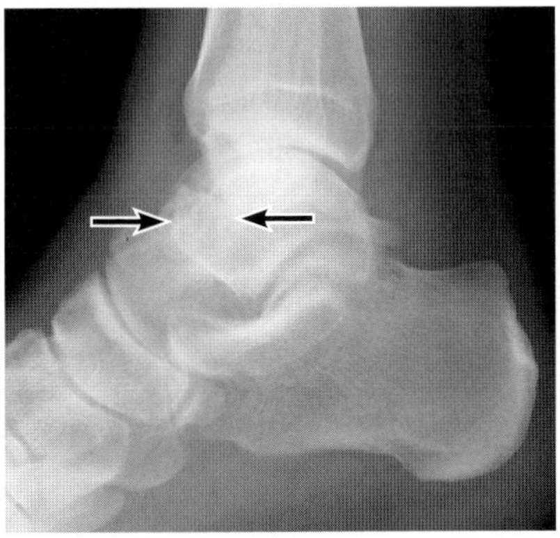

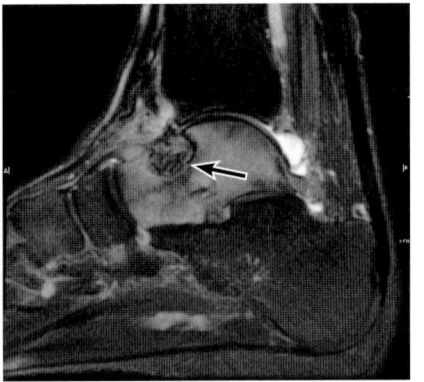

図2　単純X線写真（A）では，右距骨に15mm大の骨硬化像が認められる（→）．CT（B）では，距骨前縁，骨皮質から骨髄内に薄い骨透亮像がみられ（→），内部には豊富な石灰化が認められる．MRI（C）では，同部に一致して脂肪抑制T2強調像で強い低信号域がみられ（→），周囲骨髄に浮腫を示唆する高信号域が広がっている．病理学的には類骨とともに腫大した骨芽細胞が豊富に認められた．

参考文献
1) 大塚隆信，福田国彦，小田義直・編：骨・軟部腫瘍―臨床・画像・病理．診断と治療社，2011：92-95.
2) Greenspan A : Benign bone forming lesions : osteoma, osteoid osteoma, and osteoblastoma. Skeletal Radiol 1993 ; 22 : 485-500.

（白神伸之）

非骨化性線維腫

non-ossifying fibroma

専門医レベル
診断専門医レベル
指導医レベル

Essentials
- 非骨化性線維腫と線維性皮質欠損は組織学的には同一である．
- 生検や手術の必要がない，いわゆる don't touch lesion である．
- 年齢や部位，MRI 像からほぼ確診できる．

臨床的事項
- 主として 10 歳前後にみられ，症状に乏しく偶発的に発見されることが多い．
- 膝関節中心に大腿骨遠位背側，脛骨，腓骨近位骨幹端から骨幹に生じることがほとんどである．

病態生理・病理像
- 組織学的には同一であるが，線維性皮質欠損が骨髄に進展していないことに対し，非骨化性線維腫は骨髄に病変が達していること，前者よりも臨床的に所見がみられることが鑑別のポイントである．
- 成長に伴い骨幹から離れる方向に相対的に移動し，縮小，消失，または骨硬化像として残存する．
- 病理学的には紡錘形細胞が花むしろ状に増生し，泡沫細胞がみられることが特徴である．
- 多核巨細胞がみられることもあり，何らかの病変の修復機転に生じる線維性組織増殖であると考えられている．

参考文献
1) Ritschl P, Karnel F, Hajek P：Fibrous metaphyseal defects-determination of their origin and natural history using a radiomorphological study. Skeletal Radiol 1988；17：8-15.
2) 石川栄世，遠城寺宗知・編：外科病理学，第 3 版．文光堂，1999：1167-1168.
3) Sartoris DJ・著，大澤 忠，片山 仁・監訳：必修 骨軟部の画像診断．メディカル・サイエンス・インターナショナル，1997：216-217.

非骨化性線維腫 109

画像所見

単純写真・CT　骨幹端から骨幹に偏心性骨透亮像として認められ，辺縁硬化が認められる．線維性骨皮質欠損との鑑別が問題となるが，線維性骨皮質欠損は非骨化性線維腫と比較して小さく，骨皮質に限局する類円形の骨透亮像として認められることが多い．非骨化性線維腫は大きく，分葉状の辺縁を有し膨張性で骨髄に病変が達することが多く，大きなものでは骨皮質が菲薄化し，欠損しているようにみえることもある．また経過とともに病変の縮小や骨硬化がみられる．

MRI　線維化を反映してT2強調像で内部に低信号がみられることが多いが，内部の線維化，壊死，囊胞性変化，出血などにより信号パターンが異なる．また病的骨折をきたしたものでは，周囲骨髄や軟部組織に浮腫性変化を伴う．

7歳男児

A：単純X線写真正面像　B：MRI, T1強調横断像　C：T2強調横断像

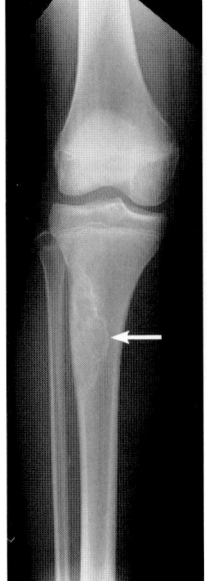

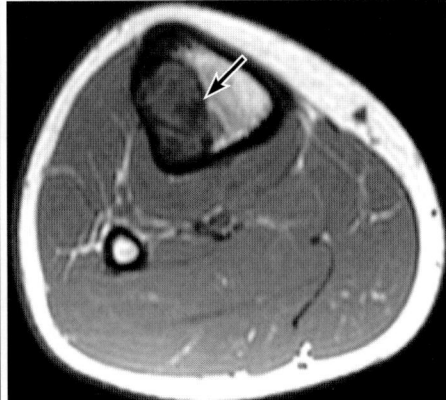

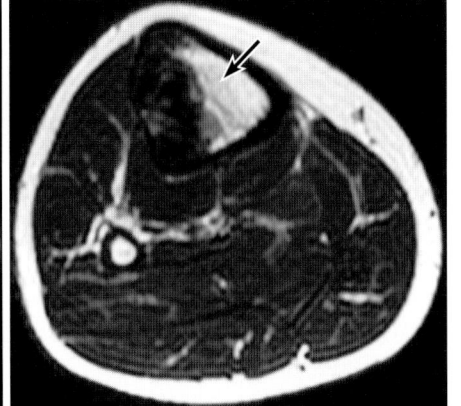

D：造影T1強調冠状断像

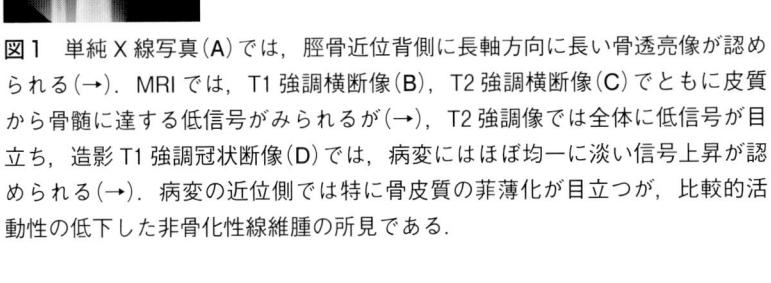

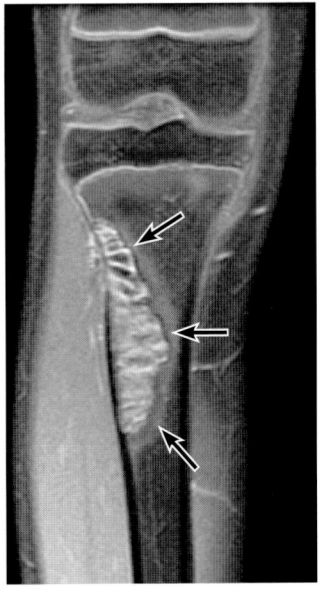

図1　単純X線写真（A）では，脛骨近位背側に長軸方向に長い骨透亮像が認められる（→）．MRIでは，T1強調横断像（B），T2強調横断像（C）でともに皮質から骨髄に達する低信号がみられるが（→），T2強調像では全体に低信号が目立ち，造影T1強調冠状断像（D）では，病変にはほぼ均一に淡い信号上昇が認められる（→）．病変の近位側では特に骨皮質の菲薄化が目立つが，比較的活動性の低下した非骨化性線維腫の所見である．

（白神伸之）

骨巨細胞腫

giant cell tumor of bone（GCT of bone）

専門医レベル
診断専門医レベル
指導医レベル

Essentials

- 2013年WHO新分類ではosteoclastic giant cell rich tumorのなかでintermediate（locally aggressive, rarely metastasizing）に分類された．
- 骨幹端に発生し，骨端線を越えて骨端に進展するため悪性腫瘍との鑑別が重要である．
- 局所再発が多いが転移はごくまれである．
- 長管骨に好発するが，頭蓋骨，椎体などに発生することもある．

臨床的事項

- 病的骨折を生じることがある．
- 治療として掻把，骨移植が行われることが一般的である．
- 局所再発率が高い（15〜25％）．
- 近年ではデノスマブによる化学療法が行われている．

病態生理・病理像

- 骨端線閉鎖後の20歳以上に生じることが多く，比較的急速に増大することもある．
- 腫瘍間質の単核細胞と破骨細胞に似た多核巨細胞がみられる．

画像所見

単純写真・CT 骨幹端から骨端線を越えて骨端に及ぶ偏心性の境界明瞭な溶骨性病変で，辺縁に骨硬化は認められない．骨端では関節軟骨直下まで進展することが多く，骨皮質は辺縁で菲薄化し，しばしば骨外進展を示唆する骨欠損像を認める．内部に石灰化を認めることはまれである．

MRI 囊胞性病変，充実性病変ともにさまざまな割合でみられるが，充実部分は豊富な細胞成分やヘモジデリン沈着を反映してT2強調像で比較的低信号を呈することが多い．皮質を破壊して周囲軟部組織に突出，浸潤することもあり，また豊富な血管増生を反映して，Gd造影剤投与後に強い信号上昇を呈するが，これらの所見は病変の活動性が高いと判断される．囊胞成分には液面形成を伴うことも多く，動脈瘤様骨嚢腫（aneurysmal bone cyst：ABC）様変化と考えられるが，14％にみられるとの報告がある．ABCとの鑑別は好発年齢（GCTは20歳以上，ABCは20歳未満），病変の範囲（GCTは骨端線を越えて骨端に及ぶ，ABCは骨幹端），辺縁硬化の有無（GCTは辺縁硬化がなく，ABCでは硬化がある）で行うことができる．

20歳台男性

A：膝関節単純X線写真正面像　B：MRI, T1強調横断像　C：T2強調横断像

D：造影T1強調横断像　E：造影T1強調矢状断像

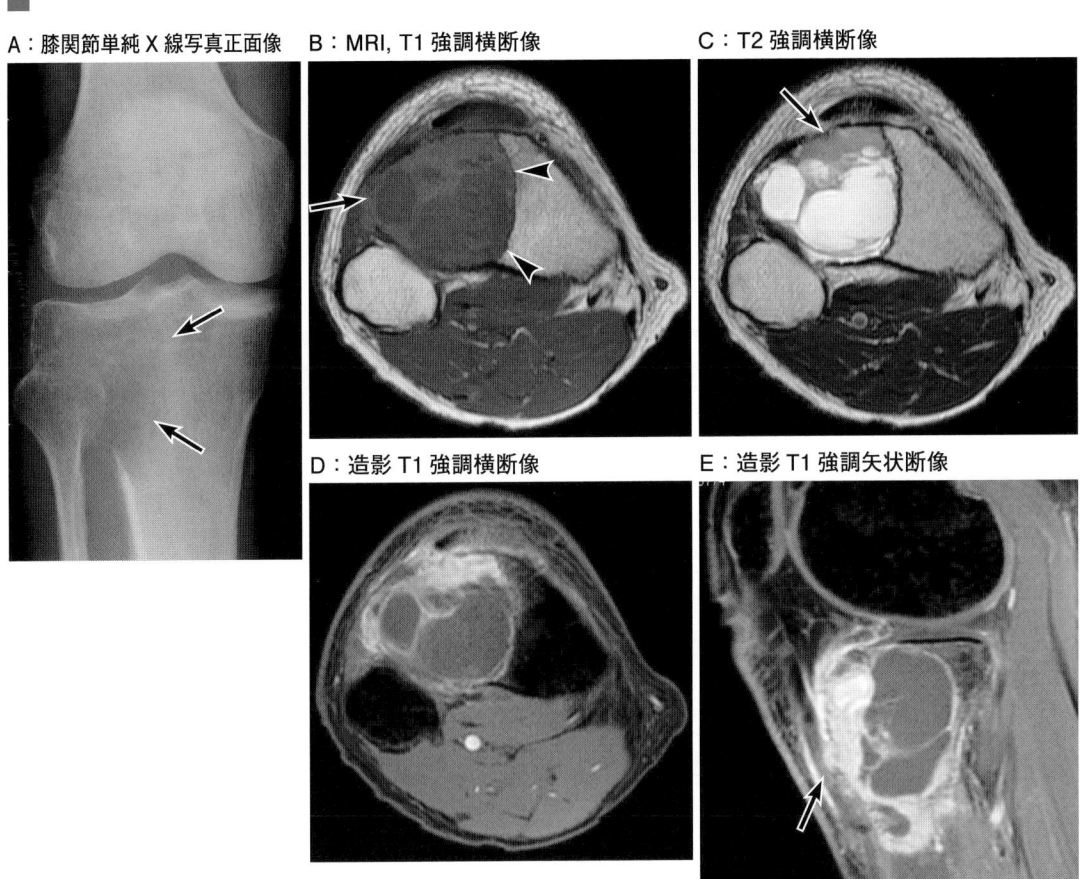

図1 単純X線写真(A)では，右脛骨近位外側部に内部に淡い隔壁を有する骨透亮像がみられ，骨端線を越えて関節側に進展し，外側に大きく突出している(→)．MRI, T1強調横断像(B)では，脛骨近位に多房性嚢胞性病変がみられ(▶)，前方部に充実成分が認められる．また，外側では骨外に進展している所見もみられる(→)．T2強調横断像(C)では，腫瘍前方部の充実成分は比較的低信号を呈しており(→)，嚢胞成分の内部は比較的均一である．Gd造影T1強調横断像(D)，矢状断像(E)では前方の充実部分と隔壁に高度の信号上昇が認められ，一部で骨外への進展もみられる(→)．

参考文献

1) 大塚隆信，福田国彦，小田義直・編：骨・軟部腫瘍―臨床・画像・病理．診断と治療社，2011：126-129.
2) Chakarun CJ, Forrester DM, Gottsegen CJ, et al：Giant cell tumor of bone : review, mimics, and new developments in treatment. RadioGraphics 2013；33：197-211.

(白神伸之)

血管腫

hemangioma of bone

専門医レベル
診断専門医レベル
指導医レベル

Essentials
- 頻度の高い良性骨腫瘍で，椎体および頭蓋骨に好発し，しばしば多発する．
- 通常無症状だが，まれに骨外進展や出血をきたし，痛みや神経根・脊髄圧迫症状をきたすことがある．
- 典型的には内部に脂肪成分と肥厚した骨梁を認める．

臨床的事項
- 脊椎椎体および頭蓋骨に好発し，しばしば多発する．椎体血管腫は成人剖検例の約10％に認められる．このほかの体幹，四肢骨の血管腫はまれである．
- 骨内に限局し，無症状で偶然発見されることが多いが，まれに骨外進展，硬膜外出血，圧迫骨折をきたし，痛み，神経根症状や脊髄圧迫症状を呈することがある．
- 上記のような有症状例は治療の対象となる．腫瘍摘出術はしばしば大量出血をきたすため，術前の血管塞栓術が有用である．椎体形成術の有用性も報告されている．

病態生理・病理像
- 肉眼的には暗赤色の血液腔と肥厚した骨梁がみられ，蜂巣様を呈する．
- 組織学的には拡張した壁の薄い小血管の増生を認め，大きなものほど脂肪細胞増生を伴いやすい．
- 過誤腫または血管奇形の1つと考えられている．

参考文献
1) Wenger DE, Wold LE：Benign vascular lesions of bone：radiologic and pathologic features. Skeletal Radiol 2000；29：63-74.
2) Errani C, Vanel D, Gambarotti M, et al：Vascular bone tumors：a proposal of a classification based on clinicopathological, radiographic and genetic features. Skeletal Radiol 2012；41：1495-1507.

画像所見

単純写真・CT　椎体では骨吸収および縦方向に肥厚した骨梁が認められる．CTでは病変はしばしば脂肪濃度を有し，肥厚した骨梁が点状に認められ，水玉模様(polka-dot pattern)を示すことが特徴である．頭蓋では類円形の溶骨性変化に加え，内部の骨梁肥厚が骨に対して垂直に走行(sunburst pattern)または中心から放射状に拡がるパターン(weblike pattern)を示す．

MRI 脂肪含有を反映してT1強調像，T2強調像ともに高信号を示すことが多いが，脂肪が少ない血管腫ではT1強調像で低信号，T2強調像で高信号を示し，骨転移などとの区別が難しい．内部の肥厚した骨梁が低信号として認められることは特徴の1つである．骨外に進展した腫瘤も脂肪を含むことがあるが，非特異的な信号パターンのことも多い．緩徐な造影効果を認める．

50歳台女性　Th7血管腫

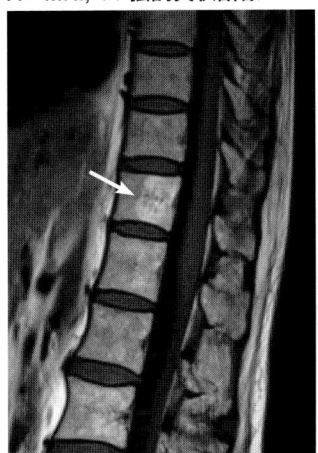

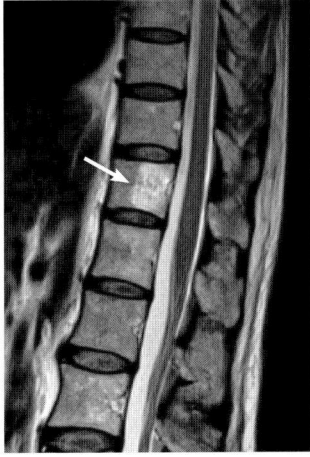

A：MRI, T1強調矢状断像　　B：T2強調矢状断像　　C：CT横断像

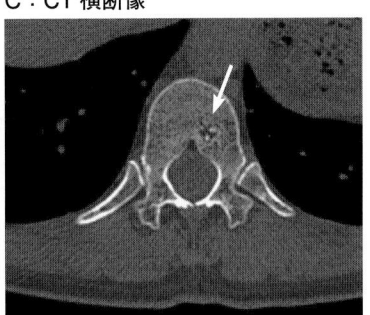

図1　MRI（A，B）では病変はT1・T2強調像ともに高信号を示し，内部に肥厚した骨梁を示す縦走する線状低信号が混在している（→）．CT（C）では，病変の肥厚した骨梁が点状に認められる（polka-dot pattern）（→）．

30歳台女性　骨外に進展するTh8血管腫

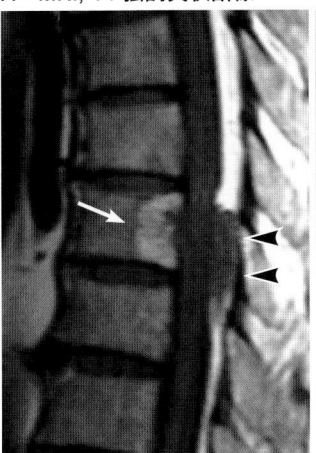

A：MRI, T1強調矢状断像　　B：T2強調矢状断像　　C：T2強調横断像

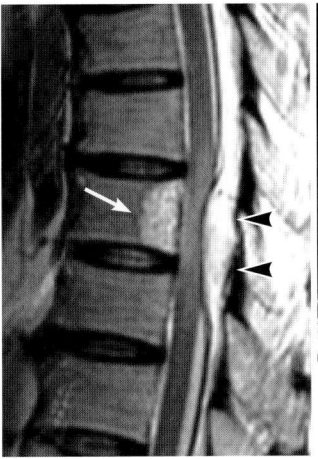

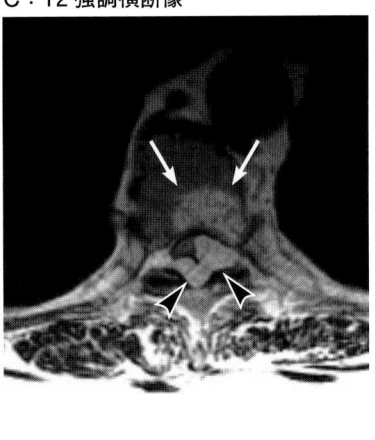

図2　椎体から硬膜外に進展する病変を認める．椎体の病変はT1・T2強調像ともに高信号を示し（→），肥厚した骨梁と思われる点状の低信号（polka-dot pattern）を認める．硬膜外病変（▶）は大部分がT1強調像で低信号であるが，わずかに高信号が混在し，脂肪成分の混在が疑われた．

（隅屋　寿）

軟骨肉腫

chondrosarcoma

専門医レベル
診断専門医レベル
指導医レベル

Essentials
- 骨髄腫を除けば，骨肉腫に次いで2番目に頻度の高い骨原発悪性腫瘍である．
- 低悪性度軟骨肉腫は内軟骨腫との区別ははしばしば困難である．

臨床的事項
- 中高齢者の骨盤(主に腸骨)，大腿骨近位，上腕骨近位，大腿骨遠位，肋骨に好発する．
- 二次性の軟骨肉腫は内軟骨腫や骨軟骨腫から発生するもので，特に Ollier 病や Maffucci 症候群で頻度が高い．
- 骨内から発生する中心型(central あるいは intramedullary)が最も多いが，このほか，骨軟骨腫の軟骨帽から発生する末梢型(peripheral)，骨表面に発生する表在型(juxtacortical あるいは periosteal)，骨外(extraskeletal)軟骨肉腫がある．
- 低悪性度軟骨肉腫と内軟骨腫との区別は病理所見だけではしばしば困難で，臨床所見(特に痛み)や単純X線所見を総合して判断する必要がある．

病態生理・病理像
- 通常型軟骨肉腫では軟骨基質と多結節状の軟骨細胞の増殖を認め，Grade 1 から 2, 3 と悪性度が高くなるに従い細胞密度や異型性が増加する．Grade 1 は 2013 年 WHO 新分類では良悪の中間群に分類される．
- 通常型以外に，高悪性度の脱分化型軟骨肉腫，間葉性軟骨肉腫，低悪性度の淡明細胞型軟骨肉腫がある．

参考文献
1) Douis H, Saifuddin A：The imaging of cartilaginous bone tumours. II. Chondrosarcoma. Skeletal Radiol 2013；42：611-626.
2) Murphey MD, Walker EA, Wilson AJ, et al：From the archives of the AFIP：imaging of primary chondrosarcoma：radiologic-pathologic correlation. RadioGraphics 2003；23：1245-1278.

画像所見

単純写真・CT　溶骨性変化と骨硬化性変化が混在し，軟骨内骨化を反映したリング状〜弓状の石灰化(ring-and-arc pattern)をしばしば認める．骨皮質内面には辺縁が波打ったような骨侵食(endosteal scalloping)をきたす．骨の再構築(remodeling)により厚い骨膜反応や骨皮質肥厚をきたすこともある．悪性度が高い病変では，より強い骨侵食，骨破壊，軟部腫瘤をきたす．

MRI 分葉状の軟骨基質はT1強調像で低信号，T2強調像で著明な高信号を示し，線維組織や骨化・石灰化を示す隔壁様の低信号が混在する．骨化に伴う骨髄形成がT1強調像で高信号として認められることもある．造影効果は低悪性度のものでは辺縁および内部の隔壁様構造に認められることが多いが，悪性度の高いものではびまん性あるいは結節状の造影効果を示す．軟部組織の病変は骨内病変と同様の信号パターンを示し，悪性度の高い病変を示唆する所見である．

核医学 骨シンチグラフィ，^{201}Tlシンチグラフィ，^{18}F FDG-PETの集積度が，悪性度の評価，良性腫瘍との鑑別に有用との報告があるが，症例数の制限や偏りのため，明確な結論は出されていない．

40歳台女性　左上腕骨 Grade 1-2 軟骨肉腫

A：単純X線写真正面像　　B：CT, MPR冠状断像　　C：MRI, T2強調冠状断像

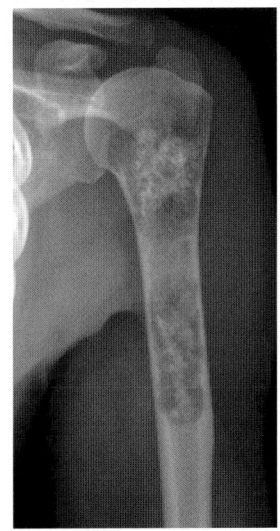

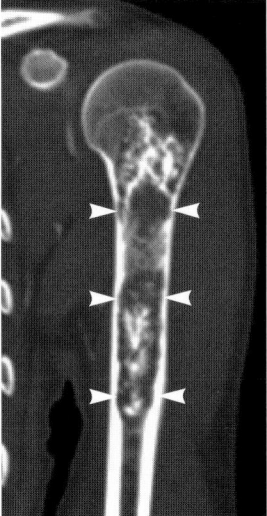

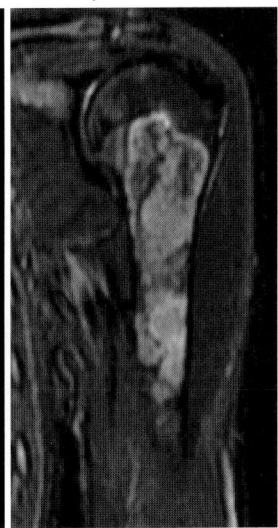

図1　単純X線写真（A）およびCT（B）では，左上腕骨骨幹から近位骨幹端にかけて軟骨性石灰化を伴う溶骨性変化を認める．骨皮質内面の侵食（endosteal scalloping）があるが（▶），骨皮質の破壊や骨膜反応は認めない．MRI（C）では，軟骨基質が高信号として認められ，石灰化に相当する部分が比較的低信号を呈している．

60歳台男性　左大腿骨 Grade 3 軟骨肉腫

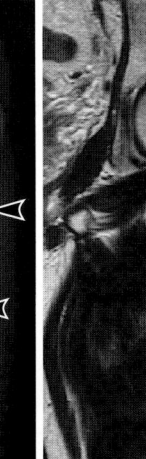

A：単純X線写真正面像　　B：MRI, T2強調冠状断像　　C：T2強調横断像

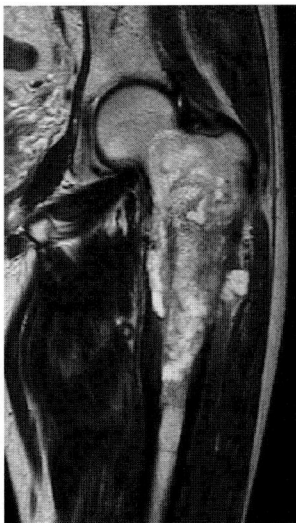

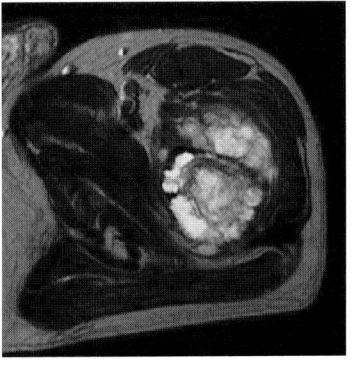

図2　左大腿骨の近位骨幹から骨幹端に境界不明瞭な骨硬化と溶骨性変化の混在した病変があり，骨皮質内面の侵食，骨皮質肥厚を認める（▶）．MRI（B, C）では多結節状の形態，骨外への進展が明らかである．

（隅屋　寿）

骨肉腫

osteosarcoma

専門医レベル
診断専門医レベル
指導医レベル

Essentials
- 類骨または骨形成を特徴とする間葉組織由来の悪性腫瘍で，10〜20歳台に多く，骨原発の悪性腫瘍では造血器腫瘍を除き最も頻度が高い．

臨床的事項
- 10〜20歳台に好発するが，高齢者にも小さなピークがある．これは放射線照射後やPaget病に続発した二次性骨肉腫に関連している．
- 長管骨の骨幹端に好発し，半数以上が膝周囲(大腿骨遠位と脛骨近位)に起こる．骨端への進展も多いが，関節内への進展はまれである．
- 痛みと腫脹，発熱，血清アルカリフォスファターゼ値上昇をきたす．
- 転移は肺に最も多く，このほか，骨，リンパ節，肝臓，脳などにみられる．転移巣はしばしば石灰化をきたす．肺転移に気胸を合併しやすいことはよく知られている．
- 標準治療は術前・術後の化学療法と患肢温存手術で，温存手術の適応がない場合のみ肢切断術が行われる．5年生存率は遠隔転移がないもので60〜80%．四肢発生例に比べて，骨盤や脊椎発生例は予後が不良である．

病態生理・病理像
- 類骨または骨形成をきたす間葉組織由来の悪性腫瘍と定義される．骨原発という意味ではなく，骨外(肺，後腹膜，軟部組織など)にも発生することがある．
- WHO分類では悪性骨形成腫瘍に分類され，以下のような亜型に分けられる．

骨内低悪性度型骨肉腫(低悪性度中心性骨肉腫)(low-grade central osteosarcoma)(4〜5%)
通常型骨肉腫(conventional osteosarcoma)(75%)
　骨芽細胞型(osteoblastic osteosarcoma)(50〜80%)
　軟骨芽細胞型(chondroblastic osteosarcoma)(5〜25%)
　線維芽細胞型(fibroblastic osteosarcoma)(7〜25%)
血管拡張型骨肉腫(telangiectatic osteosarcoma)(4.5〜11%)
小細胞型骨肉腫(small cell osteosarcoma)(1〜4%)
二次性骨肉腫(secondary osteosarcoma)(5〜7%)
表在性骨肉腫(surface osteosarcoma)(4〜10%)
　傍骨性骨肉腫(parosteal osteosarcoma)(65%)
　骨膜性骨肉腫(periosteal osteosarcoma)(25%)
　高悪性度表在性骨肉腫(high-grade surface osteosarcoma(10%)

参考文献
1) Murphey MD, Robbin MR, McRae GA, et al：The many faces of osteosarcoma. RadioGraphics 1997；17：1205-1231.
2) Suresh S, Saifuddin A：Radiological appearances of appendicular osteosarcoma：a comprehensive pictorial review. Clin Radiol 2007；62：314-323.

画像所見（通常型骨肉腫）

単純写真・CT　境界不明瞭な溶骨性変化，造骨性変化，あるいは両者が混在する．種々の骨膜反応を伴い，スピクラ(spicula)とよばれる骨皮質に垂直または放射状に走行する骨膜反応は特徴的である．Codman 三角もしばしば認められるが，特異的所見ではなく，他の骨腫瘍（動脈瘤様骨嚢腫や Ewing 肉腫など）や骨髄炎などでも認められる．骨皮質はしばしば破壊され，骨外腫瘤を伴う．

MRI　骨形成，壊死や出血などにより種々のパターンの信号強度を示す．腫瘍の進展範囲（骨髄，軟部組織，関節内），血管・神経浸潤の評価に優れ，特に患肢温存手術の適応や範囲の決定に有用である．ただし，腫瘍周囲の浮腫と腫瘍浸潤の区別はしばしば困難である．罹患骨の骨髄内に飛び石状の転移巣(skip metastasis)を認めることがある(9〜25％)．

核医学　腫瘍の骨形成を反映し，骨シンチグラフィでは腫瘍周辺のみならず腫瘍自体にも集積する．^{201}Tl シンチグラフィの集積度の変化は化学療法の評価に有用である(^{18}F FDG-PET は現時点で治療効果判定に保険適用なし)．

15歳女性　通常型骨肉腫

A：左膝関節　単純X線写真正面像
B：MRI, T1強調冠状断像
C：T2強調冠状断像
D：脂肪抑制造影 T1強調冠状断像

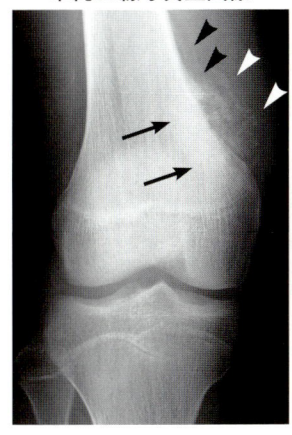

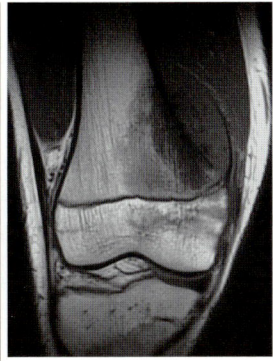

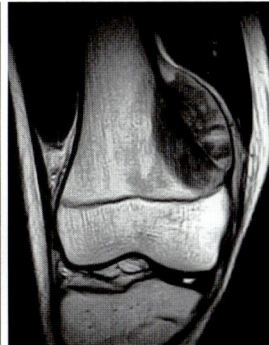

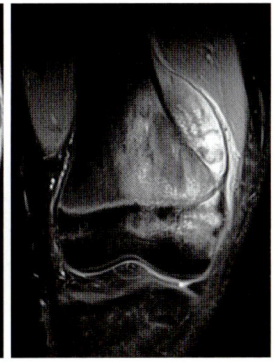

図1　単純X線写真(A)では，左大腿骨遠位部骨幹外側の境界不明瞭な造骨性変化(→)，スピクラ様の骨膜反応(白矢頭)，Codman三角(黒矢頭)を認める．MRI(B〜D)では骨内から骨外に進展する腫瘍が明瞭である．腫瘍周囲の骨髄に境界不明瞭な造影効果を有する異常信号がみられるが，反応性骨髄浮腫と腫瘍浸潤との厳密な区別は難しい．

(隅屋　寿)

Ewing 肉腫，原始神経外胚葉性腫瘍

Ewing sarcoma, primitive neuroectodermal tumor (PNET)

専門医レベル
診断専門医レベル
指導医レベル

Essentials

- Ewing 肉腫は未分化小円形細胞の増殖からなる骨悪性腫瘍であり，1921 年に James Ewing によって diffuse endothelioma of bone として報告され，のちに Ewing 肉腫と命名された．
- PNET は小円形細胞の増殖に加え，ロゼット形成などの神経への分化が顕著な腫瘍で，もともとは Ewing 肉腫と別の腫瘍として扱われていた．
- Ewing 肉腫に特異的とされる染色体転座 t(11;22)(q24;q12) に由来する融合遺伝子 *EWS-FLI 1* の発現が PNET にも認められることから，両者は病理学的および分子遺伝学的所見を同じくする腫瘍として包括的に取り扱うようになった．

臨床的事項

- 原発性骨悪性腫瘍の 6～8％の頻度で，骨髄腫や骨肉腫および軟骨肉腫より頻度は低いが，小児期に骨軟部から発生する原発性悪性腫瘍のなかでは 2 番目に頻度が高い．
- 患者のおよそ 80％は 20 歳以下で，男性にやや多くみられる．
- 長幹骨の骨幹部や骨幹端-骨幹部に発生することが多く，肋骨や骨盤骨，長幹骨，仙骨を含む脊椎に好発する．
- 罹患部位の疼痛や腫瘤形成が主な症状であり，発熱，白血球増加および赤沈亢進などの炎症所見や貧血がみられることがある．
- 悪性度が高く，予後不良．5 年生存率は 40％程度．骨軟部発生で腫瘍のサイズが大きいことは予後不良因子とされている．

病態生理・病理像

- 組織学的には未分化小円形細胞が，びまん性にシート状もしくは分葉状に増殖する．その細胞は細胞質に乏しく，核のクロマチンが繊細である．細胞質にはグリコーゲンを有することが多く，PAS 染色陽性になる．出血・壊死を伴うことも多い．
- 免疫染色では CD99 がびまん性に強陽性となるが，CD99 は横紋筋肉腫や悪性リンパ腫など他の悪性小円形細胞腫瘍でも陽性となる．
- 分子遺伝学的には特異的な染色体相互転座 t(11;22)(q24;q12) の結果生じる融合遺伝子 *EWS-FLI 1* を 85％の症例で，t(21;22)(q22;q12) の結果生じる融合遺伝子 *EWS-ERG* を 10～15％の症例で認める．

参考文献

1) 石田 剛:骨腫瘍の病理.文光堂,2012:224-235.
2) 大塚隆信,福田国彦,小田義直・編:骨・軟部腫瘍—臨床・画像・病理.診断と治療社,2011:120-121.
3) Fletcher CDM, Unni KK, Mertens F(ed):World Health Organization classification of tumours. Pathology and genetics tumours of soft tissue and bone. Lyon:IARC Press, 2002:298-300.

画像所見

単純写真・CT 浸潤性(permeative)や虫食い状(motheaten)パターンの骨破壊がみられる.骨膜反応は悪性パターンを呈し,典型的には"onion-skin"様の多層性骨膜反応を伴う.腫瘍部の骨皮質には不正な菲薄化および肥厚がみられ,骨皮質表面には骨膜下に増殖した腫瘍による皿状の骨圧排侵食像(saucerization)をきたすことがある.骨皮質が比較的保たれている場合でも,大きな骨外性腫瘤を形成することがある.

MRI MRIは腫瘍の質的診断よりは,骨内および骨外の腫瘍進展範囲評価や治療効果判定に用いる.

18歳女性 橈骨骨幹部 Ewing 肉腫

A:前腕部単純X線写真正面像 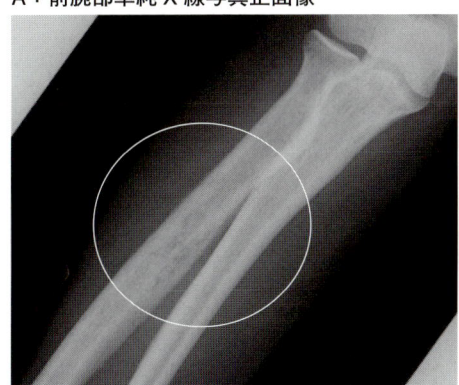
B:単純X線写真側面像 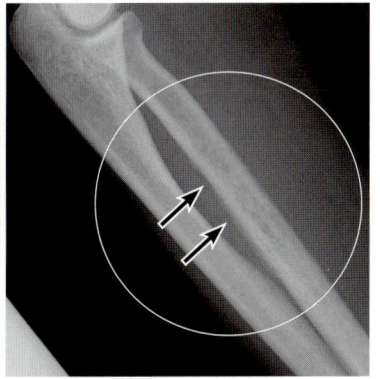
C:MRI, T2 強調横断像 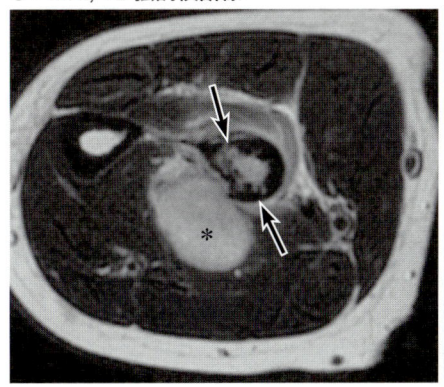
D:脂肪抑制 T2 強調矢状断像

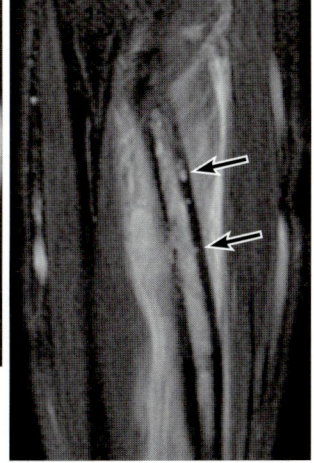

図1 単純X線写真(A, B)にて,橈骨骨幹部に境界不明瞭な浸潤性および虫食い状の骨破壊像がみられる(A, B, ○).周囲には骨膜反応がみられ,皿状の骨圧排侵食像(saucerization)を伴っている(B, →).MRIではT2強調像で高信号を呈する病変が骨髄内に広範にみられ,骨皮質内にも点状や不整形の異常信号を伴っている(C, D, →).菲薄化した骨皮質部付近には骨外性腫瘤(C, *)を形成している.

(宇山直人・髙尾正一郎)

長幹骨アダマンチノーマ

adamantinoma of long bones

専門医レベル
診断専門医レベル
指導医レベル

Essentials

- 上皮性分化を示す腫瘍細胞とそれを取り囲む骨線維間質成分からなる多彩な組織像を呈する低悪性度の骨腫瘍で，脛骨に最も多く発生する．
- 顎骨に発生する歯原性のエナメル上皮腫と類似した組織像を呈するが，まったく別の疾患である（adamantin はエナメル質の意味）．

臨床的事項

- きわめてまれで，骨腫瘍の 0.4％とされている．
- 小児から高齢者まで発症するが，20〜50 歳までの成人に好発し，わずかに男性に多い．
- 約 90％が脛骨の骨幹部前面に発生する．時に同側の腓骨に同時発生することがある．主な症状は局所の腫脹で，痛みや病的骨折および脛骨の弓状変形を伴うこともある．数か月から 10 数年と長期間の経過をたどることが多い．
- 治療は外科的切除が基本．広範切除が一般的で，掻爬など切除範囲が不十分な場合は再発のリスクが高い．12〜29％の症例で遠隔転移をきたし，肺やリンパ節が遠隔転移の好発部位である．

病態生理・病理像

- 上皮様構造を示すことが特徴的であり，① basaloid pattern（顎骨のエナメル上皮腫に類似した像），② tubular pattern（血管腔や腺管構造に似た構造を示す），③ squamoid pattern（上皮細胞巣に扁平上皮への分化が明らかに認められるもの），④ spindle pattern（非上皮性紡錘形細胞腫瘍のごとくみえる像を示すもの），⑤ osteofibrous dysplasia-like pattern（骨線維性異形成に類似した線維・骨組織に微小な上皮細胞巣を散在性に認めるもの）に分けられ，これらが混在することもある．
- 免疫染色では，腫瘍細胞はサイトケラチンおよびビメンチン陽性となる．

参考文献

1) 石田 剛：骨腫瘍の病理．文光堂，2012：333-348.
2) Bethapudi S, Ritchie DA, Macduff E, et al：Imaging in osteofibrous dysplasia, osteofibrous dysplasia-like adamantinoma, and classic adamantinoma. Clin Radiol 2014；69：200-208.
3) Khanna M, Delaney D, Tirabosco R, et al：Osteofibrous dysplasia, osteofibrous dysplasia-like adamantinoma and adamantinoma：correlation of radiological imaging features with surgical histology and assessment of the use of radiology in contributing to needle biopsy diagnosis. Skeletal Radiol 2008；37：1077-1084.

画像所見

単純写真・CT 典型的には脛骨の骨幹前面に偏在する地図状の多房性溶骨性病変として描出される．虫食い状の変化を示すこともある．骨透亮像は辺縁に硬化を伴うことが多く，充実性(solid pattern)や層状(lamellar pattern)の骨膜反応を伴うことがある．骨皮質内で骨の長軸に沿って拡がる場合もあるが，骨髄腔や周囲の軟部組織に進展することもある．

MRI 主に腫瘍はT1強調像で筋肉と等信号，T2強調像で均一もしくは不均一な高信号を呈する．Gd造影では充実成分が強く造影される．

鑑別診断 骨線維性異形成および線維性骨異形成との鑑別が問題となる．アダマンチノーマはこれらの腫瘍と比べ，虫食い状の溶骨性変化や骨髄腔や骨皮質外への進展を呈することがあるが，画像上鑑別が難しいこともある．

10歳台男性

A：下腿部単純X線写真側面像　B：単純X線写真正面像　C：MRI, Gd造影T1強調矢状断像

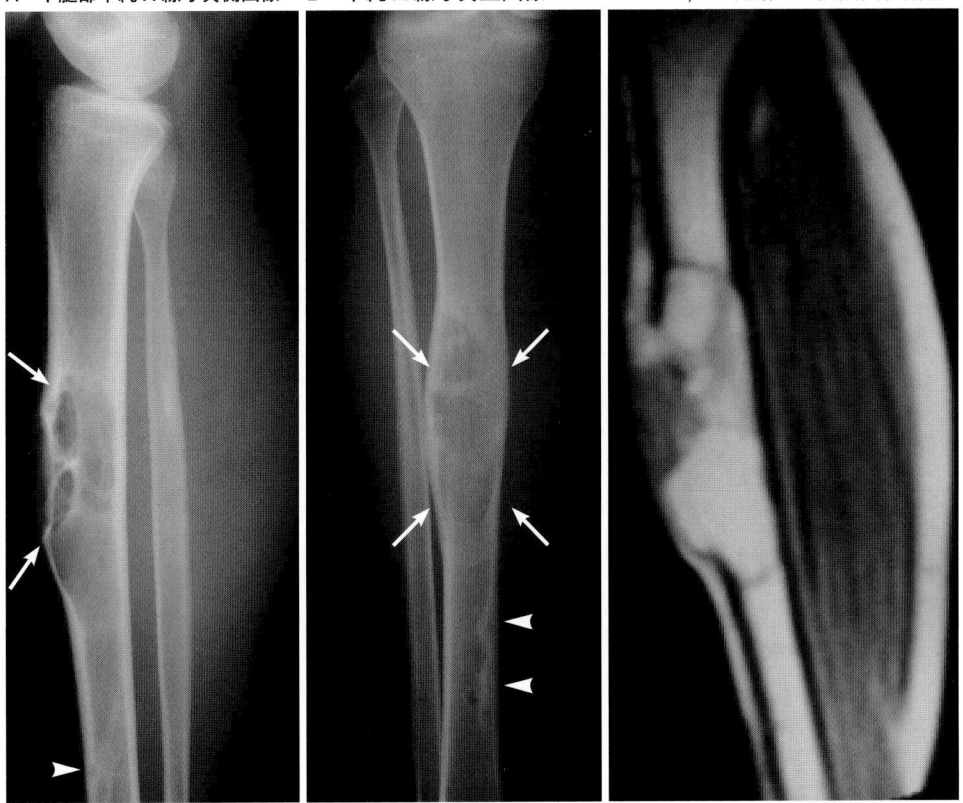

図1　単純X線写真(A, B)では，脛骨の骨幹部前面に骨皮質から骨髄腔にかけて膨張性溶骨性病変を認める(→)．硬化縁や隔壁様構造を伴っている．腫瘍遠位の骨皮質近傍にも病変がみられる(A, B, ▶)．Gd造影MRI(C)では，腫瘍に強い増強効果を認める．（東京慈恵会医科大学 福田国彦先生のご厚意による）

（宇山直人・高尾正一郎）

転移性骨腫瘍

metastatic bone tumor

専門医レベル
診断専門医レベル
指導医レベル

Essentials
- 原発性骨腫瘍も含めた悪性骨腫瘍のうち最も頻度が高く，悪性腫瘍の70%程度を占める．
- 癌の骨転移は骨髄を含む骨梁間組織にまず起こり，腫瘍が発育することで支持組織である骨組織を破壊してX線学的に顕在化する．
- 骨転移は赤色髄の多い脊椎，骨盤，肋骨，胸骨，大腿骨，上腕骨，頭蓋骨に多く，脂肪髄が多い領域への転移は比較的まれである．

臨床的事項
- 肺癌，胃癌，膵癌，前立腺癌，乳癌が原発巣として多い．
- 原発巣別の骨転移発生率は，乳癌(80%)，前立腺癌(65〜75%)，肺癌(30〜50%)，子宮癌(20〜70%)などと報告されている．
- 長幹骨の病的骨折は，大腿骨近位で最も頻度が高い．骨皮質の破壊が強いほど起こりやすく，骨皮質面の50%以上が破壊された場合，病的骨折をきたす可能性が高くなる．

病態生理・病理像
- 骨への転移形式は血行性転移が多く，骨転移のパターンは，① 溶骨性(骨吸収が優位)，② 造骨性(骨形成が優位)，③ 混合型(骨吸収と骨形成が混在)，④ 骨梁間型(骨梁に対する反応がほとんどみられない)に分類される．
- 溶骨性は，肺癌，乳癌，腎癌，消化器癌，肝癌などで，造骨性は，前立腺癌，カルチノイド腫瘍などでみられる．混合型は肺癌，乳癌，子宮頸癌，卵巣癌，精巣腫瘍などでみられる．

参考文献
1) 石田 剛：骨腫瘍の病理．文光堂，2012：448-454.
2) Resnick DL, Kransdorf MJ：Skeletal metastasis. In：Bone and joint imaging, 3rd ed. Philadelphia：Elsevier Saunders, 2005：1245-1256.

画像所見

単純写真・CT 溶骨性転移および造骨性転移ともに病変の境界は明瞭・不明瞭，いずれの所見もきたしうる．境界は浸潤傾向が強いほど不明瞭となる．

MRI 骨転移に特徴的な信号パターンはないものの，一般的にはT1強調像で脂肪髄の高信号が腫瘍に置き換わり低信号となる．T2強調像での信号強度はさまざまである．病変の検出に脂肪抑制T2強調像やSTIR像が有効な場合もある．

| 骨シンチグラフィ | 一般的に造骨性病変で集積が亢進し，溶骨性病変では集積亢進および集積低下〜欠損いずれも起こりうる．骨梁間型転移は病変を検出できないことが多い．
| FDG-PET | 溶骨性転移や骨梁間型転移においても集積亢進がみられるため，早期の検出が期待できる．造骨性や混合型の造骨が強い病変，もともと集積が低い腎癌などは，集積が乏しく偽陰性になることがあり，注意が必要である．

● 前立腺癌，胃腸系の悪性腫瘍，網膜芽細胞腫および神経芽細胞腫の骨転移ではspiculationやsunburstなどの顕著な骨膜反応をきたすことがある．また，肺癌などでは長幹骨の骨皮質(または骨膜下)に転移をきたすことがあり，偏心性の皮質骨びらん(cookie-bite sign)を呈することがある．

70歳台男性　後腹膜明細胞肉腫の橈骨転移

前腕部単純X線写真正面像

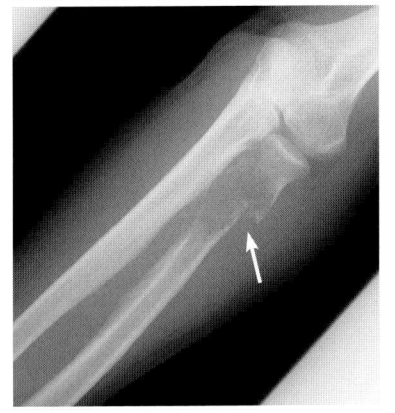

図1　橈骨近位に表面不整な溶骨性病変がみられ，病的骨折をきたしている(→)．

50歳台男性　前立腺癌の多発骨転移(仙骨，腸骨)

骨盤単純CT横断像

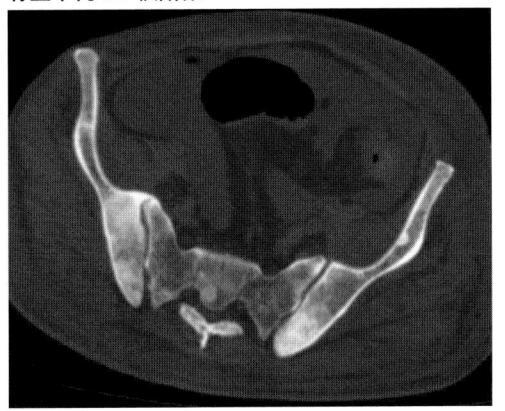

図2　仙骨および腸骨にびまん性〜地図状や結節状の造骨性転移を認める．

80歳台女性　肺癌の大腿骨骨皮質転移

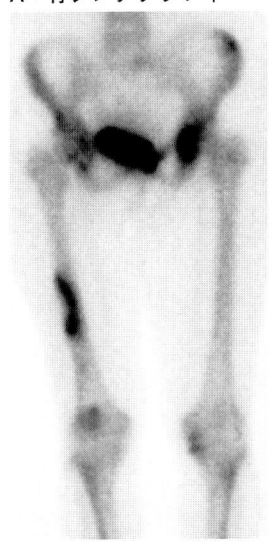

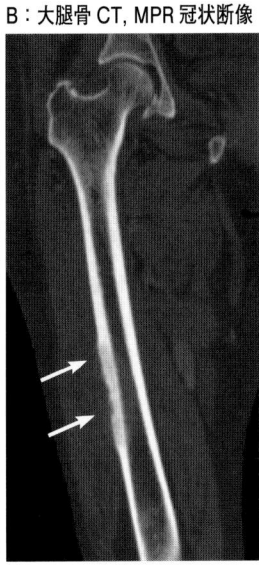

A：骨シンチグラフィ　　B：大腿骨CT, MPR冠状断像

図3　骨シンチグラフィ(A)で，右大腿骨骨幹部に長軸に沿うような集積亢進あり．骨盤骨にも集積亢進を認める．CT冠状断像(B)では，大腿骨骨皮質の肥厚や表面不整(→)を認め，骨転移が示唆される．肺癌は骨皮質に転移をきたすことがある．

(宇山直人・高尾正一郎)

単純性骨嚢胞

simple bone cyst

専門医レベル
診断専門医レベル
指導医レベル

Essentials
- 20歳以下に好発する良性単房性嚢胞性病変.
- 病的骨折で発見されることが多い.
- 好発部位は上腕骨近位,大腿骨近位,踵骨など.

臨床的事項
- 孤立性骨嚢腫(solitary bone cyst)とも称される.
- 通常は単房性の嚢胞性病変で,漿液性の黄色調の液体で満たされる.
- 20歳以下に好発する良性病変であり,男女比は約3:1.
- 多くは無症候に経過し,病的骨折が発見の契機となる.
- 長管骨に好発し,特に上腕骨,大腿骨,脛骨で90%程度を占めるが,踵骨,骨盤骨にも生じる.大腿骨では転子部,踵骨では三角部に多い.骨幹端では成長線に接する.
- Jaffeらは骨嚢腫の自然経過から骨端線に隣接した活動性の高い"active state"と骨端線から離れた活動性の低い"latent(あるいはstatic) state"に分類した.
- 単純性骨嚢腫の治療目的は病的骨折の予防にあり,ステロイド注入や嚢腫掻爬・骨移植が行われてきたが,骨穿孔・減圧のみでも多くの症例で自然治癒が期待できる.
- active stateは治療後の再発に注意を要する.

病態生理・病理像
- 嚢胞壁は豊富な膠原線維からなる.内腔は表面を裏打ちする細胞はなく,仮性嚢胞の像を呈する.出血や修復過程の程度に応じてヘモジデリンや線維素の沈着,反応性骨形成を伴う.
- 内容物の多くが漿液性であること,線維芽細胞様の細胞の密な増殖がみられないことが動脈瘤様骨嚢腫との鑑別点.

参考文献
1) Wilkins RM:Unicameral bone cysts. J Am Acad Orthop Surg 2000;8:217-224.
2) Lokiec F, Wientroub S:Simple bone cyst:etiology, classification, pathology, and treatment modalities. J Pediatric Orthop B 1998;7:262-273.

画像所見

単純写真 長管骨では骨幹端(時に骨幹部)に中心性透亮像として認められる．皮質骨の相対的に厚い部位が隔壁様に描出される結果として多房様を示すこともある．大きくなると皮質骨は菲薄化し膨隆する．病的骨折を生じないかぎり骨膜反応や骨破壊像は認められない．

CT 均一な水濃度の辺縁明瞭な無血管病変として認められる．病的骨折をきたすと，骨片が内部に脱落する(fallen fragment sign)．時に少量の気泡が認められる．

MRI 病変内部は漿液性内容を反映して T1 強調像で低信号，T2 強調像で高信号を呈し，出血をきたすと液面形成を認める．辺縁部は線状低信号を示す．

7 歳男児

A：股関節単純 X 線写真正面像　　B：MRI, T2 強調冠状断像

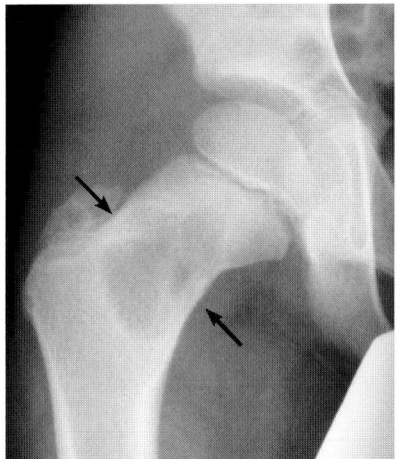

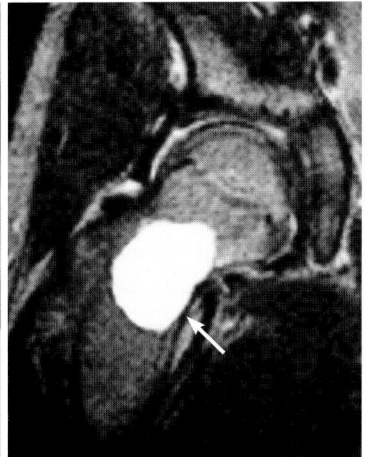

図1　単純 X 線写真で右大腿骨転子部に透過性病変(A, →)が認められ，MRI, T2 強調冠状断像で均一な高信号を示す(B, →)．

18 歳男性

A：足関節 MRI, プロトン密度強調矢状断像　　B：脂肪抑制 T2 強調横断像

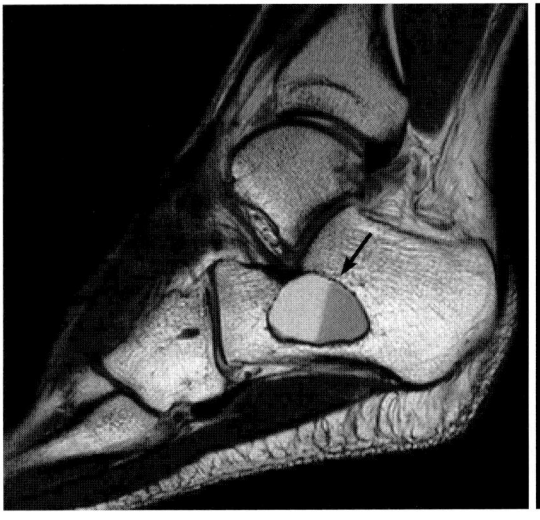

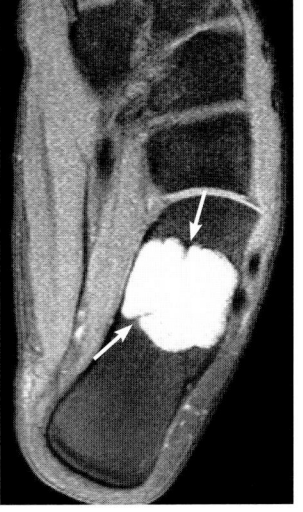

図2　踵骨三角に液面形成，不完全な隔壁様構造(→)を伴う単房性嚢胞性腫瘤が認められる．

(辰野　聡)

動脈瘤様骨嚢腫

aneurysmal bone cyst

専門医レベル
診断専門医レベル
指導医レベル

Essentials
- 長管骨骨幹端の膨張性多房性腫瘤として認められる．
- さまざまな既存の骨病変から発生することが多い．
- 一見，悪性腫瘍を思わせる皮質骨の侵食や破壊，骨膜新生骨の存在，軟部組織への進展を伴うことがある．

臨床的事項

- 10～20歳台に好発し性差はない．
- 大腿骨近位・遠位部，脛骨近位部，上腕骨近位部，踵骨に好発し，扁平骨では骨盤，脊椎に多い．
- 骨巨細胞腫，軟骨芽細胞腫，骨芽細胞腫，線維性骨異型性症，骨嚢腫，非骨化性線維腫，などの既存の骨内病変の存在や潜在的な外傷性損傷によって生じた血流増加，出血に伴う二次的な嚢胞形成と推定されている．
- 既存の骨内病変が病理組織学的に確定された場合，診断は「動脈瘤様骨嚢腫の変化を伴う～」となる．
- 局所の圧痛，腫脹で発症することが多く，関節周囲に生じた場合，運動時痛，関節可動域制限を呈する．
- しばしば病的骨折を生じる．
- 脊椎では後方成分が好発部位で，脊髄圧迫症状で発症することがある．
- 成長期には骨とともに増大するため骨成長障害の原因となりうる．
- 治療は病巣掻破と骨移植．予後は良好で再発は少ない．

病態生理・病理像

- 肉眼的に血液の充満する多房性あるいは海綿状の骨嚢胞として認められ，嚢胞壁は多数の多核巨細胞や類骨組織を伴う線維性結合組織からなる．

参考文献
1) Rapp TB, Ward JP, Alaia MJ：Aneurysmal bone cyst. J Am Acad Orthop Surg 2012；20：233-241.
2) de Kleuver M, van der Heul RO, Veraart BE：Aneurysmal bone cyst of the spine：31 cases and the importance of the surgical approach. J Pediatr Orthop B 1998；7：286-292.

画像所見

単純写真・CT 長管骨では骨幹端の限局性，偏心性（時に中心性）の膨張性透過性病変として描出され，時に菲薄化した皮質骨が骨膜新生骨により縁どられる像がみられる．腫瘍内部に隔壁様構造が描出され，泡沫様（"soap-bubble" appearance）と表現される．病変の増大とともに，皮質骨の侵食や破壊を生じ，軟部組織への進展から悪性腫瘍と誤られることがある．

MRI 皮質骨の菲薄化，隔壁構造を伴う膨張性・多房性囊胞性腫瘤として描出される．隔壁内の液体は多彩な信号強度を示す血性内容で，液面形成を伴うことがある．充実性成分が認められる場合は，既存の骨内病変の存在を考慮する．腫瘤の辺縁は血管に富むため造影MRIで増強効果がみられる．

8歳女児

上腕骨単純X線写真正面像

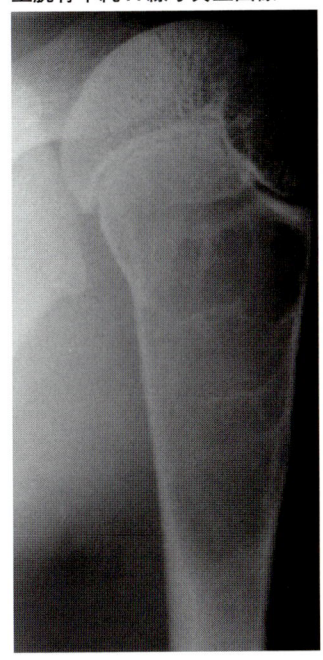

図1　上腕骨骨幹端に成長板に接して辺縁明瞭で内部に隔壁様構造を伴う骨透亮像が認められる．

7歳時と12歳時女児

A：膝関節単純X線写真正面像（7歳時）　B：単純X線写真（12歳時）

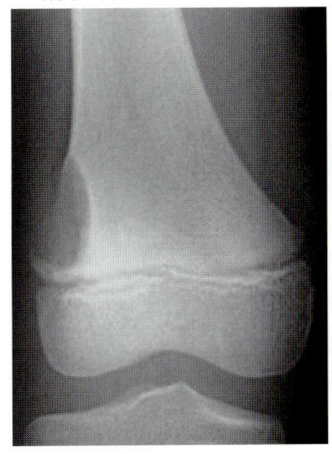

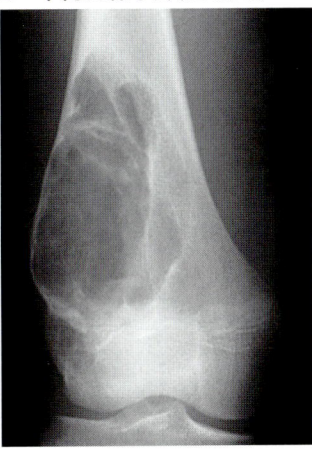

図2　大腿骨遠位骨骨幹端の偏心性溶骨性腫瘤が5年の経過で増大し，泡沫様（"soap-bubble" appearance）を呈し，大腿骨外側顆成長障害の原因となっている．（自治医科大学 杉本英治先生のご厚意による）

10歳男児

A：上腕骨MRI, T1強調冠状断像　B：T2強調矢状断像

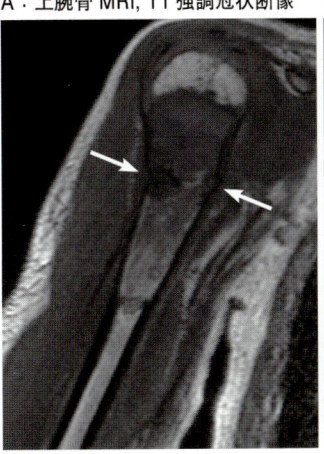

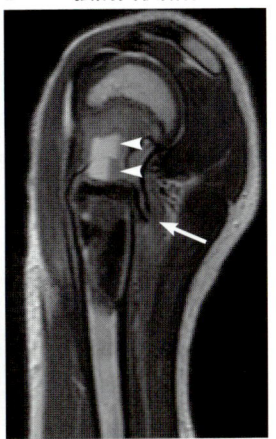

図3　病的骨折（→）を伴う多房性囊胞性腫瘤が認められ，一部の囊胞成分に液面形成（▶）がみられる．

(辰野　聡)

線維性骨異形成症

fibrous dysplasia

専門医レベル
診断専門医レベル
指導医レベル

Essentials
- 骨髄腔が骨や軟骨を含んだ線維組織で占められる原因不明の骨形成異常．
- 単骨性と多骨性があるが，画像所見は基本的に同一で，骨形成と線維形成の組み合わせによる多彩なX線像を呈する．
- 多骨性線維性骨異形成にMcCune-Albright症候群を合併することがある．

臨床的事項
- 骨組織が化生骨，軟骨を含む線維様組織に置き換わる成因不明の骨病変で，一種の形成異常とみなされる．骨発育の終わる思春期を過ぎると進行が止まる．
- 単骨性(70〜80％)と多骨性(20〜30％)がある．多骨性では片側性に分布することが多い．
- 多骨性線維性骨異形成症に，皮膚の色素沈着，思春期早発症を伴うものは，McCune-Albright症候群とよばれる．女性に多い．
- 10〜20歳台に多く，大腿骨，脛骨，肋骨，頭蓋骨，顎骨に好発する．長管骨では骨幹端，または骨幹部に生じる．肋骨の良性腫瘍のうちでは最多．
- 頭蓋顔面骨では眼球突出，視力障害，顔面の高度変形(獅子様顔貌：leontiasis ossea)をきたす．
- 大腿骨上部ではshepherd's crookと称される内反変形を示す．
- 時に疼痛を訴え，病的骨折を生じうるが，一般的に予後は良好．非常にまれに続発性肉腫を生じうる．
- 治療は単骨性は掻爬し骨移植，多骨性の病変には対症的に変形の矯正や病的骨折の予防としての内固定が行われる．

病態生理・病理像
- 初期には均一な線維芽細胞様紡錘形細胞の増殖を主体とする線維性組織から形成される．
- 発育とともに幼若な無層骨(woven bone)，線維性骨(fibrous bone)の不規則な骨梁が形成され，次第にその量を増し，線維性組織は量と細胞密度を減じる．

参考文献
1) Kransdorf MJ, Moser RP Jr, Gilkey FW：Fibrous dysplasia. RadioGraphics 1990；10：519-537.
2) Reis C, Genden EM, Bederson JB, et al：A rare spontaneous osteosarcoma of the calvarium in a patient with long-standing fibrous dysplasia：CT and MR findings. Br J Radiol 2008；81：e31-34.
3) Shah ZK, Peh WC, Koh WL, et al：Magnetic resonance imaging appearances of fibrous dysplasia. Br J Radiol 2005；78：1104-1115.

画像所見

単純写真・CT 病理像を反映して初期には骨皮質菲薄化，骨膨張を伴う囊胞様透過像，骨化が進行すると境界不明瞭なすりガラス様陰影，骨硬化像を呈する．内部構造の評価にCTが有用．骨折を伴わないかぎり骨膜反応はない．

MRI 骨内に限局した膨張性の病変として描出され，骨外には信号変化を伴わない．T1強調像では比較的均一な低信号を示すが，T2強調像の信号パターンが多彩で，造影MRIの増強効果もさまざま．T2強調像で高信号を示すものは病理学的活性度が高いとされる．

9歳男児

股関節単純X線写真正面像

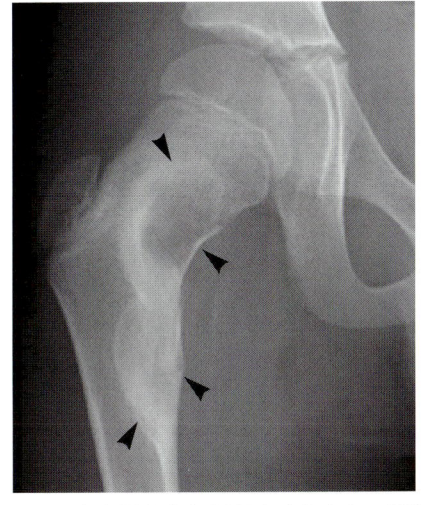

図1 右大腿骨小転子部を中心として辺縁硬化を伴う囊胞様透過像とすりガラス様陰影からなる病変が認められる(▶)．骨膜反応はみられない．

40歳台女性

頭部CT(骨条件)冠状断像

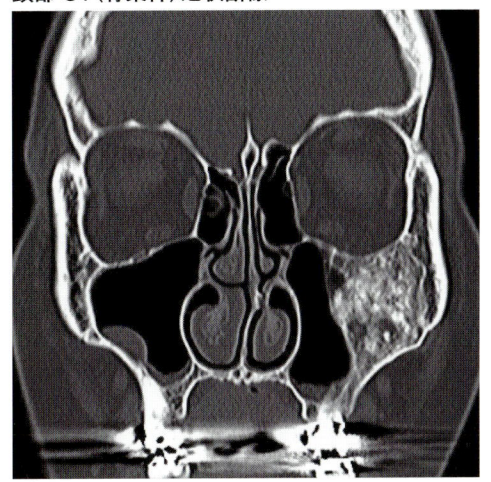

図2 左上顎洞眼窩陥凹部を占める腫瘤が認められ健常骨との移行部は不明瞭．内部に線維性骨を示すすりガラス状濃度と骨化成分の混在がみられる．

50歳台女性

A：頭部MRI，T1強調冠状断像　B：T2強調冠状断像　C：造影T1強調冠状断像

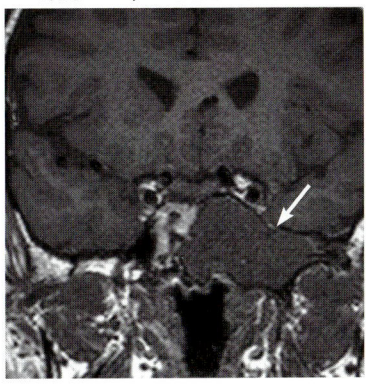

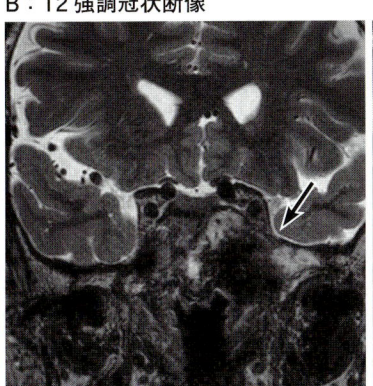

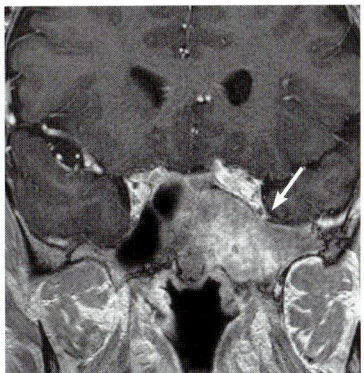

図3 蝶形骨大翼に生じ膨張性に発育する腫瘤(→)はT1強調像(A)で低信号，T2強調像(B)で全体に低信号で中心部無信号を呈し，造影MRI(C)で中心部が濃染している．

(辰野　聡)

Langerhans 細胞組織球症

Langerhans cell histiocytosis (LCH)

専門医レベル
診断専門医レベル
指導医レベル

Essentials
- Langerhans 細胞が肉芽腫を形成しながら異常増殖する原因不明の疾患である．
- 好酸球性肉芽腫，Letterer-Siwe 病，Hand-Schüller-Christian 病は，組織球の増殖という共通点から，かつては histiocytosis X とよばれていた．現在はこれらをすべて総称して Langerhans 細胞組織球症（LCH）の名称を用いる．
- LCH は病変が 1 つの臓器（単一臓器型）か，2 つ以上の臓器（多臓器型）かで分類する．
- 好酸球性肉芽腫は，単一臓器型 LCH に相当し，ほとんどが骨病変である．

臨床的事項

- 好酸球性肉芽腫は小児に好発し，10 歳未満が 60％を占める．男児にやや多い．骨病変は頭蓋骨，顎骨，大腿骨，骨盤骨，肋骨，椎体に好発する．骨髄炎，白血病，悪性リンパ腫，Ewing 肉腫との鑑別が必要である．
- Letterer-Siwe 病は 2 歳以下にみられ，LCH の約 10％を占める多臓器型 LCH である．びまん性劇症型で，最も重症である．
- Hand-Schüller-Christian 病は 5 歳以下にみられ，LCH の約 20％を占める多臓器型 LCH である．進行は緩徐である．頭蓋骨溶骨病変，眼球突出，尿崩症が三徴である．

病態生理・病理像

- 皮膚：骨病変に次いで，病変を認める頻度が高い臓器である．頭や腋窩，鼠径部などに脂漏性湿疹，斑状紅斑などを認める．
- 中枢神経：MRI の T1 強調像で，下垂体後葉の高信号が消失する．下垂体茎や視床下部の腫大と，造影効果を認める．尿崩症の原因となる．
- 肺：CT では上中葉優位に，小結節やさまざまな大きさの囊胞，気管支壁の肥厚などを認める．成人では肺単独病変も多く認められる．
- 肝胆道系：肝脾腫を認める．肝外および肝内胆管周囲の線維性変化や炎症細胞浸潤を認め，MRCP では硬化性胆管炎の所見を認める．
- 消化管：腸管壁の浮腫性肥厚，粘膜側の強い造影効果，限局性の狭窄や拡張を認める．

参考文献
1) Resnick DL, Kransdorf MJ：Bone and joint imaging. 3rd ed. Philadelphia：Elsevier Saunders, 2005：674-679.
2) 江原 茂：骨・関節の X 線診断．金原出版，1995：160-161.
3) Schmidt S, Eich G, Geoffray A, et al：Extraosseous langerhans cell histiocytosis in children. RadioGraphics 2008；28：707-726.

画像所見

単純写真・CT 典型的には，骨幹ないし骨幹端に中心性に発生する溶骨性変化である．著明な骨膜反応を伴うことも多く，悪性腫瘍との鑑別が問題になることもあるが，骨膜反応は厚く，連続性のことが多い．頭蓋では，内板と外板の拡がりの相違により二重の辺縁をつくる（bevelled edge）．小児の脊椎の扁平椎（vertebra plana）の原因となる．

1歳女児

頭部 CT 横断像

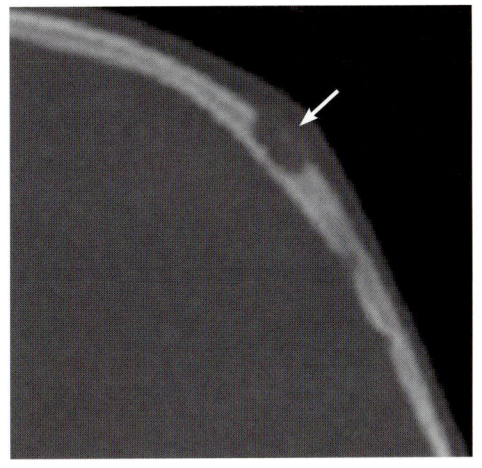

図1 頭部 CT で左前頭骨に外板が破壊された beveled edge を呈する溶骨性腫瘤を認める（→）を認める．

5歳女児

腰椎 MRI, T1 強調矢状断像

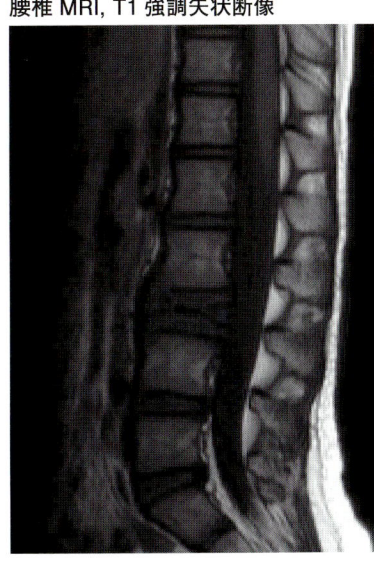

9歳女児

A：胸部 CT 横断像

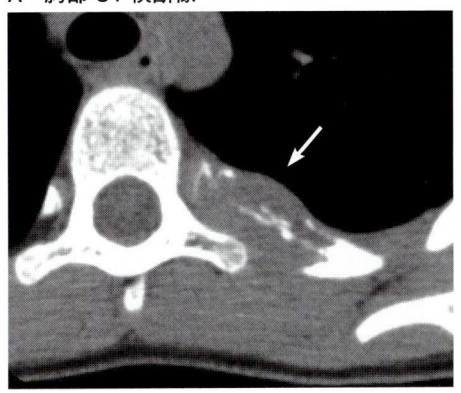

B：MRI, T2 強調横断像

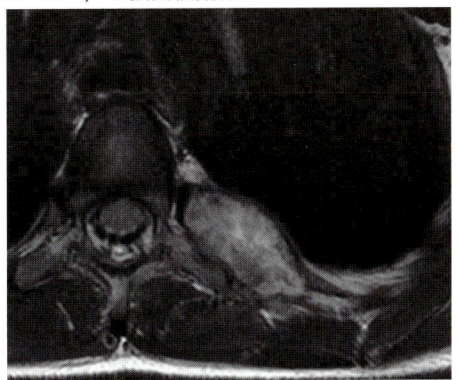

図2 CT 横断像（A）で，左第5肋骨の骨皮質は菲薄化し，膨隆性の溶骨性腫瘤（→）を認める．MRI, T2 強調像（B）では，不均一に高信号を呈している．

図3 L3 に扁平椎（vertebra plana）を認め，T1 強調像で骨髄は低信号を呈している．

（長田周治）

Paget 病

Paget's disease

専門医レベル
診断専門医レベル
指導医レベル

Essentials
- 骨融解期，骨吸収-骨形成混合期，骨硬化期の繰り返しがみられる．
- 局所で，異常に亢進した骨吸収とそれに引き続く過剰な骨形成(骨リモデリングの異常)が生じる結果，骨微細構造の変化と骨の腫大・変形とそれに伴う局所骨強度の低下をきたす疾患である．

臨床的事項
- 中年以降に発症し，男性にやや多い．白色人種に比較的高頻度にみられる．
- 通常は無症状であり，単純 X 線検査で偶然発見される．
- 膝関節や股関節周囲に発生すると，最終的に変形性関節症をきたす．
- Paget 病の悪性化は約 1% であり，骨肉腫，線維肉腫，軟骨肉腫の順に多い．

病態生理・病理像
- 病因は不明である．時に家族性であり，特異的な遺伝子パターンが示唆されている．
- 融解期には破骨細胞が多数みられ，その大きさも通常より大型である．混合期になると骨吸収像に加え，多数の骨芽細胞が新生骨を覆う像がみられる．新生骨は初期の線維性骨から最終的には層状骨の像をとるようになる．
- 硬化期には皮質骨，骨梁ともに肥厚がみられ，骨量が増加する．

参考文献
1) Resnick DL, Kransdorf MJ：Bone and joint imaging, 3rd ed. Philadelphia：Elsevier Saunders, 2005；576-588.
2) Theodorou DJ, Theodorou SJ, Kakitsubata Y：Imaging of Paget disease of bone and its musculoskeletal complications：review. AJR Am J Roentgenol 2011；196：S64-75.

画像所見

単純写真・CT 融解期には硬化縁のない骨吸収像，混合期には骨梁の粗大化や骨皮質の肥厚，硬化期には骨の硬化と増大が進行する．融解期の長幹骨には，V 字状・楔状の境界明瞭な溶骨性変化を認め，blade of grass または flame-shaped sign とよばれる．混合期の頭蓋骨には，吸収域内に硬化巣が拡がる cotton wool appearance を認める．硬化期には，腸骨から恥骨・坐骨に連続する骨皮質肥厚による brim sign，椎体皮質の額縁状肥厚である picture frame appearance などを認める．

MRI 病期により，信号パターンはさまざまである．融解期から混合期では，骨髄腔はT1・T2強調像で脂肪による点状の高信号を呈し，造影MRIで不均一に造影される．混合期から硬化期では，肥厚した骨皮質や粗大化した骨梁がT1・T2強調像で低信号を呈し，増生した脂肪髄はT1・T2強調像で明瞭な高信号域として認められる．肉腫を合併すると，脂肪による高信号域は消失する．

骨シンチグラフィ 集積亢進を示す．

50歳台男性

骨盤単純X線写真正面像

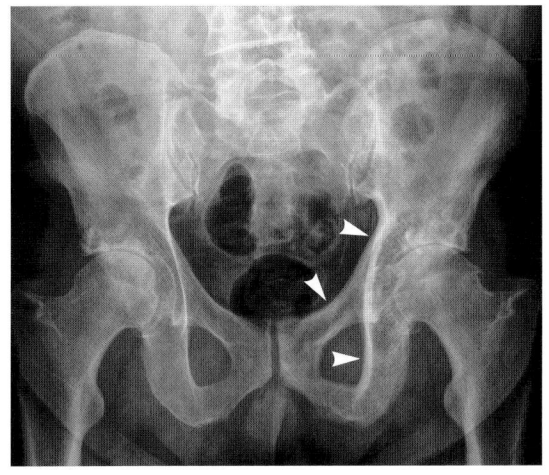

図1 左腸骨から恥骨・坐骨に連続する骨皮質肥厚（brim sign, ►）を認める．

70歳台男性

MRI, T2強調横断像

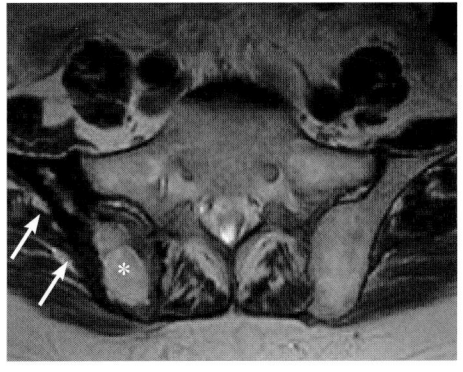

図2 右腸骨の骨皮質は肥厚（→）し，骨髄腔には明瞭な脂肪組織（*）を認める．

60歳台女性

A：腰椎単純X線写真正面像　　B：腰椎CT横断像

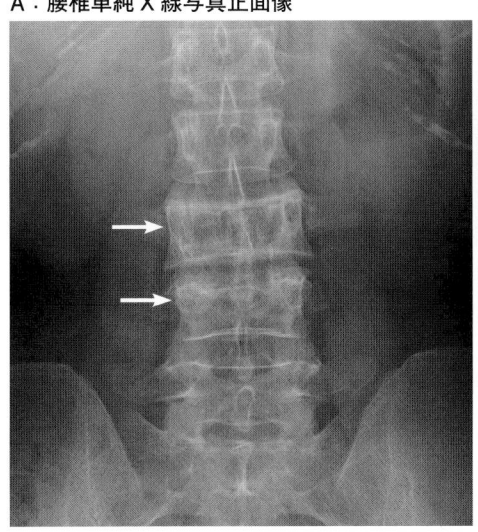

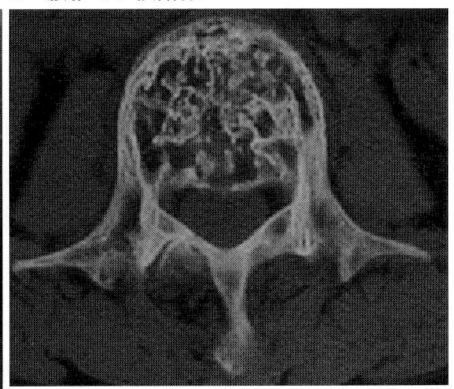

図3 単純X線写真（A）では，L3, L4椎体の皮質（→）は額縁状に肥厚し，picture frame appearanceを呈している．L3レベルのCT（B）では，椎体皮質や骨梁の不均一な肥厚を認める．

（長田周治）

メロレオストーシス

melorheostosis

専門医レベル
診断専門医レベル
指導医レベル

Essentials
- 骨密度の増加をきたし骨硬化像を示す硬化性骨異形成の一病型である．
- 片側の下肢または上肢に単骨性または多骨性に発生することが多い．

臨床的事項
- 約半数は20歳までに診断される．性差はなく，遺伝性は証明されていない．
- 罹患肢の骨は成長障害や短縮，変形をきたす．
- 骨以外では，皮膚紅斑や線状強皮症，血管腫やリンパ管異常などを伴うことがある．

病態生理・病理像
- 骨病変の拡がりは椎節(sclerotome)に一致した分布を示す．上肢または下肢のいずれかに限局したmonomelic型，半側の上下肢に認めるhemimelic型，範囲が限局されたmonostotic型などがある．
- 肩甲骨，鎖骨，骨盤骨にも認められ，その場合は同側の下肢または上肢にも発生する．その他，頭蓋骨，顔面骨，肋骨，椎体骨にも認められることがある．
- 骨皮質外側の骨膜性あるいは骨皮質内面の内骨膜性に骨形成をきたすことにより，骨皮質の肥厚と骨髄内を占拠する骨組織を認める．
- 骨腫(osteoma)，骨斑症(osteopoikilosis)，線条性骨症(osteopathea striata)などの硬化性病変との関連が報告されている．
- 成長に伴い，骨の変形や機能不全を呈する．

参考文献
1) Resnick DL, Kransdorf MJ：Bone and joint imaging, 3rd ed. Philadelphia：Elsevier Saunders, 2005：1427-1429.
2) Judkiewicz AM, Murphey MD, Resnick CS, et al：Advanced imaging of melorheostosis with emphasis on MRI. Skeletal Radiol 2001；30：447-453.

画像所見

単純写真・CT 骨皮質は不均一に肥厚した硬化像を認める．形状が流蝋状であることから"wax flowing down a candle"と形容される．その他，線状や点状の硬化像を認める．

MRI 硬化像は骨組織を反映して，いずれのシーケンスにおいても低信号を呈する．線維，脂肪，軟骨組織などが混在した場合は不均一な信号を呈する．

骨シンチグラフィ 硬化巣への集積亢進を認める．病変の拡がり把握に優れる．

50歳台男性

A：下腿部単純X線写真正面像　B：MRI, T1強調冠状断像　C：T1強調横断像　D：骨シンチグラフィ

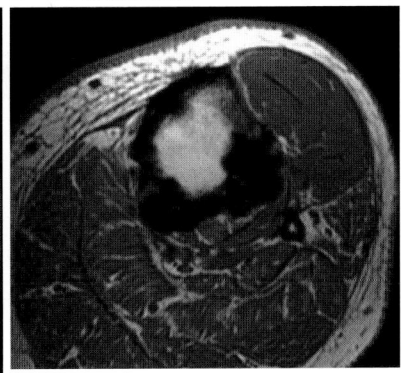

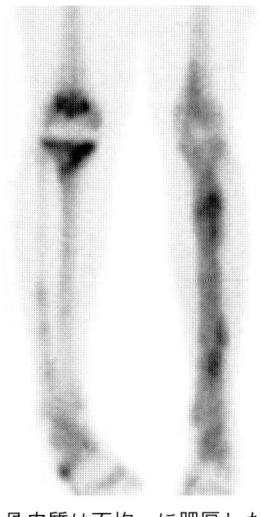

図1　単純X線写真（A）では，左脛骨の骨皮質は不均一に肥厚した硬化像を認める．形状が流蝋状（wax flowing down a candle）である．MRI, T1強調像（B, C）では，硬化病変は著明な低信号を呈している．骨シンチグラフィ（D）では，硬化巣への異常集積を認める．なお，右膝関節には人工関節に伴う異常集積を認める．

50歳台女性

A：上腕骨単純X線写真軸位像　B：手関節単純X線写真

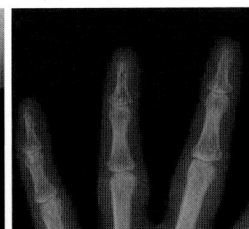

図2　単純X線写真（A）で，左上腕骨の骨皮質の肥厚や線状の硬化像を認める．左肩甲骨や鎖骨には骨皮質の肥厚と変形を認める．手の単純X線写真（B）では，橈骨の変形，母指，示指の骨皮質の不均一な肥厚や短縮を認める．

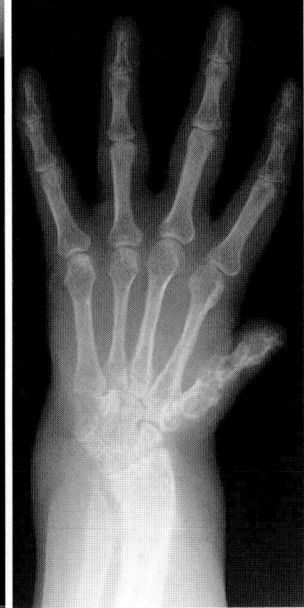

（長田周治）

サルコイドーシス

sarcoidosis

専門医レベル
診断専門医レベル
指導医レベル

Essentials
- 原因不明の慢性肉芽腫性疾患で非乾酪性肉芽腫が種々の組織に発生する．
- 骨軟部組織の病変としては，筋肉の限局性またはびまん性病変，骨病変，筋病変，軟部腫瘤，関節炎などがある．

臨床的事項
- リンパ節，肺，皮膚，眼に多いが，すべての臓器を冒しうる．骨軟部病変の頻度は1〜13%で，皮膚病変との合併が多い．
- 骨病変は特に手や足の指骨に多いが，無症状のことが多い．
- 関節病変は炎症性サイトカインによる反応性関節炎または肉芽腫性滑膜炎をきたす．
- 骨格筋の生検では50〜80%で肉芽腫性病変が認められるが，臨床的に骨格筋の病変が発見される頻度は約6%である．結節型，ミオパチー型，無症候型に分類される．
- 皮膚や軟部組織に腫瘤を形成することもある．

病態生理・病理像
- 病理像は非乾酪化肉芽腫に特徴づけられる．肉芽腫には，単核球およびマクロファージが集積し，周囲をリンパ球，形質細胞，肥満細胞，線維芽細胞およびコラーゲンに囲まれる．
- 病因は明らかでないが，遺伝的感受性をもつ人における何らかの抗原曝露に対する炎症反応と考えられている．

参考文献
1) Moore SL, Teirstein AE：Musculoskeletal sarcoidosis：spectrum of appearances at MR imaging. RadioGraphics 2003；23：1389-1399.
2) Otake S：Sarcoidosis involving skeletal muscle：imaging findings and relative value of imaging procedures. AJR Am J Roentgenol 1994；162：369-375.

画像所見

骨病変

単純写真 手足の指骨では，レース状の骨吸収像が典型的である．病的骨折をきたすこともある．脊椎や骨盤，長管骨の病変は単純X線写真だけではわからないことが多い．

MRI さまざまな形態の骨髄の異常信号として認められるが，特異的な所見はなく，骨転移との区別はしばしば困難である．

骨格筋

MRI 結節型は多発し，両側性に認められることが多い．辺縁部がT1強調像で高信号，T2強調像ではさらに明瞭な高信号を呈し，中心部にT1・T2強調像ともに星芒状の低信号を認める(dark star sign)．矢状断像や冠状断像では筋線維の長軸に沿った細長い形態を示し，中心部に低信号，辺縁に高信号の3層の帯状構造(three stripe sign)を示す．ミオパチー型は筋萎縮や脂肪変性などの非特異的所見を呈する．

Gaシンチグラフィ 結節型，ミオパチー型ともに集積を認める．

30歳台女性　足趾骨および足根骨のサルコイドーシス

A：左足単純X線写真

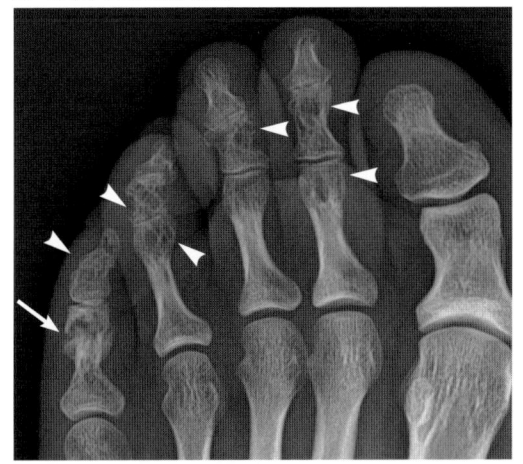

B：MRI，T1強調横断像

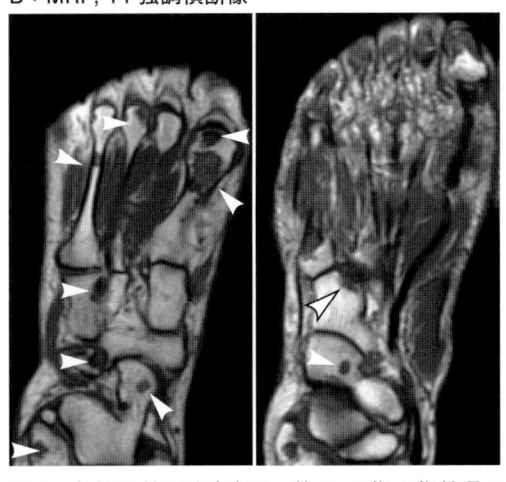

図1　単純X線写真(A)で，第2〜5指の指節骨にレース状の骨吸収像が多発している(▶)．第5基節骨には病的骨折を認める(→)．MRI(B)では，指節骨だけでなく，中足骨や足根骨にも類円形の異常信号域が多発している(▶)．病変の信号パターンは非特異的で，MRIのみで腫瘍性病変との区別は難しい．

50歳台女性　筋サルコイドーシス

A：右下腿MRI，STIR横断像

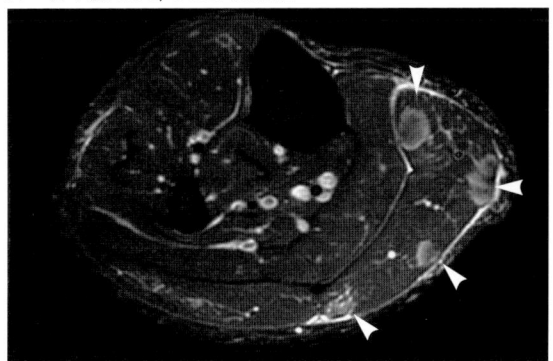

B：STIR冠状断像

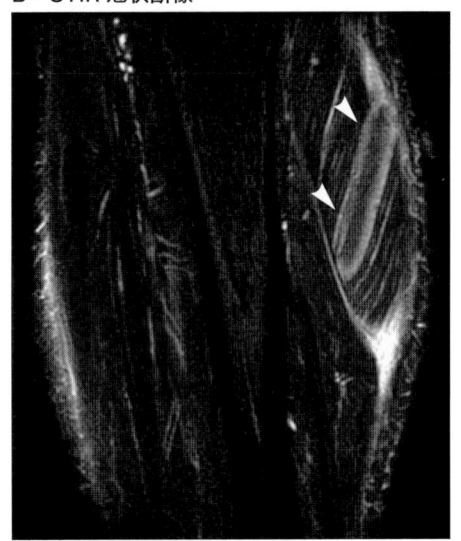

図2　MRI, STIR横断像(A)で，右腓腹筋に中心部が低信号，辺縁部が高信号を示す結節状病変が多発している(dark star sign, ▶)．STIR冠状断像(B)では，中央が低信号，辺縁が高信号のストライプ状のパターン(three stripe sign, ▶)が認められる．

(中西克之)

滑膜骨軟骨腫症

synovial osteochondromatosis

Essentials
- 関節滑膜の軟骨化生または滑膜由来の良性軟骨性腫瘍で，滑膜から分離して軟骨または骨化を伴う複数の関節内遊離体を形成する．

臨床的事項
- 原因不明の一次性(primary)，変形性関節症，骨壊死，骨軟骨骨折や離断性骨軟骨炎などに続発した二次性(secondary)に分けられる．
- 一次性は20～40歳台に多く，関節可動域の制限，腫脹，疼痛，結節触知などの症状により発見される．二次性では原疾患の症状が主体となる．
- 膝関節が最も多く(50%程度)，この他，股・肘・肩関節などに認められる．滑液包や腱鞘に発生するものもある．

病態生理・病理像
- 滑膜の結節状軟骨化性または滑膜由来の良性軟骨性腫瘍(新生物)で，一次性は後者の可能性が高いと考えられている．
- 軟骨細胞の増加と核異型がみられ，悪性腫瘍と紛らわしい所見を示すことがある．
- 病変は滑膜から遊離して，軟骨または骨化を伴う関節内遊離体を形成する．これらが集簇して多結節状腫瘤を形成するものや滑膜に付着して増大するものもある．

参考文献
1) McKenzie G, Raby N, Ritchie D：A pictorial review of primary synovial osteochondromatosis. Eur Radiol 2008；18：2662-2669.
2) Murphey MD, Vidal JA, Fanburg-Smith JC, et al：Imaging of synovial chondromatosis with radiologic-pathologic correlation. RadioGraphics 2007；27：1465-1488.

画像所見

単純写真・CT 関節内に石灰化，骨化を有する多発結節が認められることが特徴である(75～95%)．軟骨性結節は点状またはリング状の石灰化，骨化したものは中心に透亮像(骨髄)を有する類円形の石灰化として認められる．25～30%の軟骨結節は石灰化を有さない．圧迫性の骨侵食像を認めることがある(20～50%)．一次性と比較すると，二次性は石灰化・骨化に大小のばらつきがあり，数が少ないことが多い．

| MRI | 関節内に結節状から分様状〜多発結節を認める．結節の信号強度は石灰化・骨化の程度によって異なるが，典型的には T1 強調像で低〜中等度信号，T2 強調像で強い高信号を示し，石灰化の部分は低信号として認められる．骨化した結節は内部に骨髄形成を示す脂肪成分が認められる．結節辺縁または内部の隔壁状造影効果がみられ，肥厚した滑膜にも造影効果を認める．

20歳台女性　一次性滑膜骨軟骨腫症

A：右肩関節単純X線写真正面像　　B：3D-CT　　C：MRI, T2強調斜冠状断像

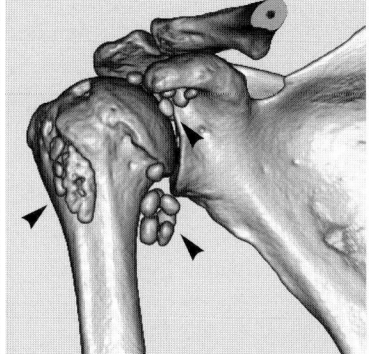

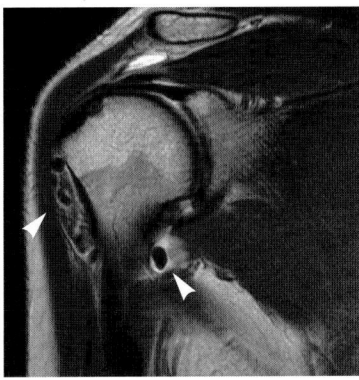

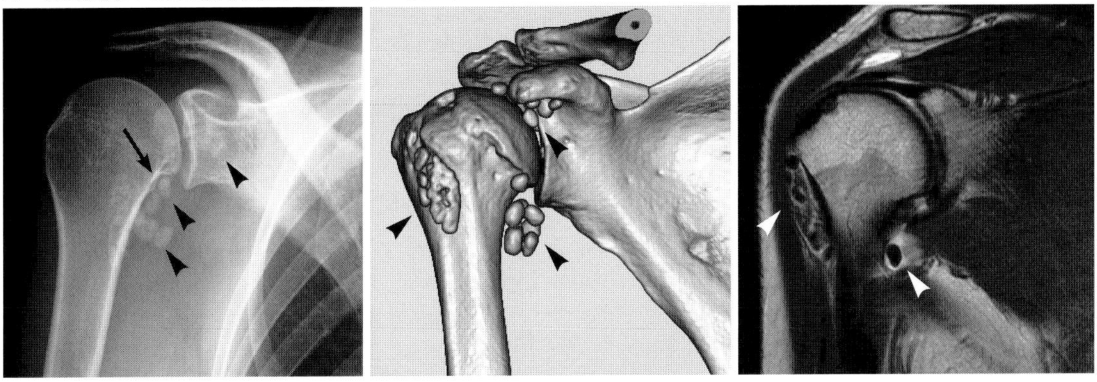

D：T2強調斜矢状断像

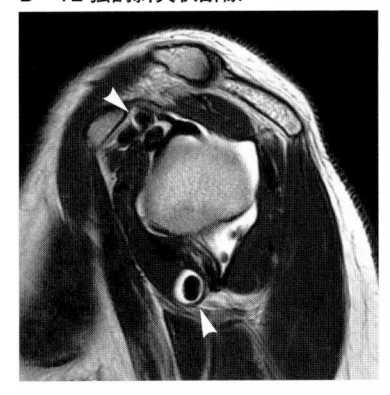

図1　右肩関節単純X線写真正面像（A）および3D-CT（B）で右肩関節に多数の類円形の石灰化が認められる（▶）．上腕骨頸部内側には軽度の骨侵食像もみられる（→）．MRI, T2強調像（C, D）では石灰化は類円形の低信号域として認められる（▶）．関節液貯留があるが，滑膜肥厚の有無は明らかでない．

70歳台女性　変形性関節症に伴う二次性滑膜骨軟骨腫症

A：左膝関節単純X線写真正面像　　B：側面像

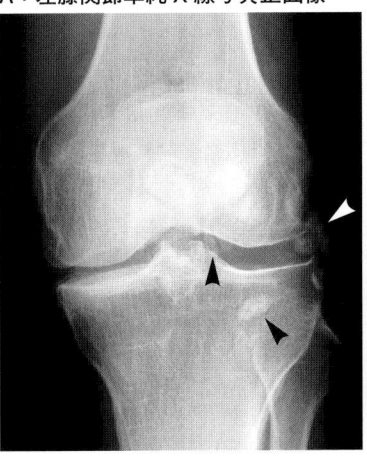

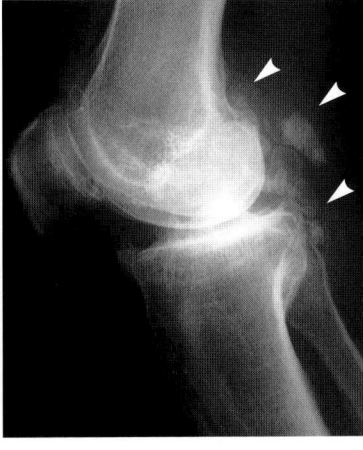

図2　膝関節の内側関節裂隙狭小化や骨棘がみられ，変形性膝関節症の所見である．膝内側や後方に多数のリング状〜結節状の石灰化を認める（▶）．一次性と異なり石灰化の大きさは不均一である．

（中西克之）

色素性絨毛結節性滑膜炎

pigmented villonodular synovitis(PVNS)

専門医レベル
診断専門医レベル
指導医レベル

Essentials
- 滑膜関節または腱鞘に発生する滑膜増殖性疾患で，ヘモジデリン沈着を反映して褐色調にみえることが名称の由来である．
- 滑膜関節に発生したものを色素性絨毛結節性滑膜炎(pigmented villonodular synovitis：PVNS)，腱鞘滑膜から発生したものを腱鞘巨細胞腫(giant cell tumor of tendon sheath：GCTTS)とよぶが，病理学的に両者は同一疾患とみなされている．

臨床的事項
- 好発年齢：20～30歳台に多く，約50％は40歳未満．
- 好発部位：単関節性で膝関節が最も多い(80％)．このほか，股関節，足関節，肩，肘，手根・足根関節などにみられる．
- 症状：関節痛と腫脹，可動制限がみられ，膝関節では関節液貯留を伴うことが多い．関節液は漿液性または血性で，陳旧性出血により褐色調となることもある．外傷の既往がない関節内出血ではこの疾患を疑う必要がある．
- 治療：滑膜切除が行われるが，特にびまん型では再発率が高い．

病態生理・病理像
- 単独結節または集簇結節の形態をとる限局型と，滑膜のびまん性肥厚をきたすびまん型に大別される．
- 黄色または褐色調を示す絨毛・結節状またはびまん性に肥厚した滑膜が特徴で，多核巨細胞，単核組織球，脂質を含む泡沫細胞，マクロファージ，リンパ球，種々の程度の結合組織増生を認める．マクロファージはヘモジデリンを含有し，繰り返す出血を反映していると考えられる．

参考文献
1) Cheng XG, You YH, Liu W, et al：MRI features of pigmented villonodular synovitis (PVNS). Clin Rheumatol 2004；23：31-34.
2) Rubin BP：Tenosynovial giant cell tumor and pigmented villonodular synovitis：a proposal for unification of these clinically distinct but histologically and genetically identical lesions. Skeletal Radiol 2007；36：267-268.

画像所見

単純写真・CT 関節近傍に軟部腫脹(関節液貯留を含む)または腫瘤を認め，関節容量の限られた股関節，肘関節，足関節などでは骨びらんを伴いやすい．石灰化は認めないが，ヘモジデリン沈着を反映し筋肉よりもやや高吸収を示すことがある．関節裂隙は保たれるが，慢性例では二次性変形性関節症の所見を認める．

MRI 関節内の限局性腫瘤またはびまん性の多結節状滑膜肥厚を認める．ヘモジデリン沈着を反映して，T2強調像で点状～広範な低信号がみられる．この低信号はGRE法によるT2*強調像でさらに明瞭となる(blooming effect)．T1強調像では大部分が筋肉と同程度の低信号となるが，出血や脂肪を示す高信号が混在することがある．変形性関節症，滑膜血管腫，血友病など，慢性の関節内出血をきたす疾患もヘモジデリン沈着により同様の信号パターンをきたすので，これらの鑑別が必要である．造影効果が認められるが，その程度は線維化やヘモジデリンの含有量により異なる．

30歳台女性

A：MRI, T1強調矢状断像 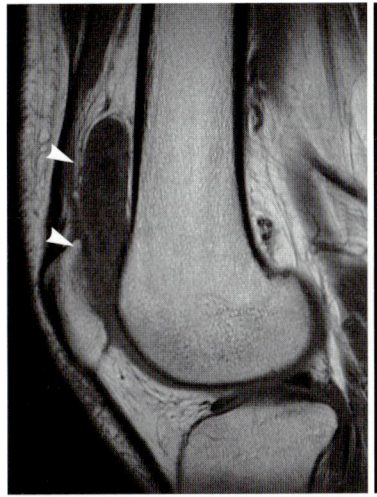
B：T2強調矢状断像 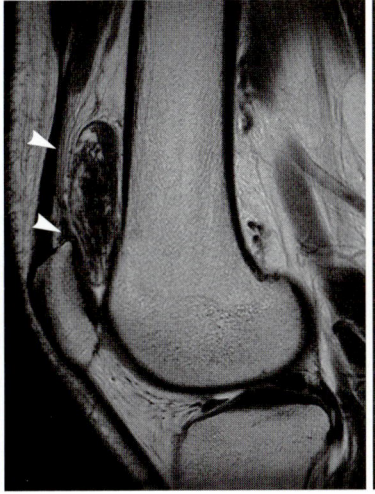
C：T2*強調矢状断像 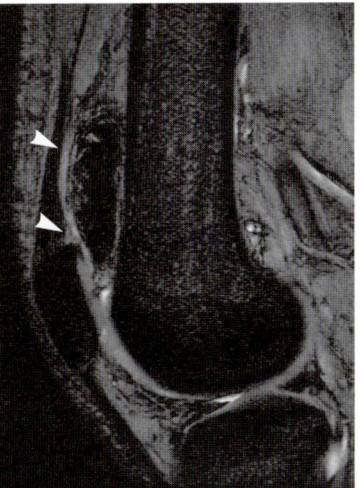
D：脂肪抑制造影T1強調矢状断像

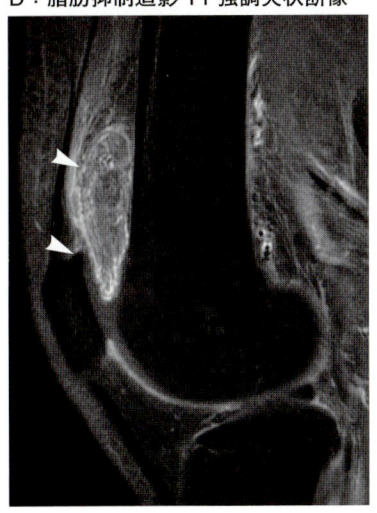

図1 MRIで膝蓋上嚢を充満する腫瘤を認める(▶)．病変の大部分はT1・T2強調像(A, B)で低信号，T2*強調像(C)で強い低信号(blooming effect)を示し，ヘモジデリン沈着が示唆される．造影MRI(D)では不均一な増強効果を認める．

(中西克之)

脂肪腫

lipoma

専門医レベル
診断専門医レベル
指導医レベル

Essentials
- 最も発生頻度の高い，良性の脂肪性腫瘍である．
- 成熟脂肪成分が主体で，脂肪以外の間葉系組織も含まれる．

臨床的事項
- 軟部組織腫瘍のなかで最も多い．
- 成人に多く，緩徐に増大．
- 四肢よりも頭頸部，体幹に多い．
- 比較的柔らかく，無痛性の皮下腫瘍として触知，または偶発的に発見される．
- 巨大化すると有痛性のこともある．
- 多発性のこともある．
- 通常は経過観察となる．

病態生理・病理像
- 脂肪成分を主体とした皮下・筋肉内・筋間の軟部組織腫瘤で，組織学的に成熟した脂肪組織と変わらない．
- 鑑別を要する脂肪を含む腫瘤として，
  ① 高分化型脂肪肉腫［異型脂肪腫様腫瘍(atypical lipomatous tumor)］：脂肪以外の成分を含み，厚く不整な隔壁・被膜や結節状領域を有する．これらの部分はT2強調像で高信号，かつ増強を示すことが多い．脂肪肉腫のなかでは半数程度を占め，四肢深部と後腹膜に好発する．異型脂肪腫様腫瘍は表在性病変に用いる．
  ② 脂肪芽腫：未成熟脂肪細胞からなる．小児に発生することが多い．

参考文献
1) 青木隆敏・編，芦澤和人・監修：骨軟部の画像診断．ベクトル・コア，2011：82-83．
2) 西村 浩：脂肪腫．福田国彦・編，土屋一洋・監修：骨軟部画像診断のここが鑑別ポイント，改訂版．羊土社，2012：212-214．
3) 長谷川 匡，小田義直・編：軟部腫瘍．文光堂，2011：58-61．

画像所見

MRI・CT 成熟脂肪成分を反映して皮下脂肪組織と同等の信号を示す．すなわち MRI，T1 強調像で高信号を示し，脂肪抑制像で信号抑制を示す．CT では脂肪濃度（マイナスの CT 値）の低吸収を示す．

被膜は薄く，辺縁は整であり，また内部に線維性隔壁を含み，これらは MRI で線状，帯状の薄い低信号を示す．明瞭な被膜を有さない場合，皮下や後腹膜の脂肪と鑑別できないこともある．

30 歳台男性　脂肪腫

A：前腕部 MRI，T1 強調横断像　　B：STIR 横断像　　C：CT 横断像

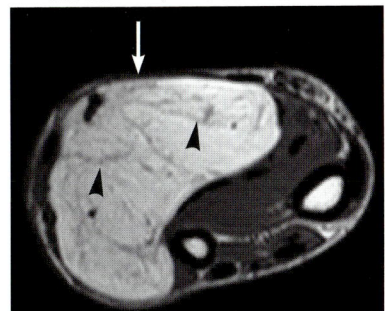

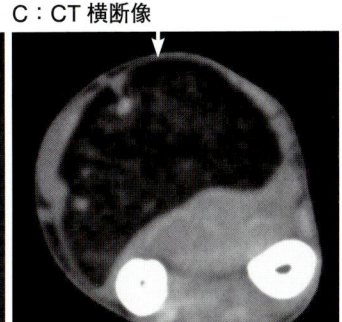

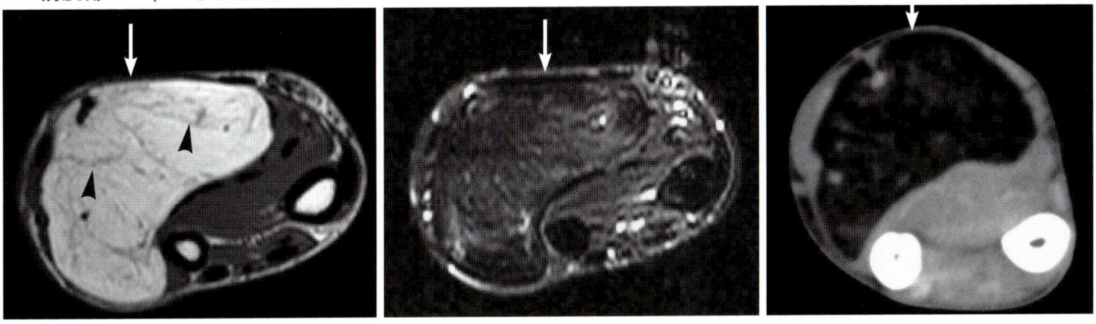

図1　腫瘤は皮下から筋間に大きく進展し，大半は MRI，T1 強調像で高信号（A, →），STIR 像で脂肪成分は抑制されて低信号を示す（B, →）．内部に低信号の隔壁が多数みられる（A, ▶）．CT では，脂肪濃度の低吸収を示す（C, →）．

60 歳台女性　高分化型脂肪肉腫

A：大腿部 MRI，T1 強調冠状断像　　B：脂肪抑制 T1 強調冠状断像

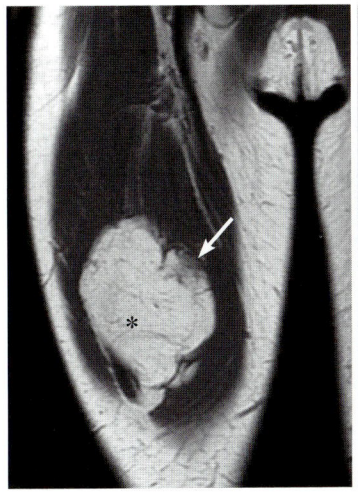

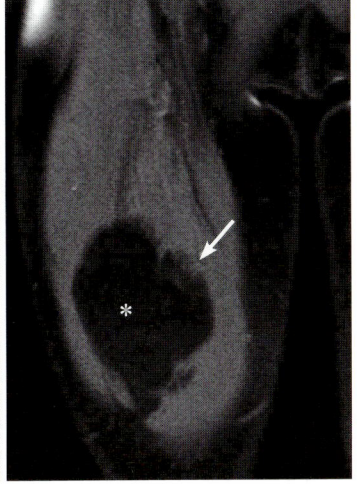

図2　腫瘤の大半は脂肪の信号を示す（＊）．しかし，腫瘤の辺縁の一部が脂肪信号以外の結節状領域を示し，これは MRI，T1 強調像で中間信号（A, →），かつ脂肪抑制効果を示さない（B, →）．

（新津　守）

弾性線維腫

elastofibroma

専門医レベル
診断専門医レベル
指導医レベル

Essentials
- 線維芽細胞・筋線維芽細胞の増殖による良性軟部組織腫瘍である．
- 発生場所が非常に特徴的で，肩甲骨内側下部である．
- 半数以上は無症状である．

臨床的事項
- 肩甲骨下角の内側寄りの皮下に発生し，背部弾性線維腫(elastofibroma dorsi)ともよばれる．
- 無痛性腫瘤で偶発的に発見されることが多い．
- 両側性が多い．
- 中高年に多く，重労働歴のある人に多いといわれる．

病態生理・病理像
- 肩甲骨と肋骨との機械的刺激による線維性偽腫瘍と考えられる．
- 胸壁に沿った扁平または半球状の腫瘤．
- 弾性線維様の線維と介在する成熟脂肪組織から構成される．
- 発生場所から鑑別すべきものとして，肩甲骨と胸壁間の滑液包炎(scapulothoracic bursitis)が挙げられるが，これは基本的に囊胞性病変であり，充実性の弾性線維腫とは区別される．

参考文献
1) 青木隆敏・編，芦澤和人・監修：骨軟部の画像診断．ベクトル・コア，2011：88-89．
2) 西村 浩：デスモイド．福田国彦・編，土屋一洋・監修：骨軟部画像診断のここが鑑別ポイント，改訂版．羊土社，2012：223．

画像所見

MRI T1強調像では，筋肉と同程度の低信号の腫瘤内部に脂肪成分の索状の高信号が介在する．線維性組織を反映して，腫瘍の大部分はT2強調像で低信号を示す．造影MRIで軽度の増強を示す．

CT 筋肉と同程度の軟部組織腫瘍で脂肪成分の低吸収域が介在する．

50歳台男性

A：MRI, T1強調横断像 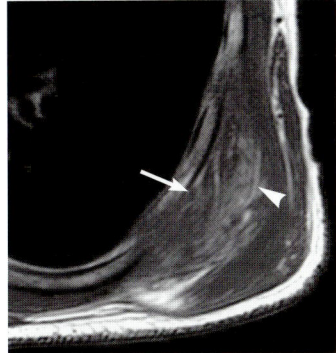
B：脂肪抑制T1強調横断像 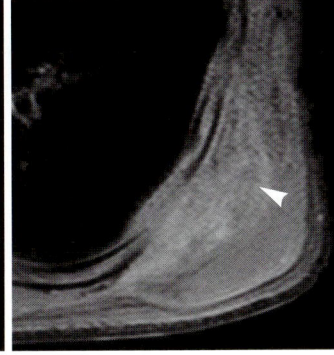
C：STIR T2強調横断像 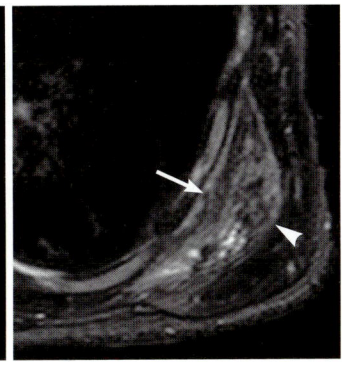
D：脂肪抑制造影T1強調横断像

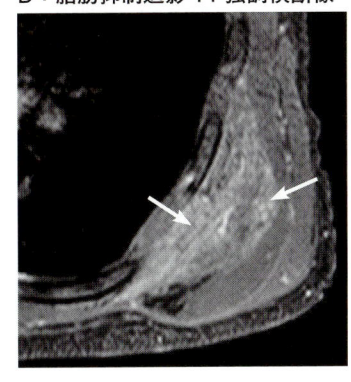

図1 腫瘤は胸壁に沿って存在し，大半はT1強調像で筋肉と等信号(A, →)，STIR, T2強調像で低信号を示す(C, →)．腫瘤内部に脂肪成分の索状のT1高信号が介在し(A, ▶)，これは脂肪抑制で低信号化する(B,C, ▶)．腫瘤は造影MRIで軽度の増強を示す(D, →)．

70歳台男性

CT横断像

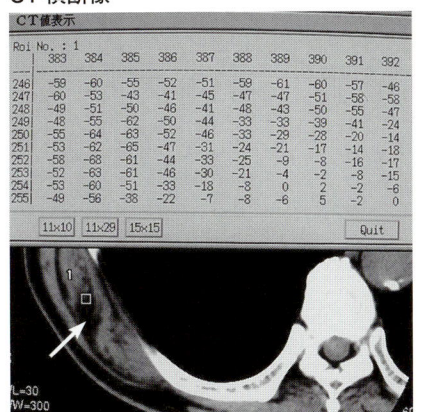

図2 腫瘤のCTでの低吸収部分(→)は，脂肪を反映してマイナスのCT値を示す(□内のピクセルのCT値が上に表示されている)．

(新津　守)

デスモイド型線維腫症

desmoid-type fibromatosis

Essentials
- 線維芽細胞の増殖による軟部組織腫瘍である．
- 発生部位により①腹壁外デスモイド，②腹壁デスモイド，③腹腔内デスモイド，に分類される．
- 深部発生で周囲への浸潤傾向を示し，局所再発しやすい．

臨床的事項

- デスモイド型線維腫症は主に深部組織に発生，周囲への浸潤傾向を示し，局所再発しやすいが，転移することはない．2002年のWHO分類では中間群(局所侵襲型)に分類される．
- 以下の3型に分類される．
    ① 腹壁外デスモイド(extra-abdominal desmoid)：骨格筋や筋膜・腱膜に発生する．若年成人に多く，女性に多い．上肢，胸壁，大腿，頭頸部に多い．
    ② 腹壁デスモイド(abdominal desmoid)：腹壁の筋膜・腱膜より発生．若年成人の女性に多い．
    ③ 腹腔内デスモイド(intra-abdominal desmoid)：腸間膜，骨盤，後腹膜に発生する．若年成人に多い．
- 原因は不明で，外傷後，術後などの外部侵襲との関連が指摘されている．
- 治療は広範囲切除であるが，自然退縮例も報告されており，積極的な外科的切除を控える場合もある．

病態生理・病理像

- 分化した線維芽細胞と豊富な膠原線維からなる．
- 非常に硬い．
- 急速発育を示す場合がある．
- 鑑別診断：浅在性線維腫症：浅部に発生し，比較的浸潤傾向の強くない，手掌筋腱膜線維腫症(Dupuytren拘縮)や足底筋腱膜線維腫症など．

参考文献
1) 長谷川 匡, 小田義直・編：軟部腫瘍．文光堂，2011：14-19.
2) 青木隆敏・編, 芦澤和人・監修：骨軟部の画像診断．ベクトル・コア，2011：90-91.
3) 西村 浩：デスモイド．福田国彦・編, 土屋一洋・監修：骨軟部画像診断のここが鑑別ポイント，改訂版．羊土社，2012：222-223.

画像所見

MRI 膠原線維が主体の部分は T2 強調像で低信号を示す．幼弱な線維芽細胞が増殖する部分は T2 強調像で高信号を示し，造影 MRI で増強を示す．

40 歳台女性　腹壁外デスモイド

A：胸部 MRI, T1 強調横断像　　B：T2 強調横断像

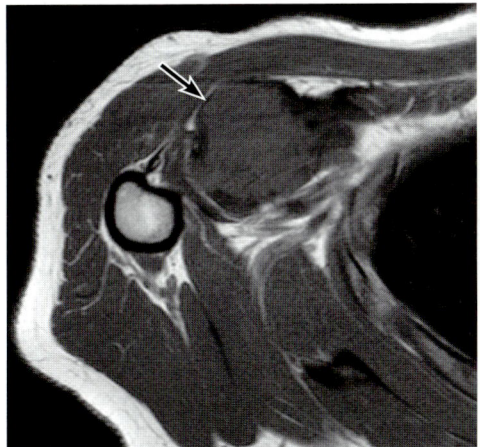

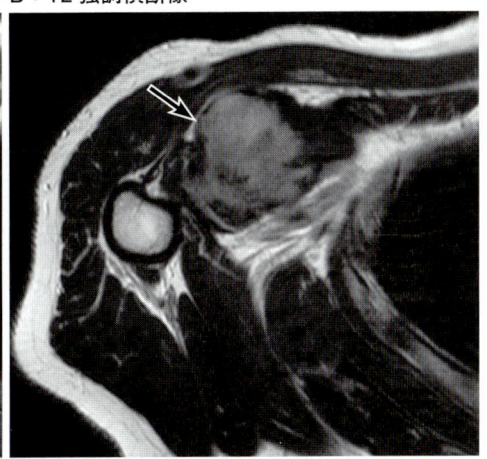

図1　腫瘤は前胸壁深部に存在し，T1 強調像で筋肉と等信号，T2 強調像で軽度高信号を示す (→).

19 歳女性　腹壁デスモイド

A：腹部 MRI, T2 強調矢状断像　　B：脂肪抑制造影 T1 強調矢状断像

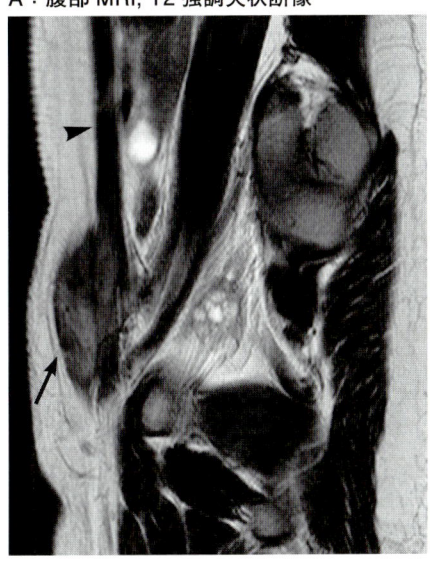

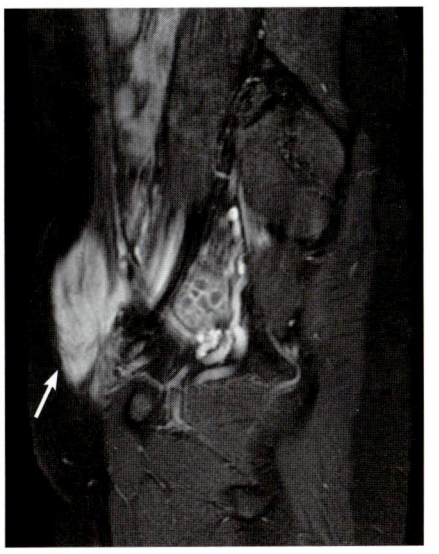

図2　腫瘤は腹壁の筋(▶)に連続し，T2 強調像で低信号と軽度高信号の混在(A, →)，造影効果を示す(B, →).

(新津　守)

腱鞘巨細胞腫

giant cell tumor of tendon sheath

専門医レベル
診断専門医レベル
指導医レベル

Essentials

- 2013年の新WHO分類では，いわゆる線維組織球性腫瘍(so-called fibrohistiocytic tumors)内の腱滑膜巨細胞腫の限局型として分類されている．なお，びまん型として分類されている色素性絨毛結節性滑膜炎(pigmented villonodular synovitis：PVNS)とは組織学的には同一であるが，臨床像はやや異なる．
- 組織学的には腫瘍性病変で，画像的には滑膜増殖症である．
- 成人の手の腱鞘に好発し，限局性の多結節性のやや硬い軟部腫瘍である．

臨床的事項

- 成人(やや女性に多い)の手の腱鞘(腱鞘のある手掌側，屈筋腱腱鞘)に好発し，限局性の結節を形成する．
- 四肢末梢の関節および腱鞘周辺に好発する．
- 大きくなると皮下を通して腫瘍が赤紫にみえることがある．
- 圧痛も時に認められる．

病態生理・病理像

- 肉眼的に病変は，褐色，黄褐色，黄色を呈する．
- 境界明瞭な結節性腫瘤で，部分的に線維性被膜を有する．
- ヘモジデリンの沈着が特徴的である．

参考文献

1) de Saint Aubain Somerhausen N, van de Rijn M：Tenosynovial giant cell tumour, localized type. In：Fletcher CDM, Bridge JA, Hogendoorn PCW, et al(ed)：WHO classification of tumours of soft tissue and bone. 4th ed. Lyon：IARC Press, 2013：100-101.
2) 日本整形外科学会診療ガイドライン委員会/軟部腫瘍診療ガイドライン策定委員会・編：軟部腫瘍診療ガイドライン2012. 南江堂, 2012.

画像所見

単純写真 骨表面に緩やかなくぼみ(scalloping)がみられることがある．さらに，骨に浸潤すると骨びらんを生じる．

超音波 充実性で低信号のことが多い．

MRI 手足の腱鞘に付着した境界明瞭な結節影を呈し，ヘモジデリン沈着を反映してT1・T2強調像でともに低信号を呈する．さらにT2*強調像で顕著な低信号となることが特徴的である(blooming effect)．T2強調像で全体的に低信号を呈さない場合もあるが，病変の少なくとも一部にはT2強調像で低信号がみられる．T1強調像では，一部に軽度高信号を呈することもある．造影では，漸増的に比較的強く造影されることが多い．

FDG-PET ^{18}F FDG-PETで高集積を呈することがある．

50歳台女性　右母指の腱鞘巨細胞腫

A：MRI, T1強調矢状断像　　B：T2強調横断像　　D：造影T1強調矢状断像

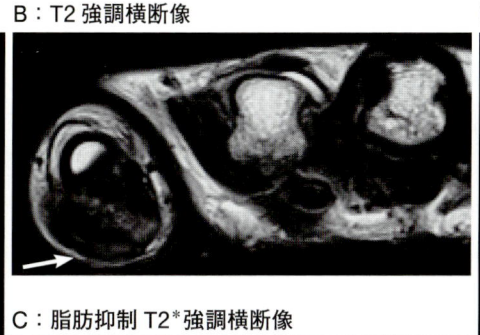

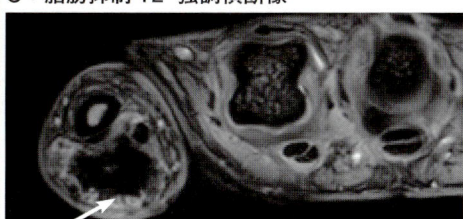

C：脂肪抑制T2*強調横断像

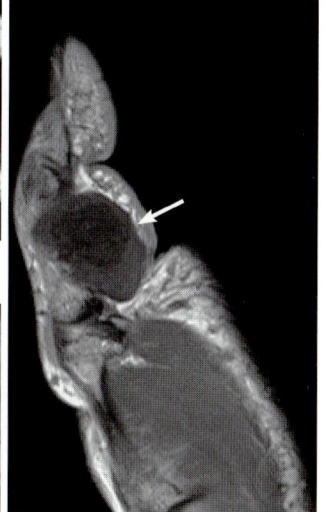

図1　右母指の掌側に腱鞘に接するように結節性の腫瘍を認める(→)．MRI, T1強調像(A)，T2強調像(B)ともに低信号を呈し，脂肪抑制T2*強調像(C)で中央部はより著明な低信号となっている(blooming effect) (→)．本症例では造影での増強効果は軽度である(D)．

(西村　浩)

グロームス腫瘍

glomus tumor

専門医レベル
診断専門医レベル
指導医レベル

Essentials

- pericytic(perivascular) tumor 群に分類され，ほとんどが良性の軟部腫瘍である．
- 温度調節にかかわる小動静脈吻合部に存在するグロームス体の構成細胞に類似した平滑筋細胞様の細胞が血管周囲に増殖する．
- 若年成人の爪下に生じることが多く，激痛を伴い，暗紅色から青色調である．

臨床的事項

- 全軟部腫瘍の2％以下のまれな腫瘍で，多発例も10％にみられる．躯幹などに多発することもある．
- 指趾，特に爪下に好発する．直径1cm程度までの硬い腫瘤を形成し，激しい圧痛を伴う．
- 次の3点，① blue spot（爪の下の青い点），② cold intolerance（指を冷水につけるとものすごく痛む），③ pin-point tenderness（blue spot のある1点を押さえるとものすごく痛む），があれば，グロームス腫瘍の可能性が高い．
- 治療としては手術的に摘出する．確実に摘出すれば再発はないとされている．

病態生理・病理像

- 充実型(solid glomus tumor)(70％)，静脈奇形型(血管腫型)(glomangioma)(20％)などの亜型がある．

充実型
- 真皮中下層部に境界明瞭な腫瘍結節がみられ，線維性被膜を有している．
- 腫瘍胞巣内には大小の血管腔が認められ，この血管の内皮細胞の外側に，これと接するように腫瘍細胞(グロームス細胞)の増殖がみられる．
- 腫瘍細胞は類円形の核と好酸性から両染性の胞体を有しており，互いに接しながら胞巣状に存在し，一見上皮細胞の増殖巣のようにみえる．
- 腫瘍間質は線維性のことが多く，時に粘液変性を伴う．
- SMA が陽性のことが多い．

静脈奇形型(血管腫型)
- 境界は明瞭だが，被膜はない．
- 大型で拡張した海綿状の血管腔が目立つ．
- 血管腔の周囲でグロームス細胞が数層増生する．

参考文献

1) Folpe AL, Brems H, Legius E：Glomus tumours. In：Fletcher CDM, Bridge JA, Hogendoorn PCW, et al（ed）：WHO classification of tumours of soft tissue and bone, 4th ed. Lyon：IARC Press, 2013：116-117.
2) 日本整形外科学会診療ガイドライン委員会/軟部腫瘍診療ガイドライン策定委員会・編：軟部腫瘍診療ガイドライン 2012. 南江堂, 2012.

画像所見

単純写真 末節骨の爪下部に侵食がみられることがある．
MRI T2強調像にて高信号を呈し，ダイナミック造影法で早期から造影され，効果が後期まで持続することが特徴的である．

40歳台女性　右母指爪下のグロームス腫瘍充実型

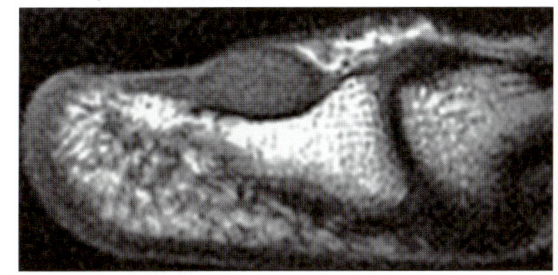

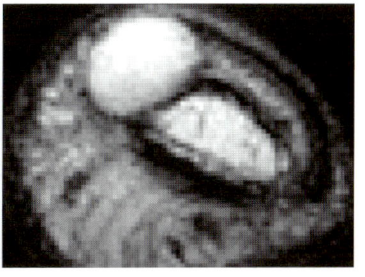

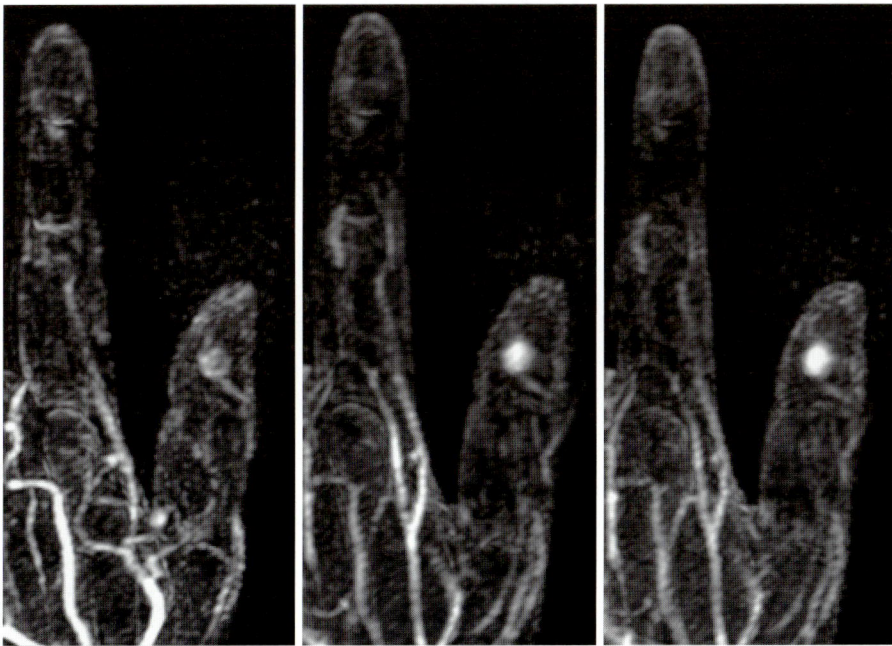

A：MRI, T1強調矢状断像
B：T2強調横断像
C：ダイナミック造影 早期相
D：ダイナミック造影 中期相
E：ダイナミック造影 後期相

図1 右母指爪下に境界明瞭な卵円形の腫瘤を認める（A）．内部は均一で，T2強調像（B）で高信号を呈している．ダイナミック造影像（C〜E）では，早期から急速に造影され始め，効果は後期まで持続している．

（西村　浩）

神経鞘腫，神経線維腫

neurilemmoma (schwannoma) neurofibroma

専門医レベル
診断専門医レベル
指導医レベル

Essentials

- **神経鞘腫**：全身どこにでも発生し遭遇機会も比較的多く，被膜を有し内部変性の多い末梢神経鞘(Schwann 鞘から発生)の代表的腫瘍．Antoni A と B による内部構造と神経との連続性など多くの画像上のサインを有し，それらを示すことができれば診断可能である．
- **神経線維腫**：皮膚など表在性に発生し緩徐な発育の被膜を有さない末梢神経鞘腫瘍．target sign (T2 強調像で中心低，辺縁高信号) を呈することが多く，神経鞘腫と異なり内部変性は少ない．target sign は神経鞘腫でも存在する．

臨床的事項

神経鞘腫

- 若年成人〜中年成人に好発し通常は無症状であるが，時に Tinel 徴候様の放散痛がある比較的硬い紡錘状の腫瘍である．
- 深部や後腹膜発生では大きく変性を伴い，悪性腫瘍類似の所見を呈する (ancient schwannoma)．

神経線維腫

- 孤立性 (90%) と多発性のものがあり，後者は神経線維腫症とよばれ，その多くは NF-1 型に伴うものである．
- 形態的には通常型 (限局性) と特殊型 (蔓状，びまん型) に分類され，孤立性と NF-1 型の限局型は組織学的にほぼ同じである．
- 多くは浅在性で，緩徐な発育をする無痛性でゴム様弾性軟である．

病態生理・病理像

神経鞘腫

- 腫瘍細胞からなる Antoni A 部と粘液状基質からなる Antoni B 部で構成され，両者が複雑に混合してみられる．
- 内部に囊胞，出血など変化伴いやすいため悪性腫瘍と誤診されやすい．
- 富細胞性，陳旧性，囊胞性，粘液型，蔓状など多くの亜型も存在．

神経線維腫

- まばらに並んだ膠原線維と粘液腫状の基質の中央に密な膠原線維と Schwann 細胞などの腫瘍細胞が存在する．
- 神経鞘腫に比して囊胞形成や出血などの二次性変化は少ない．

参考文献

1) Fletcher CDM, Bridge JA, Hogendoorn PCW, et al (ed)：WHO classification of tumours of soft tissue and bone, 4th ed. Lyon：IARC Press, 2013：170-176.

画像所見

MRI　**神経鞘腫**：Antoni A 部（T2 強調像でやや低信号）と B 部（T2 強調像で著明な高信号）を反映した特徴的 MRI 像を呈する．腫瘍の周辺部に Antoni B が圧排されて存在し特異的な所見（target sign, myxoid halo sign）を呈しやすい．

神経周囲に存在する脂肪を描出する split fat sign，発生源である神経を示す entering and exiting nerve を呈する場合がある．Antoni A 部は比較的強く漸増的に造影される．

神経線維腫：target sign（T2 強調像で中央がやや低信号，辺縁が著明な高信号）を呈することが多く，造影は軽度である．びまん性のものは T2 強調像で低～高信号でやや不均一で，造影効果は一般に強い．神経鞘腫と神経線維腫の鑑別は画像上時に困難な場合もある．

30 歳台男性　右腋窩部の神経鞘腫

A：MRI, T1 強調矢状断像　B：T2 強調冠状断像　C：造影 T1 強調冠状断像

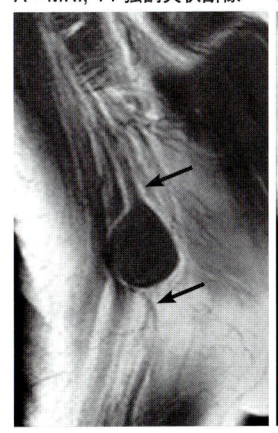

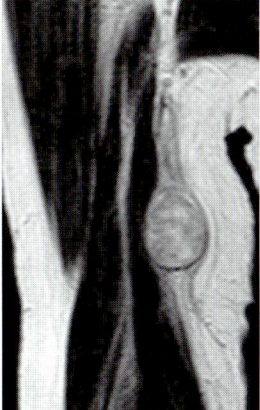

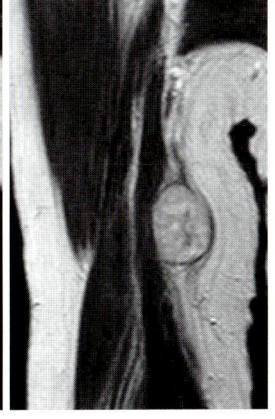

図1　MRI, T1 強調像矢状断像（A）で右腋窩に神経との連続性（entering and exiting nerve）を認め（A, →），T2 強調冠状断像（B）で部分的であるが myxoid halo sign も伴う内部不均一な腫瘍で，神経鞘腫の診断は容易である．造影 T1 強調冠状断像（C）では，比較的強くやや不均一に増強されている．

60 歳台男性　右大腿部の神経線維腫

A：MRI, T2 強調横断像　B：STIR 冠状断像

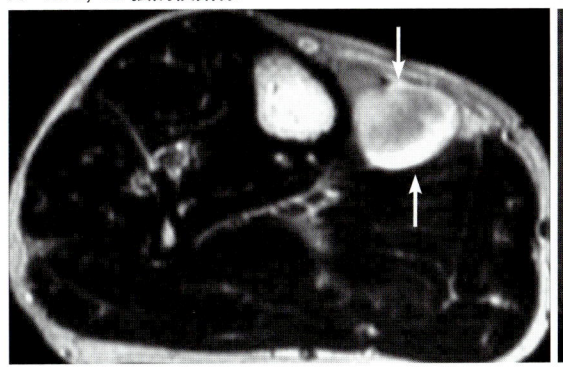

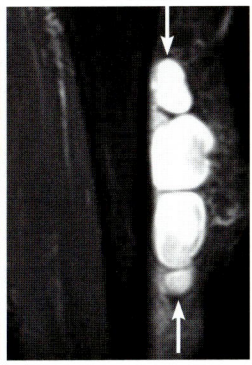

図2　右大腿部に MRI, T2 強調横断像（A）で target sign（→）を認める．STIR 冠状断像（B）での蔓状形態（→）と合わせ，神経線維腫の診断は容易である．

（西村　浩）

血管腫

hemangioma of soft tissue

専門医レベル
診断専門医レベル
指導医レベル

Essentials

- WHO分類とISSVA分類の2つの分類があるが，治療に関わる後者が現在の主流となってきている．
- 血管原性腫瘍と血管奇形を区別せずに，単に"血管腫"といった場合，治療方針を考えるうえで混乱が生じることがあり，できるだけ明確に区別すべきである．
- 画像診断では，動脈血流の有無が鑑別に重要である．

臨床的事項

- 従来からのWHO分類と，近年主流となってきているISSVA分類の2つの分類がある．
- WHO分類では血管原性腫瘍も血管奇形成分が主体の軟部病変もまとめて，"血管腫"といわれるのに対し，ISSVA分類では血管内皮細胞の増殖の有無により"腫瘍"と"奇形"を明確に区別している．
- 血管原性腫瘍と血管奇形では経過および治療方針が異なる．
- 本邦では2013年に日本形成外科学会と日本IVR学会の共同で「血管腫・血管奇形診療ガイドライン」が出版され，ISSVA分類が使用されている．
- 新生児・小児期にみられる"乳児血管腫(イチゴ状血管腫)"は自然退縮するが，近年はβブロッカーが著効することがわかり治療に使用され始めている．
- WHO分類での"海綿状血管腫"はISSVA分類では"静脈奇形"に相当するが，自然退縮はみられず，逆に年齢とともに増大することがよくある．
- 血管奇形は流速により，動脈血流のある高流速型(fast flow type)と，動脈血流を伴わない低流速型(slow flow type)に分類することが治療方針を考えるうえで重要である．

病態生理・病理像

- 血管原性腫瘍のなかでも，頻度の高い乳児血管腫は，免疫染色で血管内皮細胞がグルコースのトランスポーターの一種であるGLUT-1に陽性を示す．
- リンパ管内皮はpodoplaninに対する免疫染色(D2-40)で陽性となり，静脈とリンパ管またはその混在する病変かを区別するのに有用である．

参考文献

1) Nozaki T, Matsusako M, Mimura H, et al：Imaging of vascular tumors with an emphasis on ISSVA classification. Jpn J Radiol 2013；31：775-785.
2) Nozaki T, Nosaka S, Miyazaki O, et al：Syndromes associated with vascular tumors and malformations：a pictorial review. RadioGraphics 2013；33：175-195.
3) 佐々木了，三村秀文・他：血管腫・血管奇形診療ガイドライン2013．2013．

画像所見

超音波・MRI 乳児血管腫は境界明瞭な腫瘤を形成し，内部に動脈血流がみられるのに対し，静脈奇形（海綿状血管腫）では，内部に動脈血流はみられず境界明瞭な腫瘤を形成するものから，境界不明瞭で腫瘤を形成しないものまでさまざまである．静脈奇形では静脈石がみられることが特徴である．リンパ管奇形（リンパ管腫）は大きな囊胞～小さな囊胞が集簇するものまであり，内部にまったく血流がみられないことが静脈奇形との鑑別点である．

30歳台男性　静脈奇形（海綿状血管腫）

A：腹部MRI, T1強調横断像　　B：脂肪抑制T2強調冠状断像

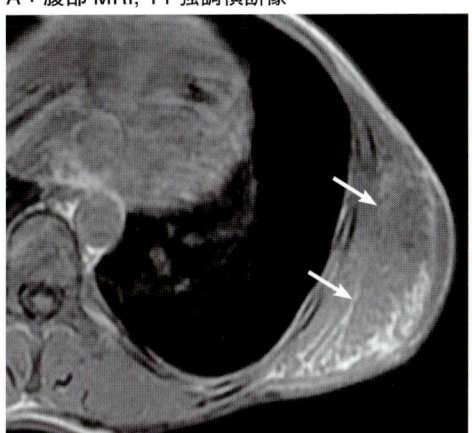

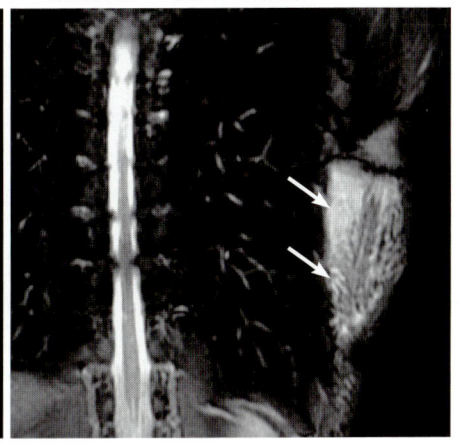

図1 MRI, T1強調像（A）では，左胸壁の皮下に筋肉と等信号を呈する軟部構造が広がっている（→）．脂肪抑制T2強調像（B）では，高信号を主体とし，内部に線状の低信号がみられ，静脈奇形の所見である（→）．

4歳男児　後腹膜リンパ管奇形（リンパ管腫）

A：腹部MRI, 脂肪抑制T2強調横断像　　B：脂肪抑制造影T1強調冠状断像

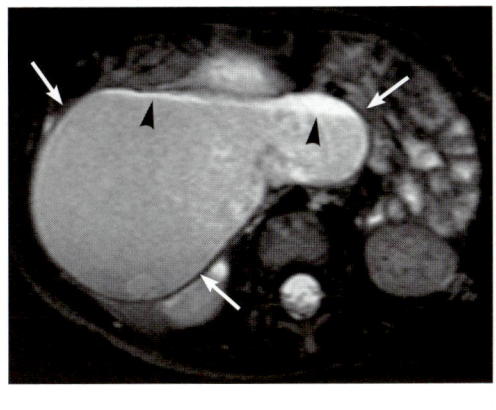

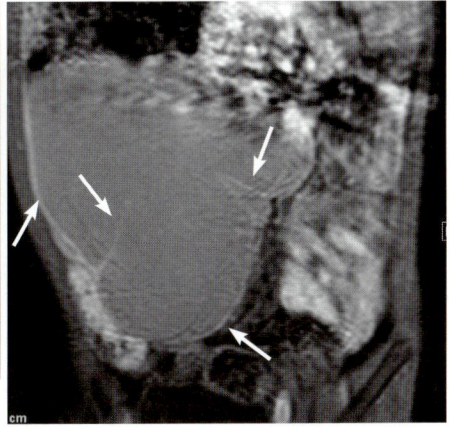

図2 MRI, 脂肪抑制T2強調像（A）で，後腹膜腔右側を中心に大きな囊胞性病変がみられる（→）．筋肉より高信号を呈しており，内部に液面形成がみられる（▶）．脂肪抑制造影T1強調像（B）で同病変は，隔壁や被膜を除いて（→），造影効果は認めない．リンパ管奇形の所見である．

（野崎太希）

粘液腫

myxoma

専門医レベル
診断専門医レベル
指導医レベル

Essentials

- 骨軟部領域では多くは筋肉内に発生し，中年以降の成人の無痛性腫瘤として発症することが多い．
- 軟部組織の粘液腫と線維性骨異形成の合併はMazabraud症候群として知られている病態であるが，この症候群では後者の悪性転化の頻度が上昇する．
- 画像は他の粘液型軟部腫瘍（myxoid tumor）とも類似し，時に粘液型脂肪肉腫との鑑別が難しいことがある．しかし，腫瘤辺縁の萎縮した筋の脂肪変性と浮腫状変化は筋肉内粘液腫に特徴的所見とされる．

臨床的事項

- 全身のさまざまな部位での発生が報告されるが，心臓に発生するものを除き骨軟部領域では筋内が圧倒的に多くて全体の82％，筋間発生が9％，皮下が9％で，関節近傍発生もまれにみられる．
- 40〜70歳台の成人での発生が多く，症状は無痛性腫瘤であることがほとんどである．
- 治療は外科的切除で，再発することは通常はない．
- まれではあるが，軟部組織の粘液腫と線維性骨異形成の合併はMazabraud症候群として知られている病態であり，この症候群では線維性骨異形成の悪性転化の頻度が高いとされる．
- 皮下や腱膜に生じる粘液腫はまれであるが，眼瞼に生じるものはCarney complexとの関連が報告されている．

病態生理・病理像

- 豊富な粘液型間質のなかに少数の紡錘形細胞や円形細胞が分布する良性腫瘍である．
- 肉眼的，画像的には境界明瞭にみえても，顕微鏡的には被膜はなく，隣接する筋肉や筋膜にわずかに浸潤する像がみられることがある．
- 一見，粘液型脂肪肉腫に似ており鑑別は困難であるが，脂肪芽細胞や網状の血管構造がないことは脂肪肉腫との大きな相違点である．
- *GNAS1*遺伝子の変異が報告されているが，これは線維性骨異形成でみられる遺伝子変異と同様である．

参考文献

1) Kransdorf MJ, Murphey MD：Imaging of soft tissue tumors, 3rd ed. Philadeliphia：Lippincott Williams & Wilkins, 2014：591-597.
2) Murphey MD, McRae GA, Fanburg-Smith JC, et al：Imaging of soft-tissue myxoma with emphasis on CT and MR and comparison of radiologic and pathologic findings. Radiology 2002；225：215-224.

画像所見

超音波 境界明瞭で大部分が低～無エコーの腫瘤である．後方エコーの増強があり，わずかに内部エコーがみられることが多い．

CT 境界明瞭で均一な軟部腫瘤で，吸収値は水よりは高いが，筋肉より低い．

MRI 多くの症例では境界明瞭で，均一な液体のような信号強度を呈する．65～89%の症例で腫瘍の周囲の筋肉が萎縮し，辺縁に置換された脂肪がみられる．また，多くの症例で周囲の筋肉へ粘液型基質が漏れ，腫瘍の周囲にそれらが浮腫状に脂肪抑制 T2 強調像にて高信号としてみられる．ガドリニウム(Gd)では緩徐に造影されるものが多い．

60 歳台女性

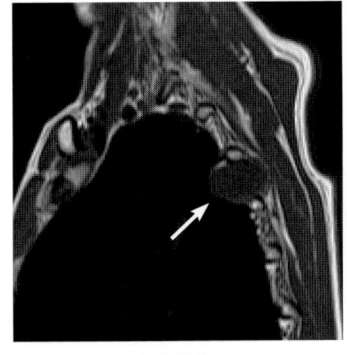

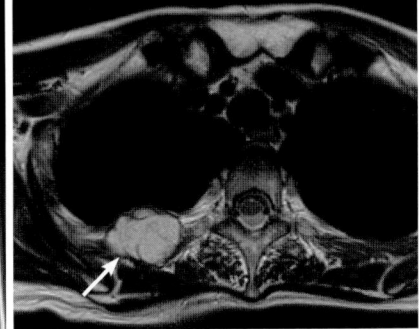

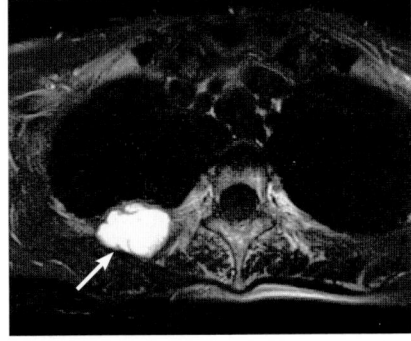

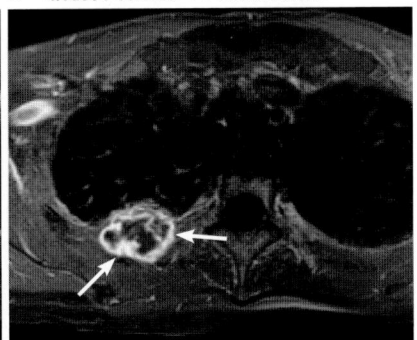

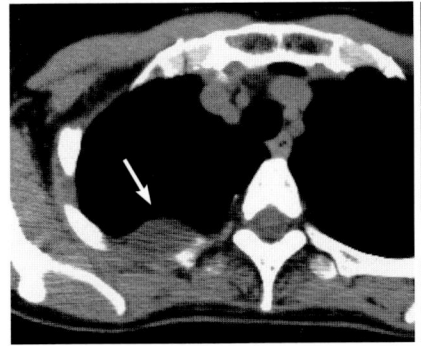

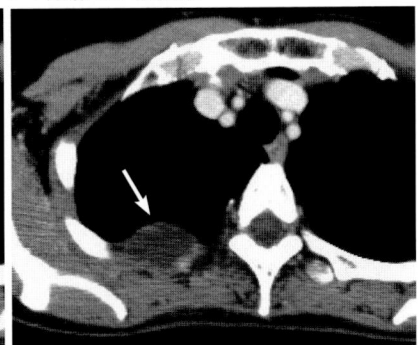

A：胸部 MRI, T1 強調矢状断像
B：T2 強調横断像
C：脂肪抑制 T2 強調横断像
D：脂肪抑制造影 T1 強調横断像
E：単純 CT 横断像
F：造影 CT 横断像

図1 右第3～4肋間部の胸壁に分葉状の比較的境界明瞭な軟部腫瘤を認める．MRI，T1 強調矢状断像(A)では，同腫瘍は筋肉と比べて等信号～やや低信号を呈する(→)．T2 強調像(B)では，高信号を呈している(→)．脂肪抑制 T2 強調像(C)では，著明な高信号を呈しており，液体のような信号強度を示す(→)．脂肪抑制造影 T1 強調像(D)では，辺縁や隔壁が強く造影されている(→)．単純 CT (E)では，同腫瘍は筋肉より吸収値は低く，均一である(辺縁の高吸収域は肋骨の部分容積効果である)．造影 CT (F)で，辺縁のみわずかに造影されている(→)．
(帝京大学 山本麻子先生のご厚意による)

(野崎太希)

脂肪肉腫

liposarcoma

専門医レベル
診断専門医レベル
指導医レベル

Essentials

- 現在の分類では最も多い悪性軟部腫瘍である．
- 病理組織的には異型脂肪腫様腫瘍(いわゆる高分化型)，脱分化型，粘液型，多形性の4つに大きく分類される．
- 腫瘍の分化度に応じて画像所見は変わるが，厚い隔壁，造影される結節状や球状の充実成分の存在，液体成分を示すようなT2強調像での高信号域は脂肪腫との大きな鑑別点となる．

臨床的事項

- 全軟部肉腫の16～18％を占める比較的頻度の高い悪性軟部腫瘍である．
- 多くは痛みを伴わない腫瘤で発症し，四肢(特に下肢)に生じる頻度が最も高い．
- 全脂肪肉腫のうち20～33％は後腹膜に発生する．
- 幼小児期での発症はきわめてまれであり，予後は成人より良好で再発率も成人より低い．

病態生理・病理像

- 悪性脂肪性腫瘍はWHO分類では大きく，異型脂肪腫様腫瘍(いわゆる高分化型)，脱分化型，粘液型，多形性の4つに分類される．
- 異型脂肪腫様腫瘍(いわゆる高分化型)は，局所再発はするが転移はしない悪性度の低い腫瘍であり，さらに脂肪腫様，硬化性，炎症性の3つの亜型に分類される．
- 脱分化型は高分化型脂肪肉腫の一部にきわめて悪性度の高い多形性肉腫の成分を発症したものである．病理組織像では両者の成分がみられ，予後は不良である．
- 粘液型のタイプは細胞密度の高い成分を伴う中間悪性群である．
- 多形性のタイプはきわめて悪性度の高い腫瘍で，最も頻度の少ない亜型である．

参考文献

1) Kransdorf MJ, Murphey MD：Imaging of soft tissue tumors, 3rd ed. Philadeliphia：Lippincott Williams & Wilkins, 2014：147-170.
2) Kransdorf MJ, Bancroft LW, Peterson JJ, et al：Imaging of fatty tumors：distinction of lipoma and well-differentiated liposarcoma. Radiology 2002；224：99-104.

画像所見

CT・MRI 腫瘍の分化度や種類に応じて画像所見は変わるが，一般的に脂肪腫と異なり脂肪肉腫では厚い隔壁があり，造影される結節状の充実成分がみられることが多い．脱分化型や粘液型，多形性のタイプでは脂肪成分の割合が少なくなるものが多い．高悪性度の脂肪肉腫のうち20％では脂肪成分が検出されないとされ，そういった場合は出血や壊死などが悪性軟部腫瘍を疑うきっかけとはなるが，内部性状が非特異的となるため診断は難しくなる．

70歳台男性　粘液型脂肪肉腫

A：骨盤造影CT横断像

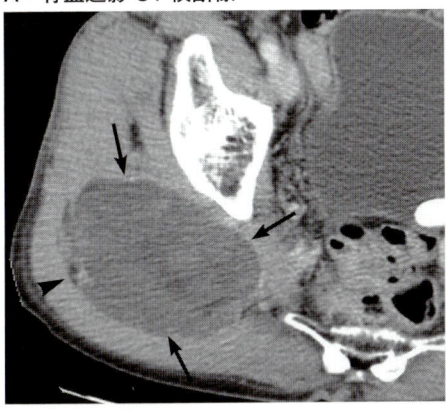

B：MRI, T1強調横断像

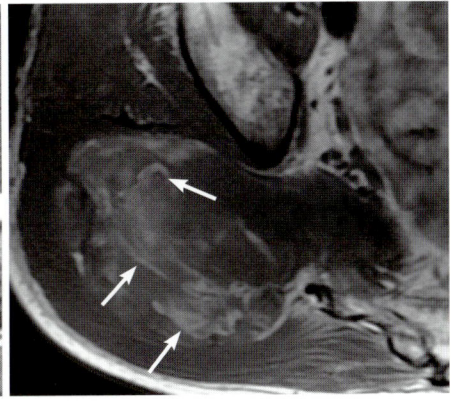

C：STIR横断像

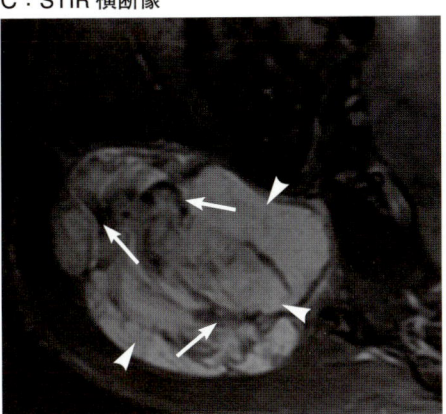

D：脂肪抑制造影T1強調矢状断像

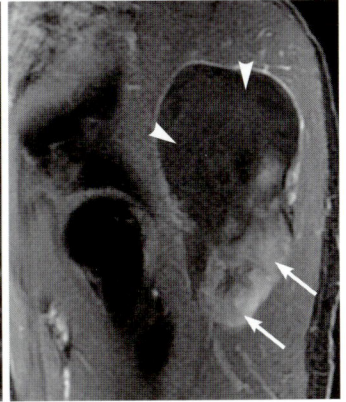

図1 造影CT（A）で，右殿部に比較的境界明瞭な軟部腫瘤があり（→），内部はわずかに造影されている．辺縁に脂肪と考える低吸収域がある（▶）．MRI, T1強調横断像（B）では，腫瘤は筋肉と比べて等信号の成分が主体であるが，内部に高信号成分を含んでいる（→）．STIR横断像（C）では，T1強調像（B）で高信号としてみられた領域が低信号となっており，脂肪であることがわかる（C，→）．腫瘤の大部分は高信号を呈しており，粘液成分（myxoid component）を反映している（C，▶）．脂肪抑制造影T1強調矢状断像（D）では，造影される充実成分（→）と造影されないmyxoid成分が主体の部分（▶）とがみられ，粘液型脂肪肉腫（myxoid liposarcoma）の所見である．

（野崎太希）

未分化多形肉腫
（以前の多形型悪性線維性組織球腫）
undifferentiated pleomorphic sarcoma

専門医レベル
診断専門医レベル
指導医レベル

Essentials

- 以前は多形型悪性線維性組織球腫（malignant fibrous histiocytoma：MFH）といわれ，悪性軟部腫瘍のなかで最多とされていたMFHのなかで最も多い亜型であったが，2002年のWHO分類で，多形型MFH/未分化多形肉腫とされ頻度も5%程度と報告されていた．2013年のWHO分類では，特定の肉腫に分化が証明されない，除外診断的なundifferentiated/unclassified sarcomasの大項目が新設され，そのなかの5つの亜型のなかの1つとして再分類されている．
- 60〜70歳台の四肢，特に下肢に好発し，急速に増大する分葉形ないし多結節状巨大腫瘤として自覚される．初診時に5%の頻度で転移がみられ，血行性肺転移が多い．
- 浸潤性に発育し内部不均一な腫瘍である．

臨床的事項

- 高齢者に多い．下肢の深部から発生することが多く，皮下や後腹膜にも発生する．
- 急速な増大と浸潤性発育をする悪性度のきわめて高い腫瘍である．
- 人工物挿入などに続発して起こることがある．

病態生理・病理像

- 大型充実性の腫瘤である．
- 著明な核および細胞の多形性が組織学的な特徴である．
- 花むしろ状配列や間質の炎症細胞浸潤もよくみられる．
- しばしば壊死，嚢胞変性，出血を伴う．

参考文献

1) Fletcher CDM, Chibon F, Mertens F：Undifferentiated/unclassified sarcomas. In：Fletcher CDM, Bridge JA, Hogendoorn PCW, et al (ed)：WHO classification of tumours of soft tissue and bone, 4th ed. Lyon：IARC Press, 2013：1236-1238.
2) 富居一範, 長谷川匡：線維性組織球性腫瘍について．病理と臨床 2004；22：140-145.
3) de Beuckeleer L：Fibrohistiocytic tumors. In：de Schepper AM (ed)：Imaging of soft tissue tumors. Berlin：Springer, 1997：173-189.

画像所見

MRI 多くは非特異的であるが，分葉状結節で，それぞれに多彩な内部信号（T2強調像で著明な高信号，高信号，中程度信号，低信号の混在）[bowl of fruits appearance (triple signal intensity sign)]を呈することが典型的である．周囲に浸潤性に発育しやすい．内部に出血，壊死などきたしやすい．造影では早期に強く不均一に造影される．

60歳台男性

A：MRI, T1強調横断像 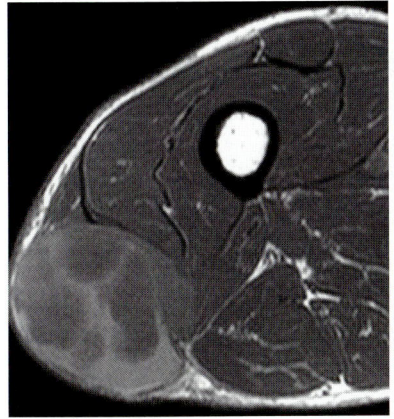
B：T2強調冠状断像 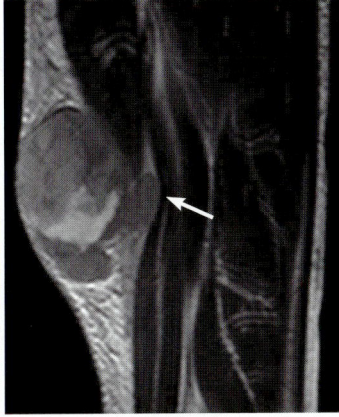
C：STIR横断像 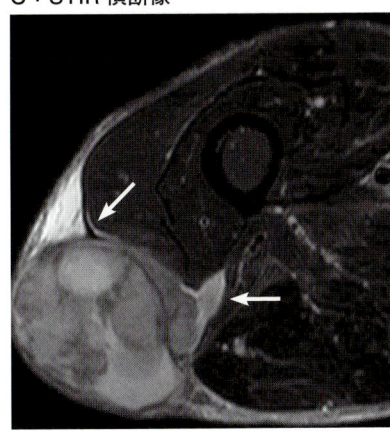
D：造影T1強調横断像

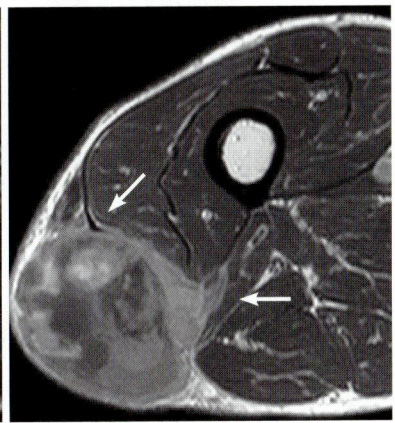

図1 大腿部皮下脂肪組織を主体に，筋膜や筋間に進展する分葉状形態の大きな腫瘤を認める（→）．被膜外浸潤を疑わせる所見もみられる．内部はT1強調像（A）で高信号の出血や，T2強調像（B）/STIR像（C）では壊死，出血，膠原線維，粘液腫様成分などを反映する多彩な信号を呈している[bowl of fruits appearance (triple signal intensity sign)]．造影（D）では，腫瘍内部が不均一に増強されている．また，筋膜や筋間に進展した部位にも増強効果を認め，腫瘍浸潤が疑われ，手術にて確認された．

（西村　浩）

粘液線維肉腫
（以前の粘液型悪性線維性組織球腫）
myxofibrosarcoma

専門医レベル
診断専門医レベル
指導医レベル

Essentials

- 以前は，粘液型悪性線維性組織球腫（粘液型MFH）といわれていた悪性の線維芽細胞・筋線維芽細胞性腫瘍である．
- 高齢者の軟部肉腫では多い腫瘍の1つ．中年以降の四肢の，悪性腫瘍としては比較的珍しく浅在性に好発し，明瞭な結節性発育様式を有する．
- 組織学的には豊富な粘液基質を背景に，多形性を有する異型紡錘形または星芒状細胞を認め，特徴的な細長い曲線状の血管を伴う．

臨床的事項

- 高齢者（やや男性に多い）の四肢の皮下に好発するが，深部にも発生しうる．
- 比較的緩徐に増大する無痛性の腫瘤である．
- 局所再発は50％，転移は20％程度といわれており，不十分な切除では高率に局所再発をきたすため，造影MRIで増強効果を有する部分を十分に含めて切除する必要がある．

病態生理・病理像

- 組織学的には豊富な粘液基質を背景に，多形性を有する異型紡錘形または星芒状細胞を認め，特徴的な細長い曲線状の血管を伴う．
- 腫瘍細胞のなかには細胞質内に多数の空胞を有する偽脂肪芽細胞を認める．空胞の内容物は酸性ムコ多糖類である．
- 免疫染色で特異的なマーカはない．
- 低悪性度のものほど，全体が粘液基質に富み細胞異型も軽度で，皮下発生例が多い．深部発生のものには高悪性度のものが多く，遠隔転移の頻度も比較的高い．
- 粘液基質が富むことより，鑑別診断としては粘液型脂肪肉腫，低悪性度線維粘液性肉腫，骨外性粘液型軟骨肉腫などが挙げられる．

参考文献

1) Mentzel T, Hogendoom PCW, Huang HY：Myxofibrosarcoma. In：Fletcher CDM, Bridge JA, Hogendoorn PCW, et al (ed)：WHO classification of tumours of soft tissue and bone, 4th ed. Lyon：IARC Press, 2013：93-94.
2) 日本整形外科学会診療ガイドライン委員会/軟部腫瘍診療ガイドライン策定委員会・編：軟部腫瘍診療ガイドライン2012．南江堂，2012．

画像所見

MRI 粘液基質主体の部分は，T1強調像で均一の低信号，T2強調像で脂肪と同等～やや高信号に描出される．ただし，未分化多形肉腫とも思える領域を多く伴う部分は，T2強調像で低信号を呈する．筋膜に沿った浸潤性増殖が多く，隣接する膜を介して上下，左右いずれの方向にも進展する多数の結節がみられる．

T2強調像やSTIR像，造影T1強調像でその拡がりを評価することができる(fascial tail sign)．粘液基質部分が早期から強く造影されることが，徐々に漸増的に造影される粘液型脂肪肉腫との鑑別点となる．

70歳台男性

A：MRI，T1強調横断像 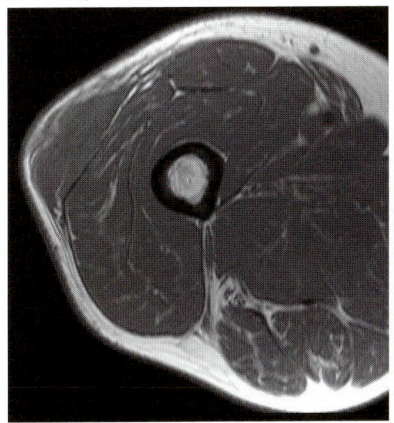
B：T2強調横断像 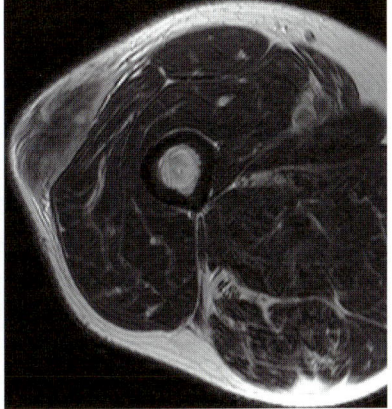
C：脂肪抑制T2強調横断像 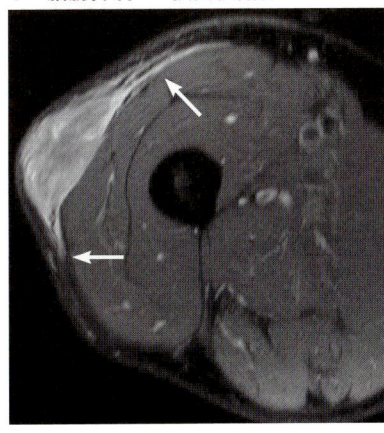
D：脂肪抑制造影T1強調冠状断像

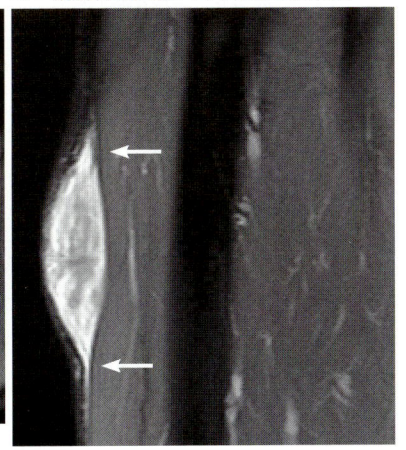

図1 右大腿部外側の皮下脂肪組織に，筋膜に沿うような紡錘状の腫瘤を認める(→：fascial tail sign)．MRI，T1強調像(A)で低信号で，T2強調像(B)で辺縁は脂肪に近い高信号と内部に筋肉と同等の低信号が混在し内部不均一である．筋膜に沿って拡がる部分はT2強調像で高信号で，造影にて腫瘍本体と同様に強く増強されている．手術にて筋膜に沿った浸潤を伴う粘液線維肉腫と確認された．

(西村　浩)

隆起性皮膚線維肉腫

dermatofibrosarcoma protuberans (DFSP)

専門医レベル
診断専門医レベル
指導医レベル

Essentials
- 真皮に発生し皮下組織や筋に進展する線維芽細胞・筋線維芽細胞性の良悪中間型の腫瘍である．
- 20～50歳の男性にやや多く，体幹(50%)と四肢近位側(35～40%)に好発する．
- 局面状または緩徐に増大する多結節状の皮内または皮下結節としてみられ，被覆表皮は赤褐色調または肌色を呈する．大きくなると皮膚潰瘍を形成する．

臨床的事項
- 最初の徴候は平坦またはわずかに隆起した皮膚の硬い小さな斑点であるが，緩徐に増大し多結節性の隆起性腫瘤となる．皮下の静脈が怒張することもある．
- 周囲の脂肪，筋，そして骨にさえ浸潤することがあるとされ，切除範囲が不十分な場合には局所再発しやすいが，遠隔転移はまれである．なお，10～15%で線維肉腫に移行する．
- 鑑別診断としては皮膚線維腫とびまん性神経線維腫が重要である．

病態生理・病理像
- 均一な線維芽細胞の増殖は花むしろ状パターンをとる．
- 時に粘液腫状の部分が認められる．壊死はまれである．
- 核異型は軽度～中等度までで，巨細胞や泡沫細胞などの組織球の混在はまれである．
- まれに線維肉腫に類似した部分が出現する場合もある．
- 腫瘍細胞はCD34がびまん性に陽性である．
- 多くの亜型が存在する．①線維肉腫様DFSP：部分的に束状または魚骨様配列が存在する亜型．線維肉腫への転化は *de novo* にも再発性病変にも起こりうる．線維肉腫様領域ではCD34の減弱がみられる．②粘液型DFSP：広範に粘液基質を有する亜型．③色素性DFSP(Bednar腫瘍)：通常のDFSPの組織内にメラノサイトが存在する．④筋様分化を伴うDFSP：筋線維芽細胞への分化を示す，好酸性でSMA陽性の紡錘形細胞の束状構造で構成される領域をもつ．⑤若年型DFSP(巨細胞型線維芽細胞腫)：小児や若年者に生じ，腫瘍内の巨細胞が特徴的である．

参考文献

1) Mentzel T, Pedeutour F, Lazar A, et al：Dermatofibrosarcoma protuberans. In：Fletcher CDM, Bridge JA, Hogendoorn PCW, et al (ed)：WHO classification of tumours of soft tissue and bone, 4th ed. Lyon：IARC Press, 2013：77-79.
2) Lee SJ, Mahoney MC, Shaughnessy E：Dermatofibrosarcoma protuberans of the breast：imaging features and review of the literature. AJR Am J Roentgenol 2009；193：W64-69.
3) Torreggiani WC, Al-Ismail K, Munk PL, et al：Dermatofibrosarcoma protuberans：MR imaging features. AJR Am J Roentgenol 2002；178：989-993.

画像所見

MRI 多結節性，分葉状の境界明瞭の表在性腫瘤で，T1強調像で筋と同程度の低信号，T2強調像では皮下脂肪組織と同程度の高信号を呈する．大きくなれば，境界不明瞭となり，内部に壊死や囊胞変性，出血を伴う．深部にも浸潤する．石灰化はない．造影では，若干辺縁優位であるが比較的均一に増強される．

40歳台男性

A：胸部 MRI, T1 強調横断像　　B：T2 強調横断像

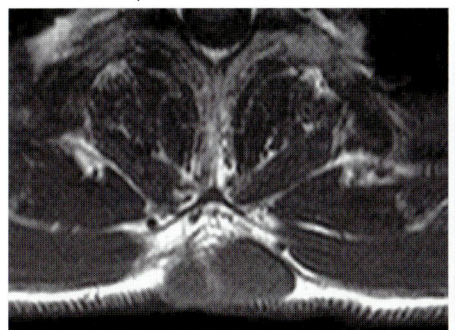

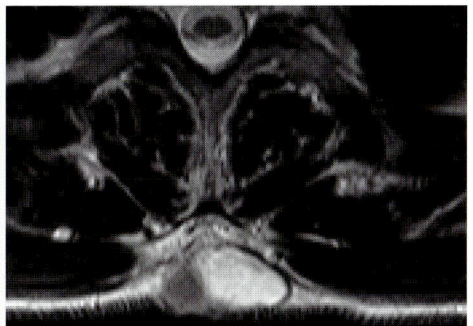

C：脂肪抑制造影 T1 強調横断像　　D：脂肪抑制造影 T1 強調矢状断像

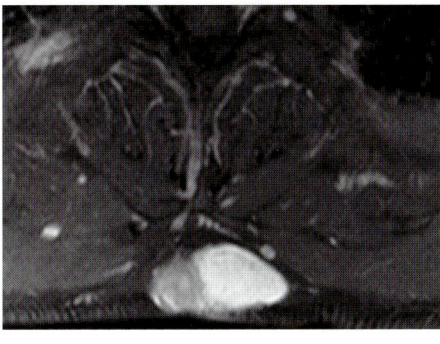

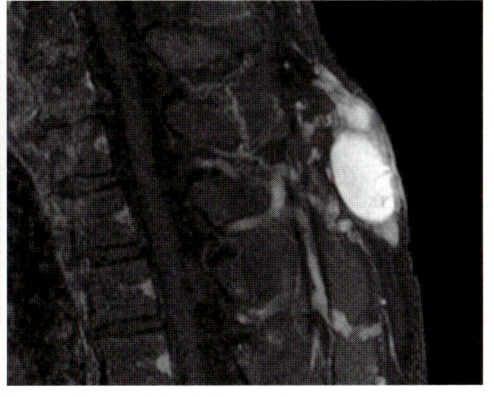

図1　胸背部の皮膚から隆起し，皮下脂肪組織にも拡がる多結節状の腫瘤を認める．MRI, T1 強調像（A）では筋と同程度の低信号で，T2 強調像（B）では高信号の結節とやや低信号の結節が混在しているが，各結節は壊死などはほとんどなく内部均一である．造影（C, D）では，各結節で程度に差を認めるものの比較的均一に増強されている．なお，上下方向には浸潤性に進展している．

（西村　浩）

悪性末梢神経鞘腫瘍

malignant peripheral nerve sheath tumor(MPNST)

Essentials
- 末梢神経から発生，もしくは末梢神経への分化を示す悪性腫瘍である．
- 神経線維腫からの発生や神経線維腫症1型でみられることが多く，成人の四肢，末梢に好発する．
- 神経線維腫の急速な増大はMPNSTの可能性を考慮する．

臨床的事項

- MPNSTは軟部肉腫の5～10%程度を占めるまれな悪性腫瘍で，小児にも発生しうるが，通常は成人に好発する．約50%は神経線維腫症1型(NF 1)の患者に由来すると言われ，NF 1の患者の約5%がMPNSTを発症すると報告されている．
- 殿部，大腿，腋窩，上腕，傍脊柱部などに好発し，神経症状や痛みを伴う大型の軟部腫瘍として発生する．
- 深部の神経組織(脊髄神経根や坐骨神経)などから発生することが多く，既存の神経線維腫の急速な増大を認めた場合には悪性転化の可能性がある．
- 化学療法や放射線治療の有効性は明らかでは無く，手術による広範切除が一般的である．神経内に浸潤する場合があり，根治的切除を困難にしている．
- 5年生存率は50%程度であるが，体幹部，後腹膜などでは15%と低下する．予後不良因子としては大きさ，四肢以外の発生，NF 1の合併などとされている．転移は肺が最も多い．

病態生理・病理像

- 肉眼像は球状あるいは紡錘形の腫瘤で，神経との連続性を認めることがある．5cmを超えることが多く，被膜は有さず周囲への浸潤を示す．しばしば出血や壊死巣を含む．
- 紡錘形細胞の増殖からなり，交錯する束状配列や杉綾構造(herringbone pattern)を呈する．核は細く，核分裂像がしばしば認められる
- 1/2～2/3でS-100蛋白が陽性で，1/2でSox10陽性となる．多くは*p53*遺伝子の過剰発現が観察される．

参考文献
1) Lin J, Martel W：Cross-sectional imaging of peripheral nerve sheath tumors：characteristic signs on CT, MR imaging, and sonography. AJR Am J Roentgenol 2001；176：75-82.
2) Li CS, Huang GS, Wu HD, et al：Differentiation of soft tissue benign and malignant peripheral nerve sheath tumors with magnetic resonance imaging. Clin Imaging 2008；32：121-127.
3) Pilavaki M, Chourmouzi D, Kiziridou A, et al：Imaging of peripheral nerve sheath tumors with pathologic correlation：pictorial review. Eur J Radiol 2004；52：229-239.

画像所見

CT 5 cm を超える軟部腫瘍として認められ，筋肉よりも低吸収を呈し，出血や壊死を伴うと内部は不均一である．充実成分には造影効果が認められる．

MRI T1 強調像で低〜等信号，T2 強調像で低〜高信号と非特異的な信号を呈し，出血や壊死を反映して不均一な信号を呈することが多い．神経血管束と連続し，5 cm を超える浸潤性の腫瘍は MPNST の可能性を考慮する．

境界は不明瞭なことが多く，良性の神経原性腫瘍で認められる target sign は MPNST では認められず，周囲の脂肪への浸潤，浮腫性変化など，腫瘍周囲の信号変化を伴う．

20 歳台男性

A：大腿部 MRI, T1 強調横断像
B：T2 強調横断像
C：脂肪抑制 T2 強調冠状断像
D：脂肪抑制造影 T1 強調冠状断像

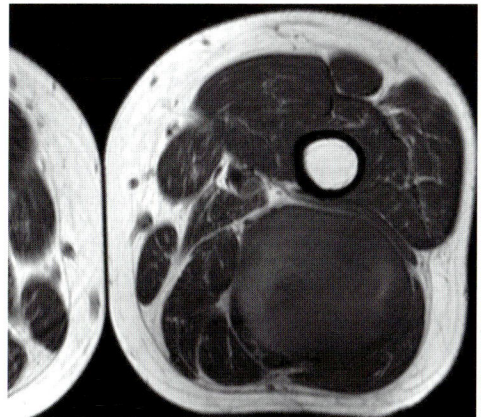

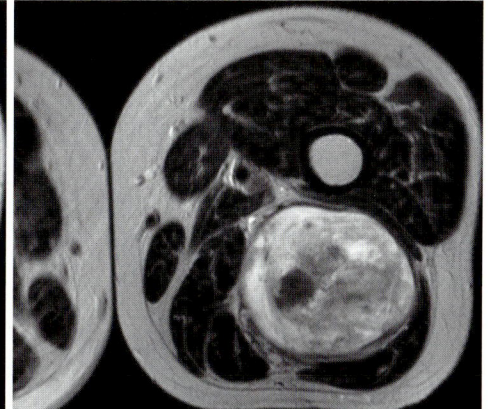

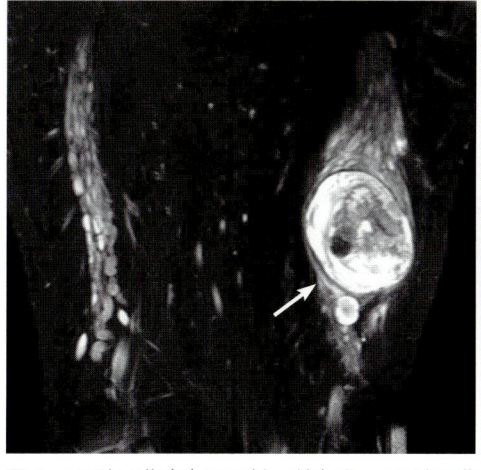

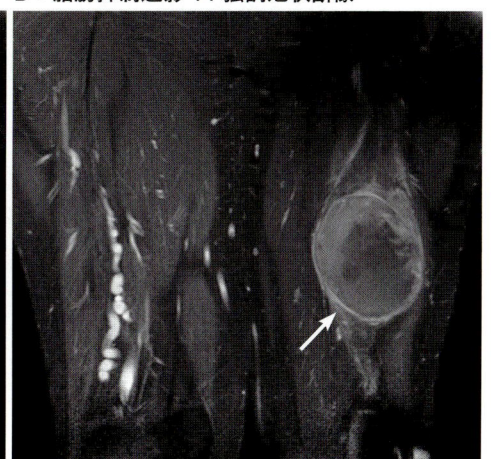

図1 T1 強調像(A)では低〜等信号，T2 強調像(B)で低〜高信号の不均一な信号を呈する，約 8 cm 大の腫瘍である．脂肪抑制 T2 強調像(C)では腫瘍の周囲には浮腫を反映した信号が認められる(→)．脂肪抑制造影 T1 強調像(D)で不均一な増強効果を呈し，周囲に反応層を伴っている(→)．悪性を疑わせる所見である．両側坐骨神経に沿って，多数の神経線維腫が認められる NF1 である．

（常陸　真）

滑膜肉腫

synovial sarcoma

専門医レベル
診断専門医レベル
指導医レベル

Essentials

- 比較的若年者に多い悪性腫瘍で，体のいずれの部位にも発生しうる．
- 腫瘍内出血や壊死，囊胞形成により，多彩な画像所見を呈する．
- 広範切除が原則であり，化学療法，放射線治療にはある程度感受性がある．
- 第18染色体とX染色体の転座によるキメラ遺伝子 *SYT-SSX* の検出が有用である．

臨床的事項

- 滑膜肉腫は比較的若年者に多く発生する悪性腫瘍で，軟部肉腫の5～10％を占める．
- 下肢の関節近傍に好発するが，体幹部や頭頸部を含め，体のいずれの部位にも発生しうる．
- 症状はさまざまで，局所の腫脹や圧痛，疼痛が主訴であることが多く，触診では弾性硬の腫瘤として触知される．
- 発育は緩徐で，発症から受診，診断されるまで数年を経過することもある．
- 治療は広範切除に放射線治療や化学療法を併用する．
- 5年生存率は35～75％で，予後不良因子は，腫瘍径が5cm以上，女性，単相型（monophasic type），筋膜よりも深部発生であることなどが挙げられる．石灰化を伴う病変のほうが予後良好であることが知られている．

病態生理・病理像

- 滑膜肉腫という名称から，滑膜との関連が連想されるが，組織像が滑膜細胞に類似することに起因した名称であり，滑膜細胞とはなんら細胞学的関連性はない．
- 肉腫であるが組織学的に上皮細胞様の所見を呈する特徴的な腫瘍である．
- 滑膜肉腫細胞の起源は不明であり，上皮細胞様の細胞と紡錘状細胞から形成される二相型（biphasic type）と紡錘状細胞のみから形成される単相型（monophasic type）とに分類される．
- 免疫組織ではサイトケラチンなどの上皮性細胞のマーカーが高頻度に認められ，S-100，CD99，Bcl-2が陽性であることが多い．
- 第18染色体とX染色体の転座 t(x;18)(p11.2;q11.2)から生じるキメラ遺伝子 *SYT-SSX* は本腫瘍に特異性が高く，確定診断に重要である．

参考文献

1) Clark J, Rocques PJ, Crew AJ, et al：Identification of novel genes, SYT and SSX, involved in the t(X;18)(p11.2;q11.2) translocation found in human synovial sarcoma. Nat Genet 1994；7：502-508.
2) O'Sullivan PJ, Harris AC, Munk PL：Radiological features of synovial cell sarcoma. Br J Radiol 2008；81：346-356.

画像所見

単純写真・CT　境界明瞭な軟部影として認められる．15～20％の症例に点状，斑状の石灰化を認めることがあり，鑑別に有用である．CTは微細な石灰化や局所の骨の変化を捉えやすい[2]．

MRI　T1強調像で低信号，T2強調像で中等度～高信号を呈する境界明瞭な類円形の腫瘤として認められる．しばしば腫瘍内出血を示すT1強調像，T2強調像での高信号域が認められ，液面形成を伴うこともある．その他にも壊死や嚢胞形成など，多彩な画像所見を呈する．充実成分は造影MRIで強い増強効果を認める．

20歳台女性

A：左膝関節MRI, T1強調横断像 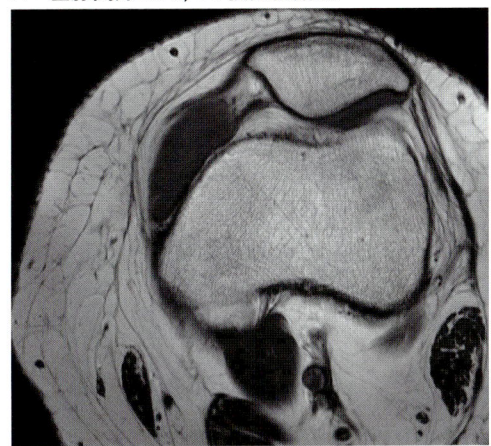
B：T2強調横断像 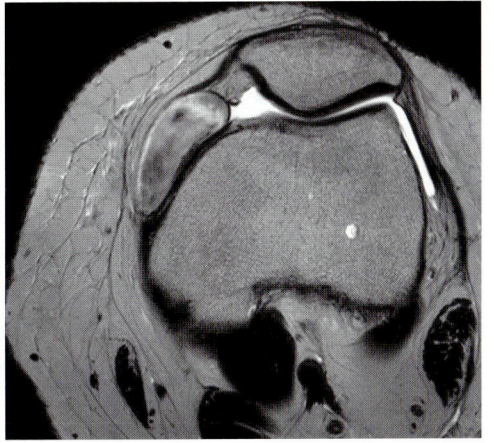
C：脂肪抑制造影T1強調横断像 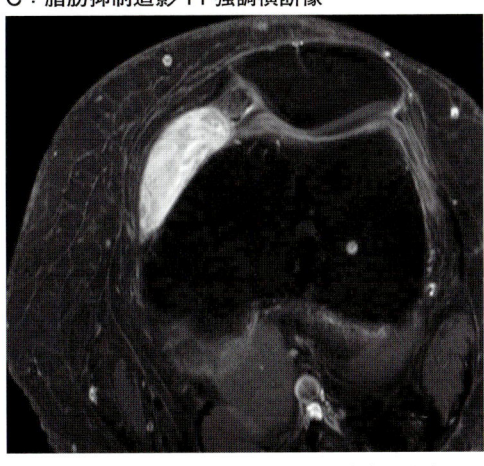
D：CT横断像

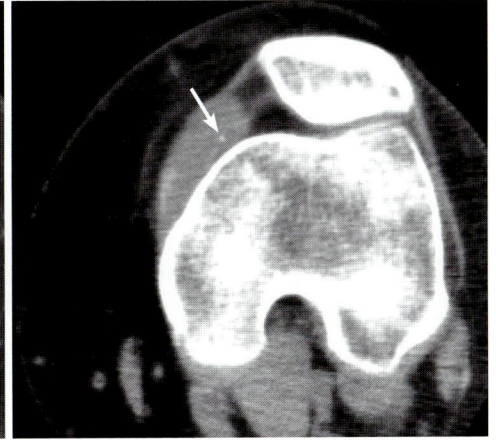

図1　左膝関節内側に，T1強調像（A）で低信号，T2強調像（B）では中等度～高信号を呈する境界明瞭な腫瘤を認める．大腿骨や内側膝蓋支帯と接するが，関節内への進展は認めない．脂肪抑制造影T1強調像（C）では，全体に強い増強効果を認める．単純CT（D）では，点状の石灰化を認める（→）．

（常陸　真）

類上皮肉腫

epithelioid sarcoma

専門医レベル
診断専門医レベル
指導医レベル

Essentials
- 若年者に好発する悪性腫瘍で，四肢末梢に発生する遠位型と，骨盤，会陰などに好発する近位型に大別される．
- 炎症性疾患やその他の良性疾患と類似した病態を呈することがあり，注意を要する．
- 局所再発率が高く，肺転移やリンパ節転移の頻度が高い．
- サイトケラチン，ビメンチン，上皮膜抗原など，上皮性マーカーが陽性となり，血清CA125が上昇することが知られている．

臨床的事項

- 類上皮肉腫は10～35歳の比較的若年者に好発する悪性腫瘍だが，幼児，高齢者を含め，いずれの年齢層でも生じうる．男女比は2：1で男性に多い．
- 好発部位は手指，手，前腕で，次いで膝関節，下腿，四肢近位部である．体幹，頭頸部に発症することはまれとされる．四肢末端の遠位型に対し，近位型は骨盤，会陰，外陰部などに発生し，遠位型よりもより悪性度が高いとされる．
- 治療は手術(広範切除)が中心で，放射線治療や化学療法が併用されるが，有効性は不明である．局所再発率が高く，33～77％と報告されており，局所浸潤性が高い．
- 遠隔転移は約45～50％で認められ，肺転移(51％)，リンパ節転移(34％)が多く，それ以外への転移も報告されている．予後不良因子はサイズ(5 cm以上)，高齢者，男性，再発例，近位発生，深部発生などとされ，5年生存率は25～80％である．

病態生理・病理像

- 上皮様の卵円形もしくは多角形の腫瘍細胞で構成され，これに多くの細胞質内空胞を伴う細胞質が好酸性を示す紡錘型細胞が混在する．中心に壊死を伴う結節状の組織像を呈する．
- 近位型類上皮肉腫では巨大で類上皮様の癌細胞に類似した細胞とラブドイド細胞のいずれか，もしくは両者からなり，悪性度の高い経過をたどる．
- 免疫組織ではサイトケラチン，ビメンチン，上皮膜抗原(epithelial membrane antigen：EMA)などの上皮系マーカーが陽性であるが，腫瘍の部位や症例ごとに大きく異なる．
- CD34は60～70％で陽性であり，時に診断の一助となる．
- CA125は90.9％で陽性であり，血清CA125も高値を示し，病勢に相関して推移することが知られている．

参考文献

1) Chase DR, Enzinger FM：Epithelioid sarcoma. Diagnosis, prognostic indicators and treatment. Am J Surg Pathol 1985；9：241-263.
2) Romero JA, Kim EE, Moral IS：MR characteristics of epithelioid sarcoma. J Comput Assist Tomogr 1994；18：929-931.
3) Kato H, Hatori M, Kokubun S, et al：CA125 expression in epithelioid sarcoma. Jpn J Clin Oncol 2004；34：149-154.

画像所見

単純写真・CT 非特異的な軟部腫瘍として認められるが，辺縁に石灰化を認める場合がある．

MRI 四肢の皮下，筋膜などにT1強調像で低信号，T2強調像で不均一な高信号を呈し，内部は不均一な造影効果を伴う境界明瞭な分葉状の腫瘤として描出される．多くは非特異的である．しばしば腫瘍内出血を伴う．

60歳台女性

A：大腿部MRI, T1強調横断像　　B：T2強調横断像　　C：脂肪抑制造影T1強調横断像

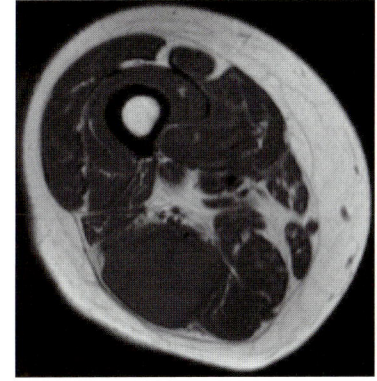

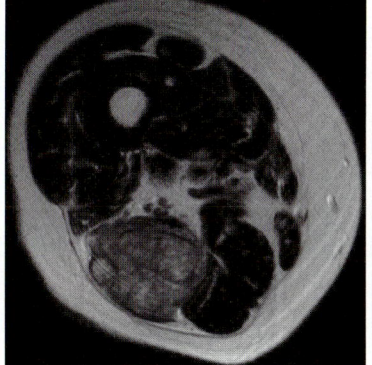

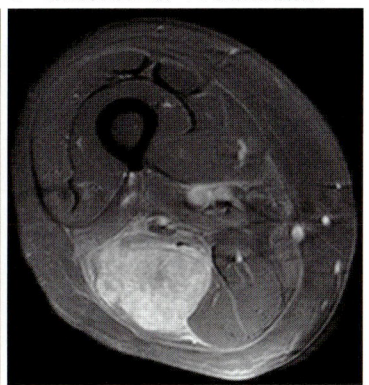

図1　MRI, T1強調像（A）では低信号，T2強調像（B）では不均一な高信号を呈し，辺縁は分葉状である．脂肪抑制造影T1強調像（C）では，内部に不均一な増強効果を認め，周囲に反応層を伴う．

60歳台女性　近位型類上皮肉腫（参考症例）

MRI, T2強調横断像

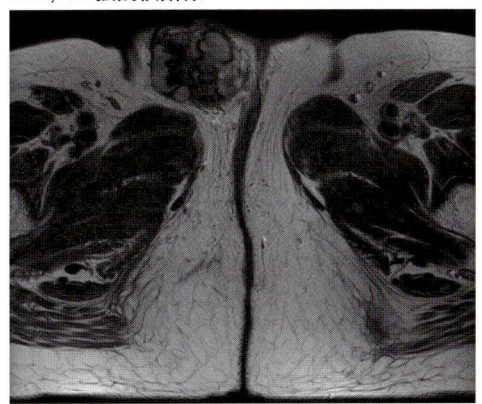

図2　右外陰部にT2強調像で，内部不均一な分葉状の腫瘍を認め，近位型の類上皮肉腫と診断された．

（常陸　真）

胞巣状軟部肉腫

alveolar soft part sarcoma

専門医レベル
診断専門医レベル
指導医レベル

Essentials

- 若年女性に生じるまれな軟部組織肉腫であり，殿部，大腿に好発する．
- 特徴的な画像所見（MRI の T1・T2 強調像での 高信号と腫瘤辺縁の flow void）を呈する．
- 早期より脳，肺転移をきたしうる．

臨床的事項

- 好発年齢は 15〜35 歳で女性に多い．殿部，大腿に好発する．
- 小児例では眼窩，舌に好発する．
- 緩徐に発育し，疼痛を伴わず，見逃されやすい．
- 血管増生（vascularity）に富む腫瘍のため，拍動や血管雑音を呈することがある．
- 初発症状が頭痛，悪心，視野変化など転移によるものであることが多い．

病態生理・病理像

- 発生頻度は全軟部組織肉腫の 1% 以下とまれである．
- 大型の円形ないしは多角形細胞が胞巣状構造を呈し，胞巣状構造の周囲は類洞様血管網によって取り囲まれる．
- 腫瘍細胞は水疱状の核を有し，細胞質は広く顆粒状あるいは淡明で，細胞境界は明瞭である．
- ジアスターゼ抵抗性で PAS 反応陽性の菱形，針状の結晶様物質が特徴的である．
- 高齢者であれば腎癌との鑑別が必要となる．

参考文献

1) Weiss SW, Goldblum JR（ed）：Enzinger & Weiss's soft tissue tumors, 5th ed. Mosby Elsevier, 2008：1182-1191.
2) Fletcher CDM, Unni KK, Mertens F（ed）：World Health Organization classification of tumours. Pathology and genetics tumours of soft tissue and bone. Lyon：IARC Press, 2002：208-210.
3) Suh JS, Cho J, Lee SH, et al：Alveolar soft part sarcoma：MR and angiographic findings. Skeletal Radiol 2000；29：680-689.

画像所見

CTA 早期からの静脈還流と持続的な造影効果を呈する．
MRI T1強調像で筋組織より軽度高信号，T2強調像でも高信号を呈し，腫瘍辺縁に多数のflow voidを認める．

20歳台女性（図1〜3は同一症例）

A：左大腿部単純CT横断像　　B：造影CT横断像

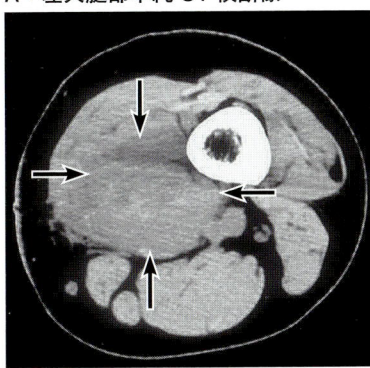

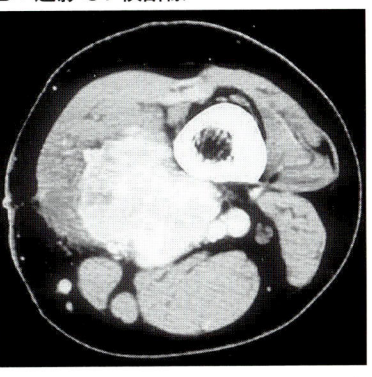

図1　5か月前より左大腿部腫瘤に気づき，徐々に増大．2か月前からは疼痛も出現したため受診した．左大腿部単純CT（A）では，外側広筋の筋層内を広範に占拠し，筋組織よりやや低吸収の境界不明瞭な腫瘤を認める（→）．造影CT（B）では，腫瘤内部に強い増強効果を呈する．（東京慈恵会医科大学　福田国彦先生のご厚意による）

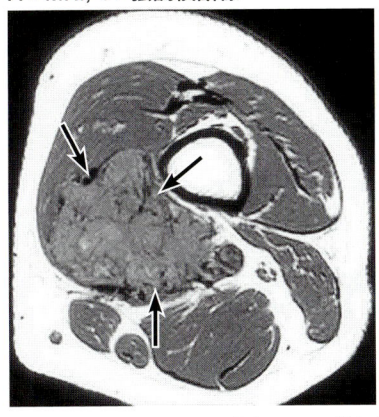

A：MRI, T1強調横断像　　B：T2強調横断像　　　　血管造影

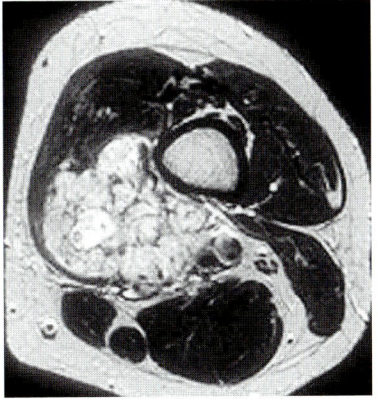

図2　MRI, T1強調像（A）では，筋組織と同程度の信号強度を示し，辺縁部にflow voidと思われる無信号構造がみられる（→）．T2強調像（B）では，腫瘤の内部に胞巣状，多中心性の構造が明瞭に認められ，脂肪組織と比較し等信号〜やや高信号を呈する．（東京慈恵会医科大学　福田国彦先生のご厚意による）

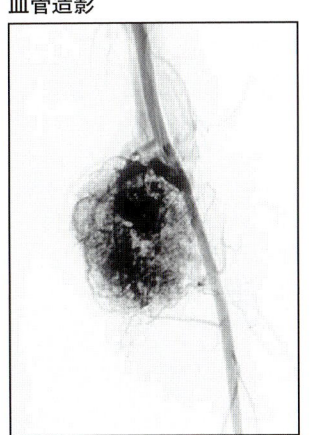

図3　血管造影では，著しい血管増生と腫瘍濃染を呈し，拡張したdraining veinが描出されている．（東京慈恵会医科大学　福田国彦先生のご厚意による）

（福庭栄治）

骨・軟部腫瘍の脱分化

dedifferentiation in bone and soft tissue tumors

専門医レベル
診断専門医レベル
指導医レベル

Essentials
- 脱分化とは，ある特定の分化傾向を示していた境界悪性あるいは低悪性間葉系腫瘍がその分化を失い，未分化あるいは異なる分化を示す腫瘍が生じる現象．
- 通常先行する腫瘍と明瞭な境界を有する脱分化腫瘍が形成される．
- 脱分化現象は軟骨肉腫，脂肪肉腫，骨巨細胞腫，平滑筋肉腫，脊索腫，傍骨性骨肉腫，孤立性線維腫で報告されている．

脱分化とは

　脱分化とは，ある特定の分化傾向を示していた境界悪性あるいは低悪性腫瘍がその分化を失い，未分化あるいは異なる分化を示す腫瘍が生じる現象をさし，通常先行する腫瘍と明瞭な境界を有する脱分化腫瘍が形成される．脱分化現象は1950年代から知られていたが，脱分化の名称は脱分化軟骨肉腫として1971年に初めて用いられた．その後，脱分化現象は脂肪肉腫，骨巨細胞腫，平滑筋肉腫，脊索腫，孤立性線維腫で報告されている．異論があるものの，低悪性骨肉腫に高悪性骨肉腫が生じる脱分化傍骨性骨肉腫という使われ方もある．これら脱分化腫瘍のなかで最も頻度の高いのは脱分化脂肪肉腫，次いで脱分化軟骨肉腫であり，他の脱分化腫瘍はきわめてまれである．当初，脱分化腫瘍はきわめて悪性度が高いという認識であったが，その後脱分化脂肪肉腫では低悪性腫瘍への脱分化が知られるようになり，その短期予後は必ずしも悪くない．

脱分化型軟骨肉腫 dedifferentiated chondrosarcoma

臨床的事項
- 全軟骨肉腫の約10％を占め，先行する低悪性軟骨肉腫に非軟骨性高悪性肉腫が生じる病態．
- 50〜60歳台の大腿骨・骨盤骨・上腕骨に好発する．
- 早期に転移を生じ，予後はきわめて不良．

病理像
- 定型的な低悪性軟骨肉腫と明瞭な境界を有する脱分化腫瘍は，異型多形の目立つ紡錘形腫瘍細胞の密な増殖を示す．
- 脱分化腫瘍は，腫瘍性類骨や骨基質を形成する骨肉腫あるいは類骨/骨基質を形成しない未分化多形肉腫の形態を示すことが多い．まれに，横紋筋肉腫あるいは血管肉腫様分化を示すことがある．

画像所見

単純写真・CT・MRI　さまざまな程度に石灰化を示す定型的な軟骨肉腫に相当する腫瘤に隣接して，性状の異なる二相性腫瘍形成を示す．脱分化腫瘍はその性状に応じて不規則で多彩な所見を呈する．

60歳台女性　脱分化型軟骨肉腫

A：単純X線写真　B：CT横断像（軟部組織条件）　C：MRI, T1強調横断像

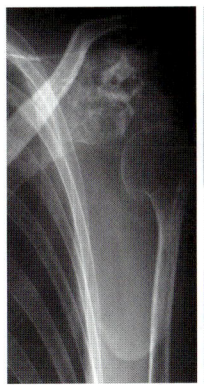

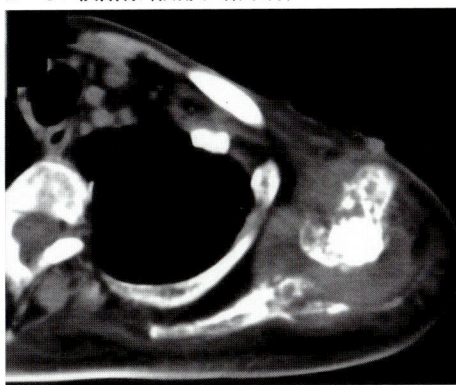

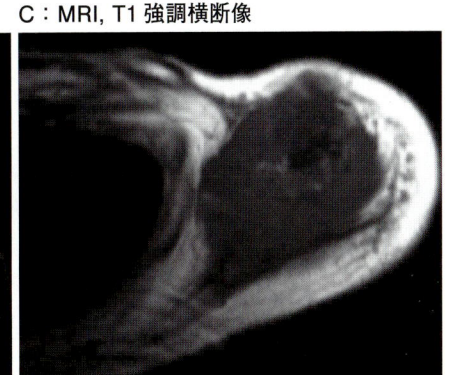

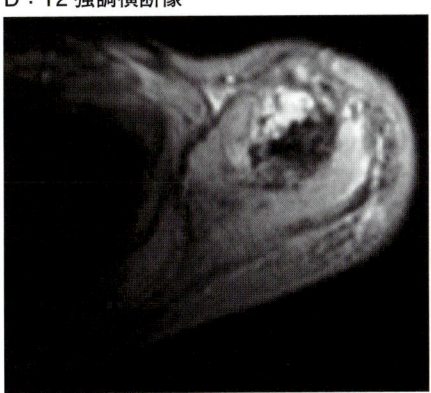

D：T2強調横断像　E：Gd造影T1強調横断像

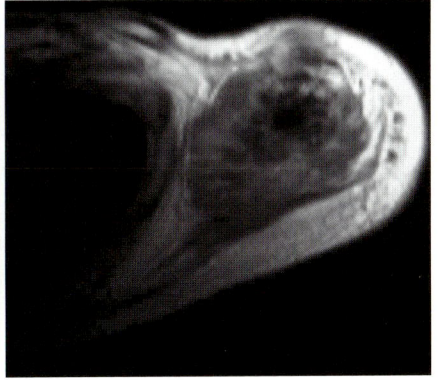

F：組織所見（HE染色）

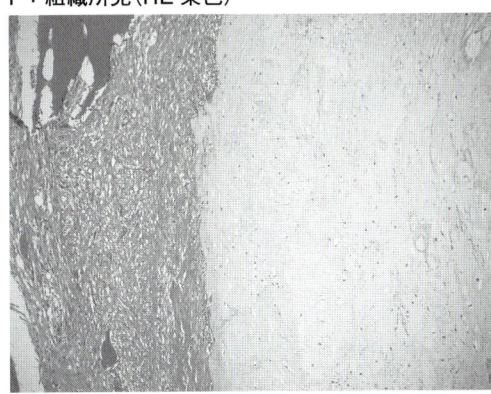

図1　単純X線写真（A）で，左肩甲骨関節部に不規則な石灰化を示す膨隆性腫瘤を認める．上腕骨骨頭は下方に脱臼・転位しており，肩甲骨と上腕骨骨頭の間に非石灰化腫瘤の存在が疑われる．上腕骨は廃用性と考えられる著しい萎縮を示している．CT（B）では，肩甲骨内の石灰化病変とその周囲の非石灰化病変という2つの異なる性質を有する腫瘤がみられる．MRI, T1強調像（C）は一様に低信号を示し，石灰化に相当する領域のみより低い信号を呈している．T2強調像（D）は，中心部に低信号と高信号の混在する腫瘤と，その周囲を取り囲むような中等度〜高信号領域を示している．造影T1強調像（E）は，中心部に分葉状の縁取りの増強効果を示す低信号領域とその周囲の中等度信号領域からなる2つの要素が明らかである．組織学的に，細胞密度の乏しい低悪性軟骨肉腫（右側）と境界明瞭に細胞密度の高い紡錘形腫瘍細胞増殖（脱分化腫瘍，左側）を認める（F）．

脱分化型脂肪肉腫 dedifferentiated liposarcoma

臨床的事項

- 先行する異型脂肪腫様腫瘍(atypical lipomatous tumor：ALT)から発生する．ALT は脂肪腫類似の境界悪性腫瘍で，成人の四肢や体幹の深部軟部組織に発生し，後腹膜に好発する．そのため，脱分化脂肪肉腫も後腹膜に多い．
- ALT には，第 12 染色体由来の ring chromosome や giant marker chromosome が知られており，MDM2 遺伝子や CDK4 遺伝子が増幅している．この染色体形質は脱分化腫瘍にも引き継がれるため，MDM2 遺伝子や CDK4 遺伝子の増幅は脱分化脂肪肉腫診断の根拠となる．
- かつて後腹膜に発生するとされた粘液型脂肪肉腫(myxoid liposarcoma)，粘液線維肉腫(myxofibrosarcoma)，いわゆる悪性線維性組織球腫(malignant fibrous histiocytoma)の多くは，現在では脱分化脂肪肉腫と考えられている．
- 脱分化腫瘍が骨形成や横紋筋分化など多彩な分化像を示すことがあるため，このような腫瘍がいわゆる悪性間葉腫(malignant mesenchymoma)に相当すると考えられている．

病理像

- 一見，脂肪腫のようにみえる ALT と，性状の異なる脱分化腫瘍が境界明瞭に接する．
- 脱分化腫瘍の多くは紡錘形腫瘍細胞の増殖を示し，しばしば豊富な膠原線維性基質を有し，炎症細胞浸潤が目立つことが多い．通常，脱分化腫瘍細胞は脂肪分化を示さない．
- 脱分化あるいはその過程で，粘液型脂肪肉腫にきわめて類似する組織所見を呈することがある．

参考文献

1) Dahlin DC, Beabout JW：Dedifferentiation of low-grade chondrosarcoma. Cancer 1971；28：461-466.
2) Thway K, Hayes A, Ieremia E, et al：Heterologous osteosarcomatous and rhabdomyosarcomatous elements in dedifferentiated solitary fibrous tumor：further support for the concept of dedifferentiation in solitary fibrous tumor. Ann Diagn Pathol 2013；17：457-463.
3) Inwards C, Hogendoorn PCW：Dedifferentiated chondrosarcoma. In：Fletcher CDM, Bridge JA, Hogendoorn PCW, et al (ed)：WHO classification of tumours of soft tissue and bone, 4th ed. Lyon：IARC Press, 2013：269-270.
4) Dei Tos AP, Marino-Enriquez A, Pedeutour F, et al：Dedifferentiated liposarcoma. In：Fletcher CDM, Bridge JA, Hogendoorn PCW, et al (ed)：WHO classification of tumours of soft tissue and bone, 4th ed. Lyon：IARC Press, 2013：37-38.
5) de Vreeze RS, de Jong D, Tielen IH, et al：Primary retroperitoneal myxoid/round cell liposarcoma is a nonexisting disease：an immunohistochemical and molecular biological analysis. Mod Pathol 2009；22：223-231.
6) Toshiyasu T, Ehara S, Yamaguchi T, et al：Dedifferentiated liposarcoma of the retroperitoneum with osteosarcomatous component：report of two cases. Clin Imaging 2009；33：70-74.

骨・軟部腫瘍の脱分化　177

画像所見

CT・MRI　CTやMRIにて，脂肪性腫瘍と非脂肪性腫瘍が接してみられる．非脂肪性脱分化腫瘍は，その組織所見に応じて多彩な所見を呈する．後腹膜などでの巨大腫瘍では，脂肪性腫瘍を確認できないこともある．

60歳台女性　脱分化型脂肪肉腫

A：腹部造影CT横断像（軟部組織条件）

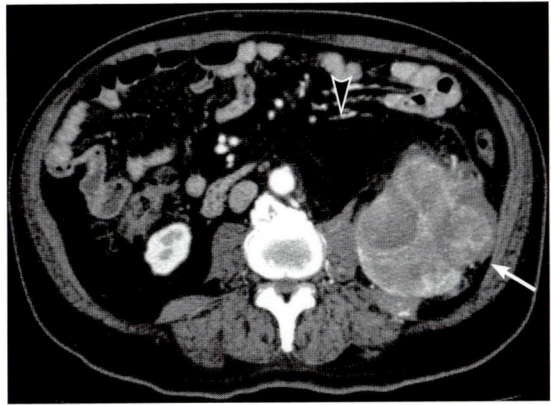

B：MRI, T1強調横断像

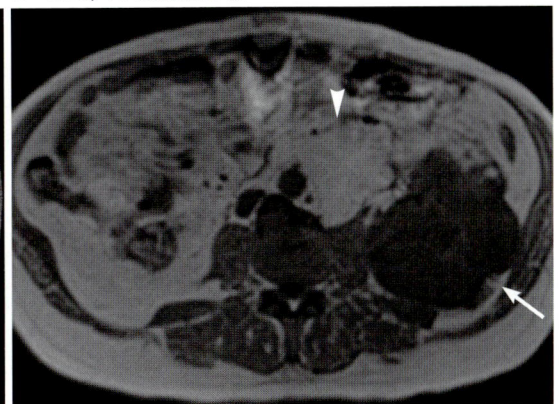

C：脂肪抑制Gd造影T1強調横断像

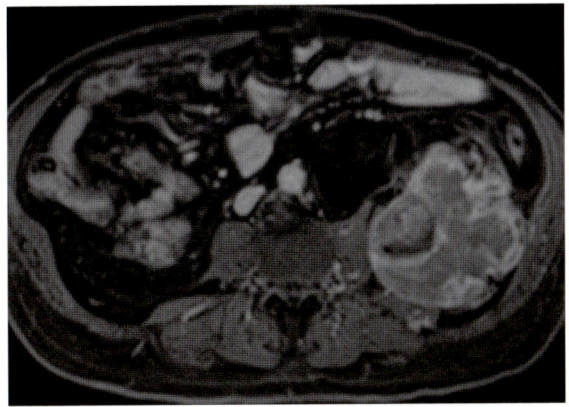

D：組織所見（HE染色）

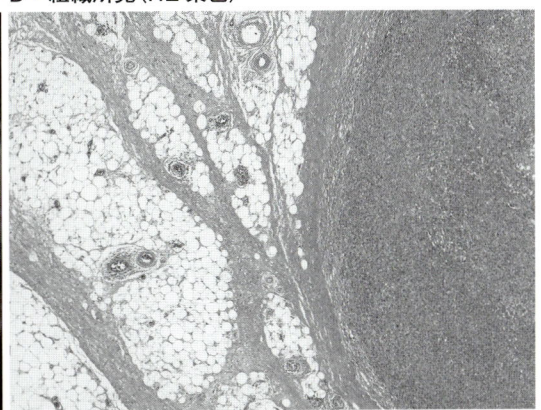

図2　造影CT横断像（A）にて，左後腹膜に分葉状に造影される境界明瞭な腫瘍を見る（→）．腫瘍の腹側に被膜が造影され脂肪に相当する低吸収域を認める（▶）．MRI, T1強調像（B）は，高信号を示す異型脂肪腫様腫瘍（▶）と境界明瞭に接する低信号を示す大型の脱分化腫瘍（→）を示す．脂肪抑制造影T1強調像（C）は，被膜が増強され低信号を示す異型脂肪腫様腫瘍と被膜や隔壁が増強され軽度の造影効果を示す脱分化腫瘍を示す．組織学的に，成熟様脂肪細胞からなる異型脂肪腫様腫瘍（左側）と明瞭な境界を有し紡錘形異型細胞の密な増殖を示す脱分化腫瘍（右側）を見る（D）．

（山口岳彦・中田和佳）

ガングリオン

ganglion

専門医レベル
診断専門医レベル
指導医レベル

Essentials
- 軟部組織に発生する単房性ないしは多房性の囊胞状病変である．
- 関節包や腱，腱鞘の近傍に発生し，関節腔との直接的な交通性はない．
- 手関節背側，手指，足部に好発する．

臨床的事項
- 軟部組織に発生する単房性ないしは多房性の良性囊胞性病変である．
- 関節包や腱，腱鞘の近傍に発生し，好発部位は手関節背側，手指，足部である．
- まれに骨内に発生する．

病態生理・病理像
- 関節包や腱，腱鞘のムコイド変性が原因といわれる．
- 関節包や腱鞘との連続性を認めるが関節腔との直接的な交通性はない．
- 囊胞壁は線維性組織に富み，内腔を裏打ちする滑膜や上皮細胞を認めない．
- 内腔にゼリー状の内容物を含む線維性組織として観察される．

参考文献
1) 大塚隆信，福田国彦，小田義直・編：骨・軟部腫瘍—臨床・画像・病理．診断と治療社，2011：260-261.
2) 江原 茂・編，楢林 勇，杉村和朗・監修：放射線医学 骨格系画像診断．金芳堂，2013：27-35.

画像所見

CT・MRI 薄い壁を有した均一な嚢胞性腫瘤でしばしば多房性を呈する．滑液包炎や粉瘤などが鑑別診断に挙げられる．

60歳台女性

A：足趾 MRI, T1 強調冠状断像

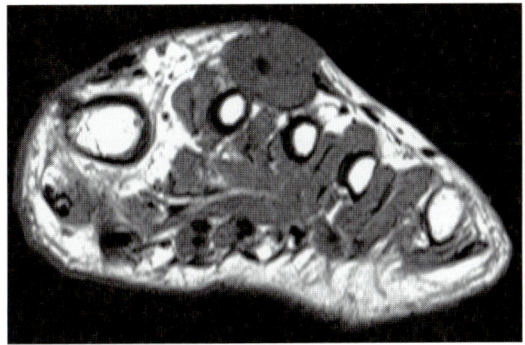

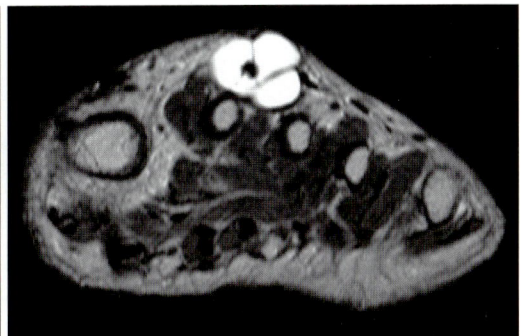

B：T2 強調冠状断像

C：脂肪抑制 T2 強調軸位断像

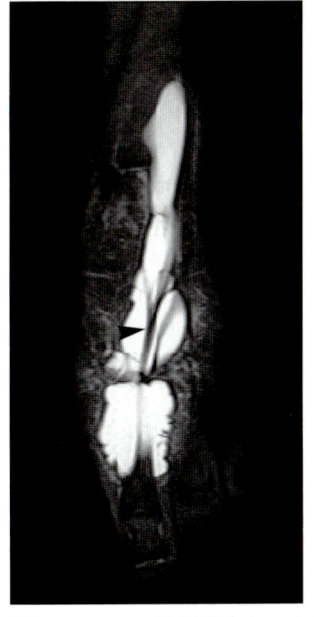

図1　MRI, T1 強調像(A)では左第2趾の総趾伸筋腱を取り囲むように筋肉と同等の低信号を示す分葉状腫瘤を認め，T2 強調像(B)では多房状，均一な高信号を呈する．脂肪抑制 T2 強調像(C)では，病変が総趾伸筋腱(▶)に沿って長軸方向に伸展するのが明瞭に描出される．

(福庭栄治)

Morton 病

Morton's neuroma

専門医レベル
診断専門医レベル
指導医レベル

Essentials
- 中足骨間の足底趾神経の変性と神経周囲の線維性肥厚をきたす疾患である．
- 成人女性，第 3-4 趾間に好発する．
- 原因は不明だがハイヒールなど足に合わない靴が原因の 1 つと考えられている．

臨床的事項
- 比較的高頻度にみられ，成人女性に多い．第 3-4 趾間，次いで第 2-3 趾間の順に好発する．
- 足底部の強い疼痛・圧痛を呈し，起立，歩行時に増強する．

病態生理・病理像
- 肉眼的には紡錘状，白色～黄白色の色調の腫瘤を呈する．
- 神経周囲に高度の線維形成を認め，神経外膜や周膜にも線維化を呈する．内部の軸索や髄鞘は著しく減少する．
- 周囲の血管壁にも肥厚・線維化をきたす．

参考文献
1) 大塚隆信，福田国彦，小田義直・編：骨・軟部腫瘍―臨床・画像・病理．診断と治療社，2011：264-265.
2) 重本蓉子，原田祐子，徳田 修・他：下肢の神経絞扼障害．画像診断 2011；31：939-945.
3) Bencardino J, Rosenberg ZS, Beltran J, et al：Morton's neuroma：is it always symptomatic? AJR Am J Roentgenol 2000；175：649-653.

画像所見

MRI T1強調像で筋肉と等信号，T2強調像で脂肪と等信号～低信号の境界明瞭な腫瘤を呈する．滑液包炎を伴うことが多い．無症状であっても画像所見を認めることがある．

超音波 低～無エコーの境界明瞭な腫瘤を呈する．腫瘤と足底趾神経との連続を認めると診断の決め手となる．

鑑別診断 滑液包炎，リウマチなどの炎症性関節炎，腱鞘由来のガングリオン，腱鞘巨細胞腫，疲労骨折，Freiberg病（中足骨頭の骨壊死）．

60歳台女性

A：足趾MRI，T1強調冠状断像

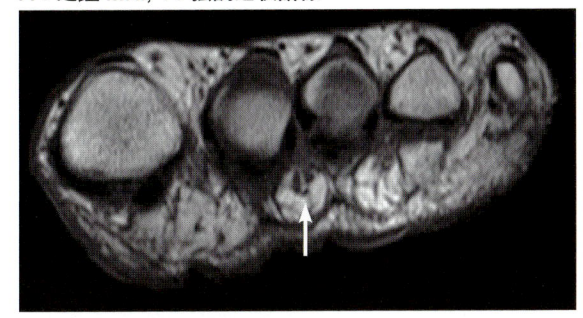

B：脂肪抑制T2強調冠状断像

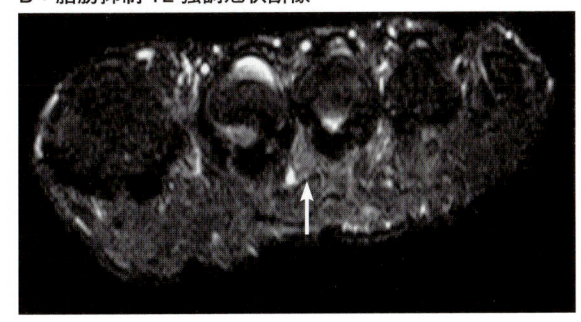

図1 MRI，T1強調像（A）では第2～3中足骨間の足底側に筋肉と同等の低信号腫瘤を認め（→），脂肪抑制T2強調像（B）では軽度高信号（→）を呈する．神経切除術が施行され，病理学的には足底趾神経の粘液変性と神経周囲の線維化，血管壁の肥厚を認め，Morton病として矛盾しない病理所見を得た．

（福庭栄治）

足底線維腫症

plantar fibromatosis

専門医レベル
診断専門医レベル
指導医レベル

Essentials
- 線維腫症は，筋膜もしくは腱膜より発生する表在性の線維性腫瘍である．
- MRIでは，腱膜に沿った線状の造影効果(fascial tail sign)が鑑別の一助となる．
- 組織学的には良性だが局所浸潤が強く，周囲組織への浸潤範囲を評価するのにMRIは最も適したモダリティである．

臨床的事項

- 線維腫症は筋膜もしくは腱膜より発生する表在型(superficial fibromatosis)と深部型(deep fibromatosis)に大別される．深部型のものはデスモイド(desmoid type-fibromatosis)といわれ区別される．
- 手掌が最多で，次いで足底に多く発生する．手掌に発生すると手掌筋膜腫症(palmar fibromatosis, Dupuytren病)足底に発生すると足底線維腫症(plantar fibromatosis, Ledderhose病)とよばれる．
- 小児期からみられ，発生率は年齢とともに上昇する．
- 男女比は2：1で，44％が30歳以下である．両側発生例(20％～50％)，多発例(33％)も多い．
- 多くの病変は1cm未満で，加重がかからない足底内側に認められる．多くは無症候性であり，神経血管束や筋，腱など周囲組織に浸潤した際に症状を呈する．

病態生理・病理像

- 線維腫症は，よく分化した線維芽細胞の増殖を特徴とする疾患で，組織学的には良性だが局所浸潤が強く，術後の再発が多い．
- 成因に筋線維芽細胞が関与していると考えられているが，詳細は不明である．
- 10～65％に手掌線維腫症を合併する．

参考文献

1) Quinn SF, Erickson SJ, Dee PM, et al：MR imaging in fibromatosis：results in 26 patients with pathologic correlation. AJR Am J Roentgenol 1991；156：539-542.
2) Murphey MD, Ruble CM, Tyszko SM, et al：From the archives of the AFIP：musculoskeletal fibromatoses：radiologic-pathologic correlation. RadioGraphics 2009；29：2143-2173.
3) Walker EA, Petscavage JM, Brian PL, et al：Imaging features of superficial and deep fibromatoses in the adult population. Sarcoma 2012；2012：215810.
4) Scheler J, Rehani B, Percy T, et al：Increased F-18 FDG uptake on positron emission tomography/computed tomography imaging caused by plantar fibromatosis. Clin Nucl Med 2008；33：280-281.

画像所見

MRI・PET 境界不明瞭な紡錘形腫瘤として描出されることが多いが，境界明瞭なこともある．T1・T2強調像とも低信号を示す部分を含むことが多く，この部は膠原線維が豊富で細胞成分に乏しい部に相当すると考えられている．大きくなると線維芽細胞の多い高信号域も認められるようになる．造影効果はさまざまである．腱膜に沿った線状の増強効果(fascial tail sign)がしばしば認められる．FDG-PETに関する報告は少ないが，高集積を認めたとの報告もある．

40歳台男性

A：足趾 MRI, T1強調矢状断像

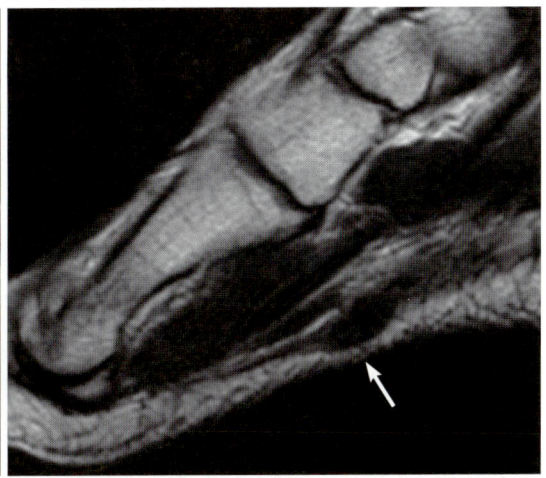

B：T2強調矢状断像

C：Gd-DTPA造影矢状断像

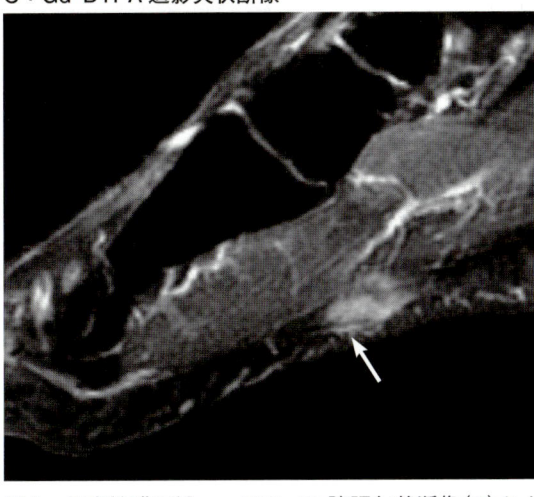

D：Gd-DTPA造影冠状断像

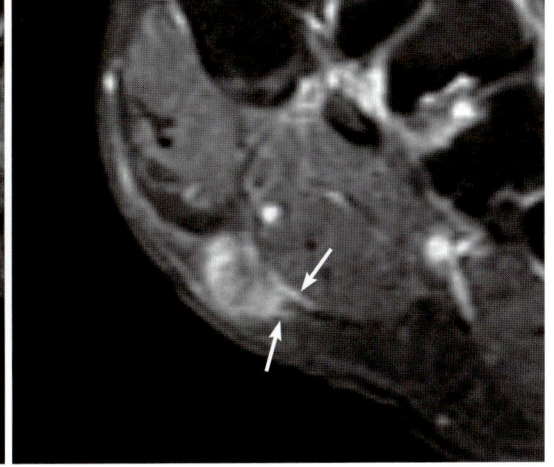

図1 足底筋膜に沿い，MRI, T1強調矢状断像(A)および T2強調矢状断像(B)にて，筋とほぼ等信号となる境界不明瞭な紡錘状の腫瘤を認める(A, B, →)．Gd-DTPA造影(C, D)で結節は不均一に造影されている．足底筋膜に沿った線状の造影効果(C, D, →：fascial tail sign)が認められる．

(大木穂高・林田佳子)

骨化性筋炎

myositis ossificans

専門医レベル
診断専門医レベル
指導医レベル

Essentials

- 外傷を契機として生じ，辺縁部に強い石灰化を伴う深在性軟部腫瘤で，腫瘤周囲の軟部組織に変化が認められる場合は本疾患の可能性を考慮する．

臨床的事項

- 筋肉内に異所性の骨化を伴う腫瘤性病変である．
- 必ずしも筋肉に発生するものではないため，異所性骨化とよぶことがある．
- 思春期から若年成人に好発し，男性に多い．四肢，特に肘の周囲や大腿，殿部，肩などに起こることが多い．
- 多くは外傷を契機とし，局所の腫脹や痛みを伴って腫瘤が形成され，次第に無痛となり，硬く限局するようになる．ただし，1/3 程度は明らかな外傷の既往なく発症する．
- 原疾患として，筋損傷などの外傷や血友病などの出血性疾患などの存在がみられる．
- 神経麻痺や火傷で筋損傷が起き，異所性骨化をきたすことがある．経過は異なる．

病態生理・病理像

- 割面は灰褐色調であり，中心部はやや軟らかくて光沢を有し，辺縁部は粗造で硬い．
- 発症早期には，幼若な線維芽細胞を思わせる腫大性の核を有する紡錘形細胞が密に増生し，浮腫状あるいは粘液腫状の基質や炎症細胞浸潤，漏出赤血球を伴い，結節性筋膜炎に類似する．
- 経過とともに，病巣の辺縁部に強い骨化を認め，骨化部はしばしば腫大性の骨芽細胞に縁取られた線維骨からなり，周辺部でより成熟した層板骨へと移行する．
- 破骨細胞様多核巨細胞を混在することが多く，核分裂像を比較的容易に認める．
- 時に幼若な硝子軟骨組織を伴うこともある．
- 紡錘形細胞はしばしばα-SMAが陽性となるほか，desminが陽性となることもある．

参考文献

1) Kransdorf MJ, Meis JM, Jelinek JS：Myositis ossificans：MR appearance with radiologic-pathologic correlation. AJR Am J Roentgenol 1991；157：1243-1248.
2) Parikh J, Hyare H, Saifuddin A：The imaging features of post-traumatic myositis ossificans, with emphasis on MRI. Clin Radiol 2002；57：1058-1066.
3) Crundwell N, O'Donnell P, Saifuddin A：Non-neoplastic conditions presenting as soft-tissue tumours. Clin Radiol 2007；62：18-27.

画像所見

単純写真・CT 受傷後2〜6週の経過で斑状の淡い石灰化としてみられ，6〜8週後にはレース状の辺縁明瞭な骨化がみられるようになる．病巣の辺縁部に強い骨化を認め，リング状を呈することも多い（ゾーン現象：zonal phenomenon）．石灰化の評価には単純X線写真あるいはCTが有用であり，特に局在を把握するにはCTが優れている．

MRI MRIでは骨化性筋炎の成熟度が判断できるが，石灰化の識別や他の軟部腫瘍との鑑別が困難である．急性期(2〜4週)ではT1強調像にて筋と同等かやや高信号の軟部腫瘤を示し，T2強調像では中等度高信号の腫瘤で新生血管のため良好に造影され，亜急性期(5〜8週)では中央の線維化と辺縁の石灰化が進行する．T1強調像では筋と等信号で，殻状の石灰化が低信号にみえることがある．T2強調像では不均一な信号を呈し，石灰化や線維化を表している．慢性期(8週以降)では骨化が進み，骨髄が形成され脂肪沈着も認められる．骨皮質や骨髄には病変は及ばない．

発症後2〜3か月で画像上は退縮傾向が明らかとなる．

PET 骨化性筋炎は，良性病変のなかで，FDG-PETが取り込まれる可能性のある腫瘍の1つである．

30歳台男性（図1,2は同一症例）

右大腿部単純X線写真

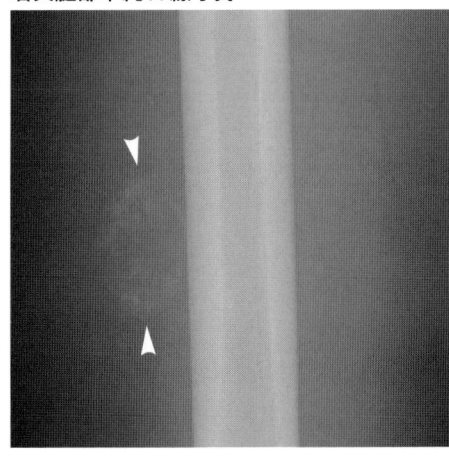

図1　右大腿部単純X線写真で，骨皮質から離れ，病巣の辺縁部に強い骨化，リング状の骨化を伴う腫瘤を認める（▶，ゾーン現象：zonal phenomenon）．

図2　T1強調像（A）にて筋と同等かやや高信号の軟部腫瘤を示し，T2強調像（B）では中等度高信号の腫瘤で，造影T1強調像（C）では新生血管のため良好に造影されている（▶）．急性期〜亜急性期の病変と考えられる．

A：右大腿部MRI, T1強調横断像　　B：T2強調横断像　　C：造影T1強調横断像

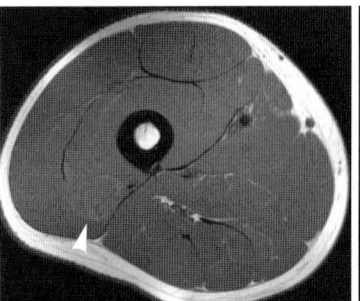

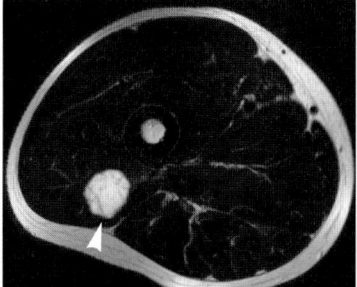

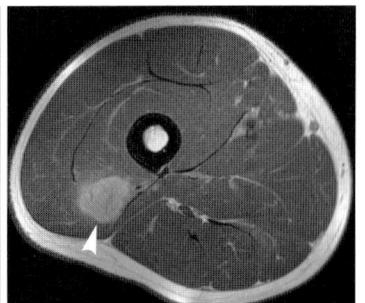

（大木穂高・林田佳子）

結節性筋膜炎

nodular fasciitis

専門医レベル
診断専門医レベル
指導医レベル

Essentials
- 皮下に出現する腫瘤状の線維増生．
- 急速に増大する深部皮下，または筋膜の良性軟部腫瘍の場合，本疾患の可能性を考慮する．

臨床的事項
- 急速に増大する深部皮下，または筋膜の良性軟部腫瘍で，日常診療で比較的よく目にする疾患である．
- どの年齢層にも発生するが，特に20歳台〜40歳台に好発する．性差はない．
- 深部皮下，筋膜に発生することが多い．まれに筋内に発生することがある．
- どの部位にも発生しうるが，特に，上肢，体幹，頭頸部に発生しやすい．
- 痛みを伴うことがある．平均2 cm未満の腫瘤であることが多く，大きくても4 cmほどの小さな腫瘍である．しばしば部分切除されるが，自然退縮するため，診断がつけば数週の経過観察とされることが多い．

病態生理・病理像
- 境界は比較的明瞭，あるいは浸潤性であるが，被膜は伴わない．
- 割面は，粘液性〜線維性で，中心に囊胞変性を認めることがある．
- 典型的には，腫大性の紡錘形の線維芽・筋線維芽細胞が粗に増生，粘液腫状の基質を有し，炎症細胞浸潤，漏出赤血球を伴う．核分裂像を比較的容易に認め，急速な増大傾向とあわせ，肉腫と誤診されることがある．しばしばケロイド状の膠原線維や，ヒアリン化を伴うこともある．

参考文献
1) Fletcher CDM, Unni KK, Mertens F (ed)：WHO classification of tumours, Volume 5. Pathology and genetics of tumours of soft tissue and bone, 3rd ed. IARC Press, Lyon；2002.
2) Dinauer PA, Brixey CJ, Moncur JT, et al：Pathologic and MR imaging features of benign fibrous soft-tissue tumors in adults. RadioGraphics 2007；27：173-87.

画像所見

MRI 結節性筋膜炎は富細胞性，粘液性，線維性の場合があり，MRIではこれらを反映しさまざまな信号を取りうる．富細胞性の場合は，T1強調像にて筋肉と同様の信号強度を呈し，粘液性の場合，T2強調像にて著明な高信号を呈する．線維性成分は，T1強調像，T2強調像にて低信号を呈する．造影T1強調像では不均一に造影される．

10歳台女性　右上肢外側の有痛性腫瘤

A：上腕部MRI, T2強調横断像　　B：T2強調冠状断像

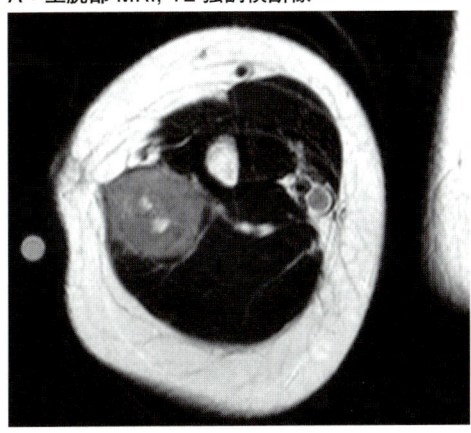

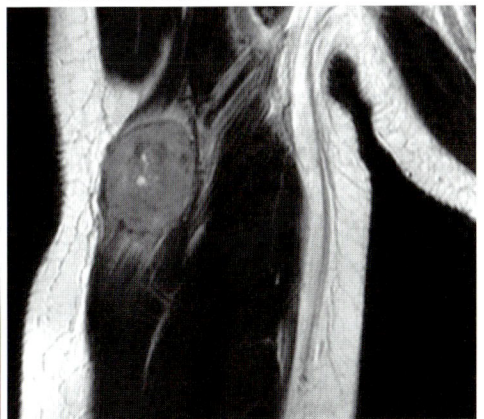

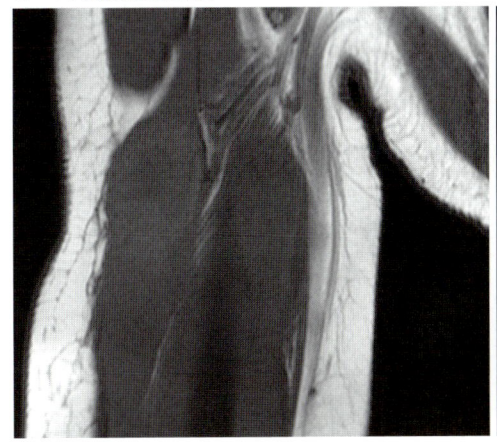

C：T1強調冠状断像　　D：STIR冠状断像

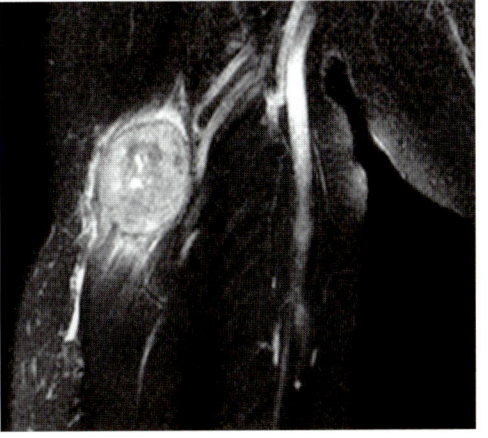

図1　MRI, T2強調横断像（A）および冠状断像（B）において比較的境界明瞭な被膜のない腫瘤を右上肢深部筋肉に認める．中心に囊胞変性を伴っている．T1強調冠状断像（C）では筋と同等の信号強度を呈する．STIR冠状断像（D）では腫瘤周囲の浮腫像を認める．（小倉医療センター 塩崎 宏先生のご厚意による）

（林田佳子）

5章 外傷，障害

骨折の分類

fracture classification

Essentials
- 骨折とは何らかの原因によって，骨の解剖学的な連続性が絶たれた場合をさす．
- 骨折は，①原因，②部位，③程度，④外力の作用方向，⑤骨折線の方向，⑥転位方向，⑦骨折部と外界の交通，によって分類される．
- 骨折線は骨折の大きさや転位，骨密度などの要因で単純X線写真のみで明瞭に指摘可能なものとそうでないものもあり，モダリティの選択が重要になる場合もある．

骨折の定義

- 骨折とは何らかの原因によって，骨の解剖学的な連続性が絶たれた場合をさす．骨折するには直達外力もしくは介達外力のどちらでも構わないが，十分に強い外力が骨に作用することが必要である．一方，全身疾患などによる全体的な骨の脆弱化が存在する場合，骨髄炎や骨腫瘍などによる局所的な骨の強度低下がある場合では，通常の外力でも骨折は発生する．骨折の診断はまず単純X線写真で行うが，骨折の大きさや転位，骨密度などの要因が複雑に絡むため，状況によりCTやMRIも活用する必要がある．

骨折の分類

- 骨折は，①原因，②部位，③程度，④外力の作用方向，⑤骨折線の方向，⑥転位方向，⑦骨折部と外界の交通，などによって分類される．

1）原因による分類

① 外傷性骨折（traumatic fracture）（図1）：正常な骨に直達もしくは介達外力が加わって生じる骨折のこと．例）直達外力：転倒し強打することで生じる鎖骨骨折，介達外力：手をついて転倒したときの上腕骨近位端骨折．

② 病的骨折（pathologic fracture）（図2）：何らかの原因による局所的な骨の強度低下が基礎にあり，日常的な負荷や軽度の外力で生じる骨折のこと．例）原発性骨腫瘍や転移性骨腫瘍に合併する骨折．

③ 疲労骨折（fatigue fracture/stress fracture）（図3）：健康な骨に通常では骨折しない程度の外力が繰り返し加わった場合に生じる骨折のこと．同じ動作を繰り返す職業やアスリートに多い．例）マラソンランナーの第2,3趾中足骨骨折［いわゆる行軍骨折（march fracture）］．

④ 脆弱性骨折（insufficiency fracture）（図4）：骨粗鬆症，糖尿病，長期透析などによる骨代謝異常が存在し，骨量の低下がある患者に通常の外力で生じる骨折をさす．例）骨粗鬆症患者の仙骨骨折．

2) 部位による分類

主に長管骨による分類である．

① 骨幹部骨折（diaphyseal fracture）（図5A）
② 骨幹端骨折（metaphyseal fracture）（図5B）
③ 骨端骨折（epiphyseal fracture）（図5C）
④ 脱臼骨折（fracture dislocation）：脱臼に骨端骨折を伴うもの（図5D）．
⑤ 関節内骨折（intra-articular fracture）：骨折が関節内に及ぶもの（図5E）．
⑥ 骨軟骨骨折（osteochondral fracture）：関節軟骨と軟骨下骨の骨折のこと（図5F）．

3) 程度による分類

骨の連続性が完全に断たれている骨折と一部保たれている骨折で分類する．

① 完全骨折（complete fracture）：骨の連続性が完全に断たれている．
② 不完全骨折（incomplete fracture）：骨の一部に連続性がみられるもの．小児の骨折にみられる亀裂骨折（fissure fracture）（図6A），急性塑性変形（acute plastic bowing）（図6B），若木骨折（greenstick fracture）（図6C），竹節骨折（torus fracture），などがある．また小児の骨折の場合，骨端線にかかる骨折かどうかの判定も成長障害の予測のために必要になる（図7）［Salter-Harris 分類］．
③ 骨挫傷（bone bruise）：MRIで限局性の骨髄信号異常として指摘できる微細な骨梁骨折をさす．単純X線写真では同定できない．

4) 外力の作用方向による分類

外力がどのように加わることで骨折が発生したかで分類している．

① 屈曲骨折（bending fracture）：骨に直達もしくは介達的な屈曲力が加わって生じる．
② 陥入（圧迫）骨折［impacted（compression）fracture］：長軸方向からの圧迫力による骨折．
③ 剪断骨折（shearing fracture）：剪断力による骨折．
④ 捻転骨折（torsion fracture）：捻転力による骨折．
⑤ 裂離骨折（avulsion fracture）：腱や靱帯の付着部の骨が牽引力で剥がされる骨折．
⑥ 陥没骨折（decompressed fracture）：関節表面が硬い骨と衝突して陥没する骨折．

5) 骨折線の方向による分類

① 横骨折（transverse fracture）：骨折線の傾斜が30°以下のもの（図5B）．
② 斜骨折（oblique fracture）：骨折線の傾斜が30°以上のもの（図5C）．
③ らせん骨折（spiral fracture）：らせん状の骨折（図5A）．
④ 多骨片骨折（multifragmentary fracture）：中間骨片のある骨折．
　a) 楔状骨折（wedge fracture）：1つ以上の中間骨片があり整復後に主骨片間で部分的接触があるもの（図1）．
　b) 粉砕骨折（comminuted fracture）：1つ以上の中間骨片があり整復後に主骨片間に接触がないもの．

6) 転位方向の分類

① 側方転位（lateral displacement）：遠位骨片が側方へ移動すること．
② 長軸転位（longitudinal displacement）：骨片が短縮もしくは離開すること．
③ 屈曲変形（angular deformity）：骨折部分が屈曲する転位．
④ 回旋転位（rotatory displacement）：骨折後，付着している筋肉などによって骨折面が回転すること．

7) 骨折部と外界の交通

① 閉鎖骨折または単純骨折(closed or simple fracture)：骨折部に皮膚軟部の創がなく外界と交通のないもの．

② 解放骨折または複雑骨折(open or compound fracture)：皮膚や軟部組織に創があり，骨折部と外界が直接交通するもの．

＊複雑骨折は多数の骨片をもつ粉砕骨折と混同しやすいため注意する．

参考文献
1) 福田国彦，丸毛啓史：概論1.骨折の分類．福田国彦，丸毛啓史・編：骨折の画像診断．羊土社，2009：10-16．
2) 糸満盛憲：第6編外傷学，32 外傷総論．鳥巣岳彦，国分正一・総編集　中村利孝，松野丈夫，内田淳正・編：標準整形外科学，第9版．医学書院，2005：622-648．

画像所見

50歳台女性　外傷性骨折
肘関節単純X線写真側面像

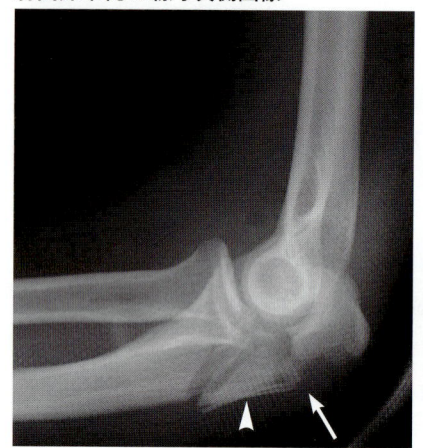

図1　肘頭に骨折を認める(→)．第三骨片が介在している(▶)．

18歳女性　病的骨折
右上腕骨単純X線写真正面像

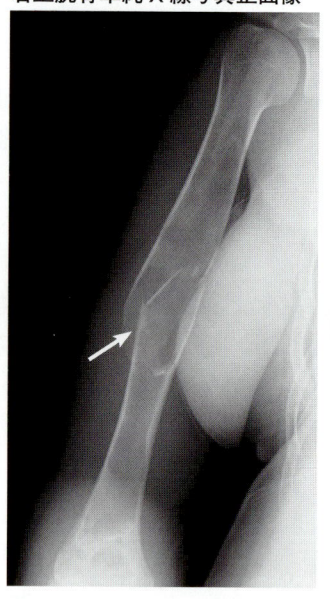

図2　上腕骨は中心性にまだらなすりガラス影を認め，やや膨張性の発育を示している．線維性骨異形成症(fibrous dysplasia)と考える．骨幹部中央で骨折を認める(→)．

12歳男児　疲労骨折
足部単純X線写真正面像

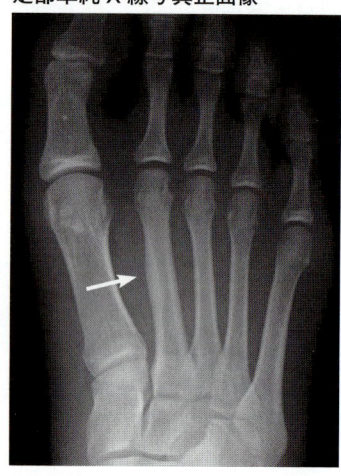

図3　第2趾中足骨骨幹部に層状の骨皮質の肥厚があり(→)，疲労骨折後の変化と考えられる．骨折線は同定できない．

60歳台女性　脆弱性骨折（骨粗鬆症）

足関節 CT, MPR 矢状断像

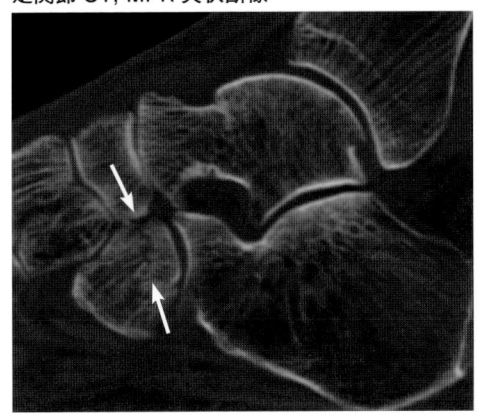

図4　全体的に骨梁が粗であり，骨密度の低下が著しい．骨粗鬆症の所見である．立方骨にぎざぎざとした透亮所見があり（→），脆弱性骨折である．

骨折の部位による分類

A〜E：単純 X 線写真

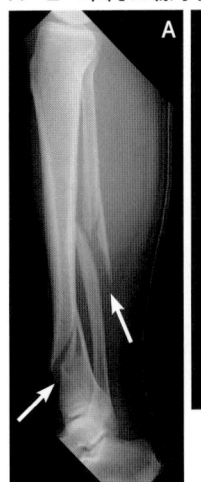

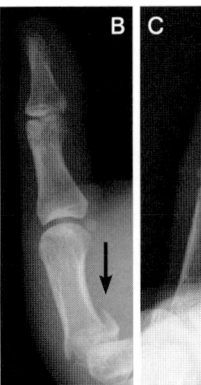

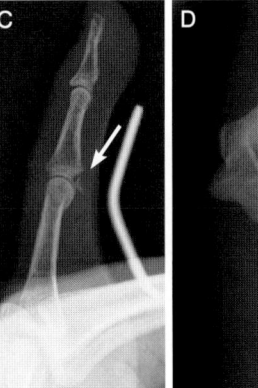

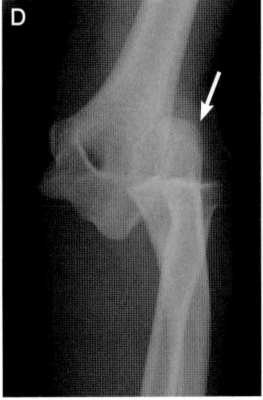

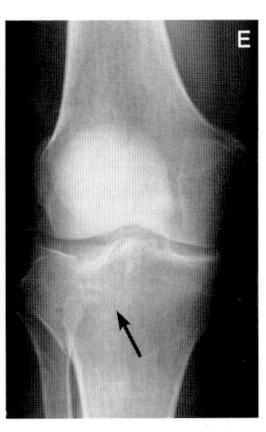

F：MRI, T2 強調矢状断像

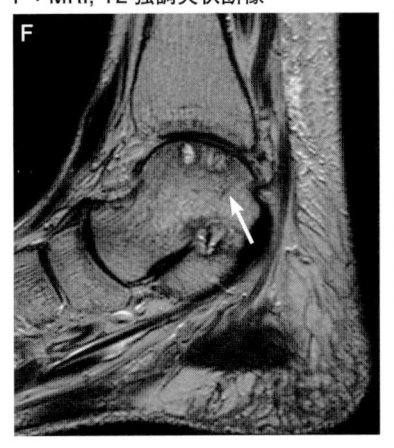

図5　**A：骨幹部骨折**（18歳女性）：脛骨遠位骨幹部，尺骨骨幹中央部に骨折を認める（→）．らせん骨折の形態である．**B：骨幹端骨折**（30歳台男性）：母指中手骨近位骨幹端に骨折が認められ，側方転位している（→）．横骨折の形態である．**C：骨端骨折**（30歳台女性）：小指基節骨基部骨端部の骨折があり，骨片の回旋転位を認める（→）．斜骨折の形態である．**D：脱臼骨折**（17歳男性）：上腕骨と橈骨および尺骨の関節面が保たれておらず，上腕骨に対し，橈骨は側方へ，肘頭は後方へ転位している（→）．上腕骨顆部の骨折あり．**E：関節内骨折**（20歳台男性）：外側脛骨高原の陥入が認められる（→）．高原骨折に一致する．**F：骨軟骨骨折**（30歳台男性）：距骨滑車に軟骨下嚢胞あり．骨壁は破綻しており骨軟骨骨折を形成している（→）．軟骨下嚢胞の周囲に骨髄浮腫あり．

不完全骨折(小児の骨折)

A:足関節単純X線写真側面像　B:手関節CT,MPR冠状断像　C:足関節単純X線写真正面像

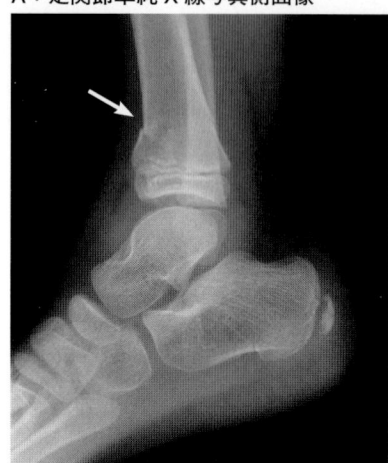

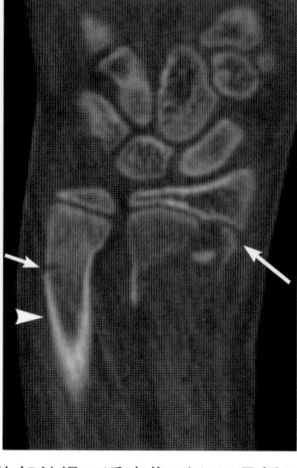

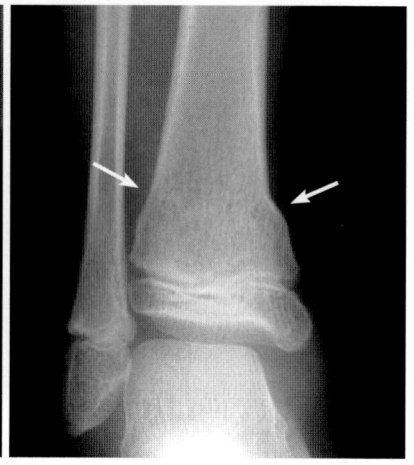

図6　A:亀裂骨折(9歳男児):脛骨遠位部前縁に透亮像があり骨折に一致する(→).骨折線は脛骨の後縁には達していない.　B:亀裂骨折と急性塑性変形(9歳女児):尺骨遠位骨幹部に亀裂骨折あり(小矢印).尺骨は全体的に弓状変形をきたしている(▶).橈骨には骨端線にかかる骨折もあり,骨端線損傷を疑う(Salter-Harris分類 type 2)(大矢印).　C:若木骨折(9歳男児):脛骨遠位部の骨折がある.骨皮質の骨折は指摘できるが中央に透亮像がなく若木骨折に一致する所見である(→).

骨端線損傷

A:股関節単純X線写真正面像　B:足関節CT,MPR冠状断像

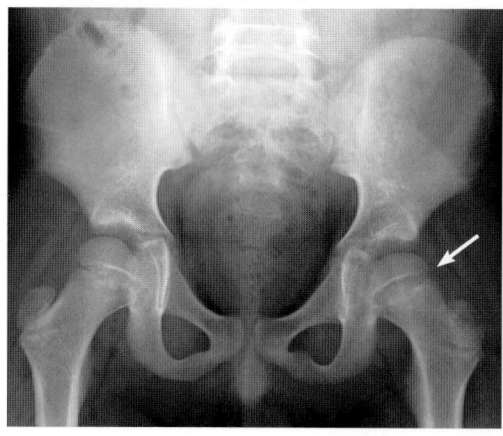

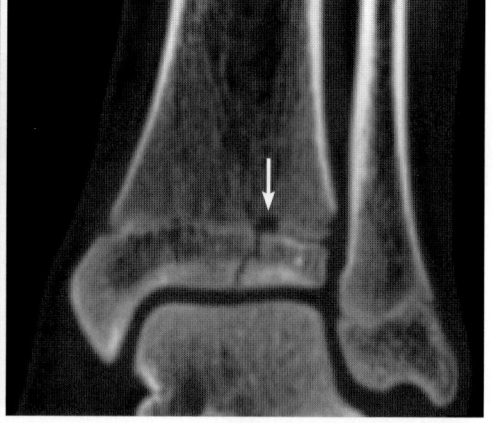

図7　A:大腿骨頭すべり症(10歳男児):左大腿骨の近位骨端線は右と比較して拡大しており(→),骨端線損傷を疑う所見である.骨頭がやや内側へ偏位している.Salter-Harris分類 type 1に相当する.　B:Tillaux骨折(13歳男性):脛骨遠位骨端から骨端線にかかる骨折線を認める(→).Salter-Harris分類 type 3の骨端線損傷である.

(小橋由紋子)

骨折の治癒過程と合併症

healing process/complications of bone fracture

専門医レベル
診断専門医レベル
指導医レベル

Essentials
- 正常な治癒過程は，① inflammatory phase（炎症期），② reparative phase（修復期），③ remodeling phase（骨改変期）の3段階を経る．
- 遷延治癒とは骨折の治癒機転の進行が遅れていることを，偽関節は骨折の治癒機転が完全に停止し，異常可動性を示したものをさす．
- 骨壊死は骨の血行が途絶え壊死した状態で，成長期に発生する骨端症，原因の不明な一次性（特発性）骨壊死，直接原因のある二次性（症候性）骨壊死に分類される．

骨折の正常な治癒過程

- 骨は損傷しても正常な過程で治癒すれば瘢痕を残さず治癒する．これはほかの器官や組織と大きく異なる特徴といえる．
- 骨の修復は瘢痕を形成する修復ではなく，新しい骨組織の再生による修復である．骨の再生能力は若年であるほど強く，加齢によって減弱する．
- 骨折した骨の治癒には以下の3段階の時期を認める（図1）．これらの時期は厳密にはオーバーラップしている．

1) inflammatory phase（炎症期）
- 骨折が治癒するまでの期間のなかの約10%を占める．炎症は受傷直後から2〜3日でピークを迎え，数週間で収まる．
- 骨折周囲の出血や血腫，軟部組織腫脹を示す．
- 骨折部で血管が損傷しているため，骨細胞は死に，融解する．炎症性細胞（未分化間葉系細胞）や骨芽細胞の前駆体の骨形成細胞が骨折領域に多数存在し，徐々に肉芽組織が形成される．

2) reparative phase（修復期）
- 骨折が治癒するまでの期間の約40%を占める．受傷後数日から数か月に及ぶ．
- 血腫が吸収され，肉芽組織の線維芽細胞の増殖から線維化が進行し，なおかつ仮骨が形成される時期である．
- 初めは類骨であるためカルシウムの沈着はなく脆弱で柔らかいが，数週間経つとカルシウムの沈着を認め，単純X線写真で同定できるようになる．仮骨形成部分は層板骨ではなく，海綿骨の状態である．
- 骨形成は骨折部からやや離れた骨膜下にみられ，ここで膜性骨化が起こる．軟骨形成は骨折部近くで発生し，その後骨に置換される．仮骨の形成によって両骨折間が架橋されると骨折部が安定する．

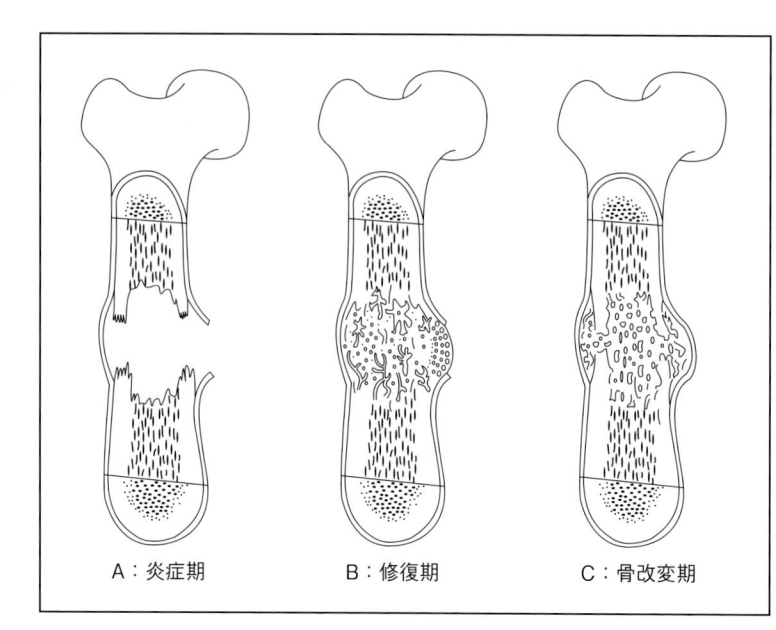

図1　骨折の治癒過程
A：炎症期：受傷直後，出血し血腫形成や炎症細胞の出現による軟部組織腫脹や血流増加による熱感，疼痛あり．徐々に肉芽組織が形成され，骨折の修復が開始される．
B：修復期：血腫が吸収されてきて，成熟した肉芽組織から線維組織や仮骨の形成が行われる時期である．仮骨は骨折の断端部分から出現し，骨折部分同士を繋げるように発達してくる（架橋形成）．
C：骨改変期：仮骨にカルシウム沈着が完成し，不必要に形成された仮骨の再吸収を経て，元通りの骨の形状や構造に戻る時期である．

A：炎症期　　B：修復期　　C：骨改変期

3）remodeling phase（骨改変期）
- 骨折が治癒するまでの期間の約50％を占める．数週間から何か月にも及ぶ．
- 仮骨にカルシウムの沈着が完成し（成熟した骨組織になる），さらに不必要に形成された仮骨の再吸収を経て，元通りの骨の形状や構造に戻る時期をさす．
- 形成された仮骨が層板骨に置換される過程である．

骨折の治癒を円滑に行うために

- 骨折の治癒を円滑に行うためには（変形治癒，偽関節や治癒遅延を避けるためには），治療の際，以下の点で注意する必要がある．
  ① 骨折部同士をなるべく近づける（骨片を近づける）．
  ② 転位を戻し生理的なアライメントにする（整復を行う）（図2）．
  ③ 骨片などが動かないように固定する．
  このため，保存的治療（ギプス固定）（図2）のほかに，骨片や転位を戻し固定性を良くするために観血的な治療も選択される（図3）．

遷延治癒と偽関節

- 遷延治癒とは骨折の治癒機転の進行が遅れていることをさす（停止はしていない）．
- 偽関節は骨折の治癒機転が完全に停止し，異常可動性を示したものをさす．骨折端は丸みを帯び，萎縮を認め骨折間隙は線維性の瘢痕組織で充満されている．
- 偽関節形成の局所的な因子としては，受傷直後の出血や血腫が何らかの原因で流出・消失したとき（炎症性細胞が消失し肉芽形成が行われなくなる），骨片の消失や骨折部の離開があるとき（仮骨が架橋形成できない），骨折断端を密着させるような圧迫力以外の外力が加わっている場合，不十分な固定，などがあり，これらにより肉芽組織や仮骨の形成が遅れ，遷延治癒や偽関節に進行する．

- 全身的因子としては，年齢，栄養状態，代謝性疾患(糖尿病や腎疾患)，ホルモン異常，骨代謝に影響する薬剤の使用なども挙げられる．さらに骨への感染は正常な骨折の治癒を妨げ，結果的に遷延治癒や偽関節へ進行する．
- 関節面が多い骨，骨折時の転位が大きくなりやすい骨，なおかつ血液供給の疎な骨は偽関節を起こしやすい．具体的には手部・足部の舟状骨，距骨などが挙げられる．
- 偽関節の画像所見はMullerの分類で5型に分類されており，理解しやすいと思われる．またWeberによる骨折部の形態による偽関節分類もある(図4)．
- 遷延治癒と偽関節は，受傷後の期間と単純X線写真で判定されるが，両者の鑑別は容易ではない．
- 偽関節になった場合の治療は保存的な治療としては低出力超音波パルス治療，外科的治療としては再内固定術(髄内釘など)，骨移植，骨皮質剥離術などがある．

骨壊死

- 何らかの原因によって，骨の血行が途絶え壊死した状態をさす．成長期に発生する骨端症，原因の不明な一次性(特発性)骨壊死，直接原因のある二次性(症候性)骨壊死に分類される．

骨端症

- 骨端症は長管骨の骨端核，短管骨の第一次核もしくは骨突起に発症する阻血性骨壊死である．血行路の不安定な部位にストレスが加わることで発症するといわれるが，内分泌的異常，外傷などが関連されるという報告もあり統一見解はない．
- 画像所見としては，単純X線写真で骨端部の扁平化，骨硬化性変化を認める．
- 主な骨端症は第1Köhler病(足部の舟状骨)，Legg-Calvé-Perthes病(大腿骨頭)，Sinding-Larsen-Johansson病(膝蓋骨下極)，Kienböck病(月状骨)，Sever病(踵骨)，Osgood-Schlatter病(脛骨粗面)，Freiberg病(第二中足骨頭部)など，人名を冠する名前が多い．比較的よくみるのは，Kienböck病，Osgood-Schlatter病，Legg-Calvé-Perthes病などが挙げられる．
- Kienböck病は手をよく使う青壮年の男性に多いとされる．月状骨は関節面が多いため，相対的に血行が乏しいことと，尺骨の関節面が橈骨に対して低位にある(negative ulnar variant)患者に多いとされ，この解剖学的な異常が月状骨に負荷がかかりやすく壊死を発症させるといわれている．
- Osgood-Schlatter病は12〜15歳の男児に多く，脛骨粗面の骨突起部の骨端症であり，膝蓋腱の牽引により発症する．20〜30%は両側発症である．膝蓋腱内部(脛骨粗面の付着部)に骨化病変を認める．
- Legg-Calvé-Perthes病は5〜8歳の男児に発症し約10%は両側性である．

一次性骨壊死

- 一次性骨壊死は，大腿骨頭，膝関節内側顆，大腿骨顆部，上腕骨小頭，手舟状骨，距骨などにみられる，原因のはっきりしない骨壊死である．大腿骨頭壊死が代表的である．
- 両側発生のことも多く，アルコール飲酒，ステロイド治療，内分泌異常や，糖尿病，肥満，ごく軽度の外傷の既往などの関連も疑われる．
- 大腿骨頭壊死の診断はMRIが適しており，大腿骨頭の荷重部に地図状の線状域や荷重部の圧挫，周囲の骨髄浮腫を認める．

二次性骨壊死

- 二次性骨壊死は，外傷，血液凝固障害，鎌状赤血球症，Gaucher病，放射線治療後，減圧症など，原因のはっきりしている骨壊死である．外傷に伴う骨壊死が代表的である．
- 特に大腿骨頸部内側骨折，外傷性股関節脱臼後の大腿骨頭壊死のような，骨折時の転位の大きい骨によくみられる．これは骨折により大腿骨頭を栄養する血管を損傷するためである．大腿骨頸部内側骨折に対するスクリュー留置により骨壊死を発症させることもある．
- また，関節面が多く栄養血管が解剖学的に乏しい距骨，手部・足部の舟状骨なども骨折後の骨壊死を合併しやすい．関節面の多い骨は血行が乏しいことと安静が保ちにくいため骨壊死を起こしやすい．

参考文献

1) Resnick D, Goergen TG：Chapter 15. Traumatic disease. In：Resnick D：Diagnosis of bone and joint disorders, 4th ed. Philadelphia：WB Saunders, 2002：2625-3106.
2) Muller ME, Thomas RJ：Treatment of non-union in fractures of long bones. Clin Orthop Relat Res 1979；138：141-153.
3) Weber BG, Cech O：Pseudarthrosis. Bern：Hans Huber, 1976.

画像所見

5歳男児　骨折の治癒（正常の治癒過程）

A：大腿骨単純X線写真正面像（受傷時）　B：1か月後　　　　C：半年後

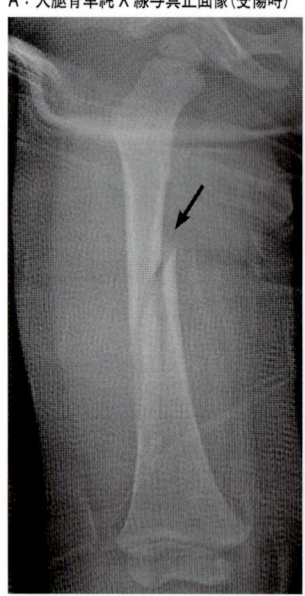

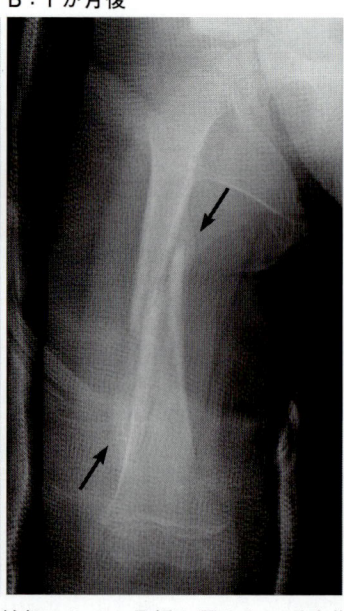

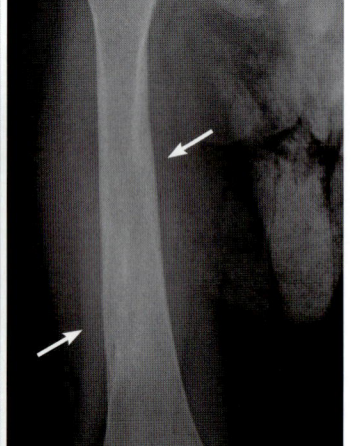

図2　A：受傷時：大腿骨の骨幹部にらせん骨折と思われる透亮像を認める（→）．やや側方転位を伴う．ギプスによる固定を受けている．軟部組織の濃度が高く血腫が疑われる．骨折の治癒過程の炎症期に相当する．B：受傷1か月後：骨折部に仮骨が出現し，架橋形成を認める（→）．骨折線はまだ明瞭に同定できる．骨折の治癒過程の修復期に相当すると思われる．C：半年後：骨折線は不明瞭化し骨皮質の連続性は保たれている（→）．仮骨の改変が行われており，正常の骨に近い形態になりつつある．骨折の治癒過程の骨改変期に相当すると思われる．（東北公済病院整形外科　羽鳥正仁先生のご厚意による）

20歳男性　遷延治癒および偽関節

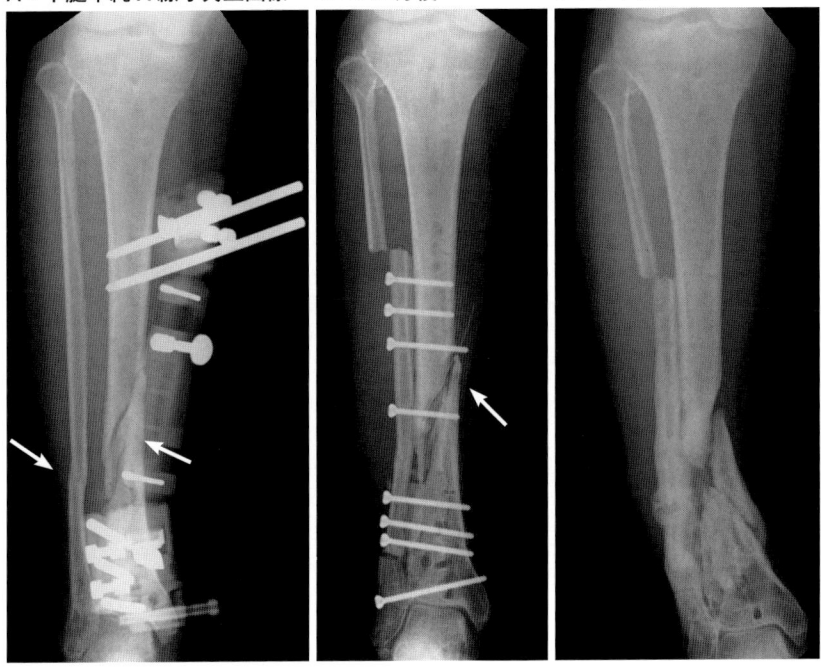

A：下腿単純X線写真正面像　　B：2か月後　　C：1年後

図3　A：脛骨骨幹部のらせん骨折と腓骨骨幹部の横骨折あり（→），創外固定とスクリューによる固定が施行されている．B：遷延治癒になり，再固定後：脛骨の骨折線は離開している（→）．仮骨は形成されているが，骨折断端との連続性は認められない．治癒遅延している状態と思われる．腓骨は切断され，脛骨とともにスクリューで固定されている．C：感染し，偽関節後：スクリューによる固定後に感染し抜去している．腓骨の不整な骨硬化が認められ，脛骨の骨折部分周囲にも感染に伴う骨硬化が目立つ．骨折線には明瞭な変化はなく偽関節であるといえる．

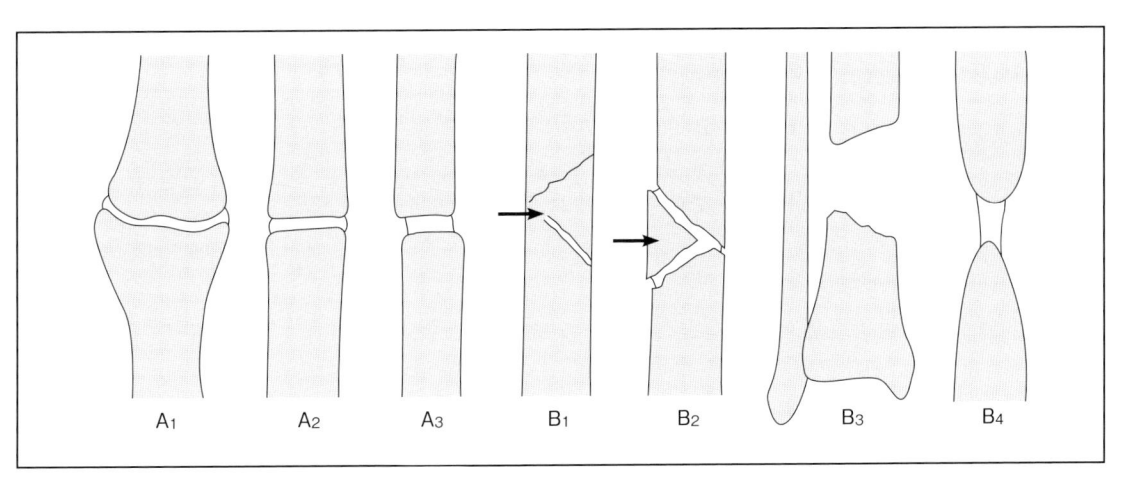

図4　Weberの偽関節の分類
A：生物学的反応があるもの（viable type）── A_1：象足型，A_2：馬蹄型，A_3：寡仮骨型．
B：生物学的反応のないもの（non-viable type）── B_1：低形成型，B_2：壊死型，B_3：欠損型，B_4：萎縮型．
（Weber BG, et al(ed)：Pseudoarthrosis. Hans Huber Publishers. Bern. 1976 をもとに作成）

（小橋由紋子）

疲労骨折

fatigue fracture (stress fracture)

専門医レベル
診断専門医レベル
指導医レベル

Essentials
- 疲労骨折は通常よりも大きな外力が正常な強度をもつ骨に繰り返し加わることで生じる.
- 小児・若年者に多くみられ,運動歴が診断に重要である.小児では明らかな運動歴がなくても生じることがある.
- 反復性負荷の存在と疼痛の部位とから,臨床的にまず疑うことが重要である.
- 疲労骨折の早期診断は単純 X 線写真では困難なことが多く,骨シンチグラフィや MRI が有効である.

臨床的事項
- 骨に反復して加わる外力が原因で起こる骨折は"ストレス骨折"とよばれ,疲労骨折(fatigue fracture)と脆弱性骨折(insufficiency fracture)に大別される.
- 骨の許容範囲を超えた筋肉の収縮による負荷が長時間,繰り返し骨に加わることにより生じる.骨粗鬆症に伴う脆弱性骨折や骨腫瘍による病的骨折とは異なり,正常の弾性抵抗をもった骨に起こる.
- スポーツにより好発部位があり,活動を休むと痛みが軽快する.
- 新たな運動を始めたこと,熱心にそれに取り組んでいること,高頻度に運動を行っていることが疲労骨折患者にみられる臨床的な特徴といわれている.必ずしも典型的な病歴があるとはかぎらない.
- 腫瘍性病変や骨髄炎などとの鑑別が問題になることが多い.

病態生理・病理像
- 大腿骨頸部は陸上選手やジョギング愛好家らにおける疲労骨折の好発部位である.
- 足の疲労骨折は第 2,3 趾の中足骨と踵骨にみられることが多いが,まれには母趾の種子骨,舟状骨にも生じる.
- 足舟状骨の疲労骨折は陸上競技などのスポーツ選手に生じることが多く,舟状骨の中央 1/3 または外側に好発する.骨折が背側に限局した不完全骨折と完全骨折がある.

参考文献
1) Daffner RH, Pavlov H:Stress fractures:current concepts. AJR Am J Roentgenol 1992;159:245-252.
2) 油井直子:疲労骨折.福田国彦,丸毛啓史・編:骨折の画像診断.羊土社,2009:253-263.
3) 藤本肇:骨折の画像診断 2011.ストレス損傷(軟骨下脆弱性骨折を除く).臨床画像 2011;27:1044-1053.

画像所見

単純写真・CT 疲労骨折の単純X線所見は，発症から検査までの期間や痛みを耐えて活動を続けているか否かで異なる．初期像は骨皮質では線状の透亮像で，骨膜反応や仮骨はみられない．海綿骨では直線状の硬化像を呈する．修復過程が始まると，充実性あるいは厚い層状の骨膜反応が現れる．限局性，偏心性の骨形成が疲労骨折の特徴である．骨膜反応が進行すると先の皮質内の透亮像はやがて消失する．典型的には，2～3週では骨膜反応像，その後1～5か月では骨膜化骨像，最終的に6か月以上では紡錘状に肥厚した骨皮質がみられるとされている．手根骨や足根骨など構造の複雑な部位の骨折の診断には単純X線写真よりもCTが有用である．

MRI 海綿骨では骨折線を示す線状～帯状の低信号とその周囲の骨髄浮腫を認める．軟部組織の浮腫は骨皮質に沿った領域に強く認められる．通常，STIR像での骨髄の高信号は6か月以内に消失する．骨膜反応やその近傍の骨髄浮腫はT2強調像やSTIR像で高信号を示すが，骨膜性骨化の進行によって低信号の混在を認めることもある．骨皮質の骨折線は皮質骨内の軽度の信号上昇として認められ"gray cortex"とよばれる所見を示す．

骨シンチグラフィ 早期に病変を検出する感度が高く，MRIと相違ないとされているが費用，被曝を考慮する必要がある．骨シンチグラフィでは1回の検査で局所のみならず全身をスキャンできるため，他の病変のスクリーニングには有用である．

40歳台男性

A：単純X線写真正面像
（他院初診時）

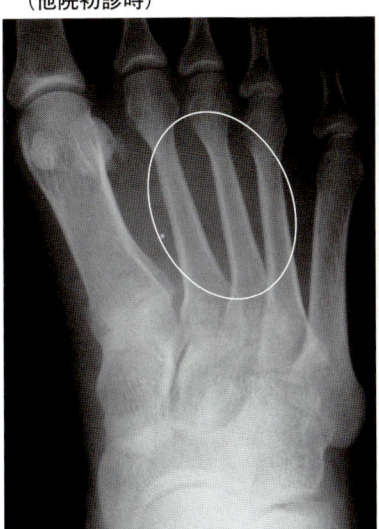

B：単純X線写真正面像
（5か月後）

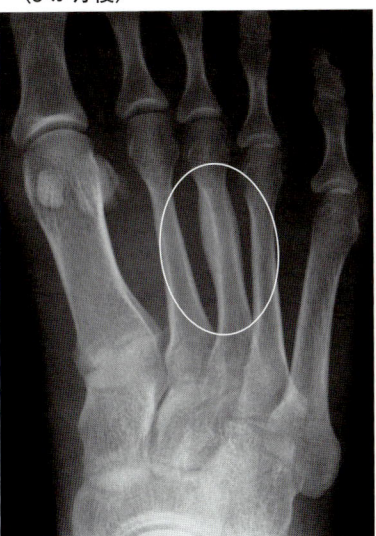

C：MRI, 脂肪抑制T2強調横断像
（1か月後）

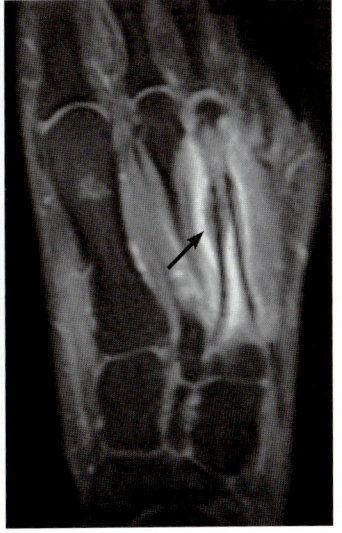

図1 前足部痛．初診時の単純X線写真(A)で，異常を指摘できない(○)．5か月後の単純X線写真(B)では，厚い骨膜反応として認める(○)．さらに1か月後のMRI(C)では，限局的な皮質の肥厚(→)と周囲および骨髄の浮腫を認める．

30歳台女性

A：股関節 MRI, 脂肪抑制 T2 強調冠状断像

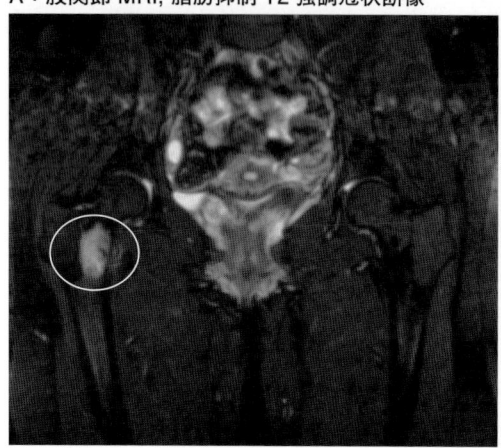

B：単純 X 線写真正面像

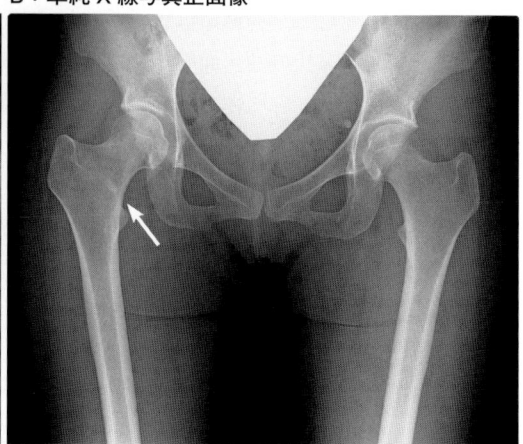

C：脂肪抑制 T2 強調冠状断像（4 か月後）

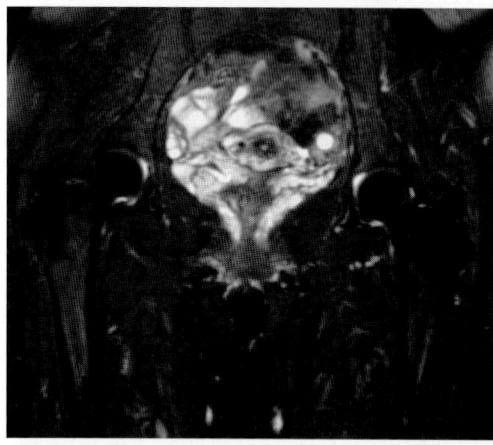

D：単純 X 線写真正面像（4 か月後）

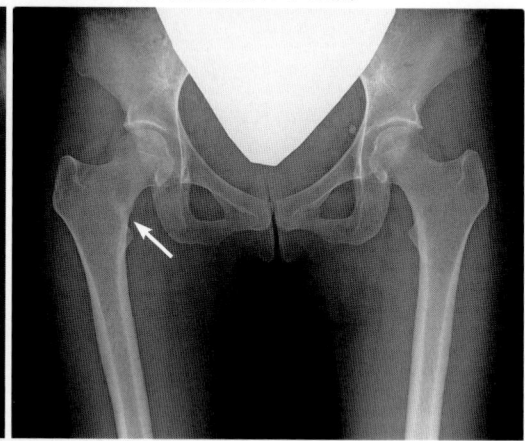

図2 右股関節痛．MRI, 脂肪抑制 T2 強調像（A）では，大腿骨頸部に線状の低信号があり，骨折を考える．また，周囲骨髄に浮腫と考える高信号を伴う（A の◯）．単純 X 線写真（B）では，帯状の仮骨形成を認める（→）．4 か月後の MRI（C）では浮腫と骨折線は改善傾向にあり，単純 X 線写真（D）で仮骨形成は淡くなっている（→）．

（本谷啓太）

脆弱性骨折

insufficiency fracture

専門医レベル
診断専門医レベル
指導医レベル

Essentials

- 脆弱性骨折は日常生活の通常の外力が強度の低下した骨に加わることで生じる．
- 椎体，骨盤骨，脛骨，腓骨，踵骨等に起こるが骨盤骨の頻度が高い．
- 原因には，骨粗鬆症，骨軟化症，関節リウマチ，副甲状腺機能亢進症，放射線照射などがある．

臨床的事項

- 大腿骨頸部は，陸上選手やジョギング愛好家らにおける疲労骨折の好発部位であると同時に，高齢者における脆弱性骨折の好発部位でもある．
- 骨盤および大腿骨近位部は脆弱性骨折の好発部位であり，多発することも多い．
- 骨盤骨では，仙骨翼，恥骨結合近傍に生じる頻度が高く，骨断裂と骨新生所見を認める．
- 骨盤内腫瘍に対して放射線治療が施行された患者では，背部痛，殿部痛，鼠径部痛を訴えた場合には転移を考え検査することが多いが，治療後の時期や患者年齢によっては脆弱性骨折の頻度が高いことが報告されている．
- 椎体の脆弱性骨折は胸腰椎移行部に好発する．
- 腫瘍性病変や骨髄炎などとの鑑別が問題になることが多い．

病態生理・病理像

- 脆弱性骨折は，骨粗鬆症や放射線治療などにより，強度の低下した骨に生理的外力が加わり生じる骨折である．
- 原因には，骨粗鬆症，骨軟化症，関節リウマチ，副甲状腺機能亢進症，放射線照射などがある．

参考文献

1) Cabarrus MC, Ambekar A, Lu Y, et al：MRI and CT of insufficiency fractures of the pelvis and the proximal femur. AJR Am J Roentgenol 2008；191：995-1001.
2) 上谷雅孝，山口哲治：急激な腰痛の画像診断．臨床画像 2009；25：872-881.
3) 城戸康男，上谷雅孝：骨折の画像診断 2011．骨粗鬆症に伴う骨折．臨床画像 2011；27：1061-1069.

画像所見

単純写真・CT　単純X線写真では仮骨形成に伴う骨硬化像を認めるが,指摘困難なことも多い.恥骨や坐骨では,骨吸収を伴い悪性腫瘍と紛らわしい所見を示すことがある.CTでは骨折や周囲の骨硬化を認める.診断治療されずに治癒過程が進んだ場合,骨沈着も不均一で膨隆性となることもある.椎体の圧迫骨折では骨破壊がないこと,硬膜外または傍脊椎腫瘍がないことも確認する.

MRI　MRIでは骨髄の異常信号としてT1強調像で低信号,T2強調像で等信号〜高信号がみられ,特にSTIR像や脂肪抑制T2強調像で明瞭となる.恥骨や坐骨では骨折後の液体貯留をしばしば認める.仙骨の脆弱性骨折は,典型的には両側仙腸関節近傍の仙骨翼を縦走するものと仙骨椎体(通常はS2レベル)を横走するものが合併してみられ,特徴的なH型の分布を示す(H sign, Honda sign).基本的に骨外腫瘤の形成をみないこと,好発部位が存在すること,特徴的な形態をとること(仙骨のHonda sign)で病的骨折と鑑別する.MRIが有用であるが,判断に迷う症例も少なくない.MRIでの高い診断感度が得られているが,診断特異性あるいは所見の明快さを考慮するとCTが優れている.椎体の圧迫骨折では,帯状またはびまん性の骨髄浮腫を呈す.T2強調像で関節面に平行な線状の低信号を認める場合には脆弱性骨折の可能性が高い.

骨シンチグラフィ　骨シンチグラフィは骨折部を異常集積として描出でき,病変の分布を把握するのに有用である.仙骨の脆弱性骨折は骨シンチグラフィにおいても,典型例では特徴的なH型の分布を示す(H sign, Honda sign).

80歳台女性

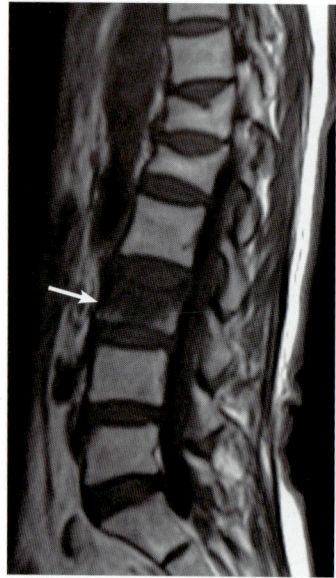

A:MRI, T1強調矢状断像　　B:脂肪抑制T2強調矢状断像

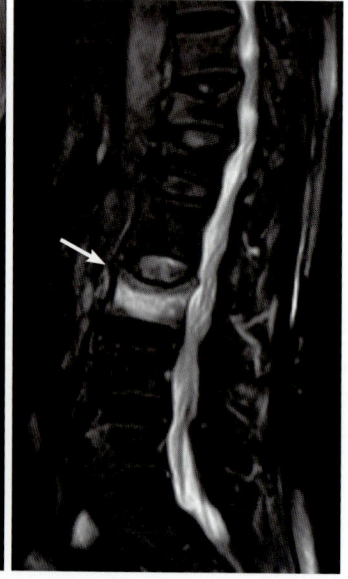

図1　MRI, T1強調像(A)で,L3椎体に帯状の骨髄浮腫を認める(→).また,脂肪抑制T2強調像(B)では,椎体終板付近に低信号を認める(→).

脆弱性骨折　205

60歳台男性

A：骨盤部 CT 横断像

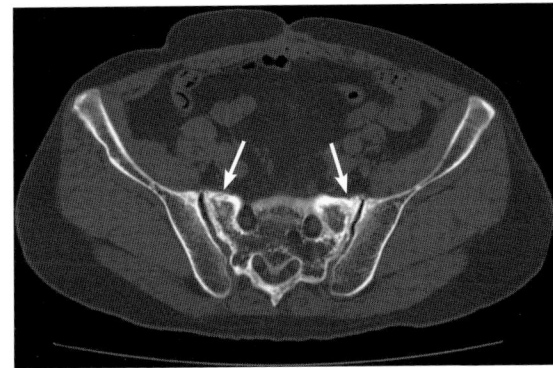

B：CT, MPR 冠状断像

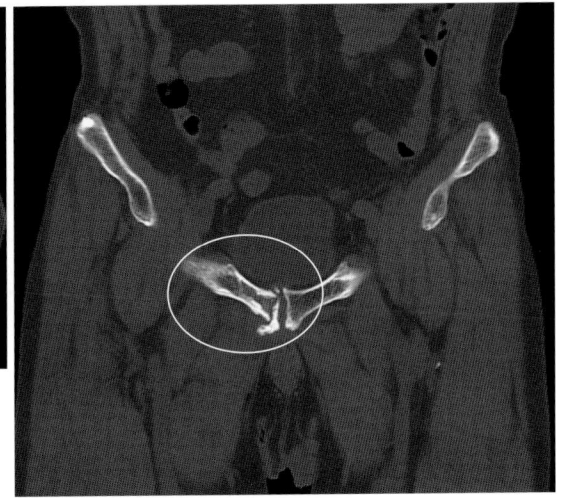

C：MRI, T1 強調横断像

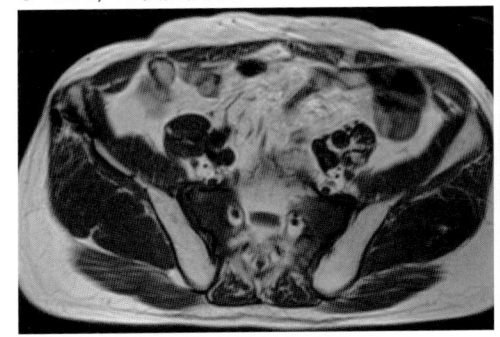

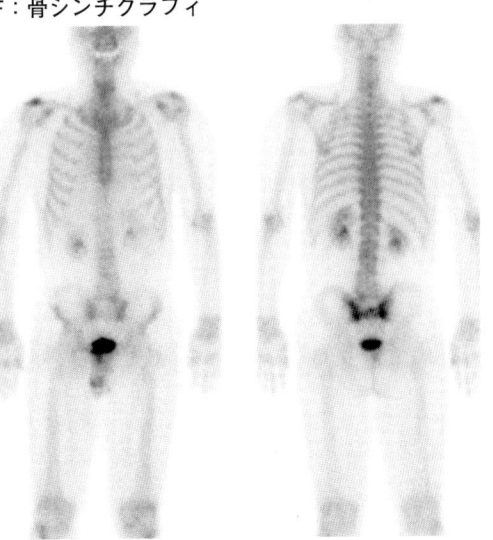

D：脂肪抑制 T2 強調横断像

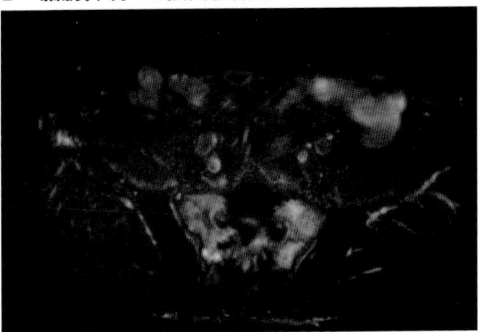

E：脂肪抑制 T2 強調斜冠状断像

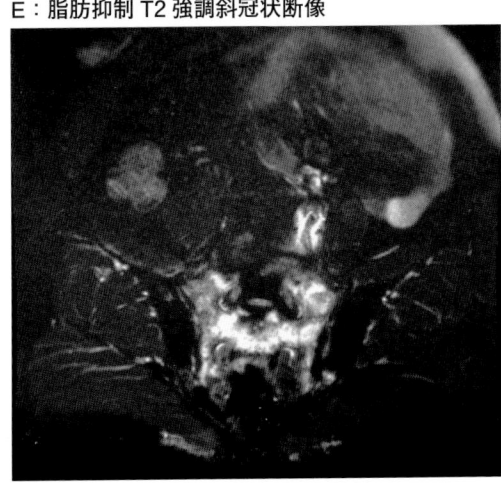

F：骨シンチグラフィ

図2　CT（A, B）では，骨折線と骨硬化像を認める（Aの→，Bの◯）．MRI ではT1 強調横断像（C）で低信号，脂肪抑制 T2 強調横断像（D）で高信号を呈する．T2 強調斜冠状断像（E）および骨シンチグラフィ（F）で，H型の信号変化および集積を認める（H sign，Honda sign）．

（本谷啓太）

軟骨下脆弱性骨折

subchondral insufficiency fracture

専門医レベル
診断専門医レベル
指導医レベル

Essentials
- 大腿骨頭軟骨下脆弱性骨折はMRIの導入以後提唱された新しい疾患概念である．
- 骨粗鬆症などの骨の脆弱性を基盤として，大腿骨頭や膝関節の軟骨下骨に発生する骨折．
- 急速破壊型股関節症や大腿骨内側顆骨壊死との関連が注目されている．

臨床的事項
- 保存的治療により治療する症例もあるが，いったん骨折が発生すると，急速な関節裂隙の狭小化を伴いながら骨頭の急速な破壊をきたす症例もあり，急速破壊型股関節症との関連も注目されている．膝関節では関節面圧潰をきたし特発性骨壊死と同様の所見をきたす症例があることから，軟骨下脆弱性骨折は特発性骨壊死の前駆状態と推測されている．
- 膝関節の軟骨下脆弱性骨折は大腿骨内側顆に多い．このほか，脛骨内側顆，大腿骨外側顆に認められることがある．いずれも荷重部に生じやすく，半月板損傷を伴うことが多い．

病態生理・病理像
- 病理学的に最も特徴的な所見は，骨頭軟骨下の骨折線とそれに沿って形成された旺盛な仮骨や肉芽組織である．骨壊死にみられる壊死巣，修復反応巣，健常巣といった層状構造は認めない．ただし，骨折部周囲には骨折に伴う骨・骨髄組織の小壊死巣が認められる．

参考文献
1) Yamamoto T, Bullough PG：Subchondral insufficiency fracture of the femoral head：a differential diagnosis in acute onset of coxarthrosis in the elderly. Arthritis Rheum 1999；42：2719-2723.
2) Bangil M, Soubrier M, Dubost JJ, et al：Subchondral insufficiency fracture of the femoral head. Rev Rhum Engl Ed 1996；63：859-861.
3) Yamamoto T, Bullough PG：Spontaneous osteonecrosis of the knee：the result of subchondral insufficiency fracture. J Bone Joint Surg Am 2000；82：858-866.

画像所見

単純写真 発症直後は，骨量減少以外に明らかな異常を認めないことが多い．その後，骨折の進行がない症例では，1～3か月経過すると骨頭軟骨下に仮骨形成による骨硬化像が出現する．骨折部は，軟骨下骨折線であるcrescent signとして認められる．

MRI 軟骨下骨の線状低信号を認め関節面に平行に近い走向を呈する．その周囲に種々の程度の骨髄浮腫を認める．膝関節では相対する関節面の軟骨下骨にも脆弱性骨折あるいは骨髄浮腫を認めることがあり，同様のストレスが加わっていると考えられる．

50歳台男性

A：骨盤部 MRI，T1 強調冠状断像 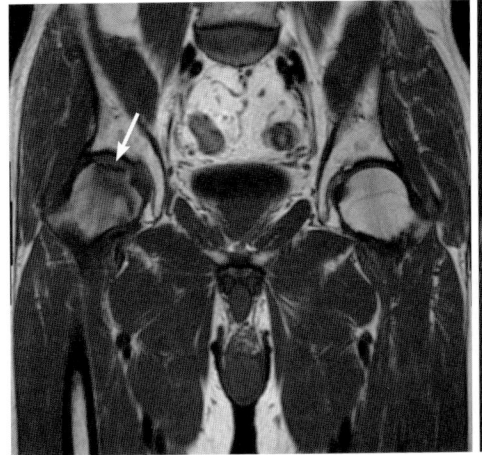
B：脂肪抑制 T2 強調冠状断像

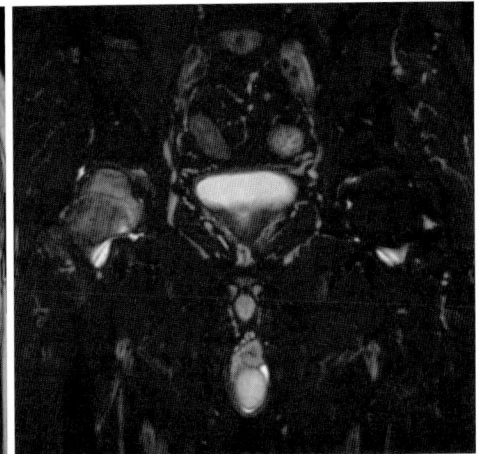

C：T1 強調冠状断像（9か月後）

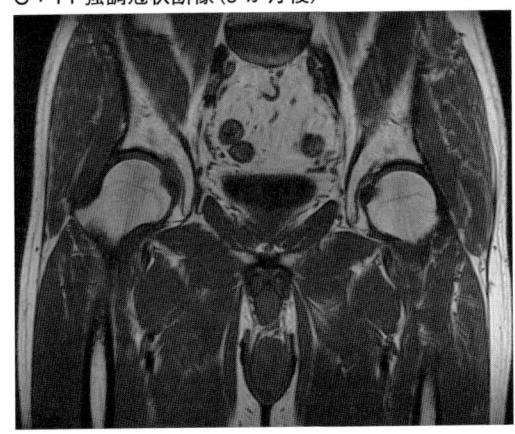

図1　MRI, T1 強調像（A）で，軟骨下骨に関節面に平行に走る骨折と考えられる強い低信号域を認め（→），周囲に浮腫と考えられる低信号域を伴う．脂肪抑制 T2 強調像（B）では，骨折は低信号，浮腫は高信号として認める．9か月後のT1強調像（C）では，異常信号を認めない．

60歳台男性

A：膝関節 MRI，プロトン密度強調冠状断像 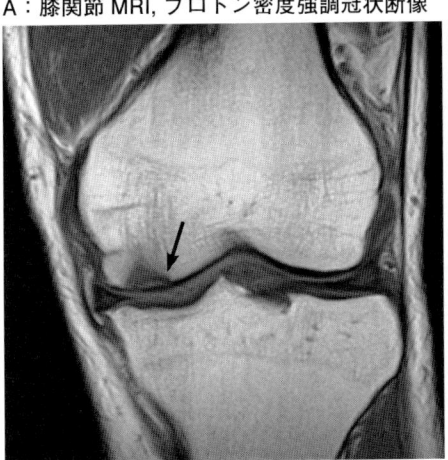
B：脂肪抑制 T2 強調冠状断像

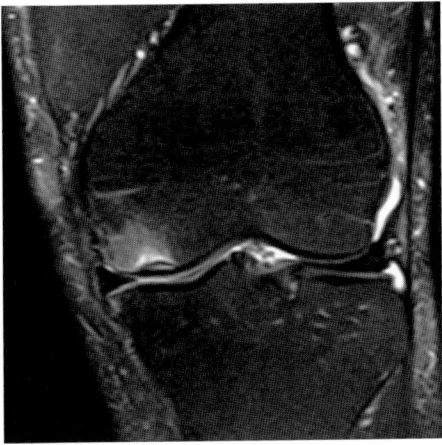

図2　MRIで，大腿骨内側顆関節面に沿った骨折線（A，→）を認め，周囲に浮腫性変化を伴っている（B）．

（本谷啓太）

病的骨折

pathologic fracture

専門医レベル
診断専門医レベル
指導医レベル

Essentials
- 主に骨腫瘍を中心とする骨病変により骨の強度が低下する結果生じる骨折である．
- ストレス骨折（疲労骨折と脆弱性骨折）や外傷性骨折との鑑別が重要である．
- 脊椎，大腿骨近位部に好発する．

臨床的事項

- 病的骨折は，腫瘍もしくは骨代謝性疾患など，病的組織で骨が侵食され，正常な骨組織の強度が失われることで，正常骨では骨折を起こしえない軽微な外力で生じた骨折をよぶ．原因となる疾患には，骨粗鬆症や骨Paget病などの全身性疾患と，内軟骨腫，骨嚢腫，骨肉腫，転移性骨腫瘍などの骨腫瘍がある．しかし，骨粗鬆症による骨折は脆弱性骨折に分類されており，病的骨折という病名は，通常は骨腫瘍による骨折をさして使われる．
- 病的骨折をきたしうる骨腫瘍のなかで，最も頻度が高いのは他臓器からの転移性骨腫瘍である．なかでも乳癌，前立腺癌，肺癌などの悪性腫瘍は，特に高頻度に骨へ転移する．骨転移には，骨の反応から溶骨型，造骨型，溶骨・造骨混合型，および骨梁間型がある．そのなかでも，病的骨折を起こす危険性が高い溶骨型転移および混合型転移は，乳癌，肺癌，甲状腺癌，腎癌などで認められる．
- 骨転移は脊椎に多く，次いで骨盤，大腿骨近位，上腕骨近位などに好発する．病的骨折は，これらの部位のうちでも負荷のかかる胸腰椎の圧迫骨折や，下肢荷重骨，特に大腿骨近位部骨折の頻度が高い．

参考文献
1) 松本俊夫，米田俊之・編：癌と骨．メディカルレビュー社，2013：35-45．
2) Torbert JT, Lackman RD：2. Pathologic Fractures. In：Pignolo RJ, Keenan MA, Hebela NM (ed)：Fractures in the elderly. New York：Humana Press, 2011：43-53.
3) Pentecost RL, Murray RA, Brindley HH：Fatigue, Insufficiency, and Pathologic Fractures. JAMA 1964；187：1001-1004.

画像所見

単純写真・MRI 骨腫瘍による病的骨折は，単純X線写真では骨折部に溶骨性病変が透亮像としてみられることがある．臨床上重要なのは，特に高齢者におけるストレス骨折(疲労骨折と脆弱性骨折)との鑑別である．MRIでも急性期の非腫瘍性骨折では骨髄浮腫により，悪性腫瘍による骨折との鑑別が困難になることがある．悪性腫瘍転移に高頻度にみられる所見としては，脊椎の病変が椎弓根に及ぶ，比較的大きな傍椎体外腫瘤を形成する，MRIの拡散強調画像で拡散制限を示す，などがあり，鑑別ポイントとして有用である．

14歳男性　上腕骨の単純性骨嚢腫

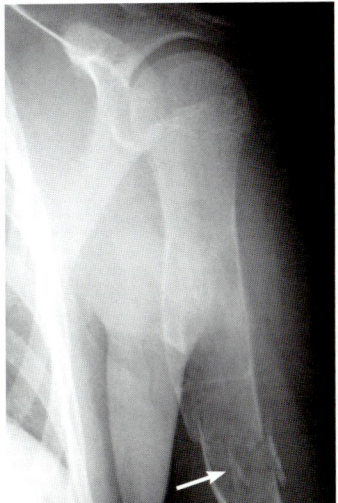

A：単純X線写真斜位像　　B：CT, MPR矢状断像

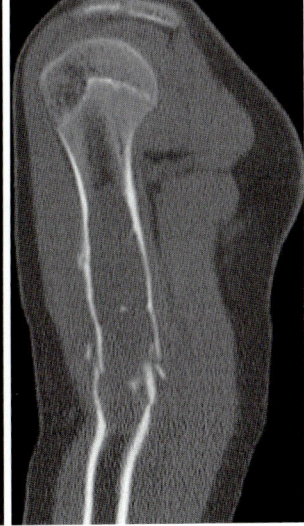

図1　単純X線写真(A)およびCT(B)において，上腕骨骨幹部に皮質骨の菲薄化および骨膨張を有する透亮像がみられ，骨折を伴う．小骨片が嚢腫内に脱落するfallen fragment signが認められ(A, →)，骨嚢腫の病的骨折でしばしばみられる所見である．

50歳台男性　腎細胞癌からの腰椎転移

A：MRI, T1強調矢状断像　　B：T2強調横断像　　C：拡散強調画像

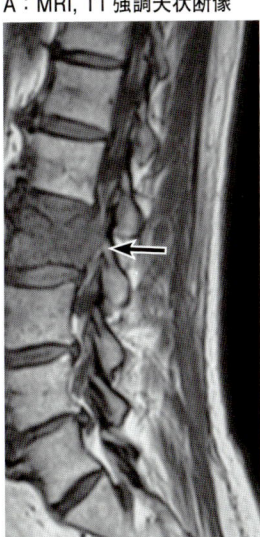

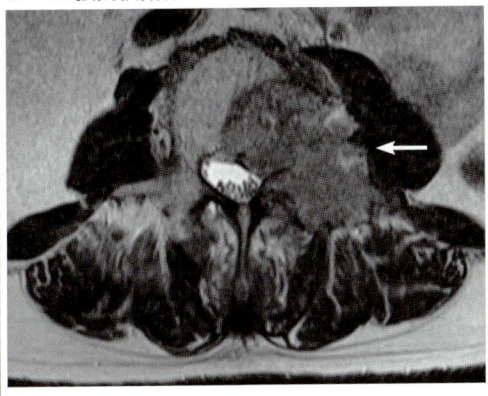

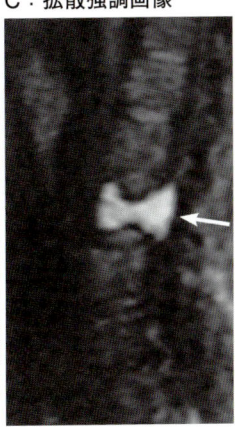

図2　MRI, T1強調矢状断像(A)では，腰椎L3(→)はびまん性に低信号を示し，圧迫骨折をきたしている．T2強調横断像(B)では，L3の左椎弓から骨外へと傍椎体腫瘤を形成している(→)．拡散強調画像(C)では，椎体は高信号を示し(→)，拡散制限を示す．

(東條慎次郎)

若木骨折，よちよち歩き骨折

greenstick fracture, toddler's fracture

専門医レベル
診断専門医レベル
指導医レベル

Essentials

- 成長段階の小児では，骨折パターンも治癒過程も成人とは異なる点が多い．
- 小児の骨は成人に比べて弾性に富むため，不完全骨折が多い．
- 小児の骨折は転位が少なく，受傷直後の単純X線写真では診断が困難なことがある．臨床的に骨折を疑う場合には clinical fracture として処置を行い，10日〜2週間後に再撮影する．真に骨折が存在していれば仮骨や骨膜反応などが出現するため，診断ができる．

臨床的事項

- 広義には若木骨折は小児の不完全骨折全体をさしている．不完全骨折には若木骨折，膨隆(竹節)骨折，塑性変形などがある．
- よちよち歩き骨折は，歩き始めるようになった9か月から3歳くらいまでの小児に多い．まだ歩行が不安定な時期なので，つまずいたり段差から落ちたりするため障害を受けやすい．明らかな外傷歴がないのに，急に跛行がみられたり歩きたがらなくなったという主訴で受診することが多い．
- よちよち歩き骨折は古典的には脛骨の遠位骨幹部に生じる転位のない斜骨折やらせん骨折をさすが，広義には下肢のあらゆる部分の骨折を含んでいる．

病態生理・病理像

- 若木骨折(greenstick fracture)は，屈曲した凸側の骨皮質が断裂し，対側の皮質は連続性が保たれているものである．
- 膨隆骨折(buckle/torus fracture)は，骨折部での骨皮質が外方に隆起しているものである．骨皮質の一方が膨隆，対側の皮質が断裂しているものを鉛管骨折(lead pipe fracture)とよぶこともある．
- 塑性変形(plastic bowing/bowing deformity)は骨皮質が断裂せず，屈曲変形のみみられる．屈曲が強いと骨自身のリモデリングだけでは不十分で変形が残ることがあるため，外科的に"完全骨折"の状態にした後に整復する必要がある．

参考文献

1) Herring JA：Chapter 40. General principles of managing orthopaedic injuries. In：Herring JA：Tachdjian's pediatric orthopaedics, 4th ed. Philadelphia：Saunders, 2007：2355-2389.
2) Pai DR, Strouse PJ：Chapter 143. Skeletal trauma. In：Coley BD：Caffey's pediatric diagnostic imaging, 12th ed. Philadelphia：Saunders, 2013：1561-1586.

画像所見

単純写真 一般的な評価方法である．骨折線を探すよりもむしろ骨の弯曲や皮質の不連続部分に着目する必要がある．骨膜反応は骨折だけではなく骨髄炎や白血病の骨浸潤などでも認めることがあることに注意する．生後半年までの乳児では生理的骨膜反応がみられることもある．

CT・MRI 補助的に用いられることが多い．小児では訴えがあいまいなことが多いため，MRIでは広い範囲を撮像し，骨折に伴う骨髄浮腫(脂肪抑制T2強調像やSTIR像で高信号)を確認する．

11歳男児　若木骨折

A：手関節単純X線写真正面像　　B：側面像

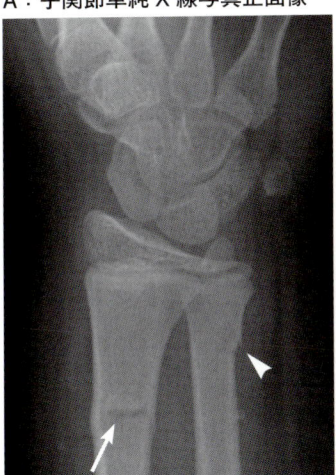

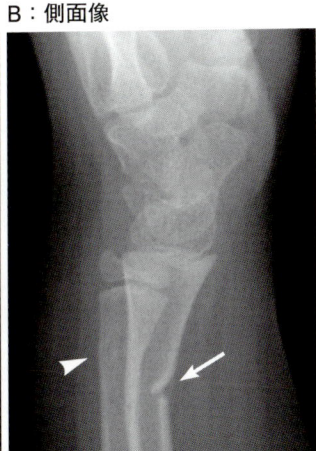

図1　単純X線写真正面像(A)では，橈骨の遠位骨幹端を横走する線状の透亮像を認める(→)．尺骨の遠位骨幹端には骨皮質の膨隆がある(▶)．側面像(B)では，橈骨は軽度屈曲しており掌側に皮質の断裂を認める(→)．尺骨は側面像でも皮質のわずかな膨隆を認める(▶)．

4歳男児　よちよち歩き骨折

A：単純X線写真正面像
　（症状出現から10日後）

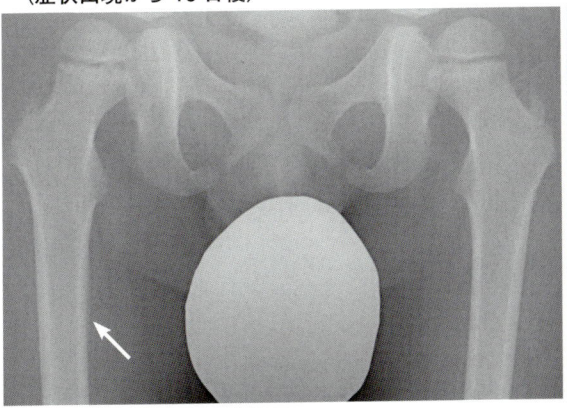

B：MRI, STIR冠状断像
　（症状出現から3週間後）

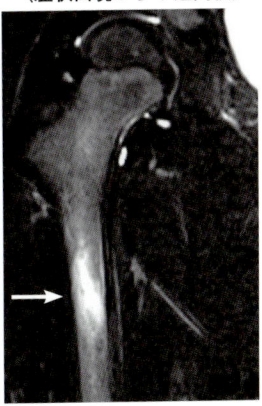

図2　突然の跛行で受診．単純X線写真(A)では，右大腿骨近位骨幹に薄い1層の骨膜反応を認める(→)．症状出現から3日後の単純X線写真(非呈示)では異常所見は認めていなかった．右大腿骨のMRI, STIR冠状断像(B)では，不整形な高信号域が拡がっており(→)，骨折があると考えられる．

(古川理恵子)

成長板損傷

physeal injury

専門医レベル
診断専門医レベル
指導医レベル

Essentials
- 成長板損傷は小児の骨折の15〜30％を占める．
- Salter-Harrisの分類が最も広く用いられており，大部分はⅡ型である．
- Salter-HarrisⅠ型，Ⅱ型のほとんどは後遺症を残さず治癒し，予後良好である．
- Salter-HarrisⅢ型〜Ⅴ型では，成長板の早期閉鎖が生じると成長障害をきたす可能性がある．

臨床的事項
- 小児では靱帯や腱のような軟部組織のほうが骨よりも強靱である．このため関節に捻れの力が働くと，力学的に脆弱な成長板の損傷が起こる．
- 成長板損傷は思春期に伴う成長期(成長板が閉鎖する時期)に起こりやすく，上肢よりも下肢に多い．成長板が閉鎖すると，靱帯や腱の障害が起こりやすくなる．

病態生理・病理像
- 成長板は骨端核側から静止層，増殖層，肥大細胞層，予備石灰化層の4つの層に分けられる．このうち肥大細胞層は細胞外基質に乏しく最も脆弱であるため，成長板損傷のほとんどがこの層で生じる．しかし，静止層の血流が保たれていれば成長障害は起こりにくいと考えられており，肥大細胞層に留まる骨折(Ⅰ型・Ⅱ型)は予後が良好である．
- Salter-Harrisの分類：
  Ⅰ型：6％．成長板に一致した骨折(成長板の離開)．大腿骨頭すべり症もⅠ型に分類される．
  Ⅱ型：75％．成長板と骨幹端の一部の骨折．
  Ⅲ型：8％．成長板と骨端核の骨折．
  Ⅳ型：10％．成長板を通過して骨幹端から骨端核に至る骨折．幼児に多い上腕骨外側顆骨折はⅣ型である．
  Ⅴ型：1％．成長板の圧潰．単独の骨外傷としては非常にまれであり，受傷時の単純X線写真での診断は困難である．成長板の早期閉鎖が起こるため，結果的に成長障害が生じることで診断される．

参考文献
1) Pai DR, Strouse PJ：Chapter 143. Skeletal trauma. In：Coley BD：Caffey's pediatric diagnostic imaging, 12th ed. Philadelphia：Saunders, 2013：1561-1586.
2) Auringer ST：Chapter 5. Special conditions in children. In：Rogers LF：Radiology of skeletal trauma, 3rd ed. New York：Churchill Livingstone, 2002：111-144.
3) Herring JA：Chapter 40. General principles of managing orthopaedic injuries. In：Herring JA：Tachdjian's pediatric orthopaedics, 4th ed. Philadelphia：Saunders, 2007：2355-2389.

画像所見

単純写真 I型は上腕骨近位に多い．比較的乳児に多く，くる病や壊血病を背景とした病的骨折として見る場合もある．II型は橈骨遠位や脛骨遠位に多いが，大腿骨や尺骨にもみられる．III型，IV型は脛骨遠位に多く，正しい整復位が得られないと，成長障害が起こる．

CT 補助的に用いられることが多いが，成長板離開の程度や骨片の偏位を3次元的に評価できる点で有用である．

MRI 補助的に用いられることが多い．損傷した成長板の開大やT2強調像での信号値上昇，骨髄浮腫が認められる．骨幹端や骨端核の骨折線を同定することで障害範囲が評価できる．

12歳男児　Salter-Harris II型骨折

手関節単純X線写真側面像

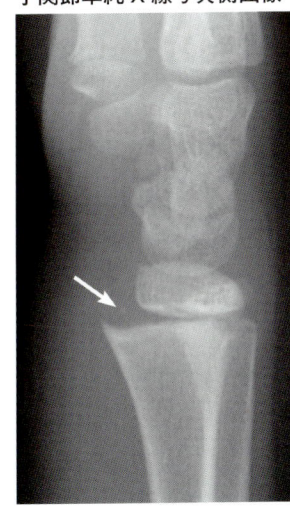

図1　橈骨の遠位骨幹端に対して骨端核が背側に偏位している．一見，I型のようにみえるが，骨幹端と骨端核の間に小さな骨片（→）が存在しており，II型と考えられた．

10歳女児　Salter-Harris II型骨折

足趾単純X線写真正面像

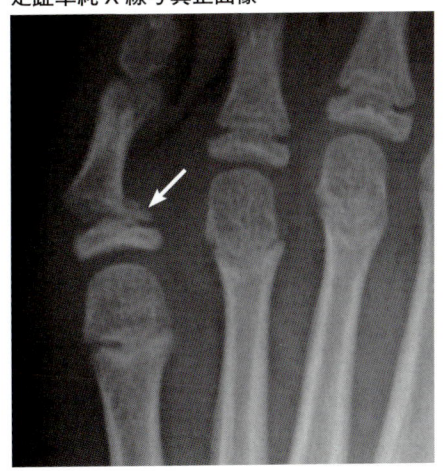

図2　左第5趾基節骨のII型骨折である（→）．

13歳女性　Salter-Harris III型骨折

A：足関節単純X線写真正面像　　B：CT, MPR冠状断像（骨条件）

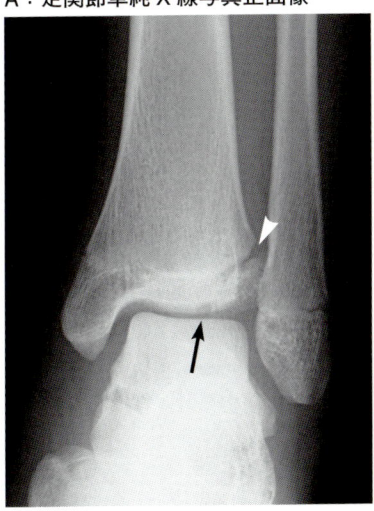

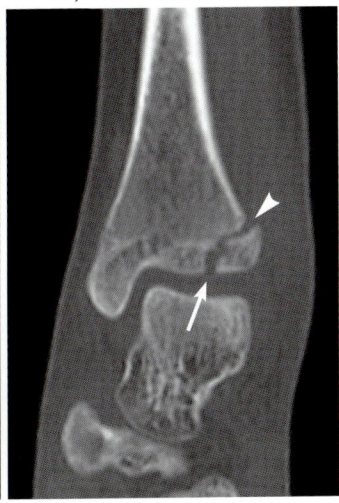

図3　単純X線写真（A）で，左脛骨遠位骨端核を通過する骨折線を認める（→）．外側の骨幹端と骨端が離れており（▶），成長板損傷があると考えられる．CT（骨条件）（B）では，骨端核の骨折（→）と成長板の離開（▶）が明らかである．このような年齢の小児の脛骨遠位外側に起こるIII型骨折をjuvenile Tillaux骨折とよぶ．

（古川理恵子）

被虐待児症候群

battered child syndrome

専門医レベル
診断専門医レベル
指導医レベル

Essentials

- 被虐待児の多くは乳児であり，特に死亡例に占める0歳児の割合は半数近くにのぼる．自立歩行も獲得できていない乳児に外傷所見を見た場合，虐待の可能性も考慮する．
- 被虐待児に対して行う画像検査としては，頭部CT，単純X線写真での全身骨撮影が基本となる．目的は頭蓋内損傷と骨折の評価である．
- 虐待を疑う場合に行うべきことは，まず患児の保護である．

臨床的事項

- 骨折の評価では，2歳未満では全例に全身骨撮影，2歳以上5歳未満では身体的虐待が疑われる症例に対して全身骨撮影，5歳以上では臨床的に外傷が疑われる部位を撮影する．
- 受傷直後の小児の骨折は診断が困難な場合があるため，1歳未満の乳児には10日〜2週間後に全身骨の再撮影を行い，骨膜反応などの有無をチェックする．
- 新旧の骨折が多発する場合には虐待を疑う根拠となる．しかし，多くの虐待例において初診時は単発の骨折しかみられないことを覚えておくべきである．

病態生理・病理像

- 頭部では，外傷の程度によって頭蓋骨骨折，硬膜下血腫，くも膜下血腫，脳挫傷，脳浮腫などさまざまな所見を見る．硬膜下血腫の頻度は高いが，特異性は高くない．半球間裂後方の硬膜下血腫は被虐待児に多くみられるとの報告もあるが，この所見のみで虐待と確定することはできない．
- 虐待に特異性が高い骨折として乳幼児の骨幹端損傷がある．乳幼児では骨幹端直下の一次海綿骨が脆弱であるため，激しい揺さぶりや四肢を捻るような力を加えられた時にこの部分で骨折が起こる．
- 乳児の肋骨骨折，特に肋骨後部の骨折は虐待に特異的といわれている．単純X線写真で肋骨骨折の診断に迷う場合には胸部CTを追加する．

参考文献

1) 厚生労働省ホームページ：社会保障審議会児童部会児童虐待等要保護事例の検証に関する専門委員会：子ども虐待による死亡事例等の検証結果等について(第9次報告)．2013年7月．≪http://www.mhlw.go.jp/bunya/kodomo/dv37/dl/9-1.pdf≫
2) Kleinman PK：Diagnostic imaging of child abuse, 2nd ed. St. Louis：Mosby, 1998.
3) 相原敏則：画像診断．坂井聖二，奥山眞紀子，井上登生・編著：子ども虐待の臨床．南山堂，2005：107-139.

画像所見

単純写真　虐待に特異性が高い骨折：骨幹端損傷，肋骨後部骨折，肩甲骨や胸骨の骨折，棘突起骨折．
特異性が中等度の骨折：多発骨折，新旧が混在した骨折，椎体骨折，長管骨の成長板損傷，頭蓋骨複雑骨折，指趾の骨折．
頻度は高いが特異性が低い骨折：骨膜下骨新生，鎖骨骨折，長管骨骨折，頭蓋骨線状骨折．
虐待と鑑別を要するもの：分娩骨折，易骨折性の病態（骨形成不全症，くる病など），骨膜反応を呈する病態（骨髄炎，白血病など），易出血性の病態（血友病など）がある．

CT・MRI　頭蓋内損傷が疑われる全例に対して，なるべく早期に頭部 CT あるいは MRI を行う．臨床的に虐待が疑われるにも関わらず CT の所見に乏しい場合には，頭部 MRI を追加する．

4 か月男児

A：左手関節単純 X 線写真正面像（患側）　B：右手関節（健側）　C：頭部 CT 横断像

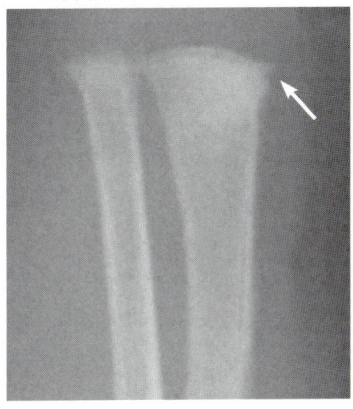

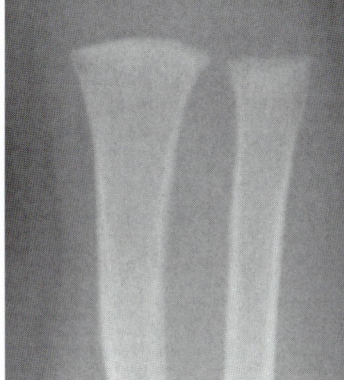

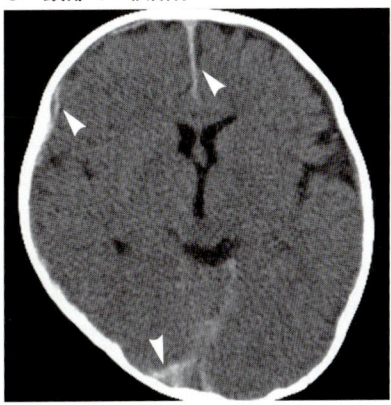

図1　単純 X 線写真で，左橈骨遠位端に骨幹端損傷を認める（A，→）．乳児の骨折は診断が難しいことがあるため，健側（B）との比較が重要である．頭部 CT（C）では，右頭蓋冠と大脳鎌に沿った硬膜下血腫（▶）を認める．また，脳の皮髄境界が不明瞭であり，重篤な脳浮腫が生じている．

7 か月男児

A：胸部 CT 横断像（骨条件），第 2 肋骨レベル　B：第 3 肋骨レベル

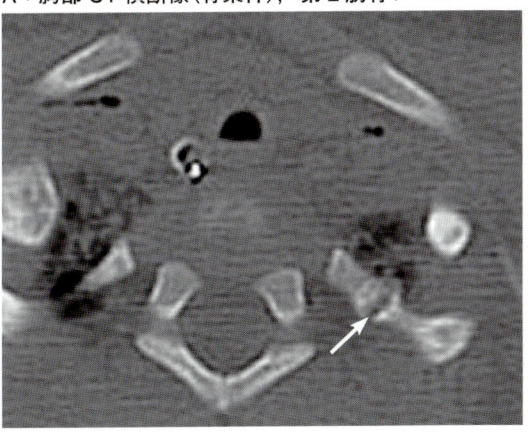

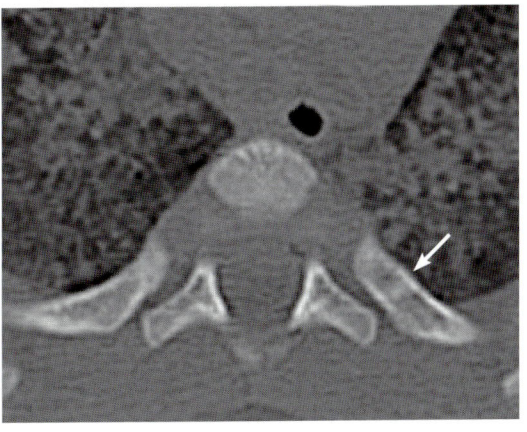

図2　肋骨後部の骨折が多発している（→）．仮骨が形成されており，時間の経過した骨折と考えられた．

（古川理恵子）

腱板損傷

rotator cuff injury（RC injury）

専門医レベル
診断専門医レベル
指導医レベル

Essentials

- 肩を酷使するスポーツ選手の障害や，中・高齢者の肩の痛みの原因として重要である．
- MRI 診断では，断裂の有無だけでなく，断裂の大きさや範囲，断端の位置や性状，筋萎縮や骨棘・肩鎖関節肥大の有無や程度などについてコメントする必要がある．

臨床的事項

- 棘上筋腱損傷が最多であり，棘上筋腱損傷を伴わない他の腱板の単独損傷はまれである．
- 肩の疼痛や挙上障害などを主訴とすることが多い．徒手検査ではインピンジメント徴候やドロップ・アーム徴候が陽性となる．
- 好発年齢は，10 歳台や 20 歳台の若年者と中・高齢者の二峰性を示す．
- MRI の診断精度は高く，肩関節周囲炎やいわゆる五十肩との鑑別診断としての役割も大きい．保存的治療で軽快しない場合は手術が選択されるが，最近では低侵襲な鏡視下手術が普及している．

病態生理・病理像

- 若年者に生じる腱板損傷は頻回の投球動作を行うスポーツ選手にみられることが多く，原因としては内インピンジメントが重要である．肩を外転・外旋した際に骨頭とそれに付着する腱板が関節窩の後上部に衝突することによる．内インピンジメントを増悪させる因子として上腕の内旋障害や肩甲胸郭運動障害が知られている．
- 中・高齢者では，加齢に伴う腱そのものの虚血や変性が腱板損傷の内因として重要である．虚血や変性は大結節付着部近くの棘上筋腱に生じることが多く "critical zone" とよばれている．外因としては外インピンジメントが挙げられる．外インピンジメントは肩峰下インピンジメントともよばれ，上肢の外転や挙上の際に骨頭と腱板が上方の肩峰や肩鎖関節あるいは烏口突起などに衝突を繰り返すために生じるものである．この場合も肩甲胸郭運動障害が病態を増悪させる．
- 一般的には，全層（full-thickness）断裂と部分（partial-thickness）断裂に分けられ，部分断裂はさらに滑液包側（bursal surface），腱内（intratendinous），関節面側（articular surface）に分類されている．全層断裂が複数の腱に及ぶ場合は大断裂（massive tear）とよばれる．

参考文献

1) Resnick D：Rotator cuff tears. In：Resnick D, Kang HS, Pretterklieber ML：Internal derangements of joints, 2nd ed. Philadelphia：Saunders/Elsevier, 2007：765-812.
2) 福田国彦，杉本英治，上谷雅孝，江原 茂・編：関節の MRI，第 2 版．メディカル・サイエンス・インターナショナル，2013：368-379.

画像所見

単純写真・CT 肩峰下間隙(subacromial space)の狭小化，肩鎖関節肥大，肩峰下骨棘，変形性関節症などについて評価する．

MRI 断裂部はT2強調像，プロトン密度強調像，STIR像などで高信号を呈する．大きな全層断裂では骨頭周囲の腱板欠損を呈することがある．偽陽性診断を避けるためには，複数の撮像面で断裂を確認するように心がけたい．断裂の有無のほかに，断裂の範囲や大きさ，断端の位置や性状についての言及が必要で，さらに肩鎖関節の肥大や肩峰下骨棘，肩甲上腕関節の変形性関節症，二頭筋長頭腱の損傷や脱臼などについても注目しコメントするようにしたい．

16歳男性

肩関節 MR 関節造影脂肪抑制 T1 強調斜冠状断像

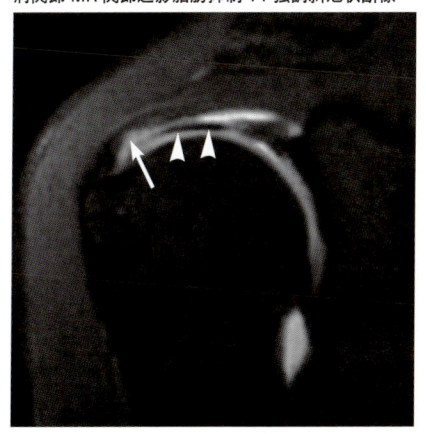

図1 投球障害．MR関節造影で，棘上筋腱の大結節側，関節面側の部分損傷を認める(→)．棘上筋腱と骨頭の間には上腕二頭筋長頭腱が確認できる(►)．

60歳台男性

肩関節 MRI, T2 強調斜矢状断像

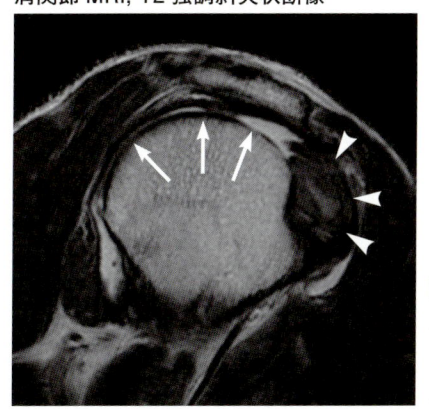

70歳台男性

A：肩関節 MRI, 脂肪抑制プロトン密度強調斜冠状断像

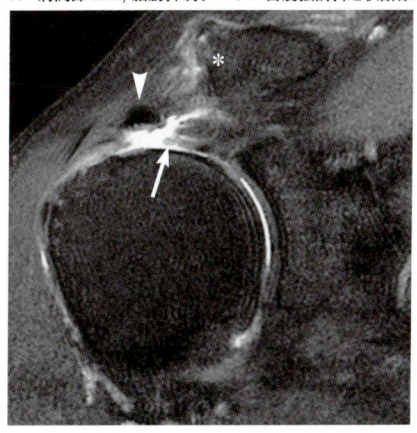

B：脂肪抑制プロトン密度強調横断像

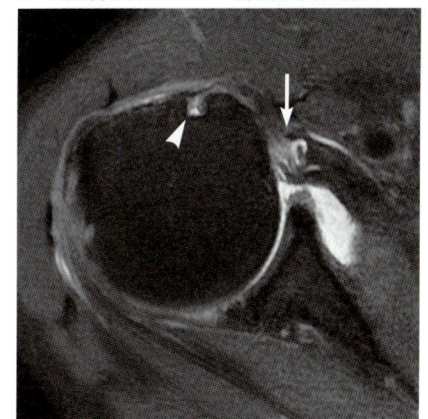

図2 右肩痛の増強．MRI，脂肪抑制プロトン密度強調斜冠状断像(A)では，棘上筋腱の断裂があり，断端(A, →)は肩峰下骨棘(A, ►)の内側下方にみられる．また，断端には層間剝離(delamination)が認められる．肩鎖関節の肥大を認める(＊)．横断像(B)では，肩甲下筋腱の損傷(B, →)が明瞭である．結節間溝(B, ►)は狭小で二頭筋長頭腱を確認できず断裂が示唆される．

図3 右肩痛と挙上困難．MRI，T2強調斜矢状断像で骨頭上部から後方に棘上筋，棘下筋を確認できず(→)，大断裂(massive tear)と診断できる．二頭筋長頭腱は腫大と信号上昇を呈し(►)，ムコイド変性が示唆される．

(佐々木泰輔)

SLAP 病変

superior labrum anterior and posterior (SLAP) lesions

専門医レベル
診断専門医レベル
指導医レベル

Essentials

- 二頭筋長頭腱の癒合部である上部関節唇の損傷であり，剥離損傷(Type 2)が最多である．
- MRI では，長頭腱癒合部から後方の関節唇を評価すること，この部分の上方から外側へ向かう高信号あるいは不整で幅が広い高信号が SLAP 病変診断のポイントである．

臨床的事項

- 上腕二頭筋長頭腱が癒合する関節唇上部の損傷である．
- 野球などのスポーツ選手では，投球時の疼痛や引っかかり感を訴えることが多い．

病態生理・病理像

- 外傷による SLAP 病変は，肘関節伸展・肩関節外転位の状態で転倒や落下して手を着いたときに，長頭腱癒合部に加わる突き上げ外力により生じるとされる．
- 投球動作による SLAP 病変は，肩の外転・外旋位(コッキング相)で長頭腱癒合部に加わる"ねじれと引きはがし外力(peel back force)"が主因とされる．
- 不安定肩あるいは反復性肩関節脱臼の症例に SLAP 病変を併発することも少なくない．
- 癒合部の剥離損傷(Type 2)が最多で，これを的確に診断することが最も重要である(表1)．
- 長頭腱癒合部から前方上部の関節唇には，関節窩との間の隙間など(sublabral recess, meniscoid labrum, sublabral hole)の正常変異がみられることが多い．このため実際の画像診断では正常変異と SLAP 病変との鑑別が重要となる．

表1 SLAP 病変の分類

Type 1：癒合部の毛羽立ちやぼさぼさ，通常は病的とされない．
Type 2：癒合部の剥離損傷，SLAP 病変で最多
Type 3：癒合部のバケツの柄断裂
Type 4：バケツの柄断裂が上腕二頭筋長頭腱まで及ぶもの
Type 5：癒合部から前方関節唇までの広範な損傷
Type 6：Type 3 あるいは 4 の損傷に加えてバケツの柄そのものにも断裂(flap tear)を認めるもの
Type 7：中関節上腕靱帯(MGHL)に断裂が及ぶもの
Type 8：癒合部から後方関節唇までの広範な損傷
Type 9：前方から後方までの広範な関節唇の損傷(Type 5 と 8)
Type 10：腱板疎部にも損傷が及ぶもの

参考文献

1) Resnick D：SLAP lesions. In：Resnick D, Kang HS, Pretterklieber ML：Internal derangements of joints, 2nd ed. Philadelphia：Saunders/Elsevier, 2007：943-977.
2) 福田国彦, 杉本英治, 上谷雅孝, 江原 茂・編：関節の MRI, 第2版. メディカル・サイエンス・インターナショナル, 2013：397-405.

画像所見

単純写真・CT SLAP病変そのものに対する診断的価値は乏しい．

MRI 通常のMRIに比べてMR関節造影の診断精度が高い．正常変異とSLAP病変との識別のポイントは，まずは長頭腱癒合部から後方の関節唇を評価することである．その部位の上方から外側へ向かう高信号をみたとき，あるいは不整で幅が広い高信号をみたときにSLAP病変と診断できる．また，癒合部に近接する嚢胞構造(paralabral cyst)や，癒合部に認める2本の高信号(double Oreo cookie sign)もSLAP病変を推定できる所見である．

18歳男性

肩関節MR関節造影脂肪抑制T1強調斜冠状断像

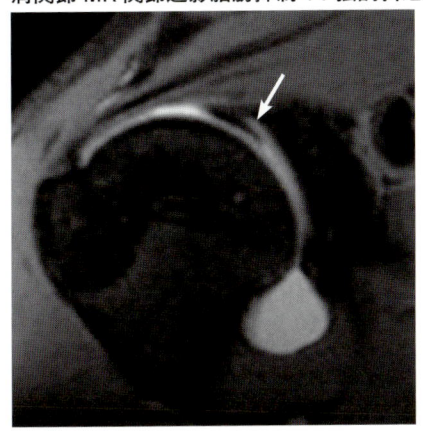

図1 不安定肩．二頭筋長頭腱癒合部の上部関節唇に外側上方へ向かう高信号(→)を認め，Type 2 SLAP病変と診断できる．

15歳男性

肩関節MR関節造影脂肪抑制T1強調斜冠状断像

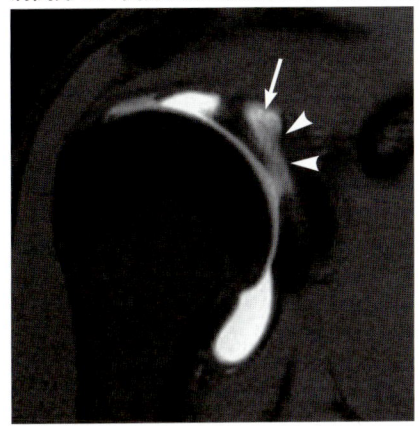

図2 投球時痛．後上部の関節唇と肩甲骨関節窩の隙間が広く(▶)，その上部には嚢胞構造(paralabral cyst)が連続している(→)．関節鏡でType 2 SLAP病変が確認された．

20歳台男性

肩関節MR関節造影脂肪抑制T1強調斜冠状断像

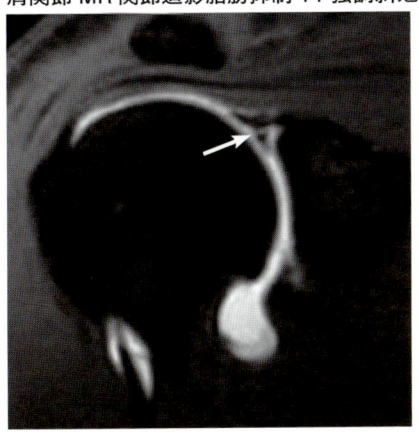

図3 不安定肩．癒合部には関節面に達する高信号がみられる(→)．Type 3 SLAP病変である．

16歳男性

肩関節MR関節造影脂肪抑制T1強調斜冠状断像

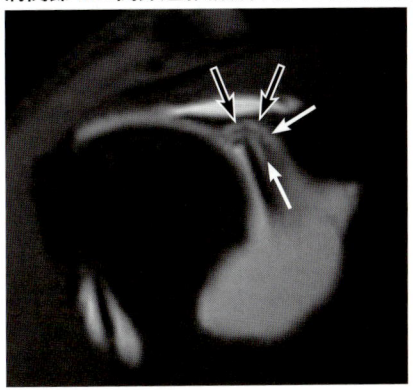

図4 不安定肩．後上部の関節唇から癒合部さらには二頭筋長頭腱に及ぶ高信号がみられる(→)．関節鏡でType 4 SLAP病変と診断された．

(佐々木泰輔)

肩関節脱臼

dislocation of the shoulder

Essentials

- 肩甲骨関節窩と上腕骨頭が完全に接触面を失うものを肩関節脱臼という．通常，関節窩前下方に上腕骨頭が脱臼する．すべての関節のなかで最も頻度の高い脱臼である．
- 外傷によって生じる初回脱臼と2回目以降の反復性肩関節脱臼がある．
- 前下方脱臼により前下方の関節窩周辺の損傷を Bankart lesion とよぶ．脱臼時に生じる上腕骨頭の背側上部の陥凹骨折を Hill-Sachs lesion とよぶ．
- Bankart lesion は肩関節安定化機構の破綻を意味し，しばしば反復性肩関節脱臼の原因となる．

臨床的事項

- 青年期に発症し，男性に多い．スポーツ外傷による脱臼が多い．関節脱臼の50％を占める．
- 脱臼したことは患者が通常理解できる．すなわち，診断は明らかである．スポーツ指導者，医師などにより整復される．自己整復できる症例は大なり，小なりの動揺性(病的柔軟性)が存在する．
- 外傷性初回脱臼後は反復性肩関節脱臼に移行しないための治療，生活指導が望まれる．反復性肩関節脱臼に移行した場合は，患者の希望により外科的に Bankart 修復術が施行される．

病態生理・病理像

- 前下方関節唇と関節包腋窩囊前方の下関節上腕靱帯とは挙上外旋位での肩関節安定化機構である．前下方関節唇損傷が狭義の Bankart lesion である．下関節上腕靱帯の機能破綻が反復性肩関節脱臼の原因となる．
- 上腕骨付着部側関節上腕靱帯に損傷を生じた場合は humeral avulsion of glenohumeral ligament(HAGL)とよばれる．HAGL 損傷は手術も難しく術前診断が重要である．

参考文献

1) 井樋栄二：C. 肩関節の不安定症．松野丈夫，中村利孝・総編集，馬場久敏，井樋栄二，吉川秀樹・他編：標準整形外科学，第12版．医学書院，2014：447-449.
2) 福田国彦，杉本英治，上谷雅孝，江原 茂・編：関節のMRI，第2版．メディカル・サイエンス・インターナショナル，2013：380-383.

画像所見

MRI Bankart lesion と Hill-Sachs lesion を認める.

Bankart lesion：関節窩前方から前下方の関節唇の遊離，関節唇縮小，欠損. 下関節上腕靱帯弛緩，消失(弛緩して関節包と区別がなくなる).

骨性 Bankart lesion：関節窩前下方の骨折，骨欠損.

Hill-Sachs lesion：上腕骨背側上部の陥凹骨折. 新鮮症例では骨浮腫を脂肪抑制 T2 強調像で認める.

18 歳男性

A：MRI, 脂肪抑制 T2 強調横断像(関節窩下方レベル)　B：横断像(烏口突起レベル)

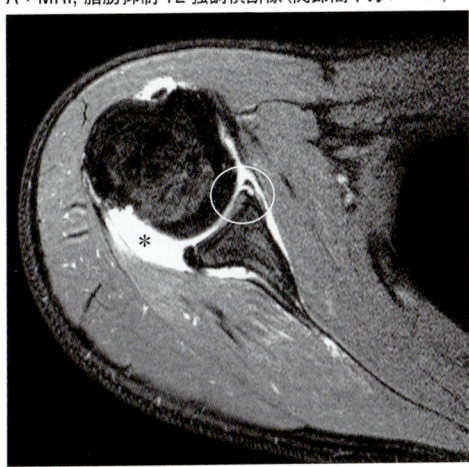

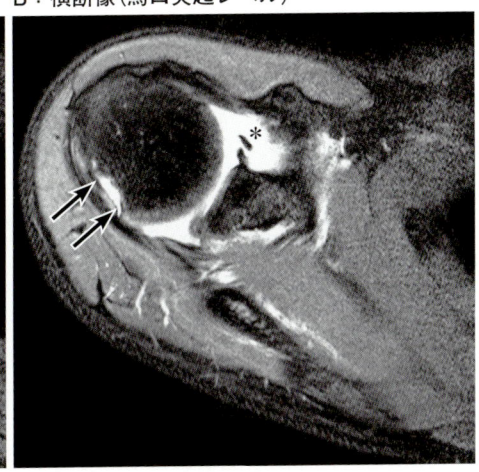

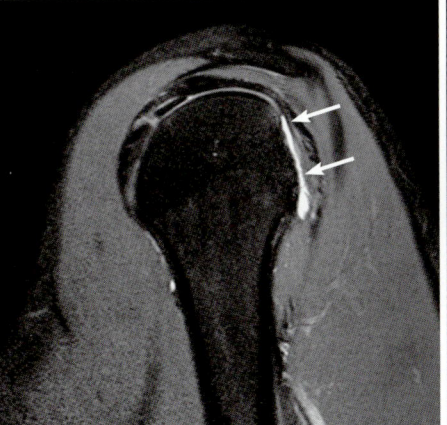

C：斜矢状断像(骨頭レベル)　D：斜矢状断像(関節窩レベル)

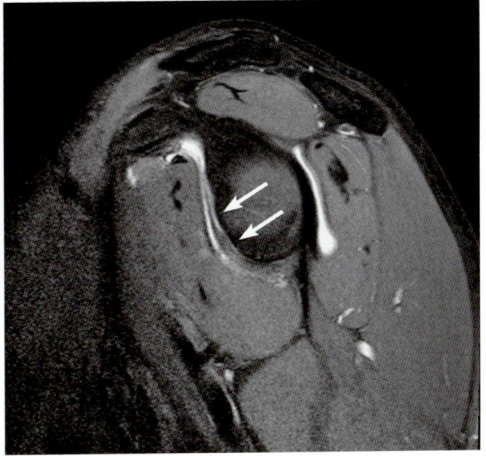

図1　バスケットでシュートをブロックした際に脱臼. 脱臼後7日目である. 肩関節 MRI, 脂肪抑制 T2 強調横断像(関節窩下方レベル)(A)で，前下方関節唇縮小剝離(○)，関節液(*)を認める. 烏口突起レベルの横断像(B)では，Hill-Sachs lesion (→)，関節液(*)を認める. 斜矢状断像では，骨頭レベルで Hill-Sachs lesion を認め(C, →)，関節窩レベルで前下方の関節唇損傷を認める(D, →).

(佐志隆士)

内側上顆炎，外側上顆炎

medial epicondylitis, lateral epicondylitis

専門医レベル
診断専門医レベル
指導医レベル

Essentials

- 肘関節の内側には腕尺関節（上腕骨滑車-尺骨滑車切痕），外側には腕橈関節（上腕骨小頭-橈骨頭）がある．近位橈尺関節と合わせて3つの関節で肘関節はつくられており，1つの関節包内に存在する．
- 内側上顆炎：若年〜青年期の投球などによるスポーツ障害である．上腕骨内側上顆に起始・付着する前腕屈筋群・内側側副靱帯による牽引ストレスで生じる．
- 外側上顆炎：中高年の加齢変性と使いすぎが原因の関節症である．上腕骨外側上顆は前腕伸筋群による牽引ストレスを受け続けている．テニス肘とよばれるが加齢変性関節症である．中高年になってからテニスを始めると外側上顆炎になりやすい．
- 肘関節は下垂位で手のひらを前に向けた状態が中間位である．すなわち腕橈関節が外側（親指側）となる．橈骨は親指側にある［親からもらった時計（橈骨）と覚える］．

臨床的事項

内側上顆炎（野球肘）
- 小学生高学年〜中学生の投球障害である．
- 合併・鑑別病変：内側側副靱帯損傷，上腕骨内側顆ストレス骨折，裂離骨折などがある．

外側上顆炎（中高年初心者テニス肘）
- 中高年の肘関節の使いすぎで生じる．加齢，変性に伴う疾患である．
- 腕橈関節背外側に肥厚した滑膜ひだが貫入すると保存療法抵抗性となる．

病態生理・病理像

- 投球やサーブなどの振りかぶり動作で，肘関節が頭の横を通過する時は，外側の腕橈関節は頭寄りを通過し，逆に内側の腕尺関節は頭から離れて通過する．すなわち，**振りかぶり動作では肘関節の内側と外側が入れ替わる**．
- **内側上顆炎（野球肘）**：投球動作で肘関節が頭側に"く"の字に曲がり（外反），内側側副靱帯（尺側）は伸張される．内側側副靱帯付着部の内側上顆には牽引ストレスが加わり，内側上顆炎の原因となる．
- **外側上顆炎（中高年初心者テニス肘）**：外側上顆に起始する前腕伸筋群共同腱起始部への牽引ストレスが外側上顆炎の原因となる．加齢変性と使いすぎにより発症する．

参考文献
1) 金谷文則：第27章 肘関節．松野丈夫，中村利孝・総編集．馬場久敏，井樋栄二，吉川秀樹・他編：標準整形外科学，第12版．医学書院，2014：458-467．

画像所見

MRI 　**内側上顆炎**：上腕骨内側上顆の脂肪抑制 T2 強調像（あるいは STIR 像）で高信号である．合併・鑑別病変に内側側副靱帯損傷，上腕骨内側顆ストレス骨折，裂離骨折などがある．
　　　　外側上顆炎：前腕伸筋群共同腱起始部の肥厚，脂肪抑制 T2 強調像（あるいは STIR 像）で高信号である．前腕回内伸筋群近位筋損傷を認めることもある．難治症例では腕橈関節背外側に肥厚した滑膜ひだの貫入を認めることがある．

12 歳男児　内側上顆炎（野球肘）

A：左肘関節（左腕挙上位）
MRI, STIR 冠状断像, 内側上顆中央

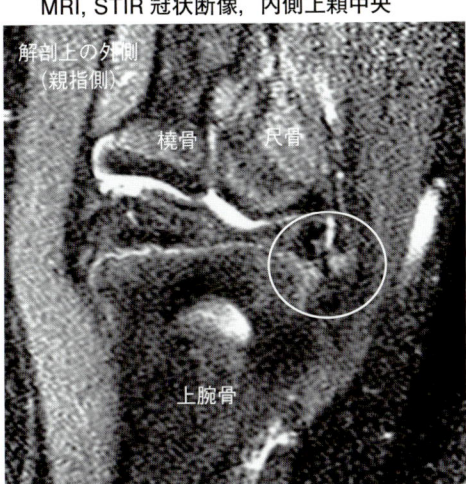

B：内側上顆背側

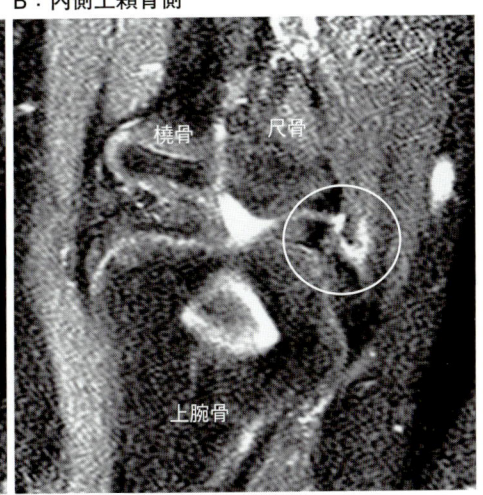

図1　投球時に肘関節内側に痛みがある．MRI, STIR 冠状断像（左腕挙上位）で，内側上顆中央（A）に内側上顆骨浮腫（○）が認められる．内側上顆背側（B）には，内側側副靱帯の内側上顆付着部剥離（○）が認められる．

40 歳台男性　難治性右上腕骨外側上顆炎

A：右肘関節 MRI, 脂肪抑制 T2 強調冠状断像　　B：T2 強調矢状断像

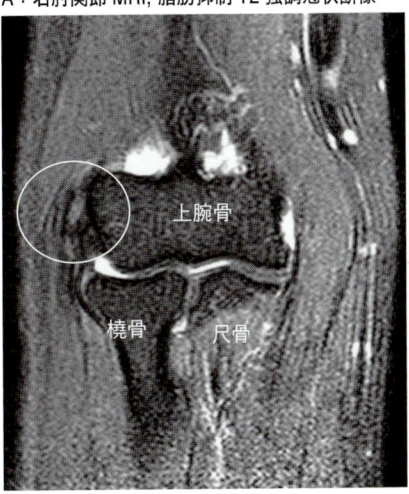

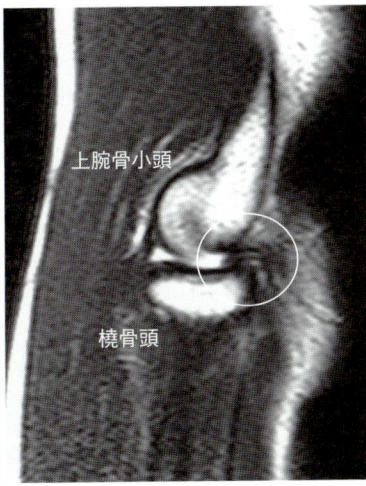

図2　ケーキのクリーム作りで右肘関節を酷使．MRI, 脂肪抑制 T2 強調冠状断像（A）で，前腕伸筋群共同腱起始部の肥厚，高信号（○）が認められる．T2 強調矢状断像（B）では，腕橈関節外側背側滑膜ひだ貫入（○）が認められる．

（佐志隆士）

肘の離断性骨軟骨炎

osteochondritis dissecans of the elbow

専門医レベル
診断専門医レベル
指導医レベル

Essentials

- 上肢下垂-中間位で肘関節の外側（親指側）には腕橈関節（上腕骨小頭-橈骨頭）がある．この上腕骨小頭に生じる野球肘である．頭越えの投球動作時では腕橈関節は肘の内側に位置する．
- 上腕骨小頭の軟骨下骨浮腫：MRI, T1強調像で低信号，脂肪抑制T2強調像で高信号が早期所見である．
- 同じく野球肘である内側上顆炎が予後良好であるのに反して，離断性骨軟骨炎は肘を壊し，予後不良である．早期発見，投球禁止，治療が必要である．
- 単純X線写真では小頭に皮質不整，骨透亮像を認める．単純X線写真で発見された時は手遅れのことが多く，臨床所見，MRIでの早期発見が重要である．
- 頻度は少ないが，野球肘，上腕骨小頭部痛（親指側）では離断性骨軟骨炎を疑う．

臨床的事項

- 中学生頃（13～15歳頃）に発症し，男性に多い．野球肘症例のなかでは頻度は少ない．
- スポーツ運動時痛が症状である．中学生の野球肘で上腕骨小頭部痛（親指側）では離断性骨軟骨炎を必ず疑い，単純X線写真，MRIを撮影する．
- 骨壊死を生じ，壊死骨が遊離すると関節ネズミをつくり，将来的には変形性関節症となる．投手生命を失い，日常生活にも支障を生じる．
- 予後不良で"肘の癌"とよばれる．早期発見が重要である［若年者（5～10歳）に同部位に生じるPanner病があるが予後良好である］．
- 上腕骨小頭離断性骨軟骨炎が疑われたら肘関節を専門とする整形外科医による診断加療が必要となる．

病態生理・病理像

- 投球などの振りかぶり動作では腕橈関節は頭の横を通過する．腕橈関節は頭横側に"く"の字にかぶさる．この肢位で腕橈関節は外反する．この外反により上腕骨小頭は橈骨頭にぶつかり，回内，回外による剪断力を受ける．無理な投球練習，試合数により上腕骨小頭離断性骨軟骨炎は生じる．
- 投球動作肘外反ストレスによる上腕骨小頭軟骨下に生じる血流障害（骨壊死）とされている．
- 進行すれば軟骨も破綻し，遊離体を生じる．変形性関節症の後遺症を残すこととなる．

参考文献
1) 岩瀬毅信, 柏口新二, 松浦哲也・編：肘実践講座 よくわかる野球肘 離断性骨軟骨炎. 全日本病院出版会, 2013.

画像所見

単純写真 上腕骨小頭の骨透亮像，皮質不整（上腕 45°正面像）である．
MRI 上腕骨小頭皮質下の T1 強調像で低信号，脂肪抑制 T2 強調像（あるいは STIR 像）で高信号である．

12 歳男児

右肘関節 MRI, T1 強調冠状断像
（右腕挙上位，上腕骨小頭腹側）

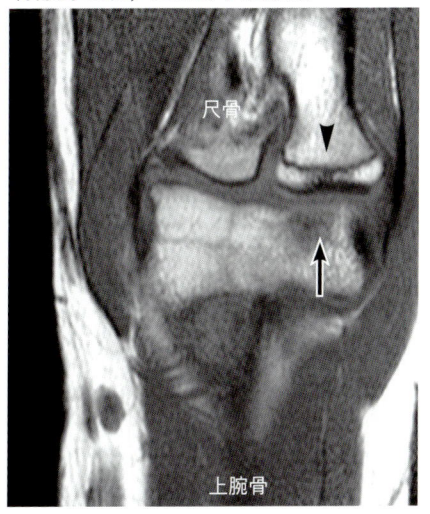

図1 投球で右肘がバキバキと鳴る．上腕骨小頭に骨髄浮腫（→），橈骨頭に硬化性変化（▶）を認める．互いが衝突している．

15 歳男性

左肘関節 MRI, T2 強調冠状断像（左腕挙上位）

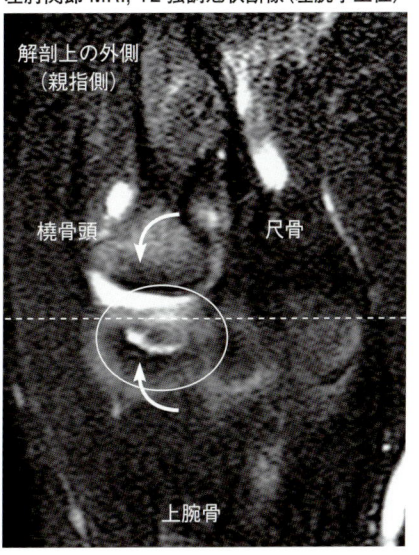

図2 投球で肘関節内側に痛みあり．上腕骨小頭壊死骨と母床との間に浸出液を認め，遊離寸前である（○）．外反ストレスで橈骨頭と上腕骨小頭は衝突する（→）．

16 歳男性

A：左肘関節単純X線写真正面像（投球振りかぶり位）　B：左肘関節 CT 横断像

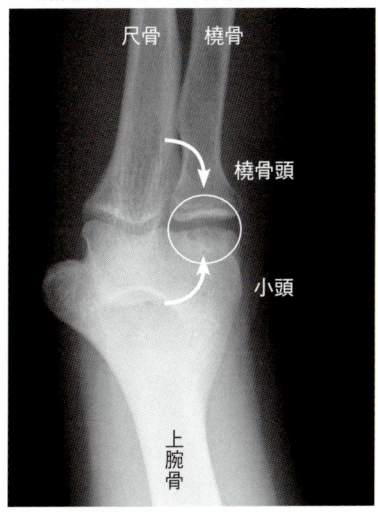

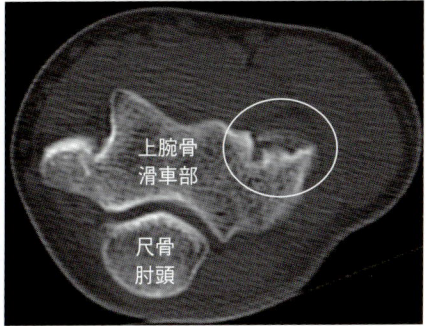

図3 投球時に痛みあり．左肘関節単純X線写真正面像（上腕骨45°）(A)で，上腕骨小頭皮質下に透亮像がみられる（○）．外反ストレスで橈骨頭と上腕骨小頭は衝突する（→）．CT 横断像（上腕骨小頭）(B)では，不整な母床と淡い骨片（○）が認められる．

（佐志隆士）

三角線維軟骨複合体(TFCC)損傷

triangular fibrocartilage complex (TFCC) injury

専門医レベル
診断専門医レベル
指導医レベル

Essentials

- 尺側手関節疼痛の原因の1つである.
- MRIは尺側手関節疼痛をもたらすその他の原因の除外診断にも有用であるが，三角線維軟骨複合体(triangular fibrocartilage complex：TFCC)を直接描出するためには，適切なコイルやFOV，シーケンスを用いて高分解能の画像を取得する工夫が必要である.

臨床的事項

- TFCCは遠位橈尺関節の安定化，尺側手関節における滑走運動と安定化，軸位方向のクッションの役割，回内外運動への関与などを行う.
- TFCCの構成要素は，三角線維軟骨(triangular fibrocartilage：TFC)，三角靱帯(triangular ligament)，尺側側副靱帯(ulnar collateral ligament)，尺骨三角骨靱帯(ulnotriquetral ligament)，尺骨月状骨靱帯(ulnolunate ligament)，メニスカス類似体(meniscal homologue)である．TFCはさらに関節円板(disc proper/articular disc)と掌側・背側橈尺靱帯(volar/dorsal radioulnar ligaments)からなる.

病態生理・病理像

- TFCC損傷の原因はさまざまであるが，手を伸ばした状態での転倒によるものが最も多いとされる．単独もしくは尺骨茎状突起や橈骨遠位端骨折などに合併して発生しうる.
- 三角靱帯は茎状突起先端に付く遠位部(distal lamina)と尺骨小窩部に付く近位部(proximal lamina)に分かれ，特に近位部の断裂は遠位橈尺関節の不安定性を引き起こす．MRIでは正常でも軽度高信号の索状構造として認められ，損傷の診断がしばしば困難である.
- 関節円板の変性はMRIで断裂を伴わない信号上昇として認められる．50歳台以上では年齢とともに穿孔断裂(perforation type)を認める頻度が高くなるとされ，無症候性の場合も多い．また，変性断裂では近傍の軟骨の菲薄化，骨棘形成，軟骨軟化(chondromalacia)，骨髄浮腫などを認めることがあり，鑑別に有用である.
- TFCC損傷にはPalmerの分類が広く知られており，大きく外傷性(Type 1)と非外傷性/変性(Type 2)に分けられ，さらに細分化されている.

参考文献

1) Yoshioka H, Burns JE：Magnetic resonance imaging of triangular fibrocartilage. J Magn Reson Imaging 2012；35：764-778.
2) Burns JE, Tanaka T, Ueno T, et al：Pitfalls that may mimic injuries of the triangular fibrocartilage and proximal intrinsic wrist ligaments at MR imaging. RadioGraphics 2011；31：63-78.
3) Palmer AK：Triangular fibrocartilage complex lesions：a classification. J Hand Surg Am 1989；14：594-606.

画像所見

単純写真・CT TFCCの描出には適さないが合併する骨折や変性に伴う骨棘や背景となる合併疾患の描出に有用なことがある．

MRI 適切な撮像方法の選択によりTFCCを直接描出することができる．正常な関節円板はいずれのシーケンスでも低信号を示すが，変性や断裂を伴うと不連続や信号上昇として認められる．

50歳台男性

A：手関節MRI, T2*強調冠状断像　　B：脂肪抑制T2強調冠状断像

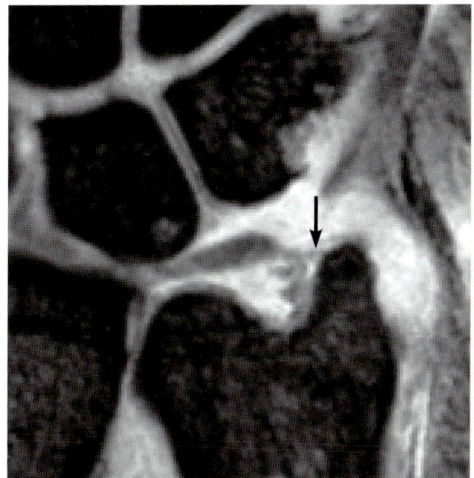

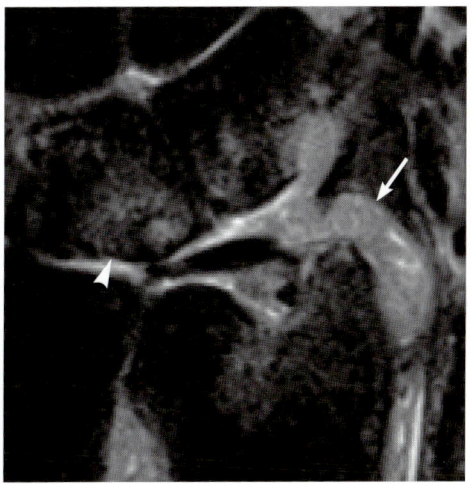

図1　MRI, T2*強調冠状断像(A)では，三角靱帯の不整と不明瞭化(→)があり，断裂の所見である．脂肪抑制T2強調冠状断像(B)では，尺骨茎状突起周囲(→)に滑膜肥厚があり，月状骨には骨髄浮腫パターンの信号変化と骨侵食(▶)を認める．関節リウマチ(RA)が背景疾患にある．

70歳台男性

手関節MRI, T2*強調冠状断像

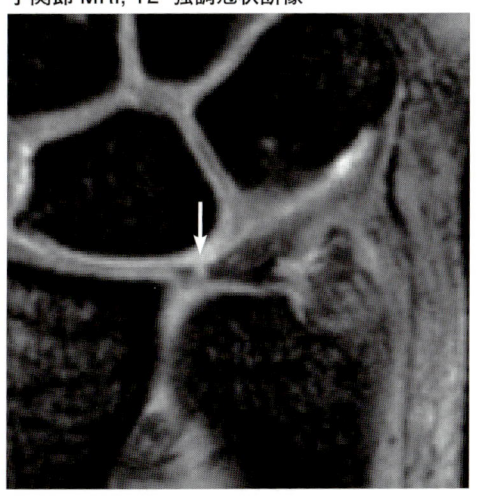

図2　TFCの橈骨付着部近傍にperforation typeの断裂(→)を認める．

(中田和佳)

大転子疼痛症候群，大転子滑液包炎

greater trochanteric pain syndrome（GTPS），trochanteric bursitis

Essentials

- 大腿骨大転子を中心とする股関節外側部痛を生じる複数の病態を総じて大転子疼痛症候群（greater trochanteric pain syndrome：GTPS）と診断する傾向にある．
- 大転子滑液包炎のほかに中殿筋腱および小殿筋腱の大転子付着部損傷が主な原因とされている．

臨床的事項

- 股関節外側部痛は臨床的に大転子滑液包炎（trochanteric bursitis）と診断される頻度が最も高いが，ほかに大転子に停止する筋腱の炎症や断裂，腸脛靱帯炎（iliotibial band friction syndrome）など複数の病態が原因となりうる．このため，股関節外側部の慢性疼痛と圧痛を特徴とする臨床局所疼痛症候群を大転子疼痛症候群と診断する傾向にある．
- 人口の10～25％に生じ，40～60歳台の女性に好発する．男女比は1：3～4とされる．
- 患側を下にした側臥位や長時間の立位，歩行，階段昇降などの運動で痛みは増強する．鼠径部や大腿外側の放散痛を生じることもあり，腰椎疾患や股関節病変などと混同されることもある．ステロイドや麻酔の局所投与が痛みの改善に効果的である．

病態生理・病理像

- 大転子周囲の滑液包は3つあり，大殿筋下滑液包（subgluteus maximus bursa）が最も大きく一般に大転子滑液包（trochanteric bursa）とよばれる．ほかに，中殿筋下滑液包（subgluteus medius bursa），小殿筋下滑液包（subgluteus minimus bursa）を認める．現在では滑液包炎は滑液包に生じる一次性炎症を主体とするのではなく，殿筋腱や腸脛靱帯による慢性的な摩擦や損傷に伴い二次的（反応性）に生じると考えられている．
- 殿筋腱損傷は腱周囲炎や腱炎／腱症ではT2強調像での高信号や腱の腫大，部分／完全断裂では腱の欠損や不連続として描出され，付着部の剝離骨折を認めることもある．
- 腸脛靱帯炎は中殿筋腱，小殿筋腱，大転子滑液包の直上を走行し摩擦による慢性刺激により炎症を生じると考えられ，靱帯および周囲組織の腫大や信号上昇として認められる．

参考文献

1) Dwek J, Pfirrmann C, Stanley A, et al：MR imaging of the hip abductors：normal anatomy and commonly encountered pathology at the greater trochanter. Magn Reson Imaging Clin N Am 2005；13：691-704, vii.
2) Pan J, Bredella MA：Imaging lesions of the lateral hip. Semin Musculoskelet Radiol 2013；17：295-305.
3) Kong A, Van der Vliet A, Zadow S：MRI and US of gluteal tendinopathy in greater trochanteric pain syndrome. Eur Radiol 2007；17：1772-1783.

画像所見

MRI 大転子滑液包炎はMRIではT1強調像で低信号，T2強調像で高信号の液体貯留腔として描出される．滑膜肥厚やdebris，隔壁肥厚，出血に伴う液面形成を見ることもある．中殿筋腱，小殿筋腱損傷の有無を必ず確認することが重要である．

50歳台女性

A：左股関節MRI, STIR冠状断像　　B：STIR冠状断像（Aより背側）

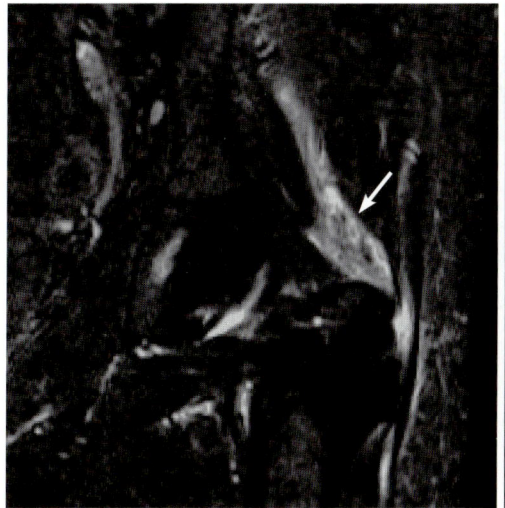

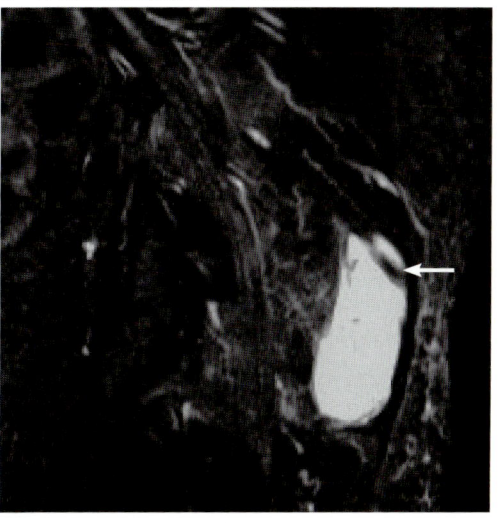

図1　MRI, STIR冠状断像で，中殿筋腱の大転子付着部の腫大と信号上昇（A，→）を認め，中殿筋腱症を疑う．大転子後外側に大転子滑液包に液体貯留を認める（B，→）．

70歳台女性

右股関節MRI, STIR冠状断像

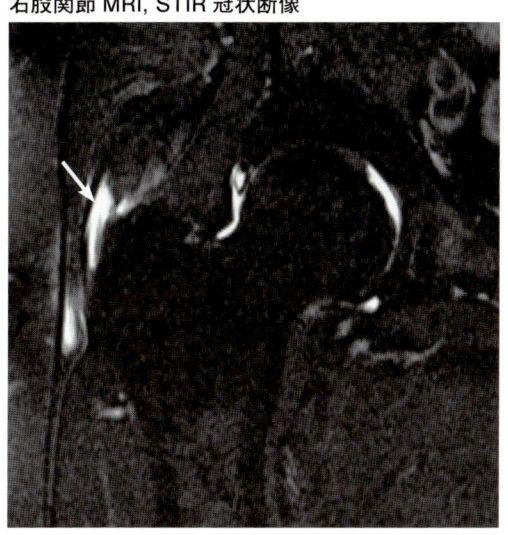

図2　MRI, STIR冠状断像で，中殿筋腱の不連続があり，腱の欠損部に液体貯留（→）を認め，中殿筋断裂と考えられる．

（中田和佳）

アスリートの鼠径部痛

groin injuries in athletes

Essentials
- さまざまなスポーツに関連して認められ、定義や診断基準に定まったものはない.
- ストレス骨折や恥骨結合炎、裂離骨折の頻度が高く、好発部位や好発年齢があるため、これらの病態を疑って単純X線写真やCT、MRIなどの画像所見を総合して診断する.

臨床的事項

- 骨盤のストレス骨折はすべての骨で報告があるが、大腿骨頸部、恥骨下枝に頻度が高い.
- 裂離骨折（avulsion fracture）は小児から青年期にかけて好発する.骨盤では縫工筋・大腿筋膜張筋が付着する上前腸骨棘、大腿直筋の付着する下前腸骨棘、ハムストリングの付着する坐骨結節や腹筋群の付着する腸骨稜に頻度が高い.それぞれバスケットボールなどのジャンプ動作、サッカーなどの蹴る運動、ランニングやハードルなどに伴う強い筋収縮に伴って生じることが多い.
- 股関節や仙腸関節の硬直などに伴う恥骨結合の力学的負荷増加などが関与するとされ、ランニングやジャンプなどの動作をする競技で生じる.

病態生理・病理像

- 主に反復する微小外力によって生じるとされる疲労骨折（fatigue fracture）はストレス骨折（stress fracture）の一種であり、トレーニングの強度が急に変化した時に起こりやすい.単純X線写真では時期により仮骨が認められず診断が難しく、MRIや骨シンチグラフィが有用である.
- 若年者の靱帯や腱・筋肉の付着する二次骨端（apophysis）は成長板／骨端線（growth plate）を介して一次骨端に相対的に緩く結合している.このため骨端線閉鎖前では強い筋収縮などにより靱帯や筋腱が損傷するよりも、一次骨端から二次骨端が容易に剥離しやすい.CTや単純X線写真では裂離骨片の描出に優れ、MRIでは母床骨の浮腫、筋肉や腱、靱帯などの周囲組織の損傷の描出に適している.
- 恥骨結合炎では単純X線写真やCTで左右対称性の骨吸収、恥骨結合部の開大、恥骨枝の硬化像などを認める.MRIでは恥骨結合を中心とする浮腫などが描出できる.

参考文献
1) Lynch SA, Renström PA：Groin injuries in sport：treatment strategies. Sports Med 1999；28：137-144.
2) De Paulis F, Cacchio A, Michelini O, et al：Sports injuries in the pelvis and hip：diagnostic imaging. Eur J Radiol 1998；27 Suppl 1：S49-59.
3) Sanders TG, Zlatkin MB：Avulsion injuries of the pelvis. Semin Musculoskelet Radiol 2008；12：42-53.

画像所見

CT・MRI ストレス骨折や裂離骨折は剥離骨片の大きさや転位の程度によっては，単純X線写真では指摘困難な場合もあり，CTやMRIが診断に有用である．ただし，MRIでは随伴する軟部組織損傷の所見が強く，骨片の同定が困難な場合があり，注意を要する．

70歳台女性

A：股関節MRI, STIR横断像

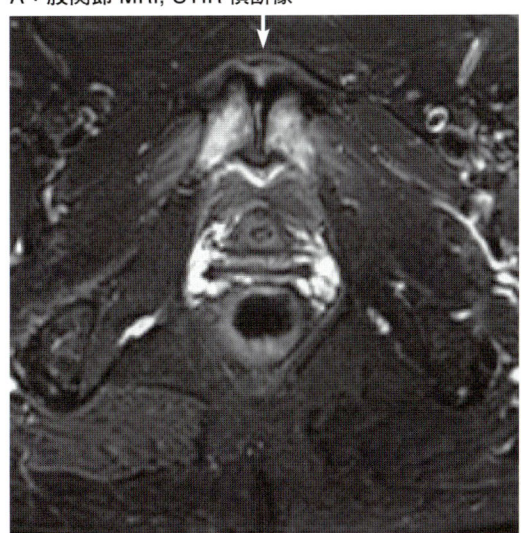

B：CT横断像（骨条件）

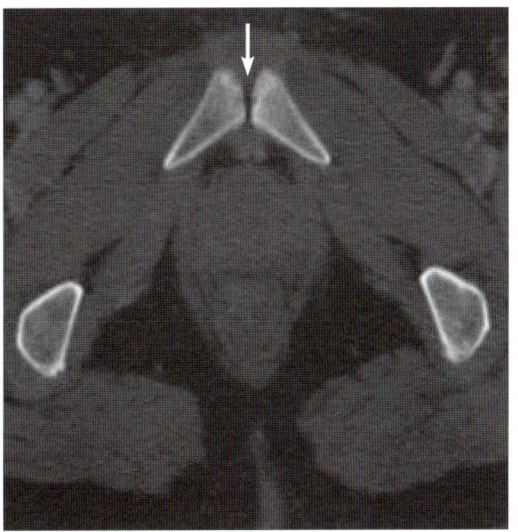

図1 恥骨結合のMRI, STIR横断像(A)で，恥骨枝に骨髄浮腫パターンの信号変化を認める(→)．CT(骨条件)(B)では，関節面の不整と骨硬化(→)を認める．フラダンス歴のある女性に生じた恥骨結合炎の症例である．

19歳男性

股関節MRI, STIR冠状断像

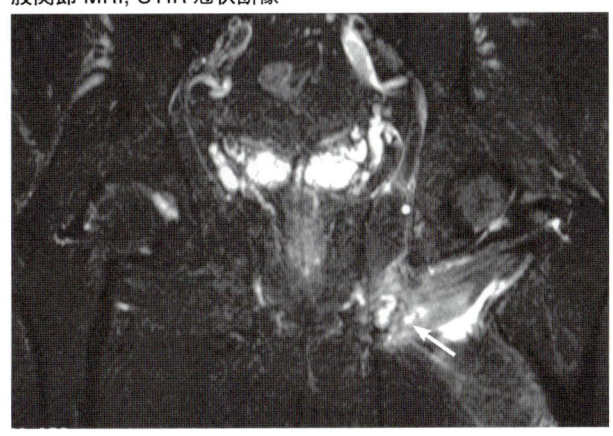

図2 両側股関節のSTIR冠状断像では，左坐骨結節および左ハムストリングの腫大と信号上昇(→)を認め，付着部損傷の所見である．

（中田和佳）

大腿骨頭臼蓋インピンジメント

femoroacetabular impingement(FAI)

Essentials
- さまざまな基礎疾患, あるいは先天的股関節変形により, 股関節の運動時に骨頭と臼蓋が衝突 (impingement) し, 微小な外傷を繰り返すことにより変形性関節症が引き起こされる症候群.

臨床的事項
- 身体活動の活発な20歳台〜40歳台に起きる, 緩徐に進行する股関節痛, 鼠径部痛を特徴とする.
- 基礎疾患は大腿骨頭すべり症, 大腿骨頸部前捻角の減少, 大腿骨頭の球状性の異常, 外傷後の変形など.

病態生理・病理像
- **cam type**:骨頭の球状性が失われてカム状, すなわち骨頭の半径が頸部に向かうにつれて大きくなり, 内旋・屈曲位で骨頭と関節唇が衝突し, 臼蓋軟骨や関節唇, 軟骨下骨が損傷される. 損傷は骨頭の前上方に好発する. 若年男性に多い.
- **pincer type**:主にcoxa profundaに起因. 最初に傷害される部位は関節唇で, 変性によりparalabral cystができる. impaction(嵌入)により, 大腿骨頭から頸部移行部にherniation pitが形成される. 女性に多い.
- **combined type**(混合型):cam typeとpincer typeの両者の特徴を示すもので, 最も多い.

参考文献
1) Konan S, Rayan F, Haddad FS:Is the frog lateral plain radiograph a reliable predictor of the alpha angle in femoroacetabular impingement? J Bone Joint Surg Br 2010;92:47-50.
2) Tannast M, Siebenrock KA, Anderson SE:Femoroacetabular impingement:radiographic diagnosis—what the radiologist should know. AJR Am J Roentgenol 2007;188:1540-1552.

画像所見

単純写真・MRI **cam type**:正面像:大腿骨頭と頸部移行部の前上方への突出によるpistol-grip変形, horizontal growth plate sign, 頸体角<125°. 軸位像(横断像):α角. 始めは断層像(MRI)で定義されたものであるが, X線軸位像での測定とよく相関する.

pincer type:overcoverageによる所見:coxa profunda, protrusio acetabuli, 臼蓋後捻によるcrossover sign, figure-8 sign.

α角と cam type の FAI

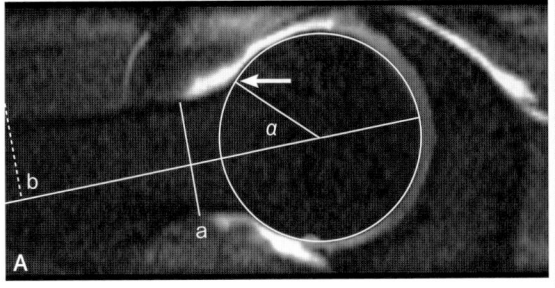

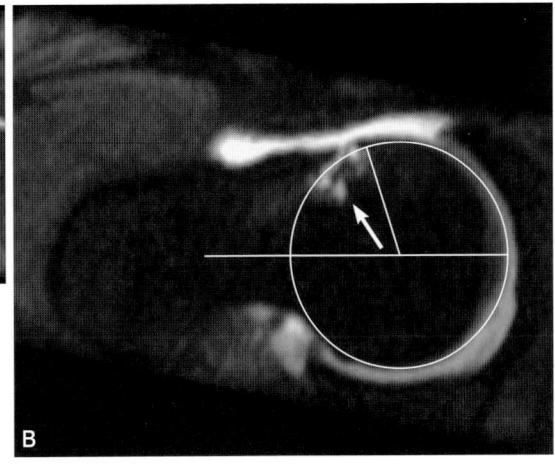

図1 α角(A)とは，球状と想定した大腿骨頭の輪郭線が大腿骨頸部と交わる点(→)と骨頭中心を結ぶ線，およびこの線と大腿骨頸部軸がつくる角と定義され，55°以上を異常とする(a線は大腿骨頸部の最も細い部分で，頸部長軸に直行する．b線は頸部を二分するa線に対する垂線である)．cam type の FAI (B) は，α角はおよそ 80°である．骨頭には臼蓋との衝突により軟骨下嚢胞が形成されている(→)．

40歳台男性　pincer type の FAI

A：左股関節単純X線写真正面像　　B：MRI，プロトン密度強調冠状断像

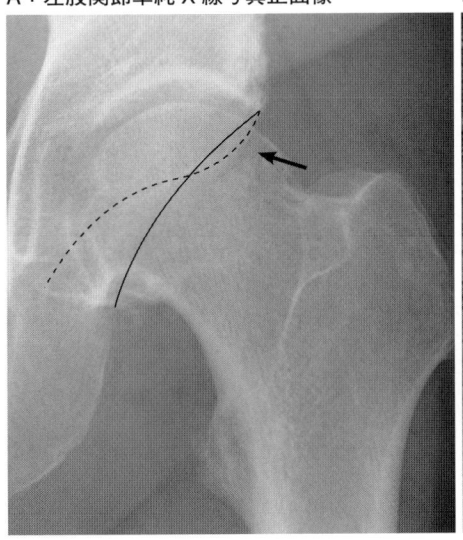

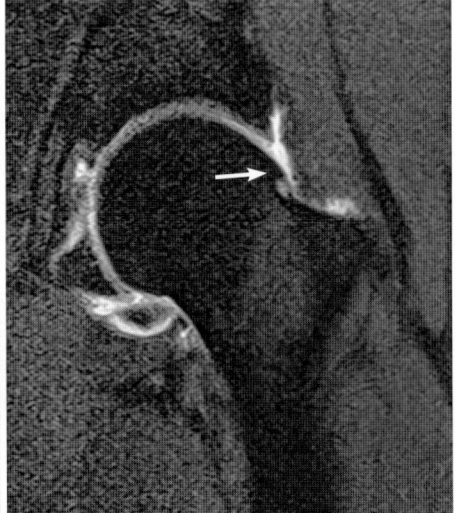

図2 左股関節痛．左股関節単純X線写真(A)で，寛骨臼前縁(破線)は後縁(直線)より外側にある(→)．臼蓋後捻による crossover sign. MRI (B) では，骨頭外側に骨棘が形成されている(→)．

(杉本英治)

前十字靱帯損傷

anterior cruciate ligament injury(ACL injury)

専門医レベル
診断専門医レベル
指導医レベル

Essentials
- 前十字靱帯(anterior cruciate ligament：ACL)の診断にはMRIが最も有効で，撮像時にはコイル内で膝をなるべく曲げ，ACL前縁を描出することが重要である．
- ACL完全断裂の直接所見として，靱帯の不連続，T2強調像での靱帯の信号上昇，靱帯の輪郭異常が挙げられる．間接所見として，骨挫傷，脛骨の前方偏位，後十字靱帯(posterior cruciate ligament：PCL)の急峻な屈曲，外側半月板の後方偏位，Segond骨折(脛骨外側顆側面の裂離骨折)がみられることがある．

臨床的事項
- ACLは大腿骨と脛骨を結ぶ靱帯で，脛骨が前方へ偏位することを防ぐストッパーの役割を果たしている．ACL損傷の主なメカニズムは足底面接地における切り返し動作，急激な減速動作，ジャンプ着地動作で，典型的には受傷時に裂音を自覚し，関節内血腫，膝の不安定を訴える．

病態生理・病理像
- ACL完全断裂の部位は約7割が中位，約2割が大腿骨付着部である．脛骨付着部では，靱帯線維が幅広く散開して脛骨に付着しているため，完全断裂は少ない．若年者や小児では，靱帯の強度が付着骨の強度よりも強いため，ACL断裂よりも脛骨顆間隆起の裂離骨折を起こしやすい．
- ACL断裂は成人では女性に多く，小児の場合は男児に多い．

参考文献
1) Brandser EA, Riley MA, Berbaum KS, et al：MR imaging of anterior cruciate ligament injury：independent value of primary and secondary signs. AJR Am J Roentgenol 1996；167：121-126.
2) 福田国彦，杉本英治，上谷雅孝，江原 茂・編：関節のMRI，第2版．メディカル・サイエンス・インターナショナル，2013：558-562, 568-569.
3) 膝前十字靱帯(ACL)損傷理学療法診療ガイドラインQ & A. 班長：川島敏生．

画像所見

MRI ACL完全断裂の直接所見として，靱帯の不連続やT2強調像での靱帯の信号上昇，靱帯の輪郭異常が挙げられる．ACL断裂の間接所見としては，骨挫傷，脛骨の前方偏位，PCLの急峻な屈曲，外側半月板の後方偏位，Segond骨折が挙げられ，これらの所見にも注意が必要である．特に骨挫傷は，典型的にはACL断裂により脛骨が大腿骨に対して前方へ偏位し，脛骨外側顆後部と大腿骨外側顆下面が衝突することで生じる．ACL部分断裂は，靱帯線維の一部の断裂とされるが，定義は曖昧である．靱帯内の高信号として描出されるが，診断は困難なことが多い．

17歳女性

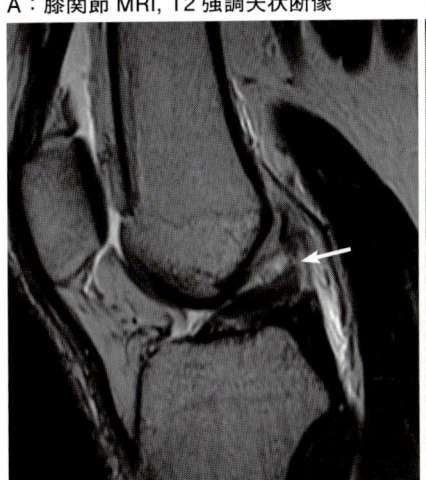

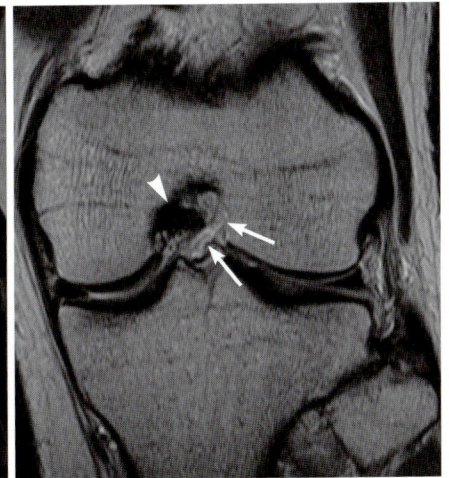

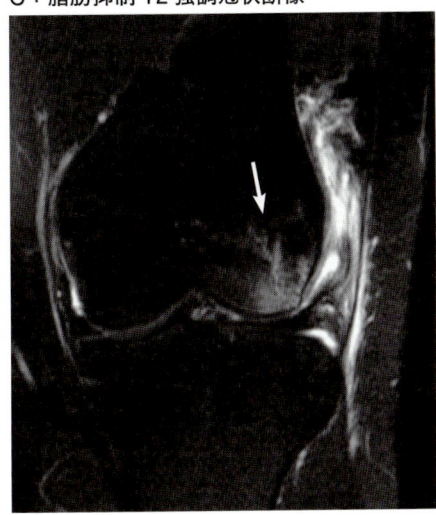

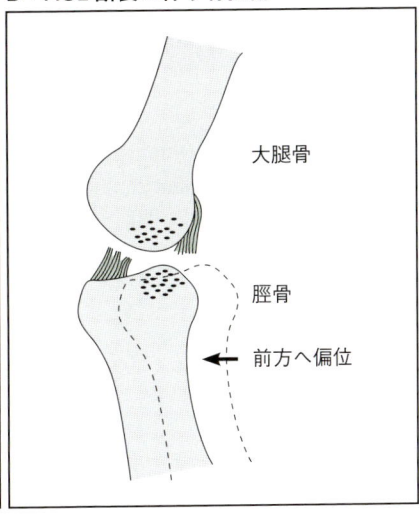

A：膝関節MRI, T2強調矢状断像
B：T2強調冠状断像
C：脂肪抑制T2強調冠状断像
D：ACL断裂に伴う骨挫傷

図1 ACLは膨化し信号が不均一に上昇，大腿骨付着部付近(A, →)で途絶し，完全断裂の所見．T2強調冠状断像(B)では，PCL(▶)に対しACL(→)の信号上昇が明瞭である．脂肪抑制T2強調冠状断像(C)で大腿骨外側顆下面に骨髄浮腫がみられる(→)．これはACL断裂時に脛骨が大腿骨に対し前方へ偏位(D, →)し，脛骨外側顆後部と大腿骨外側顆下面が衝突したことによる．（JCHO札幌北辰病院 吉川裕幸先生のご厚意による）

(西岡典子)

後十字靱帯損傷

posterior cruciate ligament injury（PCL injury）

専門医レベル
診断専門医レベル
指導医レベル

Essentials

- 後十字靱帯（posterior cruciate ligament：PCL）は前十字靱帯（anterior cruciate ligament：ACL）よりも太くて強いため，損傷の頻度は低い．
- PCL に損傷がみられる場合には，ほかの膝の靱帯損傷や半月板断裂を伴うことが多く，付随所見の評価も重要である．
- PCL 損傷と PCL 脛骨付着部の裂離骨折は臨床的に鑑別困難であり，MRI が果たす役割は重要である．

臨床的事項

- PCL 損傷は，脛骨近位前面に外力が加わり，大腿骨に対して脛骨が背側へ移動すること（ダッシュボード損傷）で生じやすい．このほか，過伸展や過屈曲，強い回旋などの外力でも生じる．過伸展では PCL の脛骨付着部の裂離骨折を引き起こすこともある．PCL の単独損傷は約 30％で，他の靱帯の損傷や半月板の断裂を伴うことが多い．

病態生理・病理像

- PCL は ACL と比較して太くて強く，他の膝の靱帯と比較して 2 倍の張力を有している．そのため断裂の頻度は ACL より低い．
- PCL 完全断裂の部位は中位が多く，大腿骨側や脛骨側では少ない．

参考文献

1) Sonin AH, Fitzgerald SW, Hoff FL, et al：MR imaging of the posterior cruciate ligament: normal, abnormal, and associated injury patterns. RadioGraphics 1995；15：551-561.
2) 福田国彦，杉本英治，上谷雅孝，江原 茂・編：関節の MRI，第 2 版．メディカル・サイエンス・インターナショナル，2013：559-560.

画像所見

MRI PCL損傷のMRI所見として，PCLの同定困難，線維の不連続，T1強調像やT2強調像での信号上昇が挙げられる．PCLは完全断裂よりも部分断裂の頻度が高く，部分断裂の場合には線維の連続性が保たれるが，靱帯の腫大や内部の高信号がみられる．PCL脛骨付着部の裂離骨折では，靱帯付着部である脛骨後部に骨折線と骨髄浮腫がみられる．

50歳台男性

A：膝関節MRI，T2強調矢状断像　　B：Aより7.36mm外側

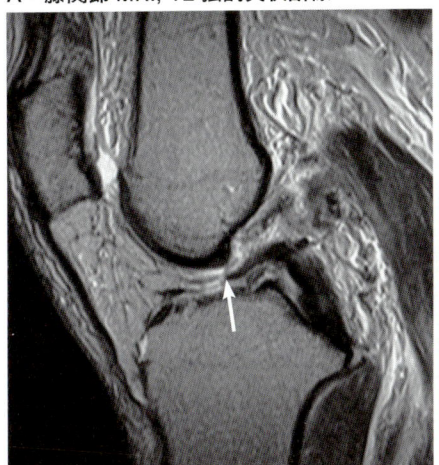

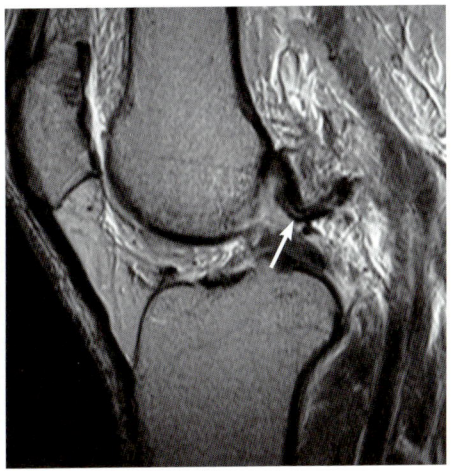

図1　MRI，T2強調矢状断像(A)では，大腿骨付着部付近(→)でPCLの不連続がみられ，完全断裂の所見である．矢状断像の別スライス(B)では，ACL(→)にも完全断裂がみられ，後方に偏位している．(JCHO札幌北辰病院 吉川裕幸先生のご厚意による)

30歳台女性

膝関節MRI，T2強調矢状断像

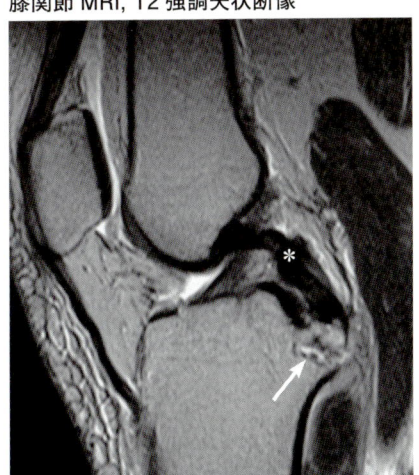

図2　PCL(*)は蛇行しているが，連続性は保たれている．PCL付着部の脛骨後部に骨折がみられ(→)，裂離骨折の所見である．(JCHO札幌北辰病院 吉川裕幸先生のご厚意による)

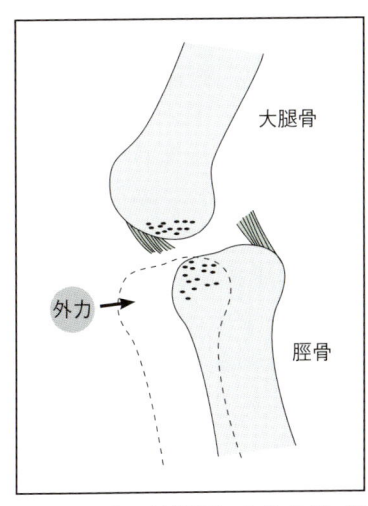

図3　ダッシュボード損傷によるPCL損傷　PCL損傷は，脛骨近位前面に外力が加わり(→)，大腿骨に対し脛骨が背側へ移動することで起こりやすい．

(西岡典子)

内側側副靱帯損傷，外側側副靱帯損傷

medial collateral ligament injury(MCL injury), lateral collateral ligament injury(LCL injury)

専門医レベル
診断専門医レベル
指導医レベル

Essentials

- 内側側副靱帯(medial collateral ligament：MCL)損傷は，膝関節靱帯損傷のなかで最も頻度が高く，合併損傷(十字靱帯損傷，半月板損傷)が多い．
- 外側側副靱帯(lateral collateral ligament：LCL)単独損傷はまれで，複合靱帯損傷(後十字靱帯損傷あるいは前後十字靱帯合併損傷)の一部か腸脛靱帯，膝窩筋腱損傷に伴う．

臨床的事項

- MCL損傷は下腿の外反，外旋により起こり，スポーツ外傷として見ることが多い．
- MCL損傷の程度によって，Grade 1(微細断裂)，Grade 2(部分断裂)，Grade 3(完全断裂)に分類されるが，臨床所見やMRI上Grade 2と3の鑑別は不可能なことが多い．
- 内側側副靱帯は複合損傷が多く，前十字靱帯断裂や外側半月板断裂を合併することが多い．

病態生理・病理像

内側側副靱帯損傷

- Grade 1(微細断裂)：関節捻挫とされ，不安定性のない損傷である．内側側副靱帯浅層の伸張，あるいはごく一部の断裂で，靱帯線維に沿って高信号域の浮腫がみられる．
- Grade 2(部分断裂)：関節不安定性があり，内側側副靱帯浅層の部分断裂で，大腿骨付着部の部分的剥離も含む．Grade 1より皮下血腫，腫脹は高度で，関節内血腫を合併する頻度が高い．
- Grade 3(完全断裂)：内側側副靱帯浅層を中心に，内側側副靱帯深層(関節包靱帯)を含む全体の断裂．大腿骨あるいは脛骨から靱帯の剥離も認められることがある．
- 膝外反，外旋時に大腿骨外側顆，脛骨外側顆に骨挫傷が起きることがある．

外側側副靱帯損傷

- 部分断裂では波状に外側側副靱帯がたわみ，完全断裂は腓骨から剥離か靱帯の全層断裂として認める．

参考文献

1) Stoller DW：Magnetic resonance imaging in orthopaedics and sports medicine, 3rd ed. Philadelphia：Lippincott Williams & Wilkins, 2007：546-577.
2) 福田国彦, 杉本英治, 上谷雅孝, 江原 茂・編：関節のMRI, 第2版. メディカル・サイエンス・インターナショナル, 2013：572-574.

画像所見

MRI 冠状断像が有用で，靱帯の信号上昇や腫大，不連続性を認める．Grade 1 内側側副靱帯損傷では，T2*強調冠状断像で内側側副靱帯浅層は微細断裂による浮腫で高信号を示す．Grade 2, Grade 3 内側側副靱帯損傷では，浅層，深層ともに信号上昇がみられ，靱帯が完全に不連続な場合 Grade 3 とする．靱帯周囲や皮下脂肪に浮腫や血腫を伴う．外側側副靱帯損傷の所見は内側側副靱帯損傷に類似する．

20歳台男性　MCL損傷（Grade 3）

A：膝関節 MRI, T2*強調冠状断像　　B：STIR 横断像

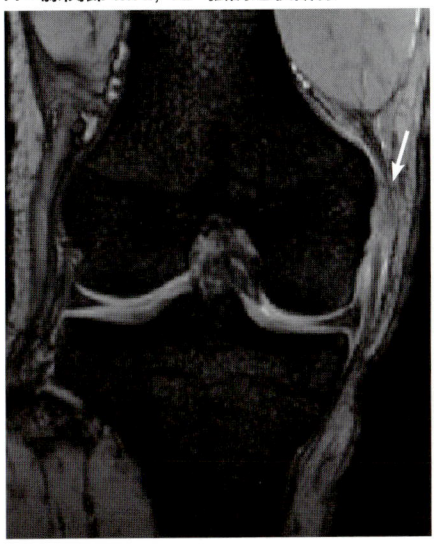

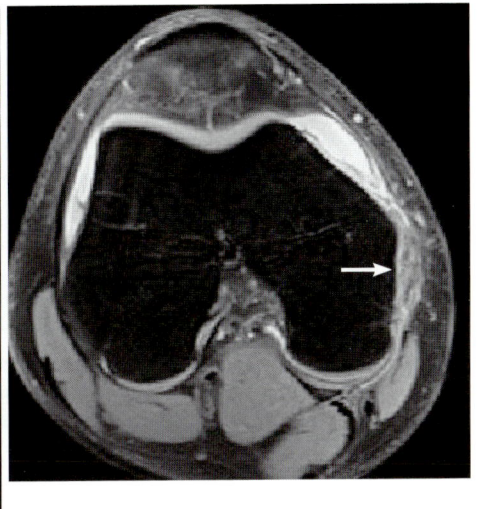

図1　膝の捻挫．T2*強調冠状断像（A），STIR 横断像（B）に，内側側副靱帯近位部の浅層と深層共に信号上昇があり連続性がみられず（→），全層断裂と考える．

40歳台男性　LCL損傷

膝関節 MRI, T2*強調冠状断像

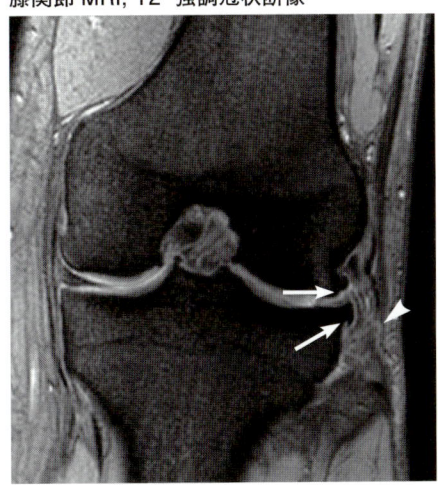

図2　膝の痛み．T2*強調冠状断像にて，大腿骨外側顆，脛骨外側顆に骨棘形成がみられる（→）．外側側副靱帯にたわみと信号上昇がみられ（►），外側側副靱帯断裂と考える．そのほか，外側半月板の変性と断裂もみられた．

（福田有子）

腸脛靱帯炎

iliotibial band friction syndrome

専門医レベル
診断専門医レベル
指導医レベル

Essentials
- ランナー膝として知られている．
- 長距離のランニングなどによって腸脛靱帯が，大腿骨外側上顆結節部と摩擦を起こすことによって痛みや炎症が生じる．

臨床的事項
- 長距離のランニングの後やそのほか，サイクリング，フットボール，登山，スキー，エアロビクスなど，膝の屈曲や伸展を繰り返す動作によって，持続する痛みが出現する．
- 安静時に症状は治まる．
- 触診で圧痛を認める．

病態生理・病理像
- 長距離のランニングなどの動作で，腸脛靱帯が大腿骨外側上顆結節部と摩擦を起こすことで同部に炎症や痛みが生じる（図1）．

参考文献
1) Stoller DW：Magnetic resonance imaging in orthopaedics and sports medicine, 3rd ed. Philadelphia：Lippincott Williams & Wilkins, 2007：614-618.
2) 辰野 聡：膝関節，下腿の疾患．大畠 襄，福田国彦・編：スポーツ外傷・障害のMRI．メディカル・サイエンス・インターナショナル，1999：156.

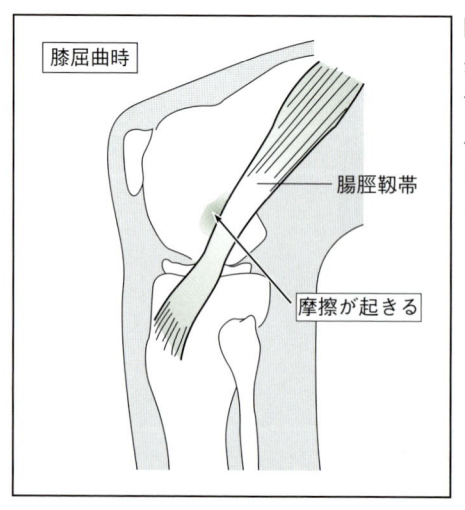

図1 腸脛靱帯損傷の病態生理
長距離のランニングなどの動作で，腸脛靱帯と大腿骨外側上顆結節部は接触，摩擦が起きることで，同部に炎症や痛みが生じる．

画像所見

MRI 腸脛靱帯が，大腿骨外側上顆結節部と摩擦を起こすことによって痛みや炎症が生じるため，脂肪抑制T2強調冠状断像にて，腸脛靱帯と大腿骨外側上顆の間で高信号を呈する限局性浮腫変化がみられる．時に腸脛靱帯の表層周囲に浮腫，靱帯の肥厚や信号上昇もみられる．

30歳台男性

A：膝関節 MRI, STIR 冠状断像

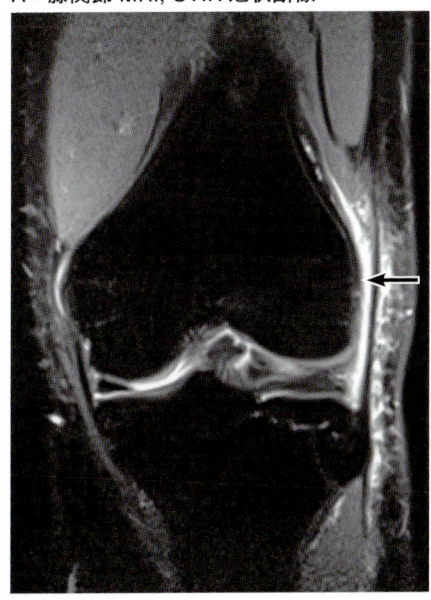

図2 3か月前からマラソン練習後，左膝，大腿骨外側顆部に圧痛がある．MRI, STIR 冠状断像(A)では，腸脛靱帯と大腿骨外側上顆の間で高信号を呈する限局性浮腫変化がみられる(A, →)．横断像(B, C)にて腸脛靱帯の表層周囲の浮腫(B, →)や靱帯の肥厚(C, →)を認める．

B：STIR 横断像

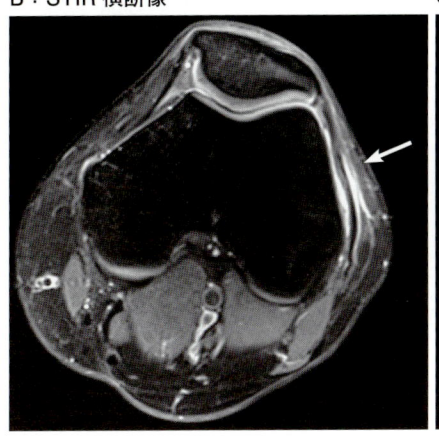

C：Bより頭側

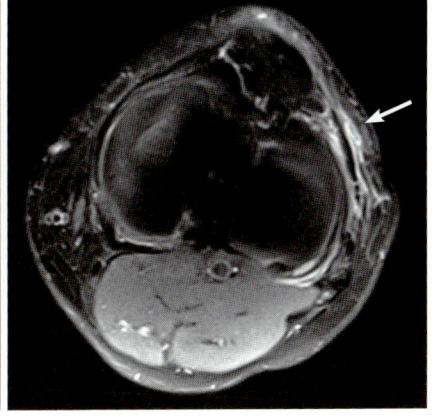

(福田有子)

半月板断裂，半月板嚢胞

meniscal tear, meniscal cyst

専門医レベル
診断専門医レベル
指導医レベル

Essentials
- 半月板断裂には，外傷性断裂と変性断裂とがある．内外側比は3〜4：1と内側に多い．
- 外傷性断裂では受傷後，症状が長期にわたって残存する例があり，放置すると変形性関節症へ移行しうるため，正確な診断と治療が重要である．

臨床的事項

半月板断裂
- スポーツや交通外傷のような大きな外力による外傷性断裂と慢性的に加えられる小さな外力による変性断裂とがある．
- 外傷性断裂は体重負荷・膝関節軽度屈曲の状態で，正常と反対の方向に回旋が強制された場合に発生し，剪断力や圧迫力が加わることにより起きる．前十字靱帯損傷に合併する頻度が高い．
- 慢性的に加えられる小さな外力による断裂は，小児の円板状半月に生じる水平断裂と高齢者の内側半月板後節から後角に好発する変性断裂が大部分である．
- 円板状外側半月板損傷を除くと，半月板断裂の内外側比は3〜4：1と内側に多い．

半月板嚢胞
- 半月板の辺縁に達する水平断裂が存在する場合，断裂部を通してparameniscal tissueに関節液が貯留し，半月板外周に接して貯留嚢胞が認められる．
- 半月板嚢胞が外側方向へ張り出して皮下腫瘤として触知され，痛みを伴う場合もある．
- 内外側比は1：3〜4と外側半月板に多い．
- 鑑別診断はガングリオンなどの嚢胞性腫瘤，滑液包，腱鞘内の滑液などが挙げられる．

半月板断裂の分類(図1)

① 水平断裂(horizontal tear)：変形性関節症に伴う例が多く，内側半月板後節に好発する．
② 垂直断裂(vertical tear)：
- 縦断裂(longitudinal tear)：半月板外縁に平行に走行する断裂であり，前十字靱帯断裂に合併する際は内外側ともに後節の縦断裂が多い．半月板後節辺縁に生じた縦断裂を辺縁部断裂として区別することがあり，外側半月板で見逃しやすい．
- 放射状断裂(radial tear)：半月板自由縁から外縁に対して垂直な断裂をいう．
- 弁状断裂(flap tear)：放射状断裂に縦断裂の要素が加わったものをいう．
- バケツ柄状断裂(bucket-handle tear)：ほぼ全周性の縦断裂によって断裂部が中心に偏位した病態であり，観血的治療の対象になる．
③ 混合断裂(complex tear)：水平断裂と垂直断裂が混合した型をいう．

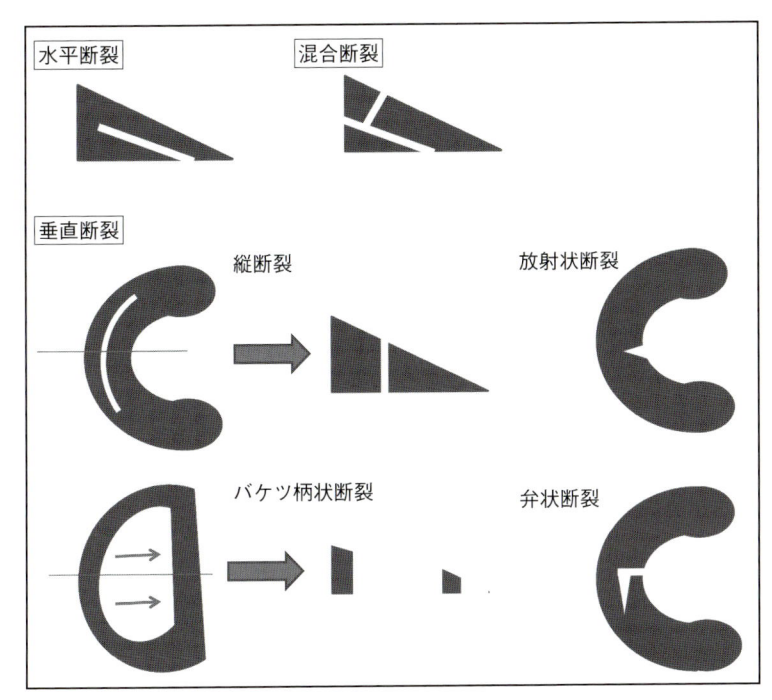

図1 半月板断裂の分類

参考文献
1) 新津 守：半月板囊胞. 膝MRI. 医学書院, 2002：138-139.
2) 福田国彦, 杉本英治, 上谷雅孝, 江原 茂・編：関節のMRI, 第2版. メディカル・サイエンス・インターナショナル, 2013：576-599.
3) 川原康弘, 中原信哉, 上谷雅孝：第2章 膝関節. 上谷雅孝・編：骨軟部疾患の画像診断. 秀潤社, 1999：50-55, 88-89.

画像所見

MRI　**半月板断裂**：縦断裂, 水平断裂では断裂部が半月板表面に達する線状高信号として描出され, 放射状断裂では半月板自由縁部が欠損するようにみられる. バケツ柄状断裂では矢状断像にて半月板が蝶ネクタイ状に認められない. 内側半月板のバケツ柄状断裂では一見, 後十字靱帯が2本あるようにみえる(double PCL sign). 外側半月板のバケツ柄状断裂では断裂した後角の一部が前方に移動し, 前角が大きくなったようにみられる(flipped meniscus sign). 通常より小さな半月板が認められた場合は, 断裂による欠損または陳旧性断裂による変形を考える.

半月板損傷のMRI分類(Minkによる)：
・Grade 1：半月板の表面に達しない類円形あるいは不定形, 斑状の高信号であり, 変性を示唆する.
・Grade 2：線状の高信号で半月板表面に達しないものであり, 変性を示唆する.
・Grade 3：類円形または線状で半月板表面に達しているものであり, 断裂を意味する.
　これではGrade 3のみが断裂を示すことになり, 実際, 半月板内の高信号が半月板の表層に達しているかどうかの判断がつかない場合もある. また, 経時的に半月板内の高信号が消退する例があり, これを"meniscus contusion"と称し, 断裂とは区別される.

半月板囊胞：断裂半月板の外周に連続する嚢胞性の液体貯留腔が認められる.

244　5章　外傷，障害

70歳台女性　内側半月板水平断裂

A：膝関節MRI，プロトン密度強調矢状断像

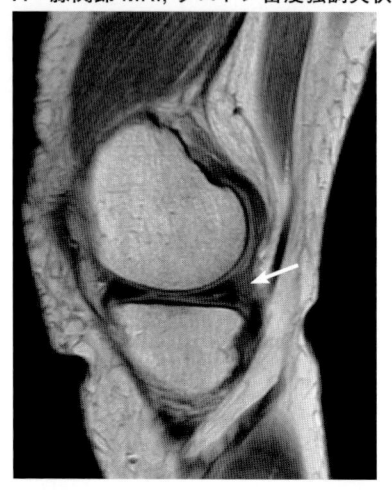

B：拡大像

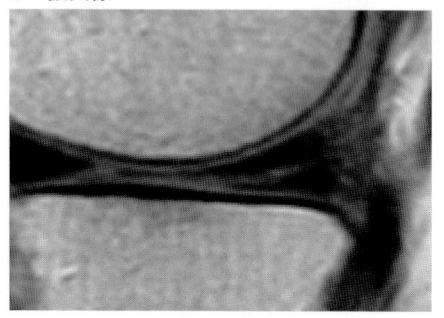

図2　内側半月板の後角に水平断裂を認める(→).

70歳台男性　外側半月板垂直断裂

A：膝関節MRI，プロトン密度強調冠状断像

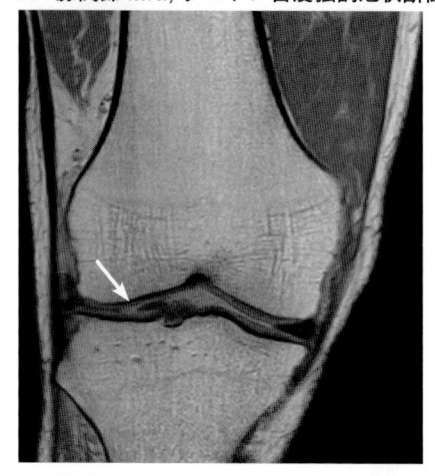

B：拡大像

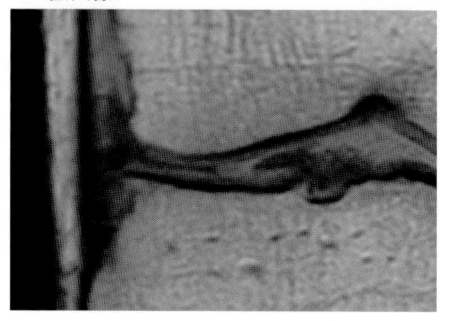

図3　外側半月板前角に垂直断裂を認める(→).

30歳台男性　内側半月板混合断裂

A：膝関節MRI，プロトン密度強調矢状断像　B：Aの拡大像　　C：プロトン密度強調冠状断像

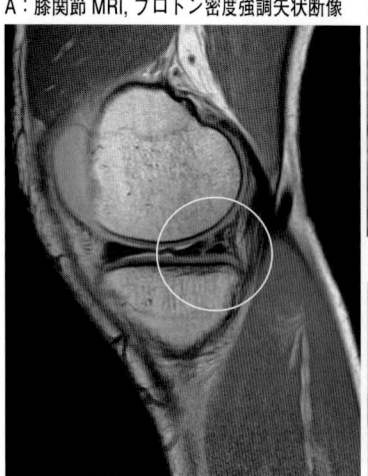

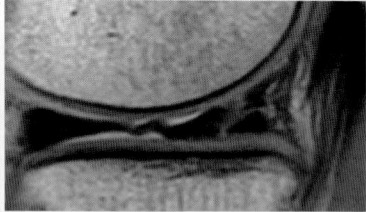

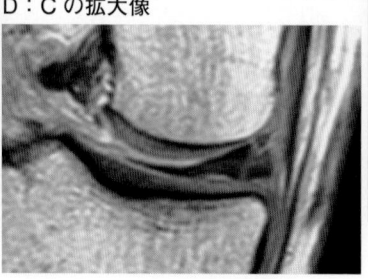

D：Cの拡大像

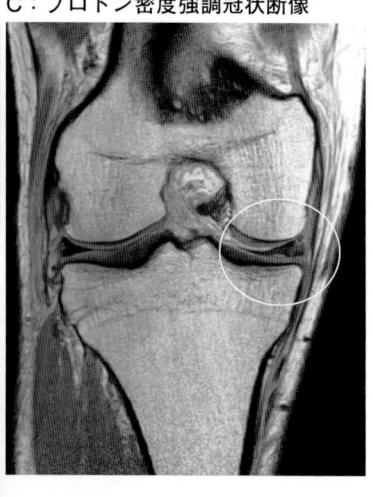

図4　内側半月板後角に水平断裂と垂直断裂がみられる混合断裂を呈している(○).

30歳台男性　外側半月板バケツ柄状断裂

A：膝関節MRI, プロトン密度強調冠状断像　　B：プロトン密度強調矢状断像

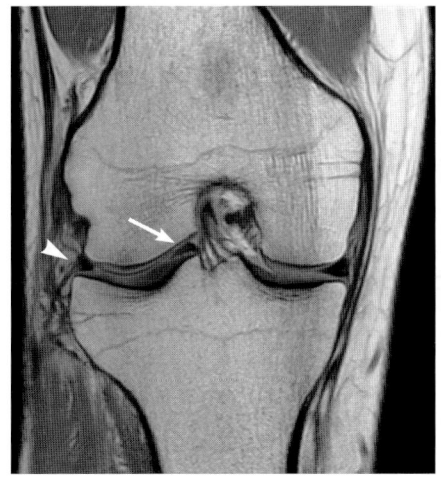

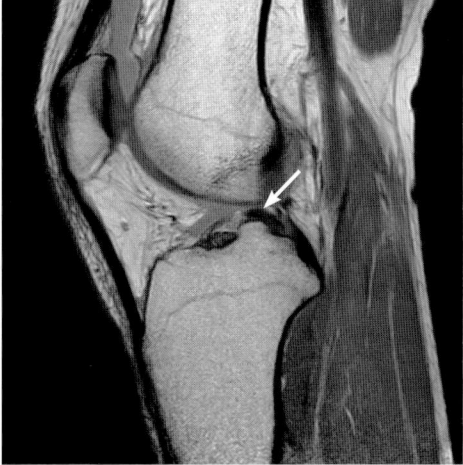

図5　外側半月板は小さく(▶)，内側顆間隆起の近傍に低信号構造が認められる(→)．断裂した半月板が偏位したものと思われる．

70歳台女性　半月板囊胞

A：膝関節MRI, プロトン密度強調冠状断像　　B：プロトン密度強調矢状断像

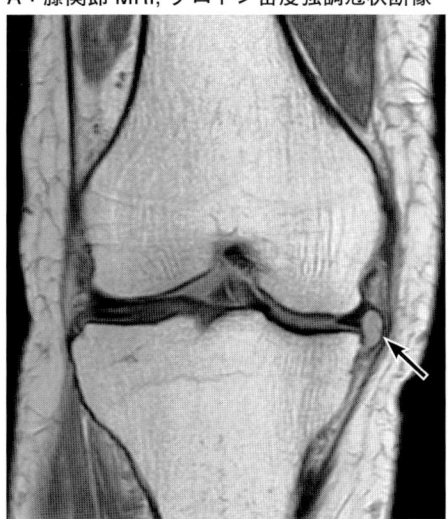

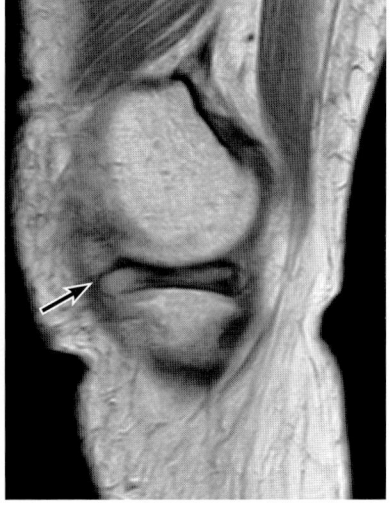

図6　プロトン密度強調冠状断像(A)では，内側半月板の外側辺縁に沿う囊胞構造を認める(→)．外側半月板の水平断裂もみられる．プロトン密度強調矢状断像(B)では，内側半月板の水平断裂を認めており，断裂した半月板前縁に囊胞構造が連続してみられる(→)．

(兵頭かずさ)

膝蓋腱損傷

rupture of patellar tendon

専門医レベル
診断専門医レベル
指導医レベル

Essentials
- 腱近位付着部(膝蓋骨下極)の損傷が多い．
- 腱付着部の裂離骨折(近位:膝蓋骨下極，遠位:脛骨結節)を伴う．

臨床的事項
- 部分的に膝を屈曲させた状態で，膝伸展機構が過度に収縮することで膝蓋腱断裂が生じる．
- 大腿四頭筋腱断裂に比べて頻度は少なく，大腿四頭筋腱断裂より若年に生じる．
- 膝蓋骨下極への付着部(腱近位)に最も多いが，腱内や脛骨結節への付着部(腱遠位)にも起こる．
- 脛骨結節付着部骨折はまれな損傷であり，脛骨近位骨端線閉鎖前の10歳台男子に多く発生する．
- 断裂部に疼痛と斑状出血を伴う腫脹が認められ，触診で断裂部に膝蓋腱を触れない("dimple sign")．

病態生理・病理像
- 全身性エリテマトーデス(SLE)，関節リウマチ，慢性腎疾患やステロイド治療を受けた患者の腱は変性し，脆弱化しているため，好発する．まれに両側性の腱断裂が発生することもある．

参考文献
1) 福田国彦，杉本英治，上谷雅孝，江原 茂・編:関節のMRI，第2版．メディカル・サイエンス・インターナショナル，2013:600-605.
2) 川原康弘，中原信哉，上谷雅孝:膝蓋靱帯断裂．上谷雅孝・編:骨軟部疾患の画像診断．秀潤社，1999:62-63.

画像所見

単純写真・CT・MRI　膝蓋腱の完全断裂がある場合には膝蓋骨の上方への偏位が認められる［膝蓋骨高位（patella alta）］．近位部断裂では膝蓋骨下端の裂離骨折，遠位部断裂では脛骨結節の裂離骨折がみられる．

断裂した膝蓋腱は出血や浮腫を伴うため，T1強調像で低〜等信号，STIR像・脂肪抑制T2強調像では信号上昇と腫脹がみられる．完全断裂では断裂部が不連続であり，ゆるんだ腱が波状を呈する．部分断裂では腱肥厚と信号上昇がみられる．

30歳台男性　膝蓋腱近位損傷

膝関節MRI，プロトン密度強調矢状断像

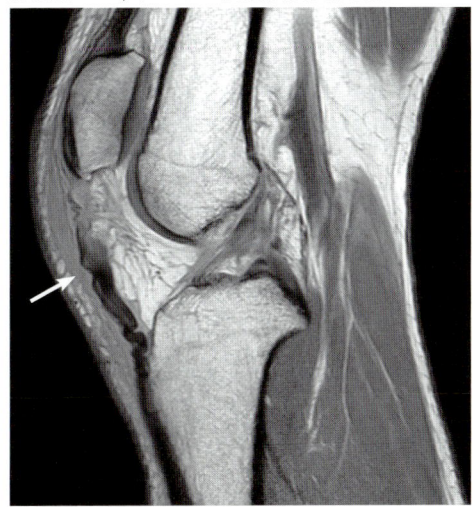

図1　膝蓋骨高位を認める．膝蓋腱近位は不連続であり，膨化と信号上昇を認めている．膝蓋腱遠位は波状にたわんでみられる（→）．

60歳台男性　膝蓋腱遠位損傷，脛骨結節裂離骨折

A：膝関節CT，MPR矢状断像　　B：MRI，プロトン密度強調矢状断像

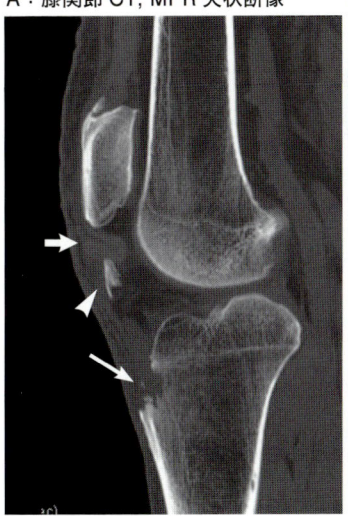

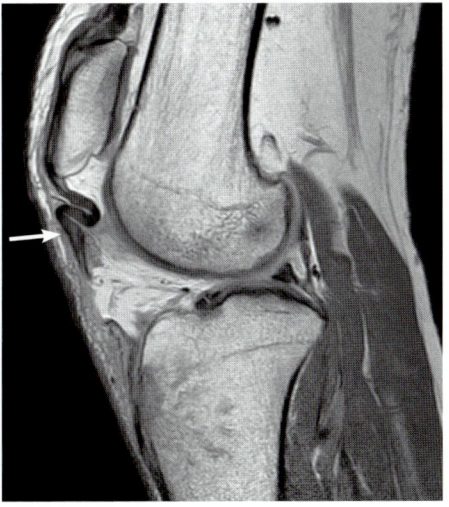

図2　膝蓋骨高位であり，脛骨結節の裂離骨折がみられる（A, →）．膝蓋骨下極には遠位側断裂した膝蓋腱がたわんで連続している（A, ➡）．その尾側に骨折片が認められる（A, ▶）．膝蓋腱遠位の膨化と信号上昇が認められる（B, →）．

（兵頭かずさ）

膝蓋骨外側脱臼

lateral dislocation of patella

専門医レベル
診断専門医レベル
指導医レベル

Essentials
- 内側脱臼はまれであり，外側脱臼がほとんどである．
- 脱臼性素因を有する反復性脱臼が多く，自然整復されることも多い．

臨床的事項
- 膝関節の軽度屈曲位で下腿外旋・大腿内旋位で膝蓋骨の内側から外側への力が加わると，膝蓋骨は外側へ脱臼する．内側方向への脱臼は非常にまれである．
- 膝蓋骨脱臼はスポーツ活動中の発症が多く，外傷性脱臼として扱われる．脱臼性素因（後述）を有し，容易に再発を繰り返す反復性脱臼が意外と多い．身体的素因のない狭義の外傷性脱臼はむしろ少ない．
- 反復性脱臼は10～30歳台の若年女性に多い．
- 受傷直後に関節血症による膝腫脹と疼痛，および膝蓋骨内側に圧痛が経験される．
- 外側脱臼は自然整復されることが多く，医療機関を受診する時には疼痛の訴えのみのこともある．膝蓋骨 medial facet（内側関節面）と大腿骨外側顆辺縁に骨挫傷がある場合に，膝蓋骨の外側脱臼があったと推測できる．

病態生理・病理像
- 脱臼性素因として以下のものが知られている．
  ① 骨の形態異常：大腿骨内捻と脛骨の外捻，大腿骨顆部形成不全，膝蓋骨の形態．
  ② 骨相互間の位置異常：外反膝，膝蓋骨高位．
  ③ 軟部組織の異常：外側膝蓋支帯・関節包の拘縮・緊張，内側膝蓋支帯・関節包の弛緩，腸脛靱帯の停止異常，膝蓋骨の過可動性，全身の関節弛緩，内側広筋筋力不均衡，大腿四頭筋の作用方向の外側偏位．

参考文献
1) 新津 守：第8章 骨折と脱臼．膝 MRI．医学書院，2002：95-96.
2) 岩間祐基，藤井正彦，杉村和朗・他：膝蓋骨脱臼―その機序と高分解能 MRI―．画像診断 2007；27：603-610.
3) 福田国彦，杉本英治，上谷雅孝，江原 茂・編：関節の MRI，第2版．メディカル・サイエンス・インターナショナル，2013：558-562.

画像所見

CT・MRI 関節液の貯留：血腫となり，debris様所見がみられることもある．

内側支持組織の損傷：内側支帯あるいは内側膝蓋大腿靱帯(MPFL)の不整，断裂，肥厚などが認められる．大腿骨付着部側の損傷や剝離があることも多い．

骨軟骨損傷(tangenital osteochondral fracture)・骨挫傷：外側脱臼の整復時に膝蓋骨medial facetと大腿骨外側顆関節面との衝突により，膝蓋骨medial facet表層の骨軟骨骨折と大腿骨外側顆辺縁の骨挫傷をきたす．単純X線写真では剝離骨片や軟骨下骨の骨欠損が確認できる．MRIでは損傷部はT1強調像で低信号，T2強調像で等信号〜高信号を示し，STIR像や脂肪抑制T2強調像でさらに明瞭となる．

慢性例ではすでに整復されており，大きな異常を指摘できないことも多い．

14歳男性　膝蓋骨外側脱臼，膝蓋骨内側裂離骨折

A：膝関節CT横断像

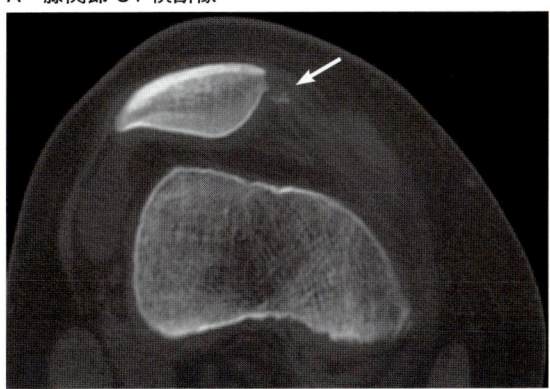

B：Aと同一画像(骨損傷の発生機序)

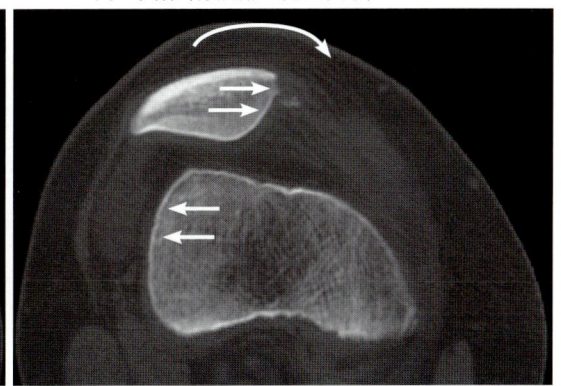

図1　A：膝蓋骨の外側への脱臼が認められる．膝蓋骨medial facetの辺縁に裂離骨折があり，小さな骨片が認められる(→)．内側膝蓋支帯や内側膝蓋大腿靱帯が不整にみられ，損傷が示唆される．B：**骨損傷の発生機序**：膝蓋骨の外側脱臼の整復時(曲矢印)に膝蓋骨medial facet(右向き→)と大腿骨外側顆関節面(左向き→)との接触，衝突により，表層の軟骨層と軟骨下骨が骨折・挫傷をきたす．

20歳台女性　膝蓋骨脱臼の既往

膝関節MRI，T1強調横断像

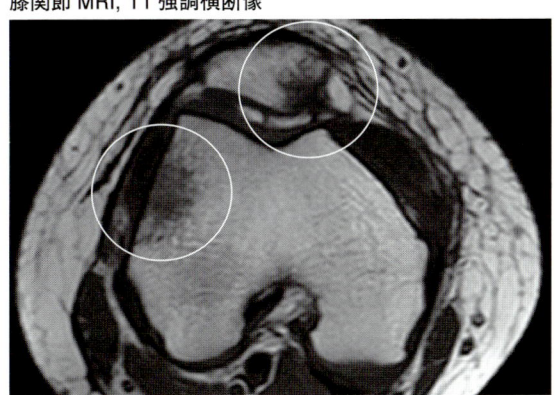

図2　膝蓋骨の位置異常はみられないが，大腿骨外側顆外側部と膝蓋骨medial facetに骨挫傷を疑う信号域が認められる(○)．特徴的な骨挫傷のパターンであり，膝蓋骨外側脱臼の既往(整復後)が推測される．

(兵頭かずさ)

膝蓋軟骨軟化症

chondromalacia patellae

専門医レベル
診断専門医レベル
指導医レベル

Essentials

- 膝蓋骨の関節軟骨の変性疾患である．
- 青壮年期，若年者に好発する．
- 膝蓋骨高位(patella alta)，Q angle(quadriceps angle)の増大(男性：≧10°，女性：≧15°)，大腿骨滑車形成不全のある症例でよくみられる．
- 早期には軟骨の軟化，浮腫，腫脹を，進行すると軟骨の潰瘍や裂溝，分断，欠損を認める．
- MRIにて早期には軟骨の信号変化，腫脹，表面不整を，進行すると軟骨の亀裂，菲薄化，欠損を認める．

臨床的事項

- 膝関節の前部疼痛を認め，しばしば屈曲時に増強する．
- 青壮年期，若年者に好発する．
- 膝蓋骨高位(patella alta)，Q angle(quadriceps angle：上前腸骨棘と膝蓋骨中心を結ぶ直線と膝蓋骨中心と脛骨粗面を結ぶ直線のなす角度)の増大(男性：≧10°，女性：≧15°)，大腿骨滑車形成不全のある症例でよくみられる．
- 膝蓋骨関節面のどの部位にも起こるが，medial facet(内側関節面)に好発する．

病態生理・病理像

- 原因は膝蓋大腿関節の不安定性，膝蓋骨関節面への繰り返す小さな外傷が推定されている．
- 膝蓋骨の関節軟骨の変性疾患で，早期には軟骨の軟化，浮腫，腫脹を，進行すると軟骨の潰瘍や裂溝，分断，欠損を認める．
- Shahrireeらの関節鏡によるGrade分類は以下のとおりである．Grade 1：軟骨の軟化(softening)，Grade 2：軟骨の水泡病変(blister lesion)，Grade 3：軟骨の潰瘍(ulceration)・分断(fragmentation)・毛羽立ち(fibrillation)，Grade 4：軟骨の潰瘍(ulceration)が軟骨下骨まで及び，軟骨下骨露出．

参考文献

1) 上谷雅孝，川原康弘，中原信哉：2．膝関節．上谷雅孝・編：骨軟部疾患の画像診断，第2版．秀潤社，2010：52-119．
2) 福田国彦，杉本英治，上谷雅孝，江原 茂・編：関節のMRI，第2版．メディカル・サイエンス・インターナショナル，2013：543-620．
3) Stoller DW, Li AE, Anderson LJ, et al：Chapter 4. The knee. In：Stoller DW：Magnetic resonance imaging in orthopaedics and sports medicine, 3rd ed. Philadelphia：Lippincott Williams & Wilkins, 2007：305-731.

画像所見

単純写真 膝蓋骨の位置異常や大腿骨滑車形成不全の評価に役立つが，関節軟骨の変化を直接描出できない．側面像で膝蓋靱帯の長さ／膝蓋骨の長さ＞1.3で膝蓋骨高位とする．変形性関節症を合併すると，関節裂隙狭小化，軟骨下骨囊胞・硬化，骨棘を認める．

MRI 早期には軟骨の信号変化，腫脹，表面不整を，進行すると軟骨の亀裂，菲薄化，欠損を認める．評価にはプロトン密度強調像，脂肪抑制プロトン密度強調像，T2強調像，3D脂肪抑制（または選択的水励起）GRE T1強調像が有用である．microscopy coilを用いた高解像度画像では詳細な評価が可能である．コラーゲン変性やプロテオグリカン減少を評価する方法として，遅延相軟骨造影MRI，T2 mapping，T1ρ mappingなどが提唱されているが，まだこれらの有用性は確立されてはいない．

40歳台男性　膝蓋軟骨軟化症（Grade 2）

A：膝関節単純X線写真側面像　　B：MRI, T2強調横断像　　C：脂肪抑制プロトン密度強調横断像

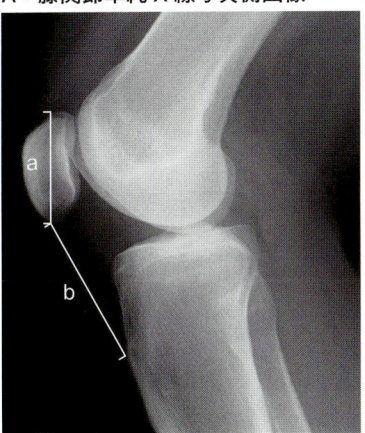

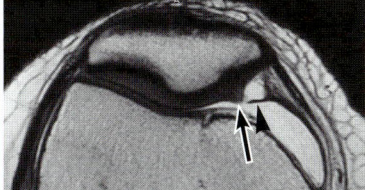

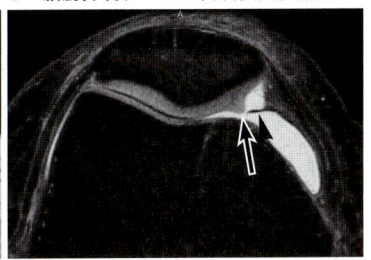

図1　単純X線写真側面像（A）で，膝蓋靱帯の長さ（b）／膝蓋骨の長さ（a）＝1.4＞1.3で，膝蓋骨高位を認める．MRI（B, C）で，膝蓋骨 medial facet の軟骨表面側に限局性の腫脹と軽度の高信号（→）を認める．内側膝蓋滑膜ひだ（▶）もみられ，これも軟骨変性に関与している可能性がある．

16歳女性　膝蓋軟骨軟化症（Grade 3）

A：膝関節MRI, T2強調横断像　　B：脂肪抑制プロトン密度強調横断像

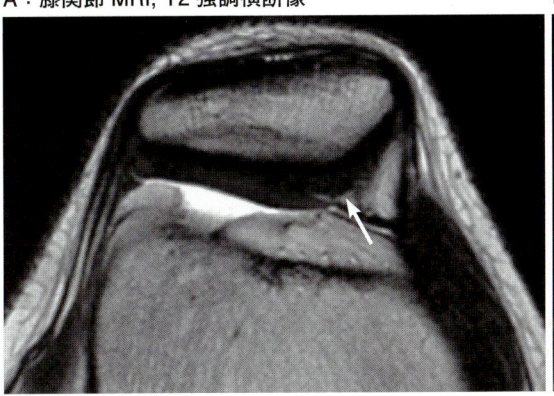

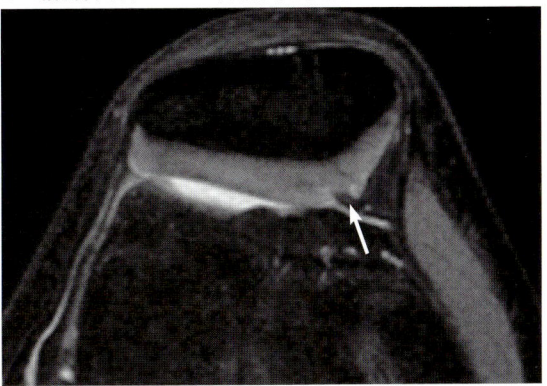

図2　膝蓋骨の中部から medial facet の軟骨に表面側の不整，欠損，亀裂（→）を認めるが，軟骨下骨へ及んではいない．この症例も膝蓋骨高位がみられた．

（川原康弘）

膝の離断性骨軟骨炎

osteochondritis dissecans of the knee

Essentials

- 軟骨下骨の壊死，分離をきたす疾患である．
- 思春期，青壮年期に多くみられ，男性に多い．
- 大腿骨内側顆の下面顆間窩側に好発する．
- MRI の T2 強調像にて病変と母床骨の境界が低信号(線維性組織，骨硬化性変化に相当)であれば安定病変(分離しにくい病変)，高信号(肉芽形成，関節液侵入に相当)であれば不安定病変(分離しやすい病変)と評価する．
- 発育過程の大腿骨顆部の骨端不整は大腿骨顆部の離断性骨軟骨炎と類似した所見を示し，これらの鑑別がしばしば問題になる．

臨床的事項

- 思春期，青壮年期に好発し，男性に多い．
- 両側性に認めることもある．
- 好発部位は大腿骨内側顆の下面顆間窩側(約 85%)で，大腿骨外側顆・滑車，膝蓋骨関節面にも起こる．

病態生理・病理像

- 原因は関節面への繰り返すストレスや小さな外傷，血行障害が推定されている．
- 軟骨下骨の壊死，分離を認め，進行すると軟骨下骨の完全な分離，分離部への肉芽形成や関節液侵入，関節内遊離体(骨軟骨片)がみられる．
- 関節鏡による Stage 分類は以下のとおりである．Stage 1：軟骨損傷なし，Stage 2：軟骨損傷を認めるが，関節内遊離体なし，Stage 3：骨軟骨片の部分的な分離，Stage 4：骨軟骨片の完全分離があり，関節内遊離体形成．Stage が進行するにつれて，安定病変(分離しにくい病変)から不安定病変(分離しやすい病変)になっていく．

参考文献

1) 上谷雅孝，川原康弘，中原信哉：2. 膝関節．上谷雅孝・編：骨軟部疾患の画像診断，第 2 版．秀潤社，2010：52-119.
2) 福田国彦，杉本英治，上谷雅孝，江原 茂・編：関節の MRI，第 2 版．メディカル・サイエンス・インターナショナル，2013：543-620.
3) Stoller DW, Li AE, Anderson LJ, et al：Chapter 4, The knee. In：Stoller DW：Magnetic resonance imaging in orthopaedics and sports medicine, 3rd ed. Philadelphia：Lippincott Williams & Wilkins, 2007：305-731.

画像所見

単純写真・CT 特に顆間窩撮影が病変の描出に有用である．CTは病変の立体的把握に優れる．軟骨下骨の透亮像や囊胞性変化，分離骨，進行すると軟骨下骨欠損，関節内遊離体を認める．

MRI 軟骨下骨の異常信号，関節軟骨の不整や亀裂，菲薄化，進行例では骨軟骨欠損，関節内遊離体を認める．T2強調像にて病変と母床骨の境界が低信号(線維性組織，骨硬化性変化に相当)であれば安定病変，高信号(肉芽形成，関節液侵入に相当)であれば不安定病変と評価する．発育過程の大腿骨顆部骨端不整は大腿骨顆部の病変と類似した所見を示すが，異なる点は，より若年者にみられること，より後方にみられること，関節軟骨が正常であること，骨髄浮腫がないこととされている．

30歳台男性　大腿骨内側顆の離断性骨軟骨炎(不安定病変)

A：膝関節単純X線写真正面像　　B：MRI, T1強調矢状断像　　C：T2強調矢状断像

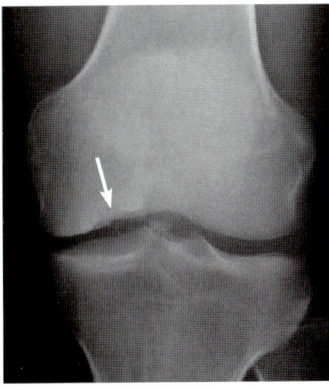

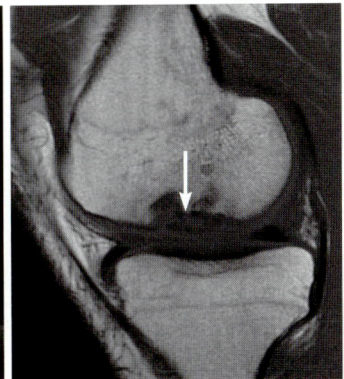

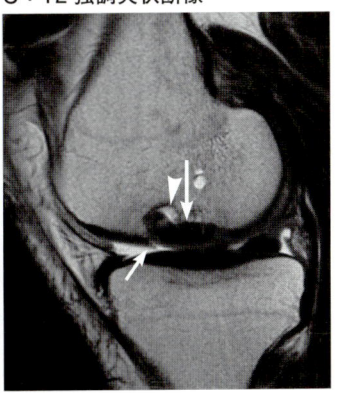

図1　単純X線写真正面像(A)で，大腿骨内側顆の下面顆間窩側に軟骨下骨の透亮像，骨分離(→)を認める．MRI(B, C)では，同部の軟骨下骨に低信号を示す病変(大矢印)を認める．T2強調矢状断像(C)では，病変と母床骨の間に高信号(►)がみられ，病変辺縁の表面側に関節軟骨亀裂(小矢印)を認める．

15歳男性　大腿骨滑車の離断性骨軟骨炎(安定病変)

A：膝関節単純X線写真側面像　　B：MRI, T1強調矢断像　　C：T2強調矢状断像

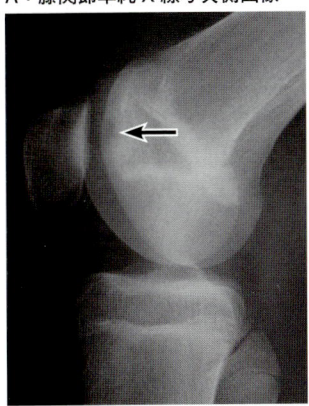

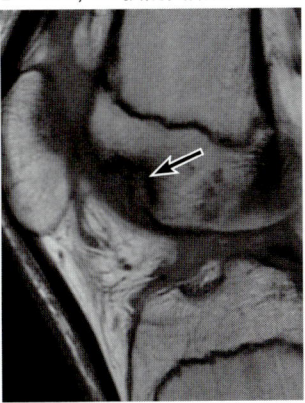

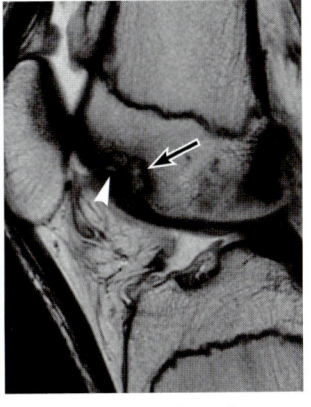

図2　単純X線写真(A)で，大腿骨滑車に軟骨下骨の透亮像(→)を認める．MRI(B, C)では，同部の軟骨下骨に囊胞性変化を示す病変(→)を認める．T2強調矢状断像(C)では，病変表面側の関節軟骨に亀裂(►)を認めるが，病変と母床骨の間に高信号はみられない．

(川原康弘)

足関節靱帯損傷

ankle ligament injury

Essentials
- 過度の内がえしによる外側側副靱帯，特に前距腓靱帯の断裂が多い．踵腓靱帯の断裂は前距腓靱帯の断裂に合併することが多く，後距腓靱帯の断裂はまれである．
- 内側側副靱帯の断裂は過度の外がえしにより生じることが多い．単独に起こることはまれで，果部骨折，遠位脛腓靱帯結合の断裂を合併することが多い．
- 脛腓靱帯結合の断裂は足底固定下で下腿を過度に回旋して生じる．前脛腓靱帯の断裂が多く，後脛腓靱帯の断裂はまれである．内側側副靱帯の断裂，脛骨遠位端後面，腓骨遠位端・骨幹の骨折を合併することが多い．

臨床的事項
- 内側側副靱帯(medial collateral ligament)は三角靱帯(deltoid ligament)ともよばれる強靱な靱帯である．浅層と深層からなり，浅層は脛舟部，脛踵部により，深層は前脛距部，後脛距部により構成される．
- 外側側副靱帯(lateral collateral ligament)は前距腓靱帯(anterior talofibular ligament)，後距腓靱帯(posterior talofibular ligament)，踵腓靱帯(calcaneofibular ligament)により構成される．
- 脛腓靱帯結合(tibiofibular syndesmosis)は前脛腓靱帯(anterior tibiofibular ligament)，骨間脛腓靱帯(interosseous tibiofibular ligament)，後脛腓靱帯(posterior tibiofibular ligament)，その下方の横脛腓靱帯(transverse tibiofibular ligament)により構成される．

病態生理・病理像
- 過度の内がえし(inversion)による外側側副靱帯，特に前距腓靱帯の断裂が多い．
- 踵腓靱帯の断裂は単独に起こることはまれで，通常は前距腓靱帯の断裂に合併する．後距腓靱帯の断裂はまれである．
- 内側側副靱帯の断裂は過度の外がえし(eversion)により生じることが多いが，過度の内がえしで靱帯が距骨と内果の間に挟まれて起こることもある．
- 内側側副靱帯の断裂は単独に起こることはまれで，果部骨折，脛腓靱帯結合(tibiofibular syndesmosis)の断裂を合併することが多い．
- 脛腓靱帯結合の断裂は足底を固定した状態で下腿を過度に回旋して生じる．前脛腓靱帯の断裂が多く，後脛腓靱帯の断裂はまれである．
- 脛腓靱帯結合の断裂は単独に起こることは少なく，内側側副靱帯の断裂，脛骨遠位端後面，腓骨遠位端・骨幹の骨折を合併することが多い．

参考文献
1) 上谷雅孝：3. 足関節．上谷雅孝・編：骨軟部疾患の画像診断，第2版．秀潤社，2010：120-151.

画像所見

単純写真 外側側副靱帯断裂では，内反ストレス正面像で距骨の外側傾き，距骨傾斜角（脛骨天蓋上面と距骨滑車上面のなす角度）の増大（男性：≧10°，女性：≧15°），距骨・外果間離開を，前方引き出しストレス側面像で距骨の前方偏位を認める．内側側副靱帯断裂では，外反ストレス正面像で距骨の内側傾き，内側関節裂開大があるとされているが，異常を示さないこともある．左右を比較することも重要である．脛腓靱帯結合の断裂では，正面像で脛骨・腓骨間離開（>5 mm）を認める．

MRI 急性期には靱帯の腫大や信号上昇，たわみ，連続性消失，周囲軟部組織の浮腫を認める．慢性期には所見が乏しくなり，靱帯の萎縮，瘢痕形成によりしばしば診断困難になる．

18歳男性　前距腓靱帯，踵腓靱帯の急性期の完全断裂

A：MRI, T2強調斜横断像　　B：脂肪抑制T2強調斜横断像　　C：T2強調斜冠状断像

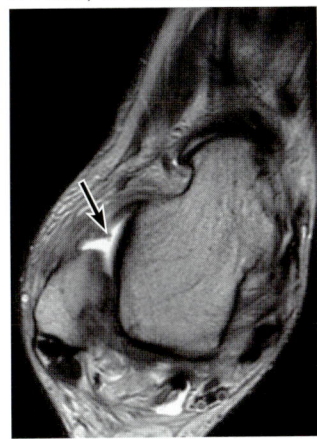

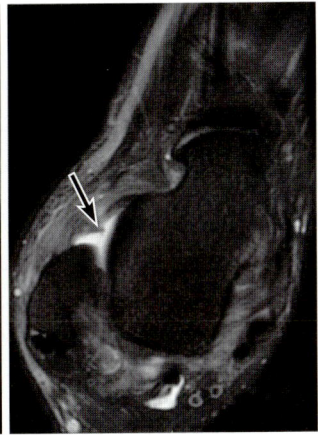

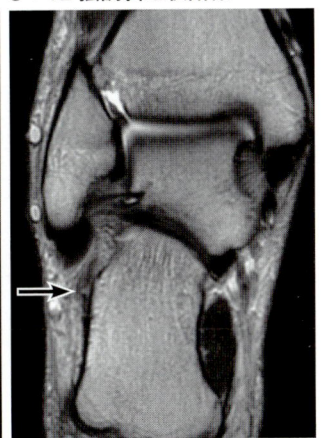

図1　T2強調・脂肪抑制T2強調斜横断像（距骨下関節に平行）（A, B）で，前距腓靱帯に腫大，信号上昇，たわみ，中部の連続性消失（→）を認める．外側部主体に皮下・深部脂肪の浮腫もみられる．T2強調斜冠状断像（距骨下関節に垂直）（C）では，踵腓靱帯に腫大，信号上昇，たわみ，踵骨付着部近傍の連続性消失（→）を認める．

19歳女性　前距腓靱帯の慢性期の完全断裂

A：外反ストレス単純X線写真正面像　　B：MRI, T2強調斜横断像

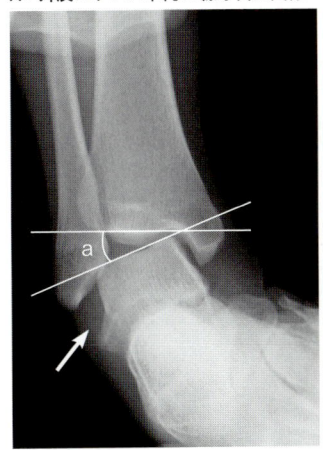

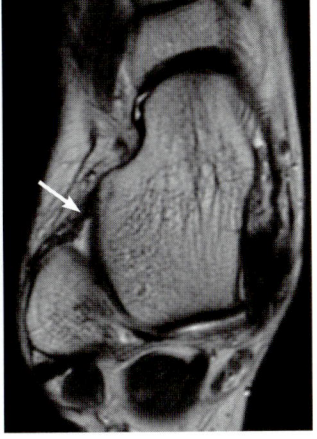

図2　外反ストレス単純X線写真正面像（A）で，距骨の外側傾斜，距骨傾斜角の増大（a：20°），外果・距骨間離開（→）を認める．MRI, T2強調斜横断像（距骨下関節に平行）（B）では，前距腓靱帯はたわんでいるが，腫大なく低信号を示す．距骨付着側でくびれ（→）を認めるが，連続性に関する評価は難しい．

（川原康弘）

足関節腱損傷

ankle tendon injury

専門医レベル
診断専門医レベル
指導医レベル

Essentials
- 短腓骨筋腱の断裂は長軸断裂で，腓骨筋腱溝内で多く発生し，C字状となる．
- 後脛骨機能不全は後天性扁平足の原因となる．

臨床的事項

- 腓骨筋腱炎や腱鞘炎は陸上スポーツ選手やバレエダンサーに多い．足関節の底屈や回内により外果背側部から下方の疼痛をみる．
- 腓骨筋腱断裂は，断裂部の疼痛や腫脹が判然としないことも多い．
- 後脛骨筋機能不全は後脛骨筋の損傷，変性に伴う足部縦アーチの安定機能低下をきたし，後天性の扁平足変形の要因となる．舟状骨の腱付着部から内果にかけての疼痛を認める．

病態生理・病理像

腓骨筋腱炎 (peroneal tendinitis)
- 長腓骨筋腱は脛骨外果，腓骨頭および腓骨近位2/3の外側部から起始し，内側楔状骨，第1中足骨基部に付着する．短腓骨筋腱は腓骨外側部の遠位2/3から起始し，第5中足骨基部に付着する．足部の底屈，外転，外反，足関節の安定に寄与する．
- 腓骨筋腱は腓骨遠位端背側の腓骨筋腱溝 (retromalleolar groove) を走行し，外果で屈曲して腓骨筋滑車 (踵骨外側部の隆起) (peroneal trochlea) に沿って走行する．使いすぎによる腓骨筋腱炎や腱鞘炎が多く発生する．

腓骨筋腱断裂 (rupture of peroneal tendon)
- 腓骨筋腱の断裂は短腓骨筋腱の腓骨筋腱溝内で多く発生し，腱の長軸に沿った縦断裂をきたす．腱溝と長腓骨筋腱に挟まれて走行するためと考えられている．
- 腓骨筋腱の弛緩，外側側副靱帯損傷，腓骨筋支帯の機能不全，短腓骨筋の筋腹が遠位まで及ぶことによる腓骨筋腱溝の形成不良 (low-lying muscle belly) をしばしば合併する．

後脛骨筋腱機能不全 (posterior tibial tendon dysfunction)
- 後脛骨筋は下腿遠位1/3レベルで腱に移行し，内果背側から急峻に屈曲して前方に向かう．舟状骨結節，楔状骨，立方骨および第2〜4中足骨基部に停止する．
- 後脛骨筋腱の内果背側から遠位にかけて，hypovascular zone が存在し，これが変性の進行に寄与していると考えられている．
- 外脛骨 (os tibiale externum) も腱へのストレスが増大し，リスクファクターとなる．

参考文献

1) Wang XT, Rosenberg ZS, Mechlin MB, et al：Normal variants and diseases of the peroneal tendons and superior peroneal retinaculum：MR imaging features. RadioGraphics 2005；25：587-602.
2) Lamm BM, Myers DT, Dombek M, et al：Magnetic resonance imaging and surgical correlation of peroneus brevis tears. J Foot Ankle Surg 2004；43：30-36.
3) Frey C, Shereff M, Greenidge N：Vascularity of the posterior tibial tendon. J Bone Joint Surg Am 1990；72：884-888.

画像所見

MRI 腓骨筋腱炎では炎症部の腱の腫大や信号変化，腱鞘の肥厚や液体貯留がみられる．短腓骨筋腱断裂では断裂した腱はC字状となり，長腓骨筋腱を覆う形態となる．後脛骨筋機能不全では腱の腫大，信号上昇，縦断裂や完全断裂，腱鞘の肥厚や液体貯留がみられる．

30歳台女性　長腓骨筋腱炎

足関節 MRI, STIR 矢状断像

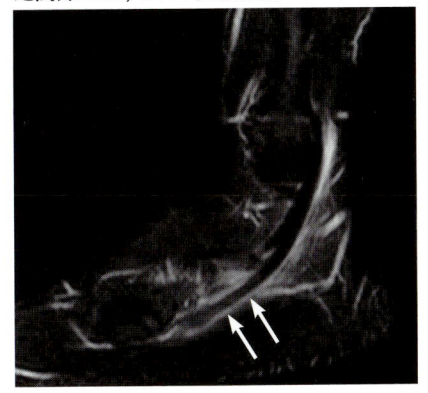

図1　長腓骨筋腱の信号上昇が認められ，周囲に浮腫を伴う(→)．

20歳台女性　短腓骨筋腱断裂

足関節 MRI, T2*強調横断像

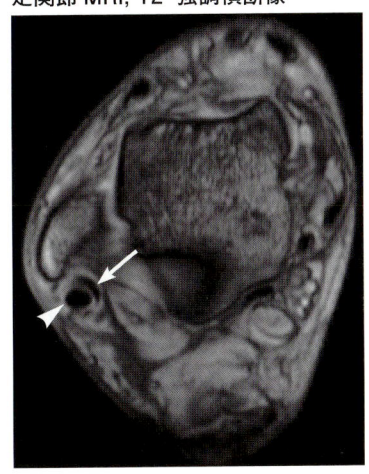

図2　短腓骨筋腱はC字状を呈し(→)，背側の長腓骨筋腱(▶)を包み込むように存在する．腱鞘内には液体貯留もみられる．

60歳台女性　後脛骨筋腱機能不全（縦断裂）

A：足関節 MRI, T2強調横断像　　B：T1強調冠状断像

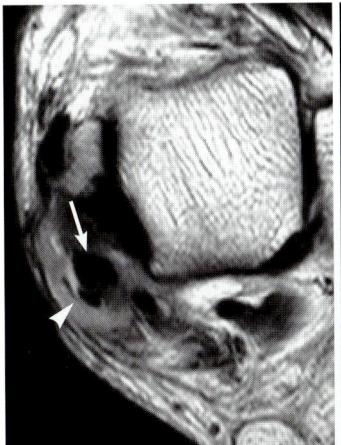

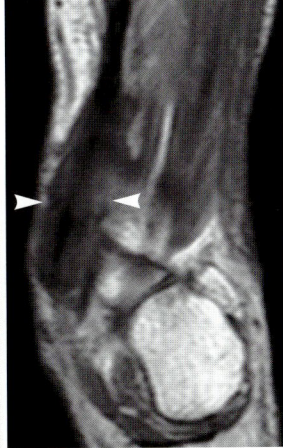

図3　T2強調横断像(A)で後脛骨筋の腫大が認められ，内部に縦断裂を反映したスプリット(→)もみられる．腱鞘の著明な肥厚，液体貯留もみられる(▶)．T1強調冠状断像(B)では，腱の著明な肥厚がみられる(▶)．

(山本麻子)

シンスプリント

shin splint

専門医レベル
診断専門医レベル
指導医レベル

Essentials
- 過剰な運動に伴い下腿中央から遠位部内側の疼痛をきたす．
- 脛骨腹側から内側の骨膜周囲や髄内に浮腫がみられる．
- 単純X線写真では異常を指摘できないが，MRIではSTIR像や脂肪抑制T2強調像の冠状断像，横断像で早期の指摘が可能である．
- 骨折の除外が必要である．

臨床的事項

- 脛骨内側部ストレス症候群（medial tibial stress syndrome）の範疇で，下腿中央部から遠位部の内側に疼痛や違和感を生じる症候群である．15歳以下の若年者や女性に頻度が高い．ランナーや登山者，クロスカントリースキーの選手などに多く発生し，繰り返し下肢を酷使することが原因である．足の回内運動や内反変形が増悪因子として知られており，足底部の屈曲強制や趾先挙上で疼痛が誘発される．運動の中止により症状の改善がみられる．

病態生理・病理像

- 筋膜や骨膜，もしくは脛骨そのもののストレス反応である．疼痛部位はヒラメ筋や長趾屈筋，深部下腿筋膜の付着部に一致し，ヒラメ筋付着部が主に作用していると考えられている．脛骨背側内側の骨皮質の肥厚により相対的な腹側／内側の皮質骨の菲薄化および表面のscallopingが生じ，骨膜炎および周囲組織の炎症や，時に骨膜の剥離を伴う．病理学的には骨内の血栓形成や血流うっ帯による好酸球の増加，破骨細胞による骨吸収，骨芽細胞による骨膜反応，骨リモデリング，仮骨形成，骨皮質肥厚がみられる．

参考文献

1) Fredericson M, Bergman AG, Hoffman KL, et al：Tibial stress reaction in runners. Correlation of clinical symptoms and scintigraphy with a new magnetic resonance imaging grading system. Am J Sports Med 1995；23：472-481.
2) Stoller DW：Magnetic resonance imaging in orthopaedics and sports medicine, 3rd ed. Philadelphia：Lippincott Williams & Wilkins, 2007：1000-1003.

画像所見

単純写真・CT 急性期に異常所見はみられない．慢性期に骨皮質の肥厚を見ることがある．

MRI 早期には脂肪抑制T2強調像やSTIR像で脛骨内側皮質に沿った骨膜浮腫（periosteal edema）がみられ，冠状断像や横断像での確認が有用である．重症化すると骨髄にも浮腫が出現し，骨折に進行するリスクが上昇する．シンスプリントと診断する場合には骨折がないことを確認する必要がある．

18歳男性

A：下腿単純X線写真正面像　　B：MRI, STIR冠状断像

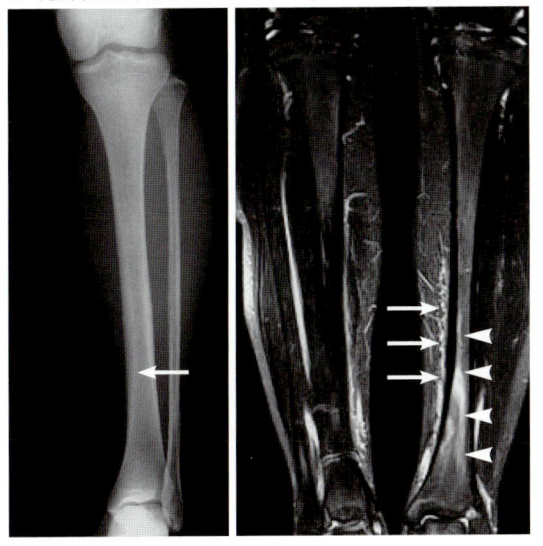

図1　ランナー，慢性的な下腿の疼痛．単純X線写真正面像（A）にて，脛骨骨幹部内側皮質骨は中央から遠位部でやや肥厚している（→）．MRI, STIR冠状断像（B）にて，内側皮質周囲の高信号（→），髄内高信号（▶）が認められる．

16歳女性

A：下腿MRI, STIR冠状断像

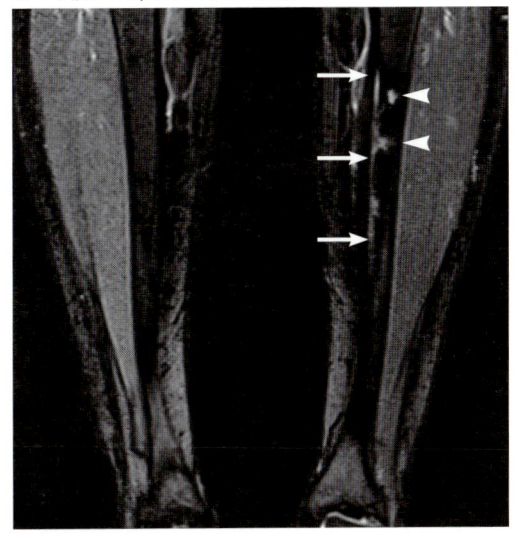

B：脂肪抑制T2強調横断像

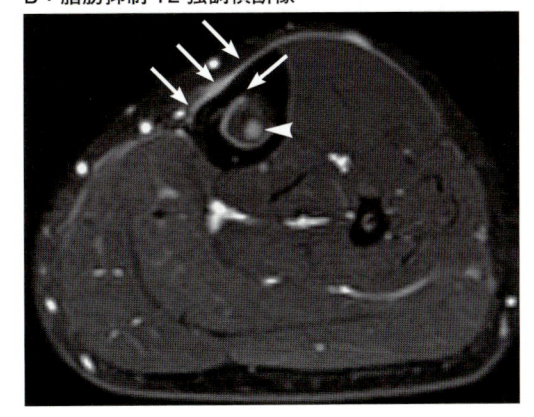

図2　バレーボール選手．STIR冠状断像（A）にて，脛骨内側皮質に沿った線状の高信号（→），髄内の斑状高信号（▶）が認められる．脂肪抑制T2強調横断像（B）にて，左脛骨内腹側皮質の内外に高信号が認められ，骨膜炎の所見である（→）．内側皮質骨内部にも淡い信号上昇が認められる．髄内浮腫もみられる（▶）．

（山本麻子）

アキレス腱損傷

Achilles tendon injury

Essentials
- アキレス腱症は慢性的な機械的ストレスにより発症し，アキレス腱周囲炎や滑液包炎を合併しやすい．
- アキレス腱断裂は急激な強い運動負荷により起こるが，背景にアキレス腱症を伴う場合にリスクが上昇する．

臨床的事項

- **アキレス腱症**(Achilles tendinosis)：マラソンランナーやダンサーに多く，30～40歳台に好発する．障害部位により付着部と非付着部に分類され，非付着部腱症の頻度が2～3倍多い．臨床症状はランニングやジャンプ動作によるアキレス腱部の疼痛である．
- **アキレス腱周囲炎**(para/peritendinitis of Achilles)：アキレス腱症と同様の使いすぎによる変化であり，アキレス腱症をしばしば合併する．
- **アキレス腱断裂**(Achilles tendon rupture)：下肢の腱損傷のうちで最も頻度が高い．アキレス腱の踵骨付着部の2～6 cm近位で好発する．急激な運動開始，停止，方向転換時に受傷しやすく，発症時に患者は断裂音や衝撃を感じる．

病態生理・病理像

- ヒラメ筋と腓腹筋の合同腱であるアキレス腱は人体を構成する最も強大な腱であり，踵骨結節後部に2 cm程度の幅で付着する．アキレス腱は腱鞘をもたないが，パラテノン(paratenon)とよばれる結合組織に包まれて存在する．
- **アキレス腱症**：足関節の底背屈の反復による慢性的な機械的ストレスが原因である．扁平足などの足部の変形も増悪因子となる．不完全治癒の状態で微細な損傷を繰り返すことによる癒着，粘液変性，線維化，腱周囲の炎症がその本態である．病理学的には腱内の正常な膠原線維配列の消失，毛細血管増加，血管変性やフィブリノイド壊死がみられる．
- **アキレス腱周囲炎**：アキレス腱前方に存在するKager's fat padの炎症である．アキレス腱と踵骨後上部の間には踵骨後方滑液包(retrocalcaneal bursa)が存在し，特にHaglund変形とよばれる踵骨後上部変形を伴う場合には，同様の機序で滑液包炎をきたしやすい．
- **アキレス腱断裂**：完全断裂では体表から陥凹を触知するため，診断は容易だが，変性の程度の評価や断裂の部位，程度評価のためにMRIが施行されることがある．

参考文献

1) Wijesekera NT, Calder JD, Lee JC：Imaging in the assessment and management of Achilles tendinopathy and paratendinitis. Semin Musculoskelet Radiol 2011；15：89-100.
2) Calleja M, Connell DA：The Achilles tendon. Semin Musculoskelet Radiol 2010；14：307-322.

画像所見

MRI アキレス腱症はMRIではアキレス腱の紡錘状や結節状の肥厚が観察される．内部の粘液変性に伴いT1・T2強調像，脂肪抑制T2強調像で内部の信号の上昇がみられる．時に腱内石灰化，骨化をきたす．踵骨後方滑液包炎はアキレス腱の腹側でKager's fat padの背側に嚢胞構造として認められる．アキレス腱断裂は腱の連続性の消失を認め，浮腫や変性を反映した腱内部の信号変化が観察される．

50歳台男性　アキレス腱症および滑液包炎

A：足関節単純X線写真側面像

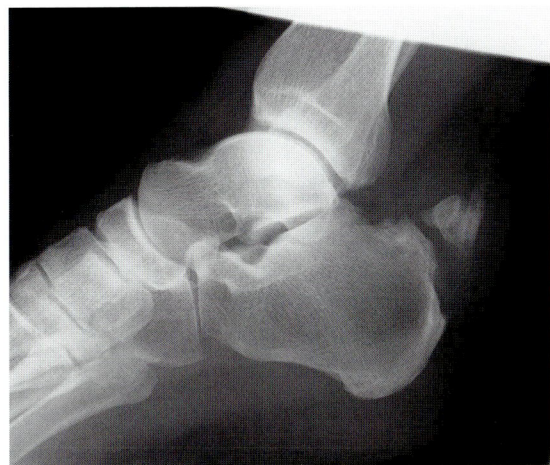

B：MRI, T2強調矢状断像

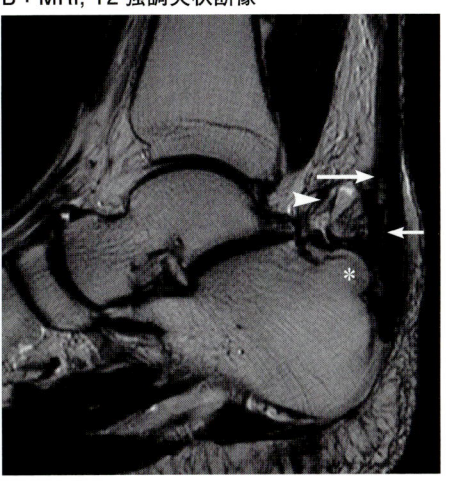

図1　単純X線写真(A)にて，アキレス腱遠位部から付着部に一致した骨化がみられる．MRI, T2強調像(B)では，骨化を反映して肥厚した腱内部に不均一高信号域がみられる(小矢印)．やや近位にも信号上昇，腫脹が拡がっている(大矢印)．アキレス腱の腹側に隔壁を伴った嚢胞構造が認められ，踵骨後方滑液包炎の所見である(▶)．＊はHaglund変形である．

60歳台男性　アキレス腱断裂

A：足関節MRI, T1強調矢状断像

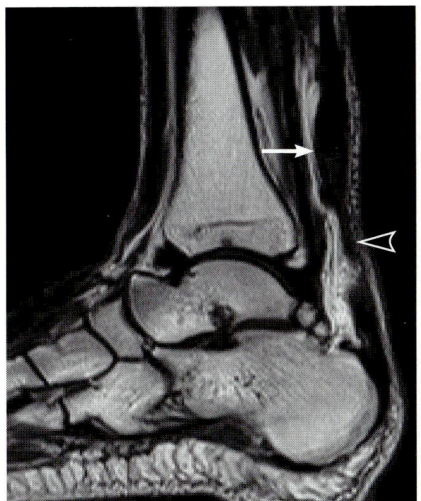

B：STIR矢状断像

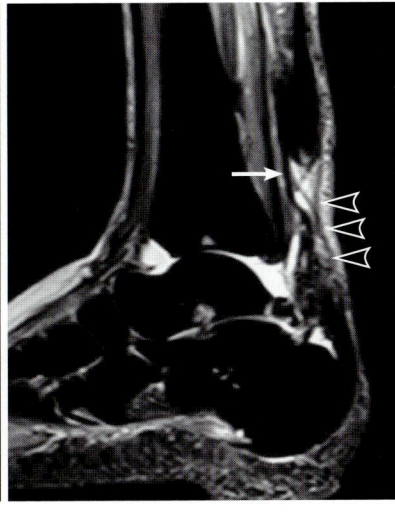

図2　T1強調像(A)およびSTIR像(B)で，アキレス腱付着部から約4cmの部位で断裂している(▶)．アキレス腱遠位部の腫脹，内部信号上昇がみられる(→)．アキレス腱症の所見である．

(山本麻子)

足底筋膜炎

plantar fasciitis

専門医レベル
診断専門医レベル
指導医レベル

Essentials

- 足底筋膜炎の大部分は足底腱膜の炎症に起因し，足底腱膜炎ともよばれる．
- 長時間の立位や歩行，ランニングやジャンプなどによる繰り返される足底筋膜のストレスにより，微小断裂や炎症をきたした状態で，踵部痛（足底筋膜付着部内側の痛み）がみられる．
- 足底筋膜は中央部，内側部，外側部の3つの成分から構成され，浅層部分で足底筋膜に移行している．特に大きく，強靱な中央部を足底筋膜(plantar aponeurosis)とよぶ．足底筋膜炎の大部分は足底腱膜の炎症に起因する．

臨床的事項

- 長時間の歩行，立位，歩行開始時，ランニング，ジャンプなどによる運動で足底筋膜内側踵骨付着近傍に限局性疼痛が出現する．

病態生理・病理像

- 正常足底筋膜は3mm厚で，繰り返しストレスがかかることにより，足底筋膜と筋膜の踵骨付着部近傍に，微小損傷や変性が起きることで，痛みが生じる．初期は限局性の疼痛で，慢性期では痛みの範囲は遠位に拡がる．短趾屈筋の腫脹や萎縮を認めることもある．
- 足根管症候群，足底線維腫症，反射性交感神経性萎縮症などは除外する．

参考文献

1) Stoller DW：Magnetic resonance imaging in orthopaedics and sports medicine, 3rd ed. Philadelphia：Lippincott Williams & Wilkins, 2007：1022-1024.
2) 戸崎光弘：足関節，足部の疾患．大畠 襄，福田国彦・編：スポーツ外傷・障害のMRI．メディカル・サイエンス・インターナショナル，1999：216-218.
3) 福田国彦，杉本英治，上谷雅孝，江原 茂・編：関節のMRI，第2版．メディカル・サイエンス・インターナショナル，2013：643-644.

画像所見

単純写真 側面像にて，踵骨に骨棘を認めることがあるが，症状との関連性はないとされ，診断の決め手にはならない．慢性化すると踵骨骨びらんを認める．

MRI 足底筋膜踵骨付着部にSTIR像，T2強調像で高信号域を認める．STIR像で足底筋膜の肥厚または信号上昇，筋膜周囲や踵骨骨髄にも信号上昇が認められる．慢性期では足底筋膜の肥厚を認めるも，明らかな信号上昇を認めない．踵骨付着部より遠位側で足底筋膜の信号上昇や，急性断裂を示す場合もある．

80歳台女性

A：足関節MRI，STIR矢状断像　　B：T2強調矢状断像

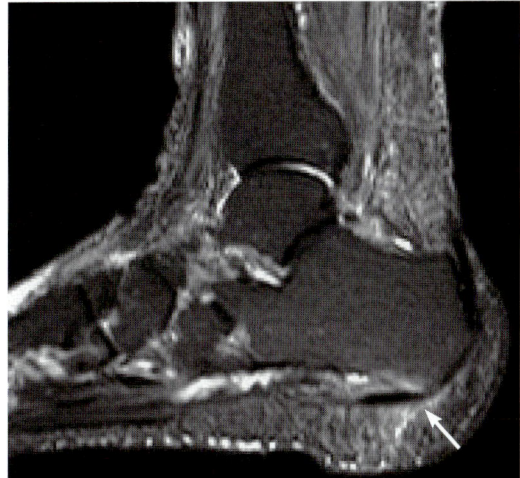

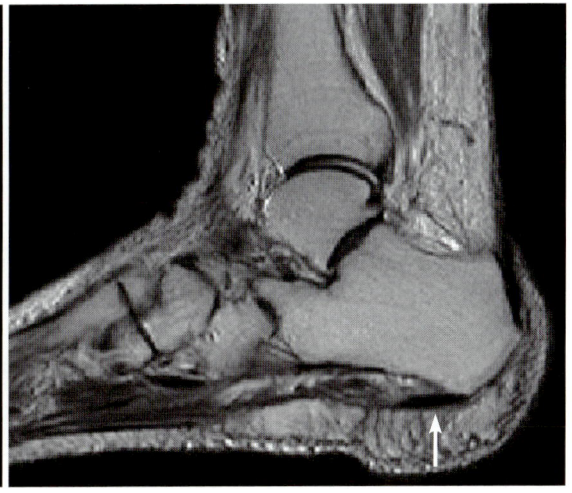

図1　踵骨部痛．STIR矢状断像（A）で足底筋膜踵骨付着部周囲の信号上昇がみられる（→）．T2強調矢状断像（B）では足底筋膜肥厚を認めるも，信号上昇は認めず（→），慢性期足底筋膜炎である．

13歳男性

A：足関節MRI，STIR矢状断像　　B：STIR冠状断像

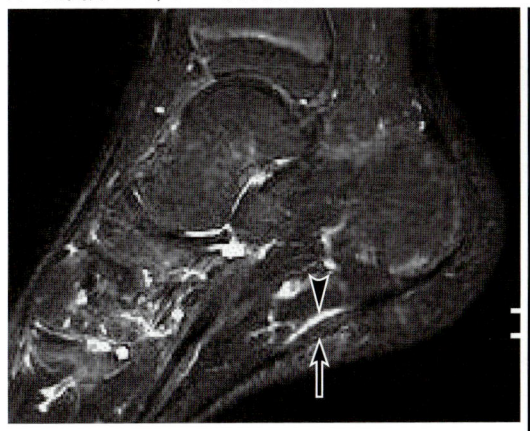

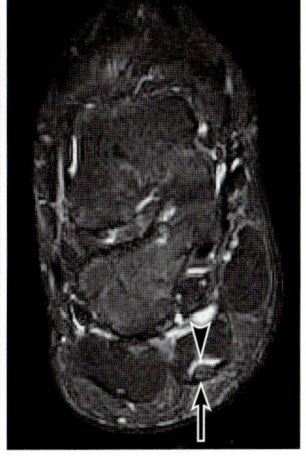

図2　足底部痛．STIR矢状断像（A）および冠状断像（B）にて足底筋膜踵骨付着部より遠位側で，足底筋膜の肥厚と，淡い信号上昇がみられる（→）．筋膜周囲組織に信号上昇がみられ（▶），炎症を伴う．

（福田有子）

筋・筋膜損傷

muscle and fascia injury

専門医レベル
診断専門医レベル
指導医レベル

Essentials

- 筋ストレイン（muscle strain）と筋挫傷（muscle contusion）がある．
- 筋ストレイン（いわゆる肉離れ）は，年長者では腱に，スポーツ選手では筋腱移行部に損傷を受けやすい．筋ストレインは自家力の筋肉収縮，伸展（過度のストレッチなど）に伴い，筋の断裂や剥離をきたした損傷で，重傷度により Grade 1～3 に分類される．
- 筋挫傷は筋ストレインと異なり，外力による直接筋損傷で，筋肉の挫滅や断裂を起こしたもの．周囲浮腫に加え，血管が破綻すると筋肉内に出血や血腫を伴う．

臨床的事項

- 筋痛，筋力低下，機能低下や浮腫腫脹を認める．

病態生理・病理像

- 筋ストレイン：Grade 1～3 に分類される．
  - Grade 1：軽度筋腫脹，筋組織の断裂認めず．筋挫傷と類似する．
  - Grade 2：筋部分損傷，損傷筋の腫脹．
  - Grade 3：筋組織完全断裂，断裂筋の退縮，欠損部に血腫．
  - Grade 3B：腱付着部の裂離骨折を伴う．
- 筋挫傷：筋ストレイン（Grade 1, 2）に類似し，両者の区別は難しいが，筋挫傷は筋腹まで損傷することが多い．
- 化骨性筋炎（非腫瘍性骨形成軟部腫瘤）は筋挫傷より発生する．発生機序は不明である．

参考文献

1) Stoller DW：Magnetic resonance imaging in orthopaedics and sports medicine, 3rd ed. Philadelphia：Lippincott Williams & Wilkins, 2007：151-158.
2) Glick JM, Jr.：Muscle strains：prevention and treatment. Phys Sportsmed 1980；8：73-77.

画像所見

MRI　**筋ストレイン**：Grade 1は，T2強調像，STIR像で高信号の浮腫，血腫が存在する場合とない場合がある．筋内の網状の高信号，筋線維に沿った高信号を認める．Grade 2は，Grade 1の所見に加え，筋部分損傷があり，損傷筋の腫脹を伴う．Grade 3は，筋組織の完全断裂，断裂筋の退縮があり，欠損部に血腫がみられる．

　筋挫傷：筋ストレイン同様に，T2強調像，STIR像で高信号の浮腫や炎症に加え，筋内の網状高信号，筋線維に沿った高信号があり，筋肉内出血や血腫を伴うことがある．

40歳台女性　筋ストレイン（Grade 2）

A：大腿部MRI, STIR冠状断像　　B：T2強調横断像

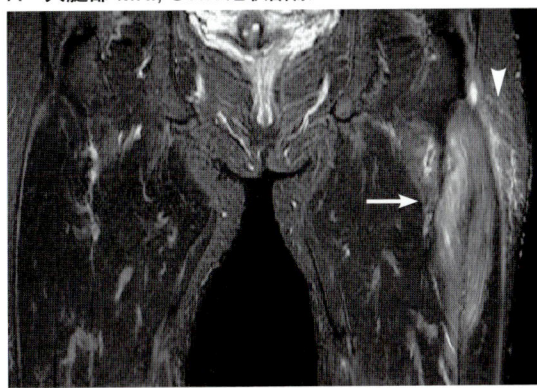

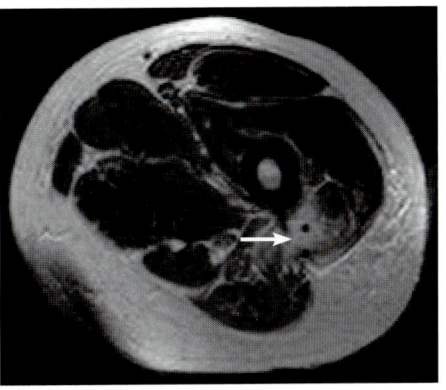

図1　ジャンプ後，大腿の腫れ，痛みが出現．STIR冠状断像（A），T2強調像横断像（B）では，左大腿近位部から中央にかけて，外側広筋の背側筋腹に筋線維に沿った信号上昇を認める（→）．中間広筋の外側広筋側の一部にも信号上昇を認める．隣接する皮下組織にも信号異常が波及している（▶）．

60歳台男性　筋挫傷（大腿部広範な筋挫傷，横紋筋融解症，外傷性筋膜炎）

A：大腿部MRI, T2強調横断像　　B：造影T1強調横断像

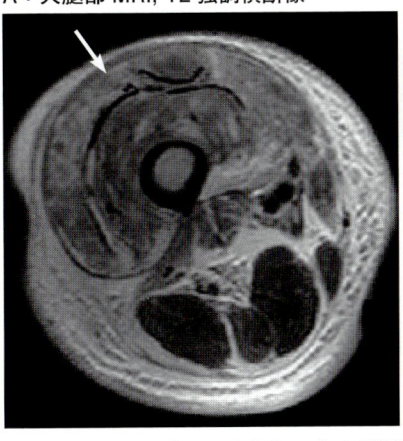

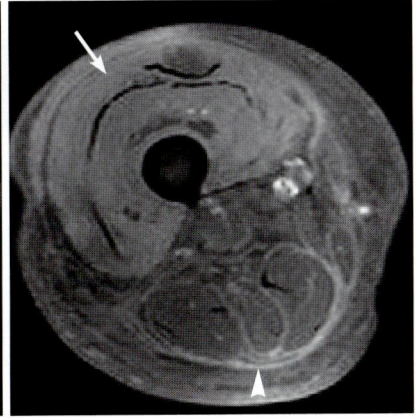

図2　鉄性ケーブルに激突後，右大腿腫脹．T2強調像（A）では，ハムストリングを除く右大腿の筋のほぼすべてに腫大と不均一な信号上昇を認める（→）．広範な筋挫傷と皮下組織挫傷である．造影（B）により，挫傷を受けた筋にびまん性の増強効果を認め，筋膜にも増強効果を認める（▶）．外傷性筋膜炎を伴う筋挫傷～横紋筋融解症の状態と考える．

（福田有子）

コンパートメント症候群

compartment syndrome

専門医レベル
診断専門医レベル
指導医レベル

Essentials

- 複数の筋肉が存在する部位では，骨，筋膜，筋間中隔などで囲まれた区画に分かれて存在し，その区画を"コンパートメント"という．骨折や打撲などさまざまな原因によって筋肉組織などの圧が上昇し，その中にある筋肉，神経，血管の阻血障害を起こす病態である．
- 適切な処置が行われないと，循環不全のため壊死や神経麻痺を起こすことがある．
- 下腿，大腿，前腕で認める．
- 急性型と慢性型がある．

臨床的事項

- 急性型は熱傷，打撲，骨折，脱臼，過度の筋肉負荷，注射薬剤の血管外漏出，動脈閉塞によって発生する．発赤，熱感，疼痛，硬結，知覚障害を認める．
- 慢性型は過度の労働やスポーツ（サッカーや陸上競技など）が原因で，筋線維の腫脹，肥厚，浮腫によってコンパートメント内圧は上昇し，筋肉と神経の虚血が起こる．疼痛は運動によって増悪するが，安静によって軽快する．
- 筋区画内圧が 40 mmHg 以上であれば（正常値≦20 mmHg），筋膜切開（減張切開）が必要となる．
- 検査所見で筋組織崩壊に伴い，血中 CPK，LDH，AST，ミオグロビンが上昇することがある．

病態生理・病理像

- 下腿には，4つのコンパートメントがある（図1）．
  ① 前部（anterior：A）：前脛骨筋，長母趾伸筋，長趾伸筋，深腓骨神経
  ② 外側部（lateral：L）：長・短腓骨筋，浅腓骨神経
  ③ 後部深層（deep posterior：DP）：後脛骨筋，長母趾屈筋，長趾屈筋，脛骨神経
  ④ 後部表層（superficial posterior：SP）：腓腹筋，ヒラメ筋，足底筋

参考文献

1) Stoller DW：Magnetic resonance imaging in orthopaedics and sports medicine, 3rd ed. Philadelphia：Lippincott Williams & Wilkins, 2007：996-1000.
2) 辰野 聡：膝関節，下腿の疾患．大畠 襄，福田国彦・編：スポーツ外傷・障害のMRI．メディカル・サイエンス・インターナショナル，1999：180-182.

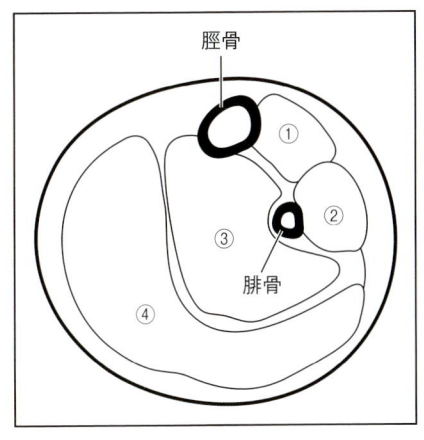

図1 下腿のコンパートメント
① 前部, ② 外側部, ③ 後部深層, ④ 後部表層
詳細は本文参照.

画像所見

MRI STIR像や脂肪抑制プロトン密度強調像は，早期に筋やそれぞれのコンパートメントに一致してびまん性に信号上昇を示す．その他浮腫，筋肉内血腫，筋間にも血腫に相当する液体貯留を認めることがある．

40歳台男性

A：下腿部MRI, T2強調横断像　B：T2強調矢状断像　C：T1強調横断像

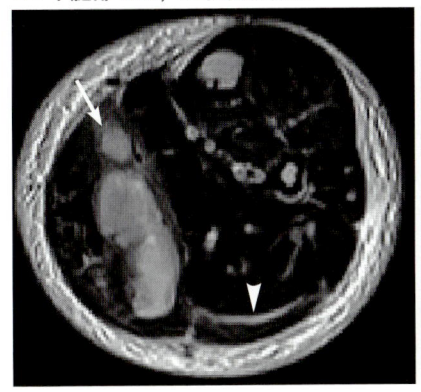

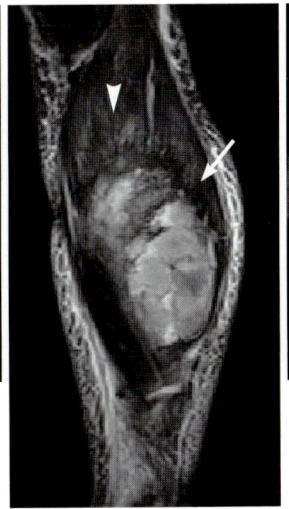

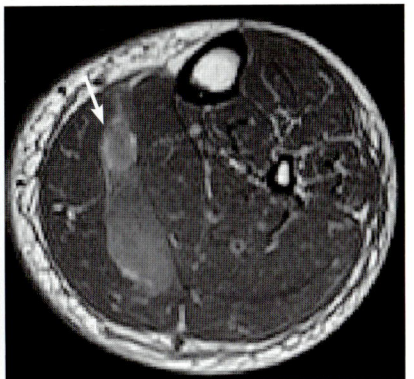

図2 打撲後ふくらはぎの腫れと痛み．腓腹筋内側頭に6.7 cmの腫瘤を認め，内部はT2強調像で高信号（A, B, →），T1強調像で淡い高信号を呈する（C, →）．筋断裂に伴う比較的新しい血腫を認める．筋挫傷はT2強調像で筋肉内高信号を示し（B, ►），腓腹筋内外側頭とヒラメ筋の筋間にも血腫に相当する液体貯留を認める（A, ►）．

（福田有子）

6章

代謝・内分泌疾患

骨粗鬆症

osteoporosis

専門医レベル
診断専門医レベル
指導医レベル

Essentials
- 骨強度(骨密度＋骨質)の低下によって骨が脆弱化し，骨折の危険性が高まった状態である．
- 難治性，多発連続性の(脆弱性)骨折が臨床的な問題である．

臨床的事項

- 骨粗鬆症は，原因によって「原発性骨粗鬆症」と「続発性骨粗鬆症」に大別される．
- 原発性骨粗鬆症の大部分は，女性にみられる閉経後骨粗鬆症と，高齢男性にみられる骨粗鬆症である．続発性骨粗鬆症は，ステロイド性，内分泌疾患，慢性炎症，栄養不良・吸収不良，長期臥床などに伴うものがある．
- 骨粗鬆症は基本的に高齢者の病気であるが，続発性では若年者にも生じる．
- 骨粗鬆症では，臨床的に(脆弱性)骨折が問題であり，難治性，多発連続性なことがあり，特に高齢者においては日常生活において急速な活動性低下を生じることがある．骨折の好発部位は，脊椎，骨盤骨，大腿骨頸部，橈骨遠位部などである．
- 原発性骨粗鬆症では，カルシウムや副甲状腺ホルモンなどの血中濃度は正常である．

病態生理・病理像

- 骨強度は，骨密度(骨量)と骨質によって決まる．骨密度(骨量)は主にカルシウムによる石灰化に影響され，骨質は骨の構造(構造特性)や材質(材質特性)による影響を受ける．
- 健常者では，思春期の急速な身長の増加が停止した後もしばらくは骨密度の増加が続き，20歳前後で最大骨量に達する．その後，骨形成と骨吸収のバランスが平衡状態で維持される［若年成人平均値(young adult mean：YAM)］が，閉経や加齢に伴ってこのバランスが崩れ，骨容積がほぼ保たれたままで骨密度が減少し，骨の構造や材質の劣化により骨質が変化し，骨強度の低下が進行する．

参考文献
1) 松本俊夫：13. 代謝・栄養の異常．骨粗鬆症．矢﨑義雄・総編集：内科学，第10版，朝倉書店，2013：1852-1857.
2) Resnick D：Osteoporosis. In：Resnick D, Kransdorf MJ (ed)：Bone and joint imaging. 3rd ed. Philadelphia：Elseiver Saunders, 2005：541-562.

画像所見

単純写真・CT 全身性の骨密度の低下を認める．骨皮質の菲薄化，骨梁の減少がみられるが，残存した骨梁は強調される．また，骨皮質，骨梁の辺縁は不鮮明化する．(脆弱性)骨折が多発する．骨粗鬆症を背景としている場合，骨折の評価が難しいことがある．① 椎体：縦方向の骨梁，椎体終板が強調される．椎体高が減少する．終板中央部での陥凹は，魚椎様変形(fish vertebra)とよばれる．また，椎体終板ではSchmorl結節がよくみられる．② 四肢：大腿骨，脛骨で横走する細い線状構造(reinforcement lines, bone bars)を認める．③ 骨盤骨：脆弱性骨折が好発する(仙骨，腸骨・臼蓋，恥骨，坐骨など)．

MRI 新鮮骨折の鑑別に有用である．T1強調像は骨折線が低信号として描出され，脂肪抑制T2強調像・STIR像では骨折に伴う骨髄浮腫を鋭敏に捉える．転移との鑑別にも有用．

70歳台男性

腰椎単純X線写真側面像

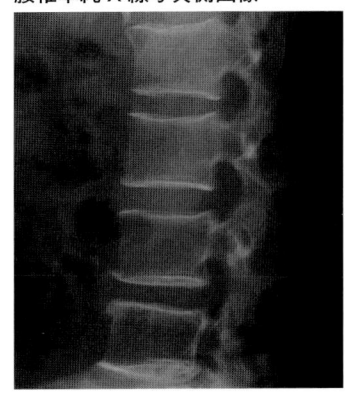

図1 下位腰椎では骨皮質が薄く，骨梁の減少を認めるが，残存した縦方向の骨梁，椎体上・下終板が目立つ．

70歳台女性

A：胸腰椎単純X線写真側面像　B：CT, MPR矢状断像　C：MRI, STIR矢状断像

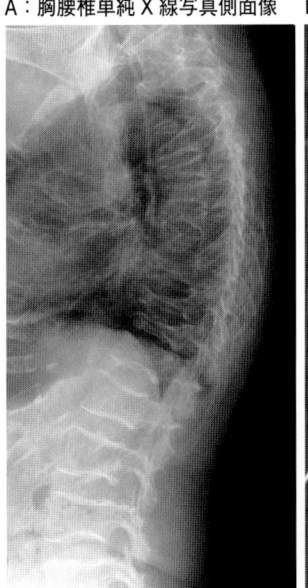

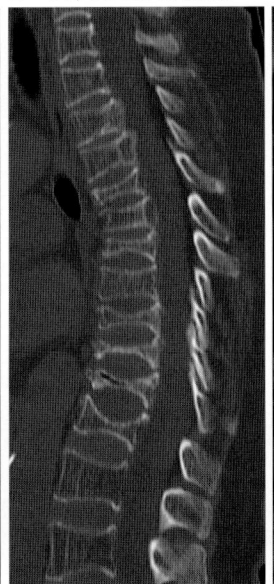

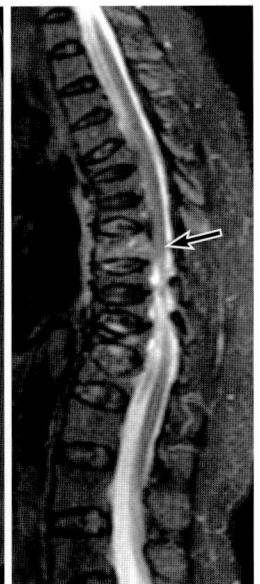

図2 単純X線写真(A)とCT(B)で，椎体の骨皮質の菲薄化と，椎体内部の骨梁の減少がみられ，縦方向の骨梁が目立つ．椎体終板中央部での陥凹が強く，いわゆる魚椎様変形を呈している．MRI, STIR矢状断像(C)では，Th9に骨髄浮腫を認め，新鮮圧迫骨折と考える(→)．

(稲岡 努)

骨軟化症，くる病

osteomalacia, rickets

専門医レベル
診断専門医レベル
指導医レベル

Essentials

- さまざまな原因によって引き起こされたカルシウム，リンの血中濃度低下による骨基質の石灰化障害である．
- 骨端線閉鎖前では発育遅延や変形が強く生じ，これをくる病という．

臨床的事項

- 原因として，複雑なこともあるが，ビタミンD欠乏(摂取不足)，ビタミンD活性・作用障害[肝機能障害，腎機能障害，日光(紫外線)不足など]，腎尿細管異常(Fanconi症候群，腎尿細管アシドーシス，遺伝性低リン血症性骨軟化症・くる病)，リン欠乏(摂取不足，腸管リン吸収障害)，薬剤性によるものがある．また，近年では，FGF-23(fibroblast growth factor-23)産生腫瘍・腫瘍類似病変が注目されている．FGF-23が腎近位尿細管上皮に直接作用し，腎臓でのリン再吸収を阻害することが，発生機序の1つと考えられている．FGF-23が関連するものとして，遺伝性のものもある．
- 骨軟化症・くる病の多くは，低リン血症を呈する．
- 成人では骨痛，筋痛，筋力低下などが主症状である．小児では発育遅延による低身長，脊椎での弯曲，四肢，特に荷重のかかる下肢での弯曲(O脚，X脚)がみられる．

病態生理・病理像

- 骨は骨基質(主にⅠ型コラーゲン)にカルシウムやリンなどによる石灰化によって形成されるが，何らかの原因によってカルシウムやリンの血中濃度が低下し，この石灰化の過程が障害されると骨軟化症・くる病を生じる．骨の石灰化が障害され，類骨(石灰化していない骨)が増加するため骨の脆弱性が亢進する．
- 偽骨折(pseudofracture, Looser zone)は骨軟化症に特徴的で，正確な機序は不明であるが脆弱性骨折の一種とも考えられ，骨折部は類骨によって占められる．
- くる病(骨端線閉鎖前)では骨端線での骨形成が障害される．特に，成長の著しい部位(大腿骨遠位端，上腕骨近位端，脛骨近位端・遠位端，尺骨遠位端，橈骨遠位端，中位肋骨レベルでの肋軟骨結合)で異常が出現しやすい．

参考文献

1) 松本俊夫：13．代謝・栄養の異常．くる病・骨軟化症．矢崎義雄・総編集：内科学，第10版．朝倉書店，2013：1857-1860．
2) Pitt MJ：Rickets and osteomalacia. In：Resnick D, Kransdorf MJ (ed)：Bone and joint imaging, 3rd ed. Philadelphia：Elseiver Saunders, 2005：563-575.

画像所見

単純写真・CT 全身性の骨密度の低下を認める．骨皮質が薄く，骨梁の減少を認め，残存した骨梁は強調される．また，骨皮質，骨梁の辺縁は不鮮明化する．偽骨折とよばれる骨皮質と垂直方向で，亀裂状に走る骨透亮像が特徴的である．特に，肩甲骨，肋骨，骨盤骨恥骨枝，大腿骨・脛骨近位内側部などに両側，対称性にみられる．骨皮質表面に仮骨形成を伴うこともある．くる病（骨端線閉鎖前）では，さらに骨端線の拡大，骨幹端の不整像(fraying)，杯状変形(cupping)，杯状拡大(flaring)がみられる．同様の変化が肋軟骨部にも生じ，前胸壁に連なる結節状構造(rachitic rosary)としてみられる．また，脊椎，四肢での弯曲がみられる．

60歳台男性　骨軟化症

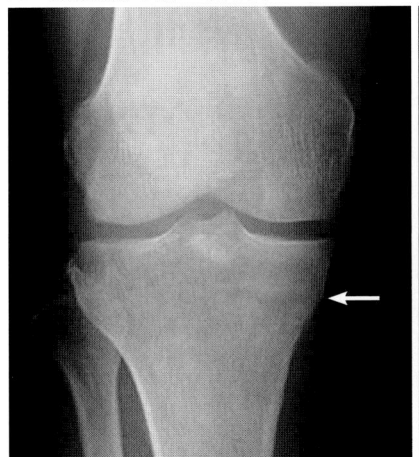

A：右膝関節単純X線写真　　B：MRI, T2強調冠状断像

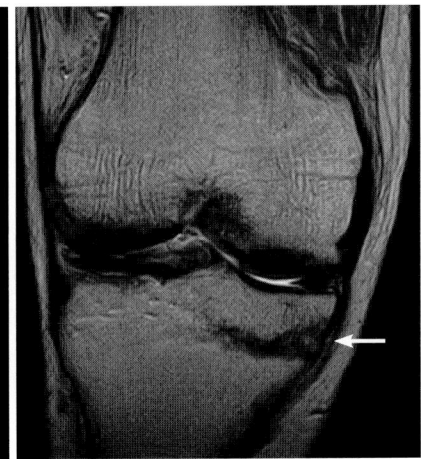

図1　右膝関節単純X線写真(A)では，大腿骨，脛骨の骨密度は低下している．脛骨近位骨幹端内側部に骨皮質と垂直に走行する透亮像を認める(→)．MRI, T2強調像(B)では，低信号帯として描出されている(→)．偽骨折(pseudofracture, Looser zone)と考える．

2歳女児　くる病

A：左手関節単純X線写真　　B：左下肢単純X線写真

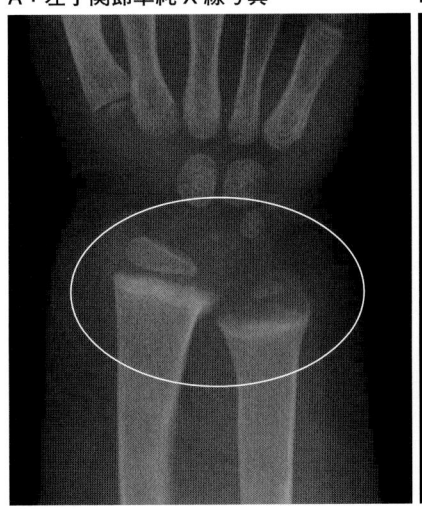

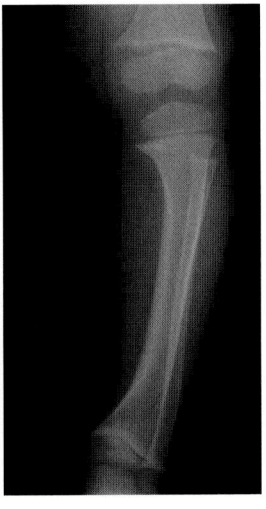

図2　左橈骨，尺骨遠位骨幹端に不整像を認める．特に尺骨遠位骨幹端では成長板の拡大，骨幹端の拡大を認める(Aの○)．さらに左大腿骨，脛骨には弯曲を認める(B).

(稲岡　努)

腫瘍性骨軟化症

oncogenic osteomalacia

専門医レベル
診断専門医レベル
指導医レベル

Essentials

- tumor-induced osteomalacia と同義語である．腫瘍の産生する液性因子(線維芽細胞増殖因子-23：FGF-23)により起こる傍腫瘍症候群である．成人発症の低リン血症の原因となる．
- 原因不明の成人発症の低リン血症を見た場合に腫瘍性骨軟化症を疑う必要がある．
- 画像診断は腫瘍の局在を示すことが重要である．全身検索を要する場合は全身MRIやFDG-PET検査のほかに ^{99m}Tc-octreotide, ^{99m}Tc-MIBIなどの核医学検査も有用とされる．

臨床的事項

- 腫瘍性骨軟化症は後天性の傍腫瘍症候群で，成人発症，通常は30歳以上で男女比は1.2：1との報告がある．低リン血症，尿中リンの上昇，血中アルカリホスファターゼの上昇をみる．血中カルシウム濃度は正常または軽度低下を示す．活性型ビタミンD［1,25-(OH)$_2$D$_3$］の活性は高度低下を認める．副甲状腺ホルモンは正常範囲である．
- FGF-23はバイオマーカーとして有用であり，腫瘍の摘除により急速に低下する．
- 原因となる腫瘍は骨(長管骨，大腿，脛骨に多い)，軟部組織にほぼ等しく発生する．phosphaturic mesenchymal tumor(PMT)が多く，70〜80％を占める．
- 腫瘍が小さな場合は検出が困難で診断が遅れる場合が多い．全身検索が必要となる場合が多く，全身MRI検査(拡散強調画像やSTIR像での全身検索)，FDG-PETのほかに ^{99m}Tc-octreotideシンチグラフィ(腫瘍の多くがソマトスタチン受容体をもつ)，^{99m}Tc-MIBIシンチグラフィなどが有用とされる．
- 腎臓からのリン喪失がある代謝性疾患でX染色体優性低リン血症性くる病と常染色体優性低リン血症性くる病は生化学的には区別できないが，いずれも小児発生である．遺伝性高カルシウム尿性低リン血症性くる病，Fanconi症候群も乳幼児小児発症であり，高カルシウム尿症，アミノ酸尿症をみる．

病態生理・病理像

- 腫瘍から産生されるFGF-23による近位尿細管でのNa$^+$共役輸送体の活性の低下，25-hydroxy D$_3$-1-α-hydroxylaseの発現の低下，活性型ビタミンDの抑制が起こる．消化管からのリンの再吸収の低下をまねく．

参考文献

1) Jan de Beur SM：Tumor-induced osteomalacia. JAMA 2005；294：1260-1267.
2) Carpenter TO：Oncogenic osteomalacia-a complex dance of factors. N Engl J Med 2003；348：1705-1708.
3) Edmister KA, Sundaram M：Oncogenic osteolmalacia. Semin Musculoskelet Radiol 2002；6：191-196.

画像所見

MRI 骨軟化症所見(骨粗鬆，Looser zone，不完全骨折)を示す．骨軟化症による変化で腫瘍の描出が不明瞭となる場合がある．

PMT以外の腫瘍性病変ではおのおのの腫瘍の画像所見を呈する．PMTの特異的な画像所見の報告はない．良性，悪性病変がある．

40歳台男性　低リン血症

A：頸椎MRI, T1強調横断像

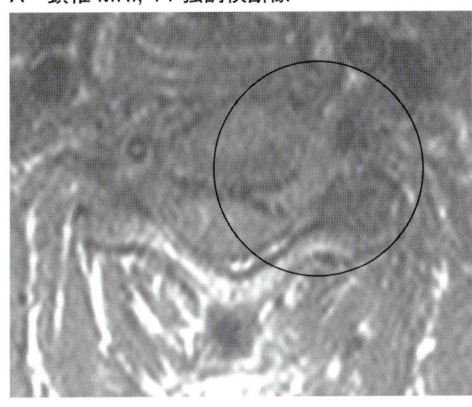

B：T2強調横断像

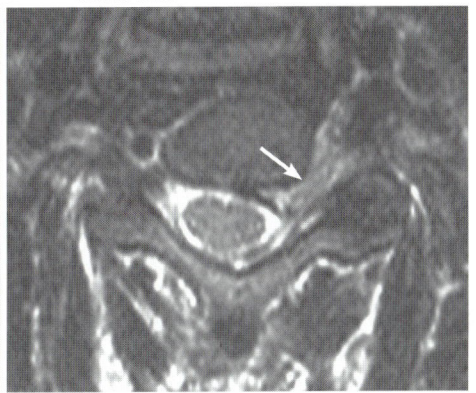

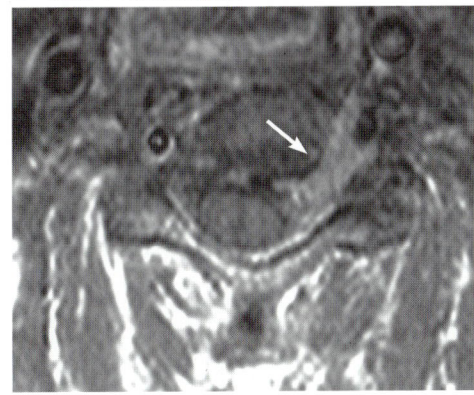

C：造影T1強調横断像

D：脂肪抑制造影T1強調冠状断像

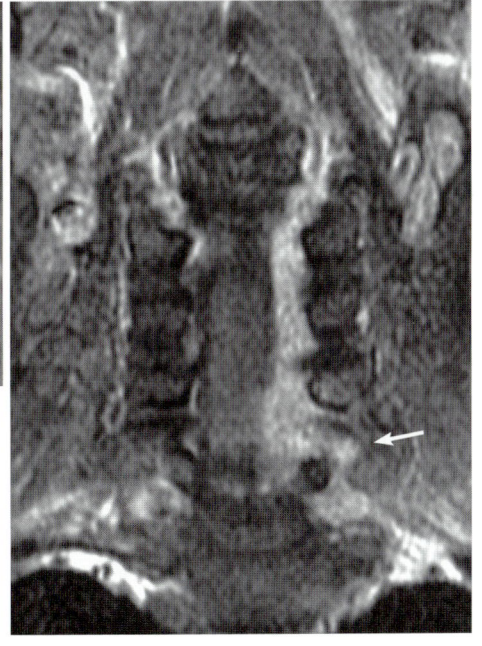

図1　硬膜外腔に，T1強調像(A)で筋と同程度の中間信号(○)，T2強調像(B)で筋と比較し軽度高信号を示す軟部腫瘤を見る(→)．造影T1強調像(C)では，不均一な増強効果を認める(→)．脂肪抑制造影T1強調冠状断像(D)では，頸椎から上位頸椎の左側硬膜外腔，左側神経孔への腫瘍進展を認める(→)．このようにPMTは非特異的な信号，増強効果を見る場合がある．

(名嘉山哲雄)

腎性骨異栄養症

renal osteodystrophy

Essentials
- 腎臓の機能低下に伴う代謝性骨疾患の総称である．

臨床的事項
- 慢性腎不全患者によることがほとんどで，カルシウム・リン代謝障害，ビタミンD活性化障害が基本的な病因である．
- 線維性骨炎(osteitis fibrosa)と骨軟化症(osteomalacia)が主たる病態であり，これらが混在した状態であることが多い．臨床症状では，骨痛，関節痛，筋肉痛，多発骨折，骨変形，腱断裂，異所性石灰化をきたす．
- 長期透析患者では，アミロイド($β_2$ミクログロブリン)沈着による骨関節症の病態が加わる［詳細はアミロイド関節症(☞p.320)を参照］．

病態生理・病理像
- カルシウム・リン代謝障害による二次性副甲状腺機能亢進症による骨病変，ビタミンDの活性化障害および低カルシウム血症による骨軟化症，これらが混在した状態である．
- 線維性骨炎は，副甲状腺ホルモンの過剰分泌により破骨細胞が活性化され，骨吸収が亢進し骨代謝回転が促進された状態で，急速に骨吸収が生じた部位に線維化をきたす病態である．①骨吸収は，骨膜下，軟骨下，靱帯下，骨梁間などに分けられる．骨膜下骨吸収は比較的早期よりみられ，指節骨，特に示指，中指中節骨橈骨側にみられる．軟骨下骨吸収は仙腸関節，胸鎖関節，肩鎖関節にみられ，頭蓋骨では粒状，斑状の骨透亮像が多発する．②褐色腫(brown tumor)は，骨吸収が局所で急速に亢進することで，骨皮質と骨髄内を破骨細胞と出血性肉芽組織が置換して生じる囊胞性変化である．骨盤骨，大腿骨，肋骨などに好発．③骨硬化は，骨盤骨，肋骨，椎体終板(rugger-jersey spine)などにみられる．
- 多発脊椎圧迫骨折，両側大腿骨頸部内側部骨折など病的骨折がみられる．また，褐色腫が原因で生じることもある．
- 異所性石灰化(metastatic calcification)は，血清カルシウムが過剰となった場合に骨以外に石灰沈着がみられる病態で，動脈壁，筋肉内，関節周囲に好発する．こうした石灰化が腫瘍状を呈することがある［腫瘍状石灰化(secondary tumoral calcinosis)］．

参考文献
1) 伊藤貞嘉：11. 腎・尿路系の疾患．腎性ジストロフィ．矢﨑義雄・総編集：内科学，第10版，朝倉書店，2013：1387-1388.
2) Resnick D：Parathyroid disorders and renal osteodystrophy. In：Resnick D, Kransdorf MJ(ed)：Bone and joint imaging, 3rd ed. Philadelphia：Elseiver Saunders, 2005：603-622.

画像所見

単純写真・CT 骨吸収の亢進に伴い全体的な骨密度の低下を認める．示指，中指中節骨橈骨側に骨膜下骨吸収を認める．また，肩鎖関節，仙腸関節，恥骨結合などには軟骨下骨吸収を認める．頭蓋骨には小さな透亮像が多発し，salt and pepper appearance を呈する．褐色腫は境界明瞭な溶骨性病変で，骨皮質は薄くなり，膨脹性に発育する．病的骨折を伴うこともある．骨硬化像は椎体終板にみられ，rugger-jersey spine とよばれる．軟部組織への石灰化の沈着がみられ，時には石灰化を伴う腫瘤性病変としてみられることがある．

20歳台女性　慢性腎不全

左示指，中指単純X線写真

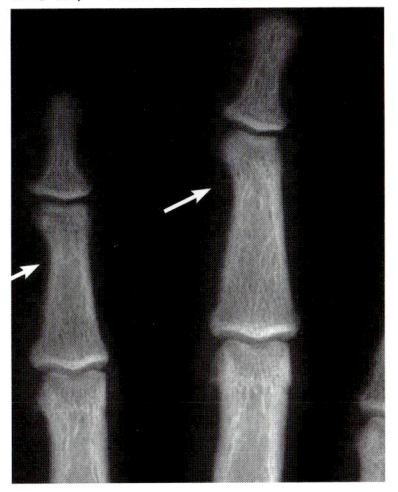

図1　示指，中指中節骨橈骨側が陥凹し，骨膜下骨吸収の所見である（→）．

40歳台女性　慢性腎不全

右股関節単純X線写真

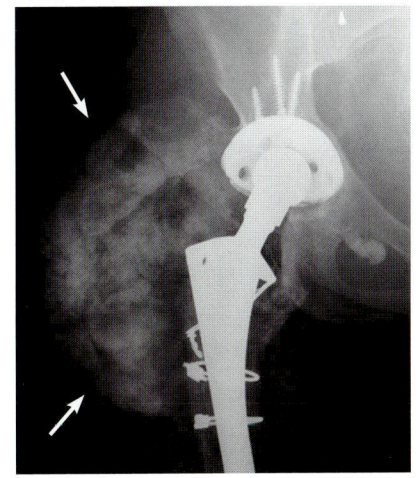

図2　人工股関節置換術後であり，大腿近位部に腫瘤状の石灰化を認める（→）．腫瘍状石灰化の所見である．

50歳台女性　慢性腎不全

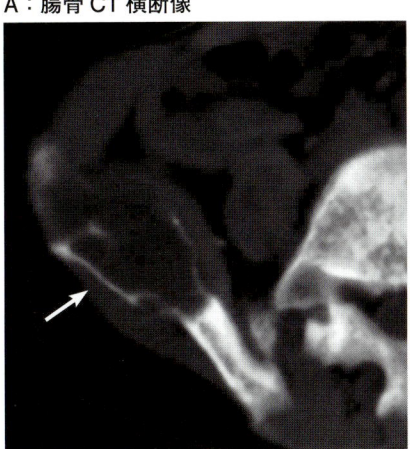

A：腸骨CT横断像　　B：仙腸関節CT横断像

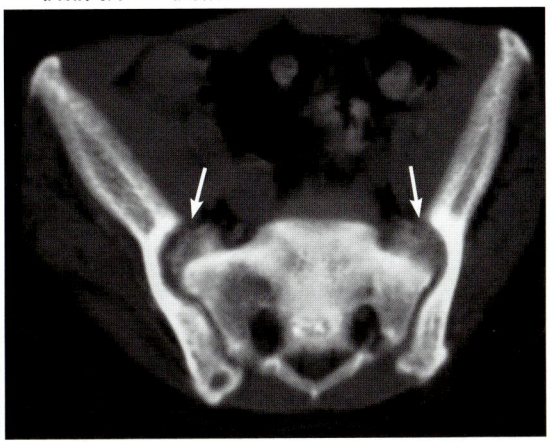

図3　腸骨CT（A）で，右腸骨翼に骨皮質が薄く，膨張性発育を示す溶骨性変化（骨吸収像）を認める．褐色腫と考える（→）．また，仙腸関節CT（B）では，両側仙腸関節に骨吸収による変形を認める（→）．軟骨下骨吸収の所見である．

（稲岡　努）

副甲状腺機能亢進症，副甲状腺機能低下症

hyperparathyroidism, hypoparathyroidism

専門医レベル
診断専門医レベル
指導医レベル

Essentials

- 原発性副甲状腺機能亢進症では，副甲状腺腺腫が最も多く，若年の場合は，多発性内分泌腫瘍症(MEN)Ⅰ型の合併の有無の検索が必要である．続発性は慢性腎不全に伴うものが多い．
- 骨吸収は早期で示指，中指の中節骨の橈骨側の骨膜下の骨吸収を示す．骨梁部骨吸収は頭蓋骨の "salt and pepper" 病変を示す．軟骨石灰化は18～40%にみられる．末梢関節では侵食を伴う破壊性変化があり感染や炎症類似変化を示し，軟骨下骨吸収に起因する．
- 褐色腫は原発性で多く，破骨細胞の増殖による．内部に壊死や出血がみられ，ヘモジデリン沈着を認める．単純X線写真では軟骨下骨吸収の存在と多発する地図状の骨吸収が特異的である．
- 副甲状腺機能低下症はPTH分泌不全によるもので，低カルシウム血症の原因で最も多い．先天性，二次性に分類される．二次性では副甲状腺の術後の障害によるものが多い．
- 画像所見はびまん性や限局性の骨硬化，頭蓋顔面骨肥厚，対称性基底核石灰化，軟部組織石灰化，靱帯腱付着部石灰化を見る．

臨床的事項

- 副甲状腺機能亢進症は原発性，二次性に分類される．原発性では，副甲状腺腺腫が80～85%，過形成が10～15%を占め，多発性腺腫が3～5%，腺癌は1%程度の頻度である．通常無症状で高カルシウム血症，副甲状腺ホルモン(parathyroid hormone：PTH)の過剰分泌を認める．35歳以下の若年者ではMENⅠ型のスクリーニングが推奨される．二次性では慢性腎不全によるPTHの過剰分泌で生じる．
- 副甲状腺機能低下症はPTH分泌不全によるもので，低カルシウム血症の原因で最も多い．先天性，二次性に分類され二次性では副甲状腺の術後によるものが多い．

病態生理・病理像

- PTHは腎尿細管でリンの吸収を抑制，尿中リン排泄増加，血中リン濃度低下をもたらす．活性型ビタミンDを増加させ消化管からのカルシウム，リンの吸収を亢進する．骨吸収の亢進，血中カルシウム，リン濃度を上昇させる．

参考文献

1) Bennett LB, El-Khoury GY：Chapter 33. Imaigng hyperparathrodism and renal osteomalacia. In：Weissman BN(ed)：Imaging of arthritis and metabolic bone diease. Philadelphia：Saunders, 2009：642-656.
2) Sundaram M, Schils J：Chapter 76. Hyperparathyroidism, renal osteodystrophy, osteolamacia and rickets. In：Pope TL, Bloem HL, Beltran J, et al(ed)：Imaging of the musculoskeletal system. Philadelphia：Saunders, 2008：1509-1523.
3) 江原 茂・編著：第8章 代謝性骨疾患．3. 副甲状腺機能亢進症．骨・関節のX線診断．金原出版：1995：349-351.

画像所見

単純写真　副甲状腺機能亢進症：① 骨吸収（骨膜下，骨内，軟骨下，靱帯腱周囲，骨梁），② 褐色腫，③ 軟骨石灰化，④ 関節（四肢末梢関節で侵食を伴う破壊性変化）．

副甲状腺機能低下症：① 骨硬化，② 骨肥厚，③ 基底核石灰化，④ 軟部石灰化．

60 歳台男性　副甲状腺機能亢進症

右手単純 X 線写真正面像

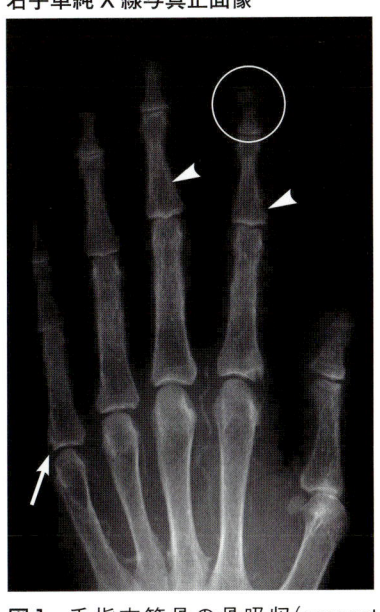

図1　手指末節骨の骨吸収（acroosteolysis）を見る（○）．中節骨，基節骨の骨膜下，皮質の骨吸収を認める（▶）．中手骨基節骨関節部の辺縁に靱帯付着部骨吸収を見る（→）．

30 歳台男性　褐色腫

右手指単純 X 線写真正面像

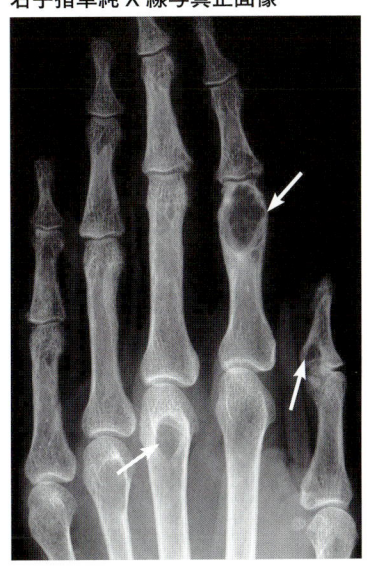

図2　母指末節骨の近位端，示指基節骨，中指中手骨の遠位に境界明瞭な骨吸収の多発を認める（→）．

30 歳台男性　副甲状腺機能低下症

頭蓋単純 X 線写真側面像

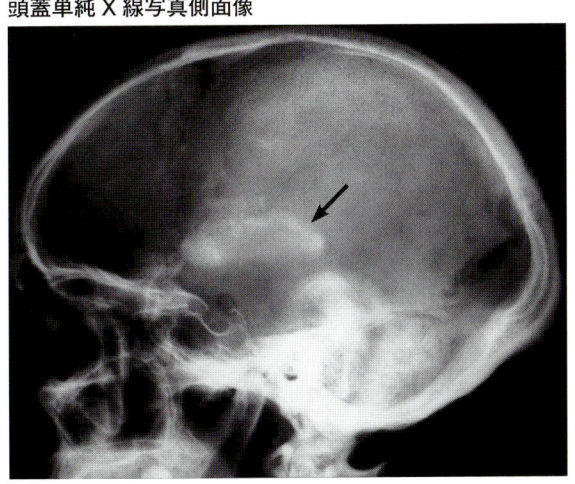

図3　単純 X 線写真で，斑状の石灰化を認める．基底核の石灰化を示す（→）．

（名嘉山哲雄）

先端巨大症，巨人症

acromegaly, gigantism

専門医レベル
診断専門医レベル
指導医レベル

Essentials

- 先端巨大症は成長ホルモン(growth hormone：GH)の過剰分泌による下垂体機能性腺腫が多い．下垂体病変を認めない場合は異所性 GH 産生腫瘍や GH-RH(GH-releasing hormone)産生腫瘍のスクリーニングが必要となる．
- 巨人症は骨端線閉鎖以前に GH の分泌過剰によるもので，まれである．

臨床的事項

- 先端巨大症はほとんどが下垂体機能性腺腫の GH 過剰分泌による．そのほか GH-RH 分泌腫瘍(視床下部，気管支カルチノイド，膵 Langerhans 島腫瘍，副腎，甲状腺髄様癌，肺小細胞癌)が原因の場合もある．進行は緩徐で診断が遅れる場合が多い．平均 40〜45 歳で診断される．
- 下垂体病変や GH-RH 産生腫瘍の検出以外で画像が先端巨大症の診断に必要とされる機会は少ない．
- 特有の顔貌の変化と四肢末端の肥大を認める．前頭部下顎部の突出，顔面骨は大きく，副鼻腔の気腔の増大，外後頭隆起の骨増生を見る．四肢末端では軟部腫脹の他に指節骨や中手骨・中足骨の肥厚，方形化，中手指節関節・中足趾節関節裂隙の開大，種子骨の腫大，中手骨・中足骨の嘴状骨棘形成，靱帯腱付着部の骨形成を見る．単純 X 線写真の計測での異常値は，手指末端：男性 12 mm/女性 10 mm 以上，中手骨基節骨関節裂隙：2.5 mm 以上，踵部：男性 25 mm/女性 23 mm，である．
- familial pachydermoperiostosis は類似した画像所見を呈するが，軟骨内骨化を欠く．トルコ鞍拡張，基節骨末端の腫大，下顎の腫大はなく，関節裂隙は保たれ，GH は正常である．フェニトインの長期投与で頭蓋冠の肥厚，踵部の軟部肥厚，顔貌変化を見る．
- 巨人症は骨端線閉鎖前の GH 産生過剰によるもので，まれである．骨の長さ，幅の比例した成長を示すが先端巨大症の変化も合併する．

病態生理・病理像

- GH は肝臓でのインスリン様成長因子-I(IGF-I)の産生を促す，IGF-I は GH の増殖誘導因子である．
- 内軟骨骨化の促進，骨膜周囲骨形成の促進，骨増生と骨吸収，関節軟骨の過形成がある．硝子軟骨は亀裂，潰瘍形成をきたし関節軟骨の表面の変性を促進する．線維軟骨は退行性変化が活発で石灰化や骨化を生じ，骨棘形成，石灰化症(calcinosis)に関与する．

参考文献

1) Ma C, Marten P, Dominguez R：Chapter 78. Pituitary and thyroid disorders. In：Pope TL, Bloem HL, Beltran J, et al(ed)：Imaging of the musculoskeletal system. Philadelphia：Saunders, 2008：1530-1547.
2) Chew FS：Radiologic manifestations in the musculoskeletal system of miscellaneous endocrine disorders. Radiol Clin North Am 1991：29：135-147.
3) Resnick D：Chapter 55. Pituitary disorders. In：Resnick D：Diagnosis of bone and joint disorders, 3rd ed. Philadelphia: Saunders, 1995：1971-1994.

画像所見

単純写真 ① 軟部組織腫脹(踵部)，② 頭蓋骨(頭蓋冠の肥厚，外後頭隆起の増大，副鼻腔含気の拡大，下顎骨増大，下顎角拡大)，③ 手指(中手骨・中足骨，指節骨の肥厚，方形化，末節骨遠位端，基部の腫大を見る)，④ 脊椎(骨新生による椎体の前後径，幅の増大，椎間腔の開大)，⑤ 関節．
早期：関節裂隙の開大，関節周囲軟部腫脹．
晩期：通常の変形性関節症の好発部位ではない変形性関節症変化や靱帯，腱付着部の骨形成が目立つことが特徴とされる．

40歳台女性　先端巨大症

両手単純X線写真正面像

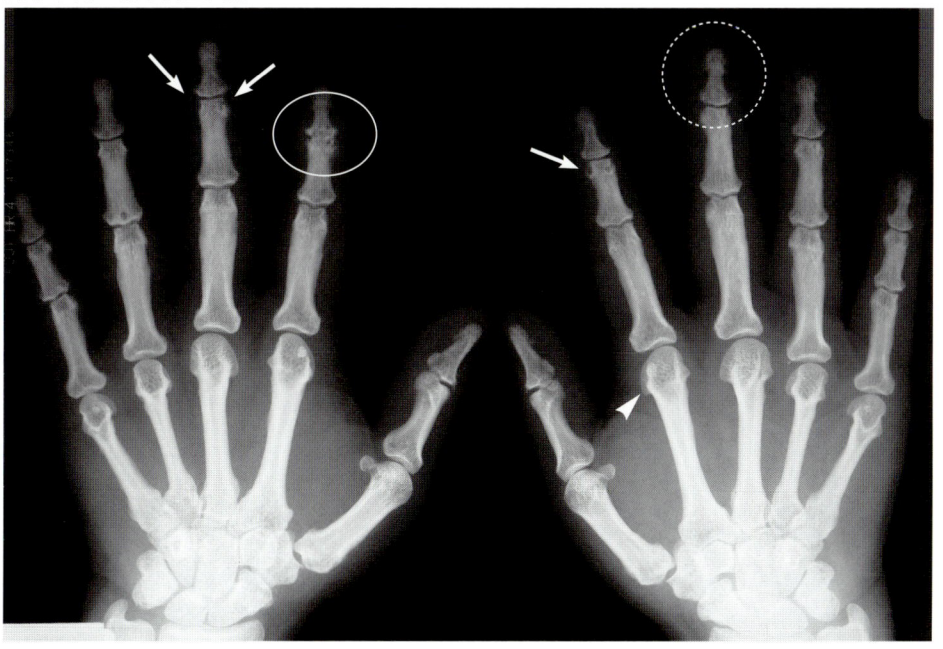

図1　手指周囲の軟部腫脹を見る．手指末節骨の末端の過形成を見る(◯)．右示指，中指遠位指節間関節の関節裂隙の狭小化，皮質の不整，軟骨下嚢胞形成を見る(◯)．靱帯付着部に石灰化を見る(→)．中手骨頭部に骨棘形成を見る(▶)．

(名嘉山哲雄)

7章 血液・骨髄疾患

悪性リンパ腫

malignant lymphoma of bone

専門医レベル
診断専門医レベル
指導医レベル

Essentials
- 骨悪性リンパ腫は続発性(転移性)のものが圧倒的に多く，原発性はまれである．
- 発生部位は脊椎・胸骨・骨盤骨・肋骨・大腿骨などの赤色髄が豊富な体幹骨に多い．
- 境界不明瞭な溶骨性病変，溶骨性・造骨性変化の混合像を示すことが多い．
- 周囲に軟部腫瘤を形成することが多い．骨皮質の破壊に乏しく，骨の形態が保たれる所見が比較的特徴的である．

臨床的事項
- 骨悪性リンパ腫はリンパ節病変などからの血行性転移や直接浸潤により生じる続発性(転移性)のものが圧倒的に多い．
- 骨には濾胞形成を伴うリンパ装置が存在しないため，骨原発悪性リンパ腫の発生頻度は全悪性骨腫瘍の5%以下とまれである．

病態生理・病理像
- 非Hodgkinリンパ腫が大半を占め，Hodgkinリンパ腫はまれである．非Hodgkinリンパ腫ではB細胞性，特にびまん性大細胞Bリンパ腫が多い．
- 原発性の発生部位は大腿骨，脊椎が最も多く，続発性では脊椎・胸骨・骨盤骨・肋骨などの赤色髄が豊富な体幹骨に多い．

画像所見

原発性と続発性で画像所見に明確な違いはない．

単純写真・CT 単純X線写真・CTでは，境界不明瞭な溶骨性病変，溶骨性・造骨性変化の混合像を示すことが多い．溶骨性変化は浸透状あるいは虫食い状のパターンのことが多い．長管骨では骨の長軸方向に沿って拡がりやすい．造骨性変化は続発性よりも原発性病変に，非Hodgkinリンパ腫よりHodgkinリンパ腫に頻度が高い．びまん性の骨硬化が脊椎に生じた場合は"ivory vertebra"とよばれる．周囲に軟部腫瘤を形成することが多い．骨皮質の破壊に乏しく，骨の形態が保たれる所見が比較的特徴的である．

MRI MRIでは細胞密度の高さを反映して，T2強調像で比較的均一な低信号を示しやすく，拡散強調画像ではADC低下による高信号を示すことが多い．

FDG-PET FDG-PETの骨・骨髄病変における感度は高く，Gaシンチグラフィより感度・特異度が高いとされている．

70歳台男性　原発性骨非Hodgkinリンパ腫

A：左下腿単純X線写真　　B：MRI, T2強調冠状断像　　C：T2強調横断像

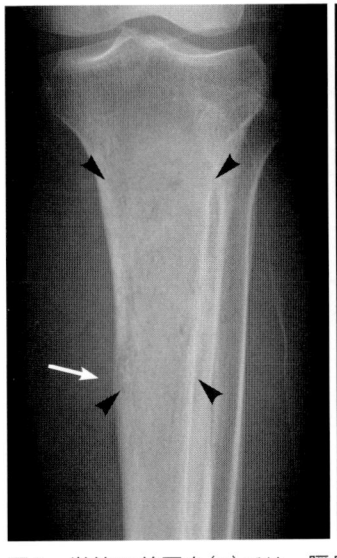

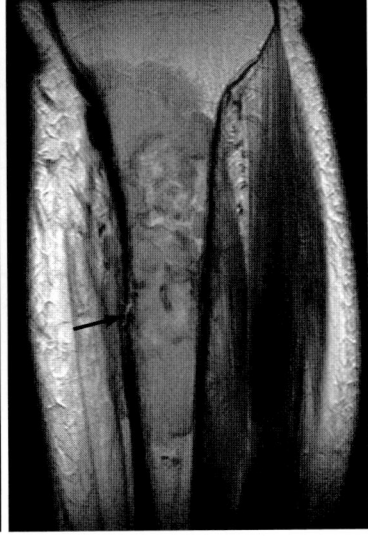

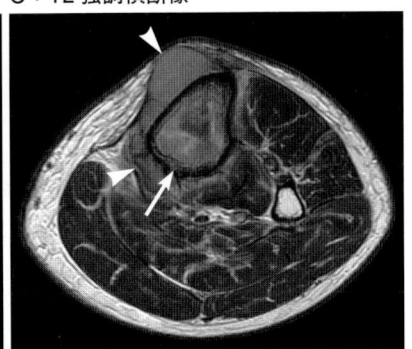

図1　単純X線写真（A）では，脛骨近位骨幹端から骨幹にかけて長軸方向に長く，境界が不明瞭な硬化性変化が認められる（▶）．内部には溶骨性変化が混在し，一部の骨皮質は菲薄化し，軽度膨隆している（→）．MRI, T2強調冠状断像（B）では，長軸方向に長い病変の進展範囲が明瞭である．骨皮質の一部が菲薄化し，断裂している（→）．T2強調横断像（C）では，骨皮質は軽度菲薄化し，一部が断裂しているが（→），骨の形態はほぼ保たれている．脛骨骨髄から軟部組織に進展する腫瘤の形成がみられる（▶）．

50歳台女性　転移性骨非Hodgkinリンパ腫

肩関節 MRI, T2強調横断像

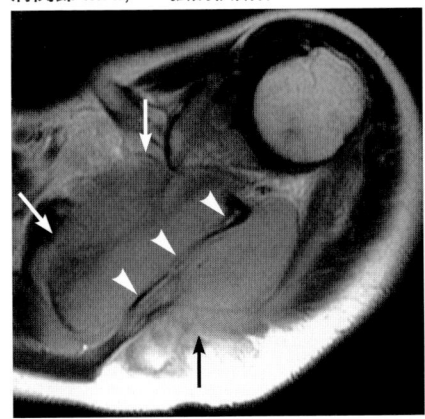

図2　肩甲骨体部は軽度の菲薄化がみられるが，骨皮質の破壊は比較的少ない（▶）．周囲に骨外に進展した大きな腫瘤形成がみられる（→）．

参考文献

1) Mulligan ME, McRae GA, Murphey MD：Imaging features of primary lymphoma of bone. AJR Am J Roentgenol 1999；173：1691-1697.
2) Heyning FH, Kroon HM, Hogendoorn PC, et al: MR imaging characteristics in primary lymphoma of bone with emphasis on non-aggressive appearance. Skeletal Radiol 2007；36：937-944.
3) Krishnan A, Shirkhoda A, Tehranzadeh J, et al：Primary bone lymphoma：radiographic-MR imaging correlation. RadioGraphics 2003；23：1371-1383.

（山口哲治）

多発性骨髄腫，形質細胞腫

multiple myeloma, plasmacytoma

専門医レベル
診断専門医レベル
指導医レベル

Essentials

- 多発性骨髄腫は形質細胞の腫瘍性疾患で，脊椎，骨盤骨，胸骨，肋骨などの体幹骨および大腿骨や上腕骨近位部の骨髄内に起こり，骨粗鬆症や多発性の溶骨性変化をきたす．
- 単純X線写真では骨に異常を指摘できなかったり，びまん性の骨濃度低下が唯一の所見であることも多い．
- CTは溶骨性病変の検出や骨折の診断に優れ，MRIは骨髄病変の描出，治療効果の予測や判定に有用である．

臨床的事項

- 60～70歳の高齢者に好発し，悪性骨腫瘍のなかでは転移性骨腫瘍に次いで頻度が高い．
- 腰背部痛，全身倦怠感などを初発症状とし，健康診断で赤沈亢進，血清蛋白異常などで発見される例も多く，骨折や対麻痺で発症することもある．
- 血清蛋白分画でγグロブリン分画の上昇とM蛋白を認め，骨髄検査で形質細胞の単クローン性の増殖を確認できれば診断は確定する．
- M蛋白血症と形質細胞の増殖に多発性神経炎，臓器腫大，内分泌症状，皮膚症状を伴うPOEMS症候群（Crow-Fukase症候群）では骨硬化性変化がみられる．

病態生理・病理像

- 形質細胞の単クローン性の腫瘍性増殖を本態とし，造血髄が残る脊椎，骨盤骨，胸骨，肋骨などの体幹骨および大腿骨や上腕骨近位部の骨髄内に異型形質細胞の増殖を認める．
- 骨髄腫細胞は結節性に増殖する傾向があるが，骨髄にびまん性に浸潤したり，時に腫瘤を形成する．
- 1か所のみに限局した病変を認めることがあり，（孤立性）形質細胞腫とよばれ，経過を追うと多くは多発性骨髄腫に移行する．
- 骨髄以外の臓器浸潤は少ない．
- 骨粗鬆症や溶骨性病変は，骨髄腫細胞や間質細胞から分泌される破骨細胞活性化因子（osteoclast-activating factor：OAF）による骨吸収の亢進に基づくものである．

参考文献

1) Barlogie B, Shaughnessy J, Epstein J, et al：Chapter 100 Plasma cell myeloma. In：Lichtman MA, Beutler E, Kipps TJ, et al(ed)：Williams hematology, 7th ed. McGraw-Hill, 2006：1501-1533.
2) Walker R, Barlogie B, Haessler J, et al：Magnetic resonance imaging in multiple myeloma：diagnostic and clinical implications. J Clin Oncol 2007；25：1121-1128.
3) Hanrahan CJ, Christensen CR, Crim JR：Current concepts in the evaluation of multiple myeloma with MR imaging and FDG PET/CT. RadioGraphics 2010；30：127-142.

画像所見

単純写真 びまん性の骨濃度低下，多発性の打抜き像(punched-out lesion)，地図状の骨破壊像，膨隆性腫瘤像などの多彩な溶骨性変化が認められる．初期の多発性骨髄腫では，単純X線写真にて異常を指摘できないことも多い．進行例では高度の骨粗鬆症をきたし，脊椎には圧迫骨折を高頻度に認める．

CT CTでは骨梁の微小な骨破壊像および骨皮質の侵食や断裂が認められる．

MRI 骨髄病変はT1強調像で低信号，T2強調像およびSTIR像で高信号を示す．骨髄内に多発性の結節状の病巣を認めることが多いが，びまん性の異常信号を呈する例もある．

60歳台女性　多発性骨髄腫

頭部単純X線写真側面像

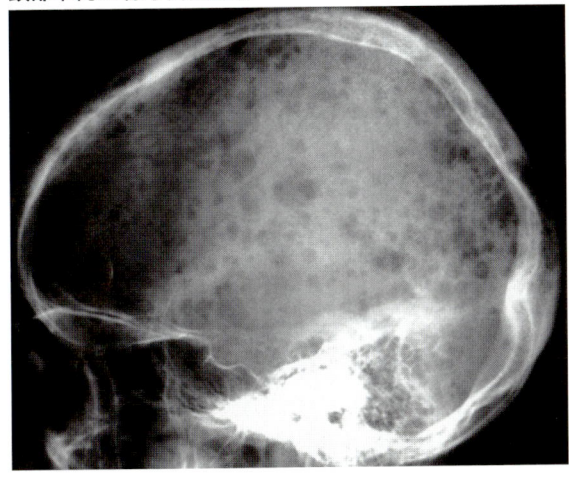

図1　単純X線写真で，頭蓋骨に境界明瞭で辺縁に硬化像を伴わない多発性の円形透亮像 "punched-out lesion" が認められる．

70歳台男性　多発性骨髄腫

頸椎CT, MPR矢状断像

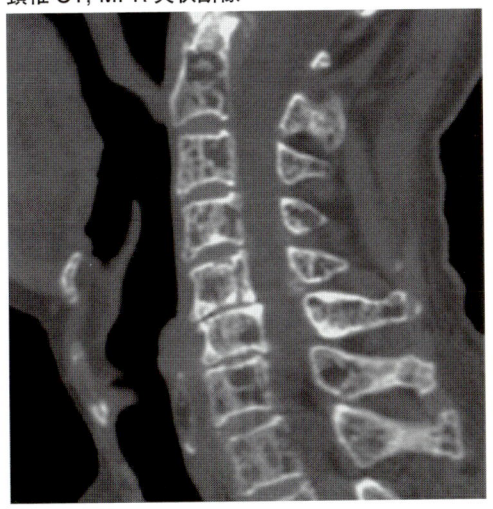

図2　CT矢状断像で，頸椎椎体内および棘突起内に骨硬化縁を伴わない多発性の溶骨性病変を認める．

60歳台男性　多発性骨髄腫

A：腰椎MRI, T1強調矢状断像　　B：プロトン密度強調矢状断像

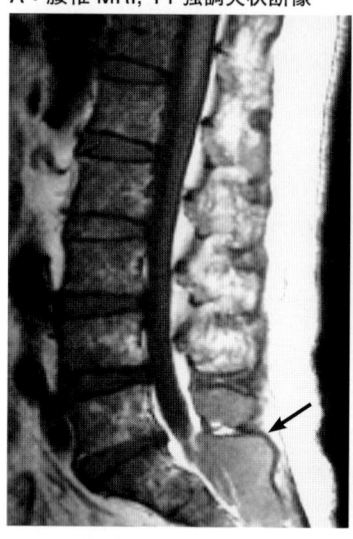

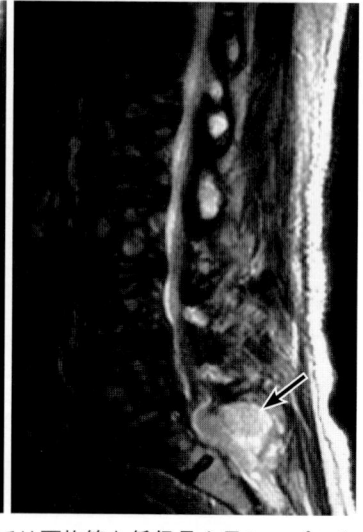

図3　腰椎椎体内はT1強調像(A)では不均等な低信号を呈し，プロトン密度強調像(B)では多発性の結節状の高信号病変が認められる．仙骨後部には膨隆性の腫瘤を認め(→)，T1強調像では均等な低信号，プロトン密度強調像では高信号を示している．

60歳台女性　形質細胞腫

骨盤部単純X線写真正面像

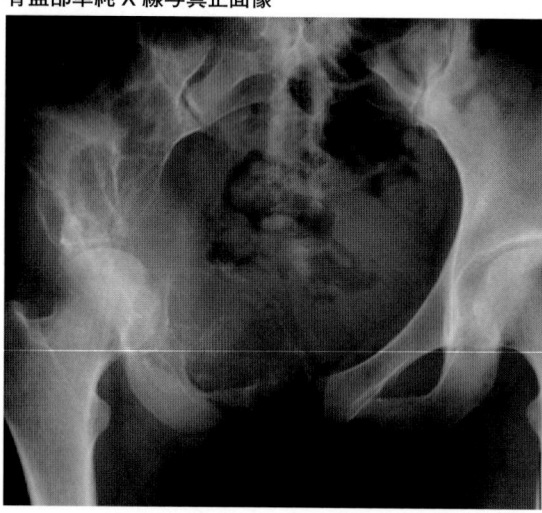

図4　骨盤部単純X線写真で，右恥骨から臼蓋部に膨隆性の溶骨性骨破壊像が認められ，内部に隔壁様構造を伴い，"soap-bubble appearance"を呈している．

(田中　修)

白血病，骨髄異形成症候群

leukemia, myelodysplastic syndrome (MDS)

専門医レベル
診断専門医レベル
指導医レベル

Essentials

- 白血病および骨髄異形成症候群（myelodysplastic syndrome：MDS）では単純X線写真で骨変化を認めることは少ない．
- MRIは骨髄病変の検出に優れるが，その信号強度は非特異的で，異常骨髄と過形成骨髄を区別することは難しい．
- 白血病やMDSにおける画像診断の役割は限られるが，MRIでは骨髄内の細胞成分の多寡および異常骨髄の拡がりを評価でき，治療効果の予測や判定に有用となる．

臨床的事項

- 急性白血病は急性骨髄性白血病と急性リンパ性白血病に分けられ，成人では前者が約75％を占め，小児では80％が後者である．
- 急性白血病では血液検査にて白血球の増加と芽球の出現を認め，骨髄検査で芽球の増殖を確認できれば診断は確定する．
- 慢性骨髄性白血病では各成熟段階の顆粒球優位の白血球増加が認められ，骨髄は著明な過形成を示す．
- 西日本に多いTリンパ球由来の成人T細胞白血病は予後不良で，高カルシウム血症と骨病変を伴うことが多い．
- MDSは貧血治療に反応しない不応性貧血で，骨髄は正〜過形成を示し，末梢血や骨髄の血球に異形成が認められる．60〜70歳台に好発し，近年増加傾向にある．

病態生理・病理像

- 急性白血病は，造血幹細胞の分化・成熟がある段階で停止し，骨髄内で芽球が腫瘍性に増殖したもので，遺伝子の変異が関与している．
- 白血病細胞の増殖に伴い，骨髄での正常造血細胞の産生が抑制され，好中球減少により易感染性，血小板減少により出血傾向，赤血球減少により貧血が出現する．
- MDSは末梢血と骨髄内の芽球の比率や環状鉄芽球の存在などにより7つの亜型に分類され，芽球が目立つ高リスクの病型は白血病へ移行することが多い．

参考文献

1) Liesveld JL, Lichtman MA：Chapter 87. Acute melogenous leukemia. In：Lichtman MA, Beutler E, Kipps TJ, et al(ed)：Williams hematology, 7th ed. New York：McGraw-Hill, 2006：1183-1236.
2) List AF, Sandberg AA, Doll DC：Chapter 83. Myelodysplastic syndromes. In：Greer JP, Foerster J, Rodgers GM, et al (ed)：Wintrobe's clinical hematology vol. 2, 12th ed. Philadelphia：Lippincott Williams & Wilkins, 2009：1956-1987.
3) Takagi S, Tanaka O, Miura Y：Magnetic resonance imaging of femoral marrow in patients with myelodysplastic syndromes or leukemia. Blood 1995；86：316-322.

画像所見

MRI 白血病では，脊椎の椎体全体がT1強調像で均等または不均等な低信号，STIR像では高信号を呈する．MRIの信号強度は非特異的で，腫瘍と過形成骨髄を区別することはできない．大腿骨では，近位骨幹部を中心に異常信号域が左右対称性にみられ，細胞密度の増加に伴って拡大する．慢性骨髄性白血病の大腿骨では，骨髄腔全体に均等な異常信号を認めることが多い．

MDSでは，T1強調像で椎体辺縁の低信号，骨髄過形成が進行すると椎体全体の不均等～均等な低信号を示すようになる．均等な異常信号は白血病に移行する高リスク型でみられることが多いが，MDSの亜型とMRI所見は必ずしも相関しない．

40歳台女性　急性骨髄性白血病

大腿骨 MRI, T1 強調冠状断像

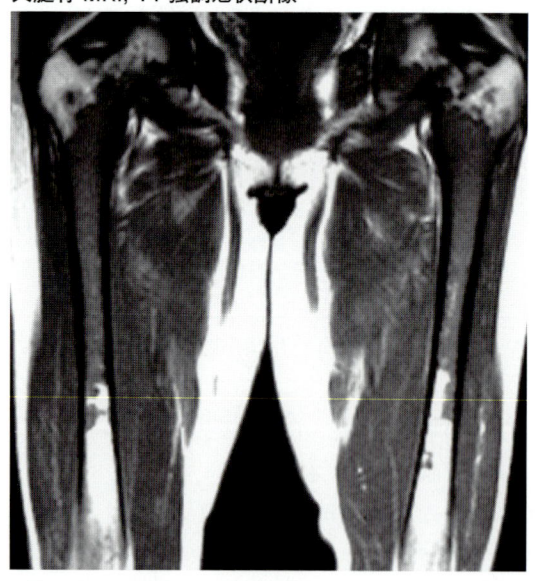

図1 両側大腿骨の近位骨幹部を中心にびまん性の均等な低信号域が左右対称性に認められる．遠位骨幹部および大転子，骨頭部の骨髄腔内には脂肪組織が残存している．

70歳台男性　慢性骨髄性白血病

大腿骨 MRI, T1 強調冠状断像

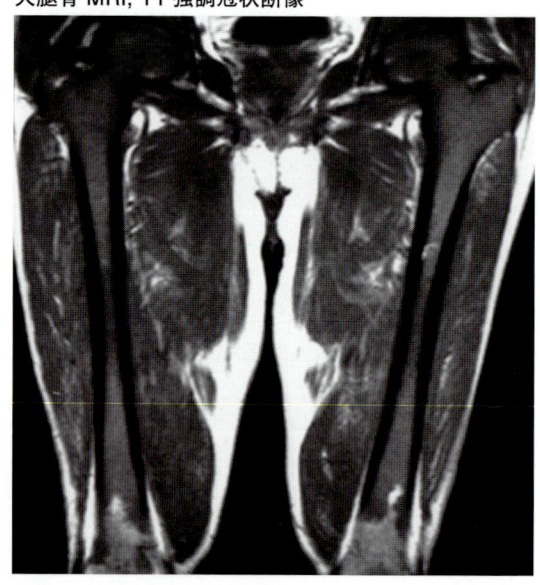

図2 両側大腿骨の骨髄腔内はびまん性の均等な低信号を呈し，低信号域は大腿骨頭，大転子，遠位骨幹端部にまで拡大している．

60歳台男性　骨髄異形成症候群（軽症型）

腰椎 MRI, T1 強調矢状断像

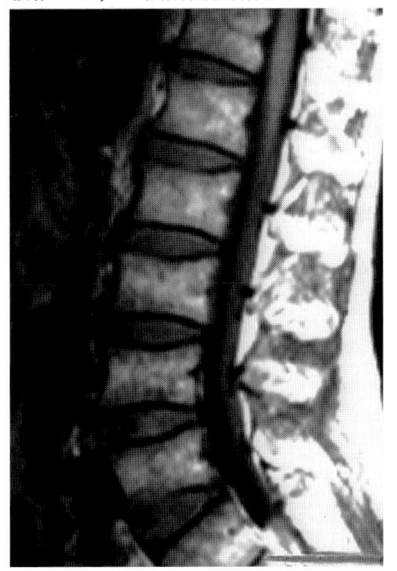

図3　椎体上下の辺縁部に軽微な低信号域を認めるが，中心部には脂肪髄が残存している．

50歳台女性　骨髄異形成症候群（重症型）

腰椎 MRI, T1 強調矢状断像

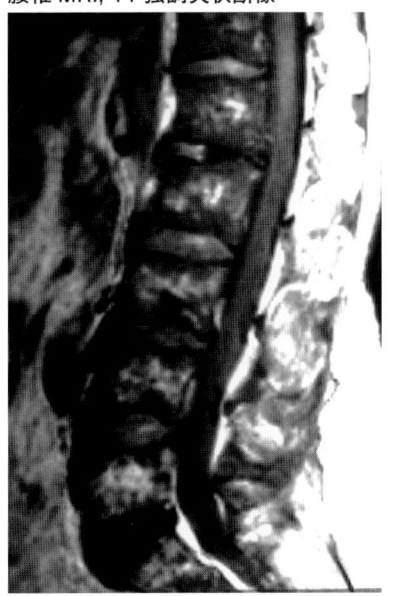

図4　椎体内は不均等な低信号を示し，図3と比較し，低信号域の増強を認める．

50歳台男性　白血病化した骨髄異形成症候群

腰椎 MRI, T1 強調矢状断像

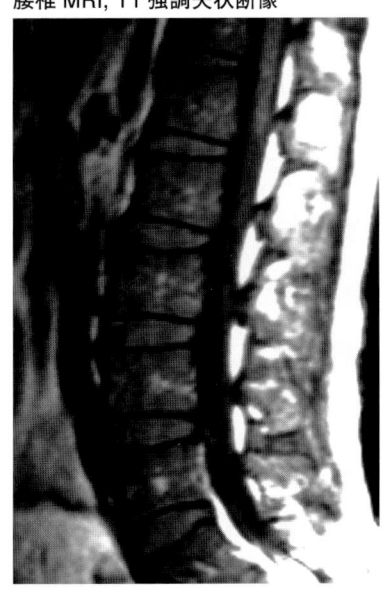

図5　椎体全体が比較的均等なびまん性の異常低信号を呈している．

(田中　修)

8章
関節疾患

関節疾患における単純X線写真の読影
radiographic evaluation of articular disorders

専門医レベル
診断専門医レベル
指導医レベル

Essentials
- 単純X線写真は，骨変化や石灰化などの描出や病変の分布・変形などの全体像の把握には有用性が高く，関節疾患の重症度評価や鑑別診断における標準的検査である．
- 関節疾患の診断に重要なX線所見は，ABCD'Sにまとめられる．

ABCD'S approach

- 単純X線写真では関節内構造の評価は難しく，関節疾患の診断には限界がある．しかし，骨変化や石灰化などの描出や病変の分布・変形などの全体像の把握には有用性が高く，関節疾患の重症度評価や鑑別診断における標準的検査である．MRIの読影の際にも，単純X線写真を参照することはきわめて重要である．
- 関節疾患の診断に重要なX線所見をまとめると以下のような項目が挙げられ，それぞれの頭文字をとって"ABCD'S approach"とよぶ．
  Alignment：関節を構成する骨の配列──外反，内反，尺側偏位，橈側偏位，亜脱臼，脱臼など．
  Bone：関節周囲の骨の異常──骨量減少，骨硬化，骨棘，嚢胞，骨びらん，骨膜反応など．
  Cartilage：関節軟骨の異常──関節裂隙狭小化，関節軟骨の石灰化．
  Distribution：病変の分布──対称性，単発または多発性，末梢関節または中枢関節．
  Soft tissue：関節周囲の軟部組織腫脹，石灰化．
  このうちのいくつかの重要な所見を取り上げて，診断の要点について解説する．

1) 骨びらん (erosion) (図1)
- 関節炎に関連した骨びらんは，関節辺縁，関節面，腱・靱帯付着部に認められる．
- 関節辺縁に認められる骨びらんは，関節炎に伴う滑膜増生 (パンヌス) によるもので，初期は関節内の関節軟骨に被われていない部位 (bare area) に発生することが多い (図1A)．
- 腱・靱帯付着部の炎症 (enthesitis) による骨びらんは強直性脊椎炎などの血清陰性脊椎関節症でしばしば認められる (図1D)．
- 痛風 (☞p.312参照) やピロリン酸カルシウム結晶沈着症 (☞p.314参照)，アミロイドーシス (☞p.320参照) などの代謝性疾患に伴う骨びらんは境界明瞭で骨硬化縁を伴うことが多い (図1E)．

2) 骨硬化，骨棘

- 関節近傍の骨硬化や骨棘などの骨過形成は変形性関節症でしばしば認められる変化である．炎症性関節疾患でも反応性の骨硬化，骨膜反応や靱帯付着部の骨化による骨棘様変化をきたすことがある（図1B, C）．SAPHO症候群（☞ p.310参照）では，骨盤や鎖骨，胸骨，椎体などの骨硬化像がしばしば認められる．

3) 関節裂隙狭小化

- 関節裂隙は関節軟骨の厚さを反映し，関節軟骨の菲薄化や欠損により狭小化をきたすが，かなり進行した状態でなければ異常として認識できない．膝や股関節などでは，立位負荷によって初めて明らかになることも多い．
- 関節リウマチなどの炎症性疾患では関節裂隙の狭小化は均一なことが多いのに対して，変形性関節症では不均一なことが多い．進行した炎症性関節疾患では関節裂隙が消失し，関節強直をきたす．関節液貯留や関節面の骨びらんのために関節裂隙が開大することもある（図1C）．

4) 石灰化・骨化（表1）

- 骨化は皮質骨や海綿骨などの構造を認めるのに対して，石灰化はこのような構造がないことから区別されるが，両者の区別は必ずしも容易でない．石灰化・骨化は種々の関節疾患，外傷，代謝疾患などで認められるが，MRIでは見逃しやすく，単純X線写真を必ず参照する必要がある．
- 鑑別には石灰化の性状と部位が重要である．たとえば，ピロリン酸カルシウム結晶沈着症（☞ p.314参照）で認められる軟骨石灰化（chondrocalcinosis）は関節軟骨（硝子軟骨）または膝の半月板や手の三角線維軟骨（線維軟骨）にみられ，前者は関節面に沿った線状，後者は境界不明瞭な不整形の石灰化として認められる（図2）．
- 滑膜骨軟骨腫症（☞ p.138参照）では粒状〜結節状，リング状の石灰化をきたすことが多い．
- 変形性関節症（☞ p.324参照）で認められる関節内遊離体は，滑膜性軟骨腫症よりも粗大で不均一な石灰化や骨化を呈することが多い．
- 石灰沈着性腱炎（☞ p.317参照）は腱付着部に多くみられ，急性期には大型の境界不明瞭な石灰化，慢性期には比較的小さく辺縁明瞭な石灰化を示すことが多い．
- 脊椎周囲に骨化をきたす疾患の代表的なものとして強直性脊椎炎（☞ p.306参照）とびまん性特発性骨増殖症（☞ p.46参照）が挙げられる．前者は椎間板辺縁を主体に認められる薄い直線的な骨化が特徴であるが，後者では脊椎に沿って厚く波打ったような骨化をきたす．

5) 関節周囲の軟部組織腫脹

- 関節周囲の軟部腫脹は関節炎に伴いしばしば認められる変化で，滑膜肥厚や関節液貯留，周囲軟部組織の浮腫・炎症性変化，結晶沈着などを示す．
- 痛風（☞ p.312参照）では尿酸結晶沈着（tophus）により多結節状で非対称性の軟部腫脹をきたす．

参考文献

1) Resnick D (ed):Diagnosis of bone and joint disorders, 4th ed. Philadelphia:Saunders, 2001:835-1168.
2) Jacobson JA, Girish G, Jiang Y, et al:Radiographic evaluation of arthritis:degenerative joint disease and variations. Radiology 2008;248:737-747.
3) Jacobson JA, Girish G, Jiang Y, et al:Radiographic evaluation of arthritis:inflammatory conditions. Radiology 2008;248:378-389.

表1 関節内・関節周囲・脊椎周囲の石灰化・骨化

部位		疾患	石灰化	骨化
関節内	軟骨	CPPD結晶沈着症(偽痛風)	○	
		副甲状腺機能亢進症	○	
		変形性関節症	○	
		その他(ヘモクロマトーシス,Wilson病など)	○	
	関節内遊離体	滑膜骨軟骨腫症	○	○
		離断性骨軟骨炎		○
		骨軟骨損傷		○
		神経障害性関節症(Charcot関節)		○
関節周囲	軟部組織	骨化性筋炎	○(初期)	○
		神経障害性関節症(Charcot関節)	○	○
		外傷		○
		膠原病(皮膚筋炎・多発性筋炎・強皮症など)	○	
	滑膜・滑液包	滑膜骨軟骨腫症	○	○
		CPPD結晶沈着症(偽痛風)	○	
	腱・靱帯	石灰沈着性腱炎	○	
		強直性脊椎炎		○
		びまん性脊椎骨増殖症		○
脊椎周囲	靱帯・椎間板周囲	強直性脊椎炎		○
		びまん性脊椎骨増殖症		○
		後縦靱帯骨化症		○
		低リン血症性くる病		○
	椎間板	変形性脊椎症(椎間板変性)	○	○
		特発性椎間板石灰化	○	
		アルカプトン尿症	○	
		術後		○
	軟部組織	骨化性筋炎		○
		結核性脊椎炎(膿瘍)	○	

画像所見

種々の骨びらん

A：足趾単純X線写真正面像

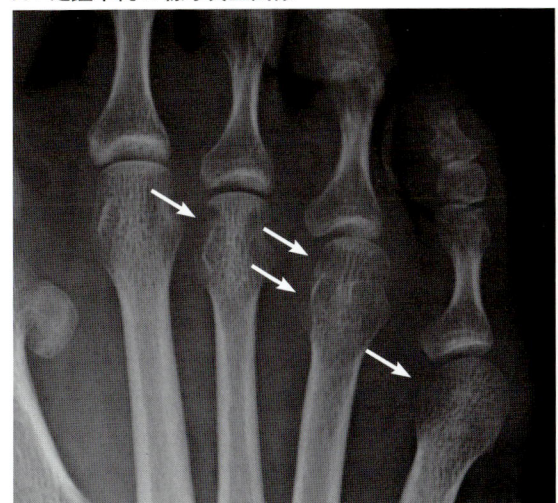

B：手指単純X線写真正面像

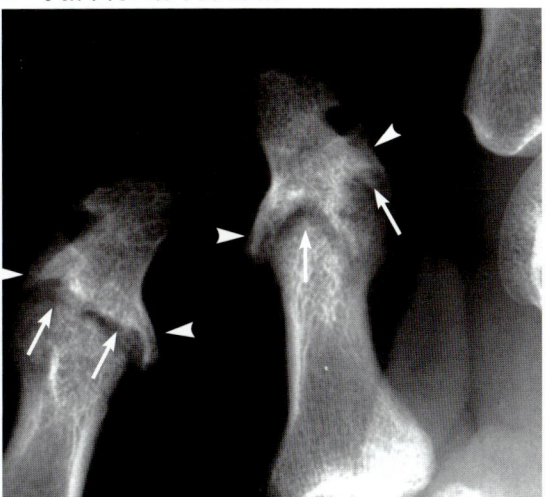

C：骨盤部単純X線写真正面像

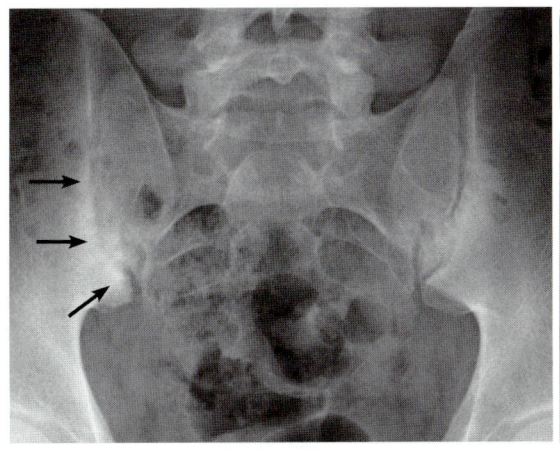

D：踵骨単純X線写真側面像

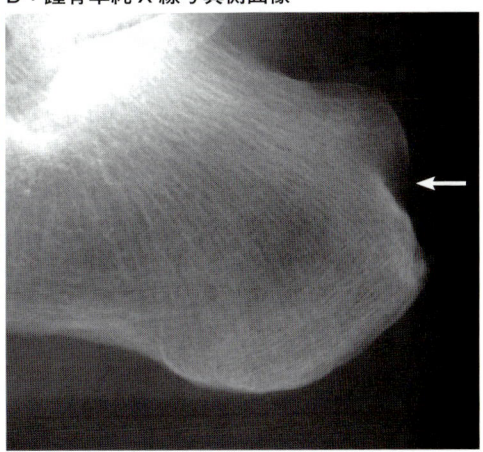

E：股関節単純X線写真正面像

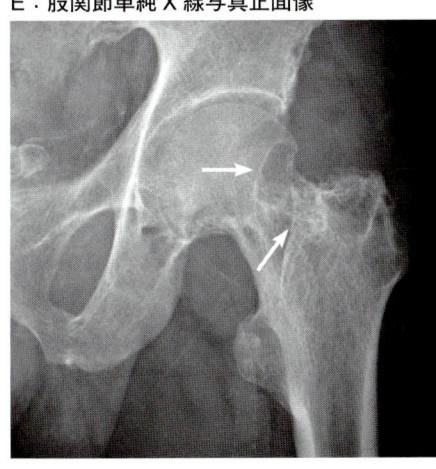

図1

A：**関節リウマチ**：中足骨頭の骨皮質が不連続となり，境界不明瞭な骨透亮像を認める（→）．

B：**乾癬性関節炎**：両母指IP関節に関節面の骨びらん（→）とともに，末節骨基部の骨過形成を認める（▶）．末節骨基部は基節骨末端に覆い被さるような形態を示し，"pencil and cup"とよばれる．

C：**強直性脊椎炎に伴う仙腸関節炎**：右仙腸関節の腸骨側の骨皮質が不明瞭で，関節裂隙が拡大したようにみえる（→）．軟骨下骨には軽度の骨硬化を認める．

D：**アキレス腱付着部の炎症（enthesitis）による骨びらん**：踵骨後面に境界不明瞭な骨びらんを認める（→）．

E：**腎不全によるアミロイド関節症**：大腿骨頸部に境界明瞭で骨硬化縁を伴う骨びらんを認める（→）．

関節内および近傍の石灰化と骨化

A：膝関節単純X線写真正面像

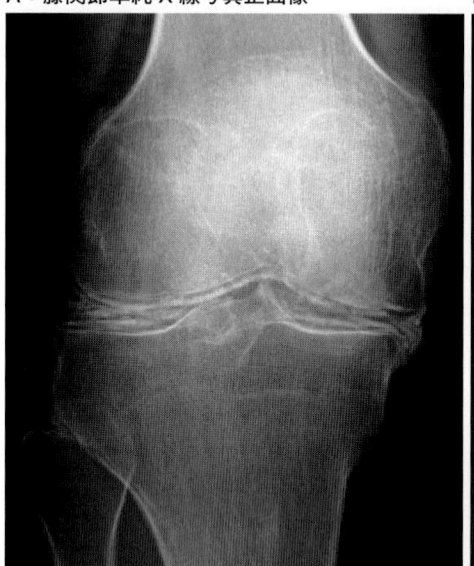

B：股関節単純X線写真正面像

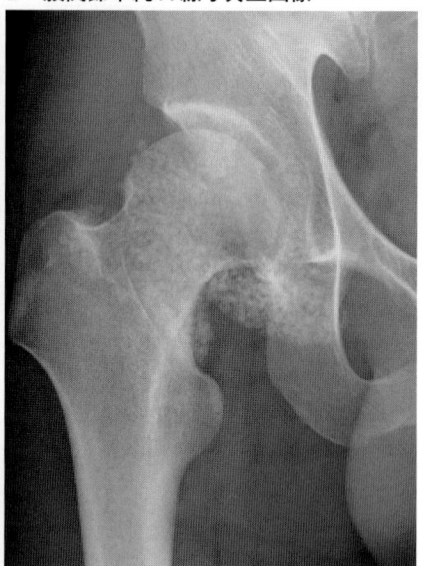

C：膝関節単純X線写真正面像

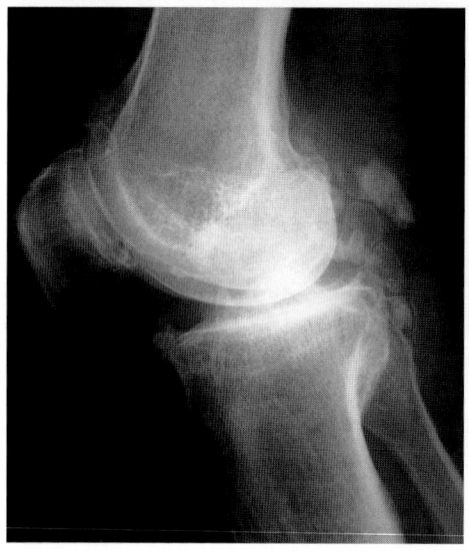

D：肩関節単純X線写真正面像

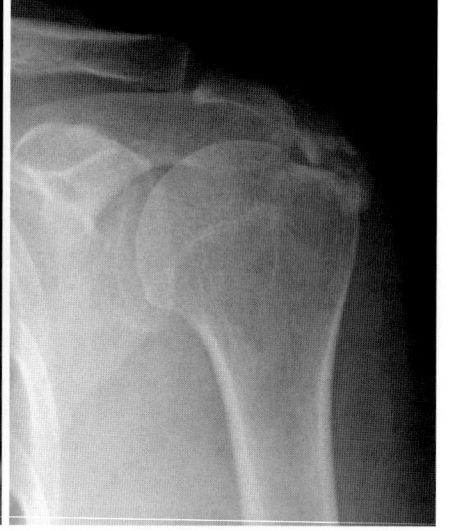

図2
A：ピロリン酸カルシウム結晶沈着症に伴う軟骨石灰化：関節軟骨（硝子軟骨）の石灰化は関節面に沿った線状に，半月板（線維軟骨）の石灰化は不整形の石灰化として認められる．
B：滑膜骨軟骨腫症：結節様の均一な大きさの石灰化を認める．
C：変形性関節症に伴う関節内遊離体：類円形の不均一な大きさの骨化を認める．
D：石灰沈着性腱炎：棘上筋腱に一致して境界不明瞭な石灰化を認める．

（上谷雅孝）

関節リウマチ

rheumatoid arthritis（RA）

専門医レベル
診断専門医レベル
指導医レベル

Essentials

- 関節リウマチ（RA）の単純X線所見として，関節裂隙の狭小化と骨侵食が特徴的であるが，早期診断には限界がある．
- MRIでは単純X線写真で描出困難な滑膜炎や骨変化を評価可能で，RAの治療効果判定，予後評価，早期診断への応用が注目されている．

臨床的事項

- 全身性の関節炎をきたす自己免疫疾患で25〜55歳の女性に好発する．
- 1987年米国リウマチ学会（ACR）の分類基準はRAと他疾患との鑑別に使われる基準であり，早期診断には適していない．
- 2010年に提唱された米国リウマチ学会・欧州リウマチ学会（ACR/EULAR）によるRA新分類基準は，RAを早期に診断し，標準治療であるメトトレキサートを早期に導入するために設けられた．1個以上の関節炎（滑膜炎）の存在が前提で，罹患関節の有無，自己抗体の抗体価，炎症反応の有無，罹病期間の4項目をスコア化し，6点以上でRAと分類する．この分類基準に画像診断は含まれていない．

病態生理・病理像

- 病変の首座は滑膜にあり，リンパ球やマクロファージを主体とする炎症細胞浸潤，血管増生を伴う滑膜炎・滑膜増生（パンヌス）をきたす．
- 滑膜の炎症細胞は種々のサイトカインや増殖因子を発現し，破骨細胞の誘導や蛋白分解酵素を発現し，骨・軟骨破壊の要因となる．
- 初期の骨破壊は関節内の関節軟骨に被われていない部位（bare area）に発生することが多い．この骨破壊はパンヌスの進展だけでなく，骨髄の炎症変化とこれに伴う破骨細胞の活性化が関与している．

参考文献

1) Colebatch AN, Edwards CJ, Østergaard M, et al：EULAR recommendations for the use of imaging of the joints in the clinical management of rheumatoid arthritis. Ann Rheum Dis 2013；72：804-814.
2) Weber U, Østergaard M, Lambert RG, et al：The impact of MRI on the clinical management of inflammatory arthritides. Skeletal Radiol 2011；40：1153-1173.
3) Rowbotham EL, Grainger AJ：Rheumatoid arthritis：ultrasound versus MRI. AJR Am J Roentgenol 2011；197：541-546.

画像所見

単純写真 関節周囲の軟部組織腫脹と骨粗鬆化：最も早期に認められる非特異的所見で，関節液貯留，滑膜肥厚とその周囲の炎症性変化，関節の血流増加などを反映している．
　関節裂隙狭小化：全体に均一な狭小化が特徴である．高度なものでは，関節面が癒合し骨性強直をきたす．**骨びらんと骨破壊**：活動期の骨びらんは骨皮質の不明瞭化〜骨欠損として認められ，辺縁不明瞭で骨硬化縁を伴わない（図1）．活動性が低下すると辺縁が明瞭になり，骨硬化縁を伴うようになる．進行例では著明な骨破壊をきたし，関節の亜脱臼や短縮などをきたす．**環軸椎亜脱臼**（atlantoaxial subluxation）（図6）：頸椎側面像において環椎（C1）前弓と軸椎（C2）歯突起の間の間隔（anterior atlantodental interval：AADI）が開大し，成人では2.5 mm，小児では4.5 mmを超えると異常とされる．前方亜脱臼は屈曲位で増強し，中間位で異常がなくても屈曲位で認められることも多い．歯突起と環椎後弓の距離（posterior atlantodental interval：PADI）は脊髄圧迫などによる臨床症状と関連が高く，14 mm未満では脊髄圧迫の可能性が高い．環軸椎関節の垂直亜脱臼（vertical subluxation）は，C1に対する頭蓋底の沈下あるいはC2に対するC1の沈下をきたしたものである．

MRI MRIは以下に示すような滑膜炎や骨変化を評価することが可能で，早期診断，予後推測，活動性判定に関する有用性が報告されている．
　滑膜炎（図2，3）：肥厚した滑膜がT1強調像で低信号，T2強調像で低〜高信号として描出され，造影MRIで増強効果を示す．**腱鞘炎**（図4）：腱鞘内の液体貯留あるいは腱鞘滑膜の肥厚として描出される．肥厚した腱鞘滑膜の描出には造影MRIが有用である．**滑液包炎**（図5）：関節周囲の液体貯留として認められ，滑膜肥厚を伴う．膝窩部の滑液包炎（Baker嚢胞）は，しばしば下腿への破裂や伸展をきたし，静脈血栓症と似た臨床所見を呈する．MRIでは膝窩部から連続する嚢胞性病変を認める．**骨髄浮腫**（図2〜4）：骨髄浮腫はT1強調像で低信号，T2強調像で等信号，脂肪抑制T2強調像やSTIR像で高信号を示す境界不明瞭な異常信号として認められ，造影効果を示す．この骨髄浮腫は，骨髄の炎症を反映し，関節破壊あるいは関節機能の予後を予測する重要な因子である．**骨びらん**（図2）：MRIにおける骨びらんは骨皮質欠損およびその近傍の骨髄における限局性の異常信号（T1強調像で低信号，T2強調像で等信号〜高信号，STIR像で高信号）で，造影MRIで増強効果がみられる．MRIは単純X線写真よりも早期から骨侵食を描出できることが報告されている．
　上記所見はほかの関節疾患でも認められ，MRI所見だけでRAの診断を下すことはできない．診断には臨床所見が最も重要であり，MRIはそれを補う手段と考えたほうがよい．
　環軸椎亜脱臼では，亜脱臼とともに歯突起周囲の滑膜肥厚による脊柱管狭窄や脊髄圧迫の評価が可能である（図6）．

超音波 超音波検査の適応となる関節は表在に近い部位で，骨によって超音波が遮られない部位にかぎられるが，MRIと異なり簡便に複数の関節を同時に検査できるという利点がある．基本的には通常のグレースケールによる形態的評価（滑膜炎や骨びらん），パワードプラ法による滑膜の血流評価が行われる．

MP 関節の変化

A：手指単純 X 線写真正面像（発症後約 1 年）　　B：単純 X 線写真（発症後約 3 年）

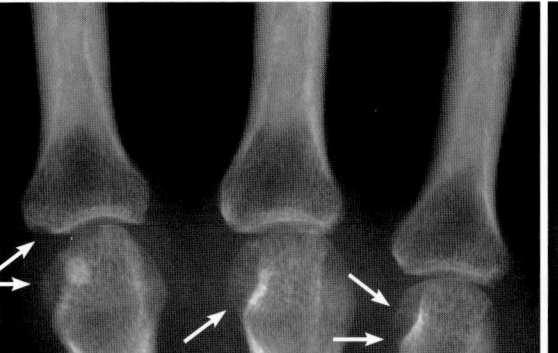

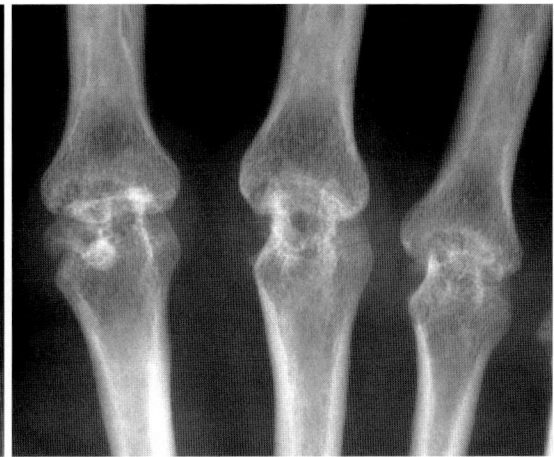

図1　発症後1年（A）では，中手骨頭および基節骨の一部に骨びらんの初期像である骨皮質の不明瞭化がみられる（→）．発症後3年（B）では，骨破壊が進行し，関節裂隙はほとんど消失している．

骨びらんと骨髄浮腫

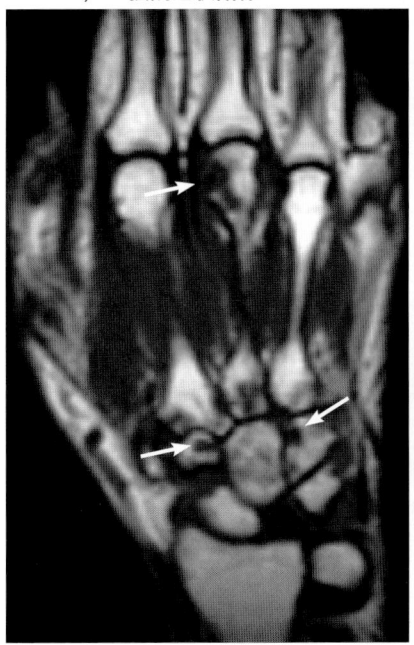

A：MRI, T1 強調冠状断像　　B：MRI, 脂肪抑制造影 T1 強調冠状断像

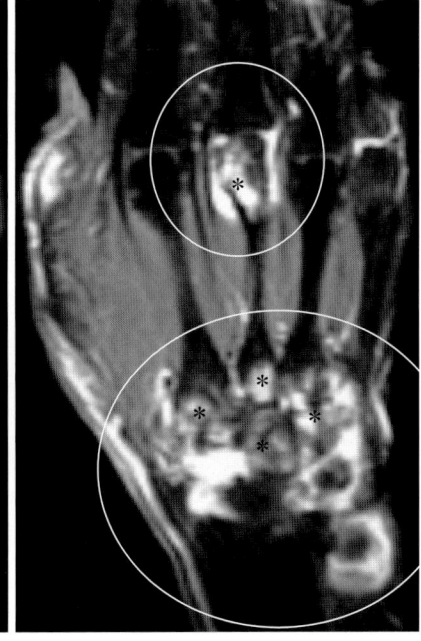

図2　手根関節と中指の MP 関節に造影効果を示す滑膜肥厚がみられ，滑膜炎の所見である（B，○）．手根骨と中手骨頭に骨侵食［T1 強調像（A）で，境界明瞭な低信号（→）］，骨髄浮腫［境界不明瞭な造影領域（B，＊）］を認める．

滑膜炎と骨髄浮腫

A：肘関節 MRI, T2 強調矢状断像　　B：MRI, 脂肪抑制造影 T1 強調冠状断像

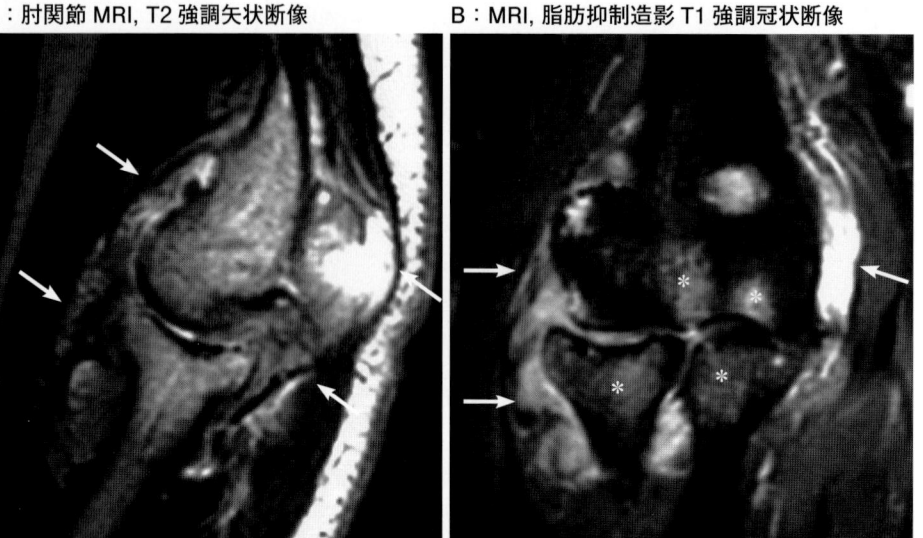

図3　肘関節には造影効果を示す著明な滑膜肥厚があり(→)，上腕骨，橈骨，尺骨には骨髄浮腫を認める(*)．

MP 関節の滑膜炎と屈筋腱の腱鞘炎

A：MRI, 脂肪抑制造影 T1 強調冠状断像

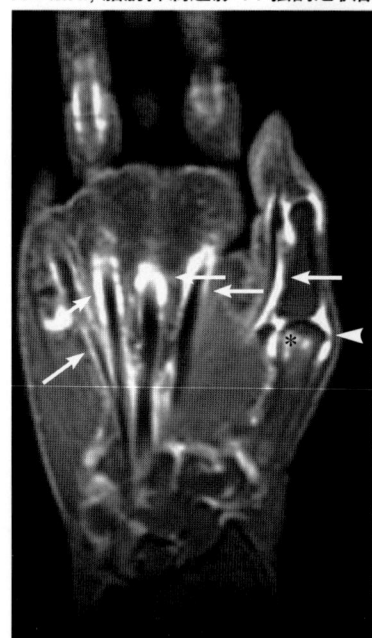

B：横断像

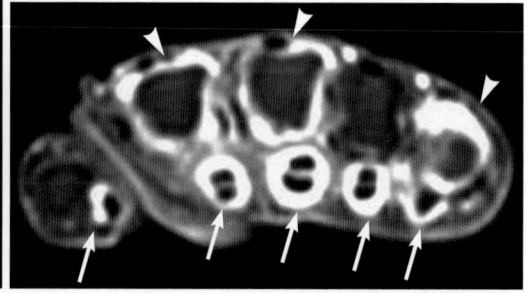

図4　第1～3，5指の MP 関節の滑膜炎(▶)に加え，手指の屈筋腱の肥厚と造影効果を認める(→)．母指の中手骨頭には骨髄浮腫を認める(A, *)．

Baker 嚢胞の下腿への破裂

A：膝関節 MRI, STIR 横断像（膝窩）　　B：下腿部 MRI, STIR 矢状断像

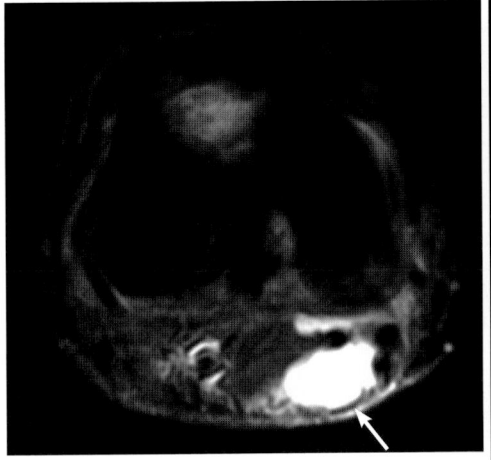

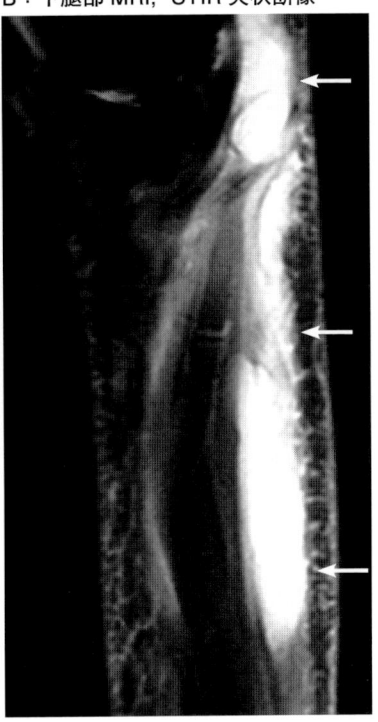

図5　膝窩内側から下腿内側後面の筋膜に沿って連続する液体貯留が認められる（→）．皮下組織には炎症を示す高信号域が認められる．

環軸椎亜脱臼

A：頸椎単純 X 線写真側面像　　B：頸椎 MRI, T2 強調矢状断像

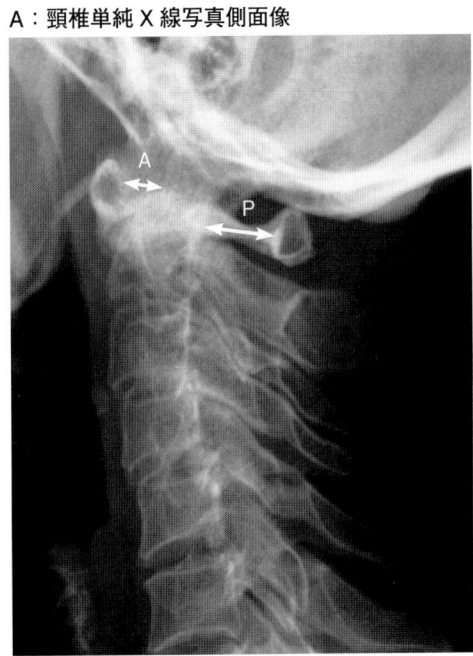

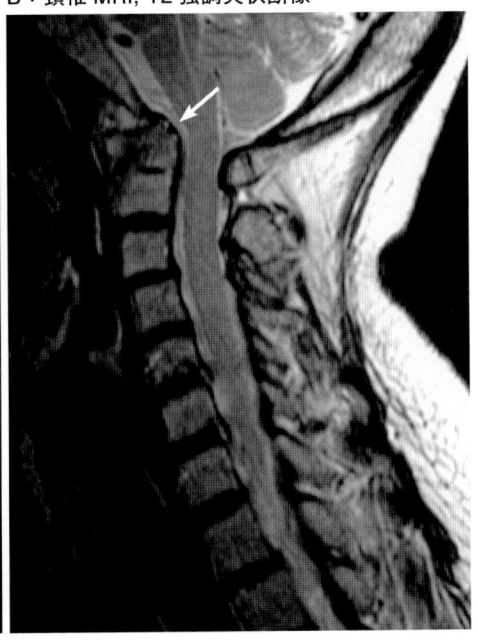

図6　単純 X 線写真（A）で AADI（図中文字 A）の開大と PADI（図中文字 P）の狭小化を認める．MRI, T2 強調像（B）では，歯突起が大後頭孔内に陥入し（→），脊髄を圧迫していることがわかる．

（上谷雅孝）

全身性エリテマトーデス

systemic lupus erythematosus (SLE)

専門医レベル
診断専門医レベル
指導医レベル

Essentials

- 免疫複合体形成が組織に沈着し，補体が活性化されて組織障害が起きる，全身性自己免疫疾患の1つである．
- 腎臓，中枢神経，造血器，皮膚粘膜など多臓器を侵す．

臨床的事項

- 患者数5万人，厚労省により特定疾患に指定されている．
- 発症年齢は20〜40歳，特に20歳台女性が40％を占める．発症率は人口の0.01〜0.1％である．
- 死因は感染症，脳血管障害，CNSループス，腎不全の順番である．
- 皮膚・粘膜症状は90％にみられ，蝶形紅斑はSLEに特徴的である．関節痛・関節炎は90％にみられ，多発性筋痛，関節痛，関節炎が起きる．関節リウマチとは異なり，骨破壊を伴わない非びらん性関節炎でJaccoud変形をきたす．
- 腎症状の出現頻度は50％で，組織型は多彩である．
- CNSループスの出現頻度は10〜30％である．
- 漿膜炎により心嚢液貯留，胸腹水貯留を見る．心筋炎はまれである．
- 間質性肺炎，肺高血圧，肺胞出血などの肺病変，腸管梗塞，膀胱炎が起きる．
- 診断には1997年米国リウマチ学会改定分類基準が使われる．

病態生理・病理像

- 病因は不明．遺伝的素因を有する人に環境因子（ウイルス感染，紫外線，薬物など）が加わることで発症すると推測されている．
- 肝脾の処理能力を超えた免疫複合体が産生され，組織に沈着して障害を起こす．

参考文献

1) Schorn C, Gerwin L : Systemic lupus erythematosus. In : Pope TL, Bleom HL, Beltran J, et al (ed) : Imaging of the musculoskeletal system. Philadelphia : Saunders, 2008 : 1153-1160.
2) Sugimoto H, Hyodoh K, Kikuno M, et al : Periarticular calcification in systemic lupus erythematosus. J Rheumatol 1999 ; 26 : 574-579.
3) 宮坂信之：全身性エリテマトーデス―病態，臨床所見，診断．日本リウマチ学会生涯教育委員会，日本リウマチ財団教育研修委員会・編：リウマチ病学テキスト．診断と治療社，2010：180-188.

画像所見

単純写真・MRI 対称性多関節炎：90％にみられ，主に手足の小関節，膝関節，肩関節に生じる．関節リウマチとは異なり，関節裂隙狭小化，骨侵食，破壊性変化はない．対称性多関節炎の4〜50％は，Jaccoud変形をきたす．骨端，特に大腿骨頭の骨壊死と骨幹端から骨幹の骨梗塞をきたすことがある．所見はほかの原因による骨壊死や骨梗塞と区別できない．軟部組織の石灰化や指尖部骨融解はSLEではなく，オーバーラップ症候群を示す所見である．関節周囲の石灰化はループス腎炎で利尿薬を使用している例にも認める．

50歳台女性　SLEによるJaccoud変形

左手単純X線写真斜位像

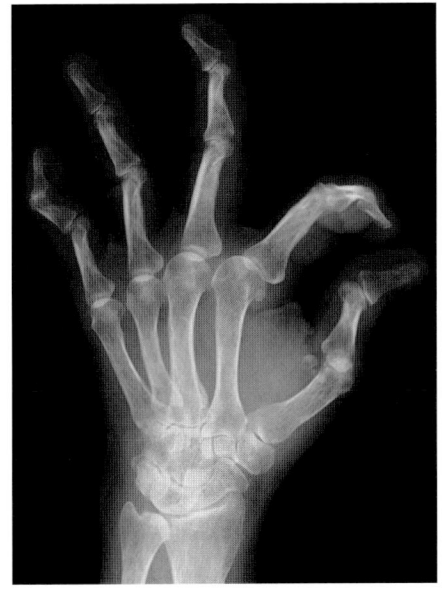

図1 母指IP関節と中指DIP関節に過伸展変形，小指にスワンネック変形がある．関節周囲に骨粗鬆症がある．骨侵食や関節裂隙狭小化はない．

18歳女性

右手MRI，脂肪抑制造影T1強調冠状断像

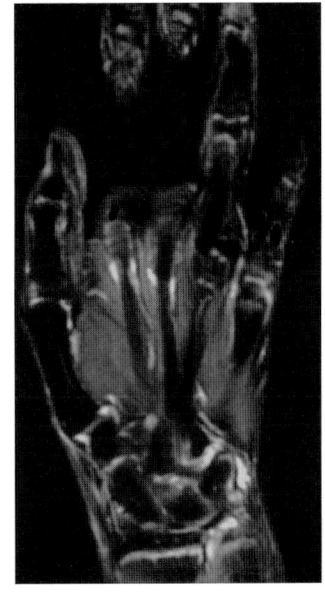

図2 脂肪抑制造影T1強調像で，手関節，屈筋腱，MCP関節に増強効果がある．滑膜炎を示す所見があるが，骨侵食はない．

40歳台女性　両側股関節の骨頭壊死

A：股関節MRI，T1強調冠状断像

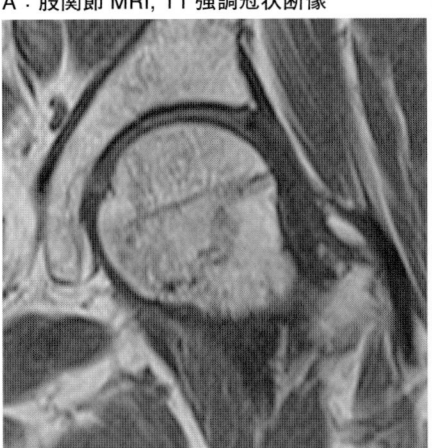

B：T2強調冠状断像

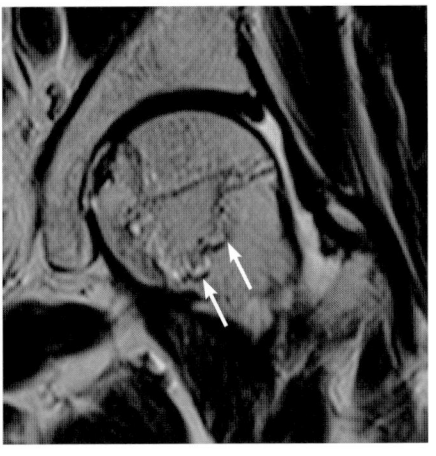

図3 MRI，T1強調像(A)で，骨頭から頸部に蛇行する低信号がある．T2強調像(B)では，double line signがある(→)．

(杉本英治)

強直性脊椎炎

ankylosing spondylitis (AS)

専門医レベル
診断専門医レベル
指導医レベル

Essentials

- 軸骨格に好発し，腱・靱帯付着部 (enthesis) の炎症性変化を特徴とする慢性，全身性炎症性リウマチ性疾患で，眼・皮膚・心大血管などの骨外病変も起きる．
- 仙腸関節炎は AS 診断の必須項目である．
- HLA-B27 と強い関連がある．

臨床的事項

- 炎症性腰痛と腰のこわばり．
- 脊椎，胸郭の可動域制限が起こる．
- 急性前部ぶどう膜炎や他の関節外症状を示す．
- 乾癬，慢性炎症性腸疾患，反応性関節炎を合併する．
- 臨床症状には NSAID が奏功する．

病態生理・病理像

- 仙腸関節，末梢関節の腱・靱帯付着部の軟骨下骨髄の浮腫が組織学的特徴．
- aggrecan，II 型コラーゲンの豊富な線維性軟骨に好発する．
- HLA-B27 は病因と直接関連があるが，遺伝的リスクの 20〜30％に寄与する程度である．
- HLA-B2706，B2709 は仙腸関節との関連は少なく，日本人では，HLA-B39 との関連がある．
- 仙腸関節で，TNF-α が発現していること，TNF-α の過剰発現した，強直性脊椎炎のモデルマウスから，TNF-α の炎症への関与が示されている．

参考文献

1) Brower AC, Flemming DJ：Ankylosing spondylitis. In：Brower AC, Flemming DJ (ed)：Arthritis in black and white, 3rd ed. Philadelphia：Elsevier, 2012：226-242.
2) Rudwaleit M, Jurik AG, Hermann KG, et al：Defining active sacroiliitis on magnetic resonance imaging (MRI) for classification of axial spondyloarthritis：a consensual approach by the ASAS/OMERACT MRI group. Ann Rheum Dis 2009；68：1520-1527.
3) Rudwaleit M, van der Heijde D, Landewé R, et al：The development of Assessment of SpondyloArthritis international Society classification criteria for axial spondyloarthritis (part II)：validation and final selection. Ann Rheum Dis 2009；68：777-783.

画像所見

単純写真 仙腸関節では，左右対称の関節炎を認める．骨びらん，硬化性変化，関節裂隙開大から部分的に癒合して，最終的には骨性強直に至る．椎体は方形化，骨侵食(エロージョン)から靱帯骨棘を形成して，竹様脊柱(bamboo spine)となる．

MRI 仙腸関節，脊椎ともにSTIR像(または脂肪抑制T2強調像)で骨髄浮腫を見ることが重要である．

20歳台男性　仙腸関節炎

骨盤部単純X線写真正面像

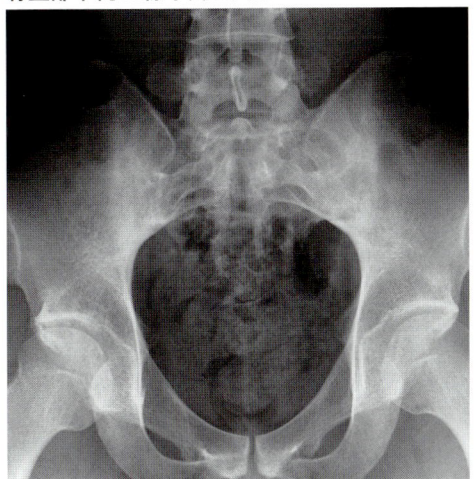

図1　両側仙腸関節は骨性に癒合(骨性強直：ankylosis)，軽度の硬化性変化を示している．恥骨結節にも硬化性変化がある．

40歳台男性　bamboo spine

腰椎単純X線写真正面像

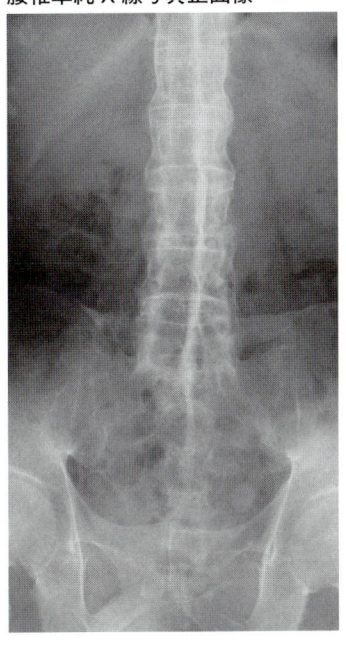

図2　両側仙腸関節，恥骨結合は骨性に癒合し，骨盤は全体に骨減少(骨粗鬆症)を示している．棘間靱帯も癒合し，太い1本の線のようにみえる(dagger sign)．

20歳台女性　硬化性腸骨骨炎，強直性脊椎炎

A：骨盤部単純X線写真正面像　　B：MRI, T1強調冠状断像　　C：STIR冠状断像

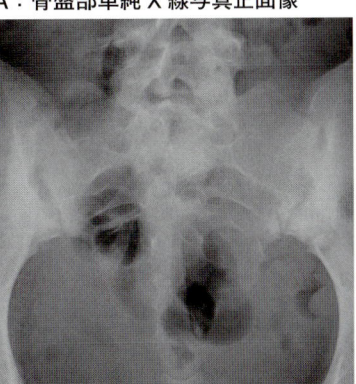

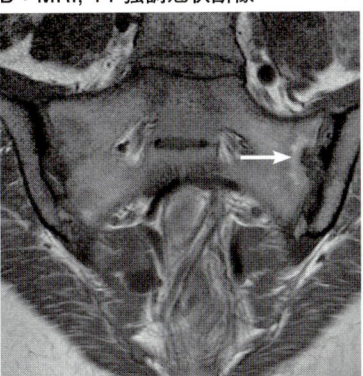

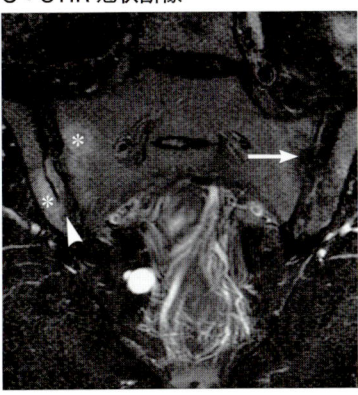

図3　経産婦，HLA-B27(＋)．単純X線写真(A)で，両側の仙腸関節の腸骨側に対称性硬化性変化がある．単純X線写真の所見では硬化性腸骨骨炎(osteitis condensans ilii)に矛盾しない．MRI, T1強調冠状断像(B)，STIR冠状断像(C)では，両側仙腸関節に骨髄浮腫(＊)と骨侵食，一部脂肪髄化(B, C, →)がある．STIR冠状断像(C)で，仙腸関節の関節裂隙が高信号になっている(C, ▶)．

(杉本英治)

乾癬性関節炎および その他の脊椎関節炎
psoriatic arthritis and other spondyloarthritis

Essentials
- 乾癬性関節炎は乾癬に伴い末梢関節あるいは脊椎・仙腸関節を侵す慢性炎症である．
- 乾癬性関節炎の罹患関節の分布は症例によりさまざまである．
- 乾癬では，多くは皮膚病変が先行するが，関節病変が先行することもある．
- 未分化型脊椎関節炎はさまざまな脊椎関節炎の診断基準を満たさない場合の除外診断である．

臨床的事項

- 乾癬の発症に性差はなく，寛解と増悪を繰り返しながら慢性に経過する．
- 乾癬性関節炎は乾癬に伴い末梢関節あるいは脊椎・仙腸関節を侵す慢性炎症である．
- 乾癬では，多くは皮膚病変が先行するが，関節病変が先行することもある．
- 乾癬性関節炎では，①DIP関節(遠位指節間関節)を含む多関節炎，②RAに似た対称性多関節炎，③寡関節炎，④仙腸関節炎・脊椎炎，⑤ムチランス型変形，の5型がある．
- 反応性関節炎は主にHLA-B27陽性者に起こる，感染症に続発する遷延性脊椎関節炎である．
- 反応性関節炎で，尿道炎・結膜炎・関節炎の3症状が現れた場合，Reiter症候群とよばれていたこともある．
- 炎症性腸疾患関連関節炎はCrohn病や潰瘍性大腸炎などの慢性炎症性腸疾患に伴う脊椎関節炎である．
- 未分化型脊椎関節炎はさまざまな脊椎関節炎の診断基準を満たさない場合の除外診断である．

病態生理・病理像

- 乾癬性関節炎では，HLA-B27，DR4などが関連している．
- 反応性関節炎では関節内にHLA-B27と分子相同性をもつ菌体成分が確認されている．
- 炎症性腸疾患関連関節炎の発症機序は不明であるが，消化管の透過性亢進による細菌抗原の吸収の関与が推測されている．

参考文献
1) 福田国彦，杉本英治，上谷雅孝，江原 茂・編：関節のMRI，第2版．メディカル・サイエンス・インターナショナル，2013．
2) Tan AL, Fukuba E, Halliday NA, et al：High-resolution MRI assessment of dactylitis in psoriatic arthritis shows flexor tendon pulley and sheath-related enthesitis. Ann Rheum Dis 2014 Sep 26. pii：annrheumdis-2014-205839.

画像所見

単純写真・CT・MRI 乾癬性関節炎は指趾炎やアキレス腱炎のような付着部炎を高頻度に伴う．乾癬性関節炎の末梢関節病変では骨侵食と骨増殖がみられ，進行すると関節破壊や骨性強直に至る．乾癬性関節炎の仙腸関節炎は両側対称性のほか，両側非対称性，片側性のことがある．

80歳台女性　乾癬性関節炎

両手単純X線写真正面像

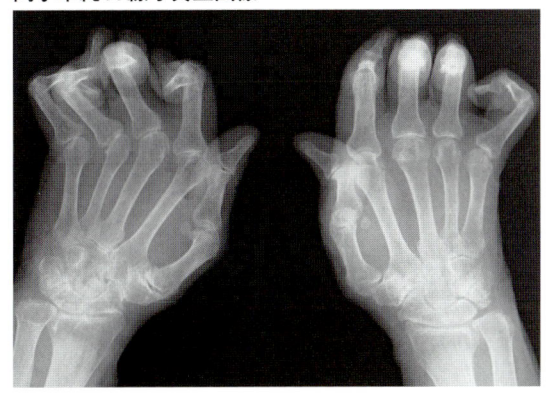

図1　両側性にPIP関節（近位指節間関節）およびDIP関節主体の著明な変形がある．

40歳台男性　乾癬性関節炎

骨盤部CT横断像

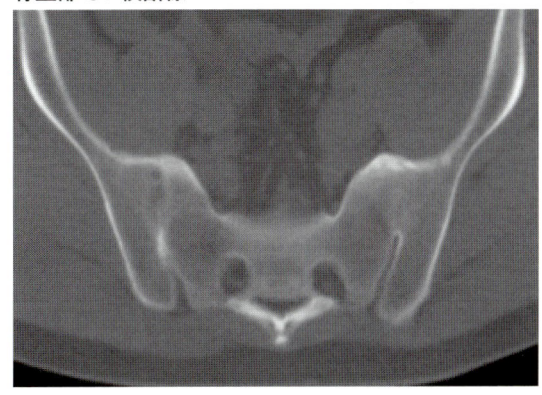

図2　両側仙腸関節に著明な裂隙狭小化がある．

60歳台女性　乾癬性関節炎

A：骨盤部MRI，T1強調冠状断像

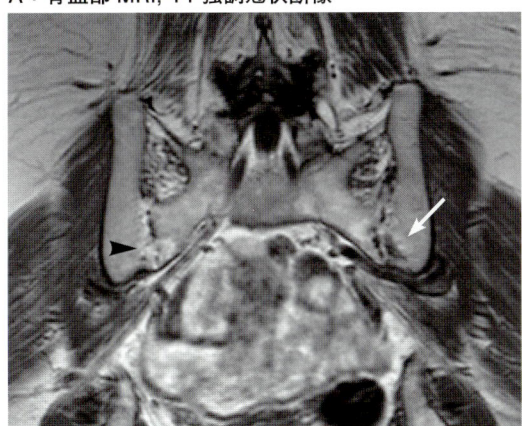

B：脂肪抑制T2強調冠状断像

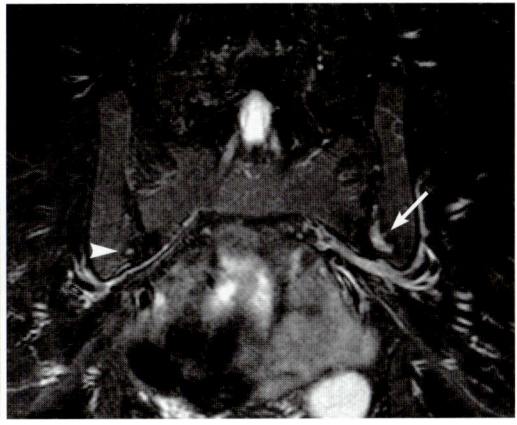

図3　T1強調像（A）では，左側仙腸関節下部に低信号がある（→）．脂肪抑制T2強調像（B）では，同部に高信号があり（→），片側性仙腸関節炎の所見である．なお，対側には脂肪変性がある（A, B, ▶）．

（神島　保）

SAPHO症候群，胸肋鎖骨肥厚症

SAPHO syndrome, sternocostoclavicular hyperostosis

専門医レベル
診断専門医レベル
指導医レベル

Essentials

- SAPHO症候群は，無菌性骨炎と膿疱性皮膚病変の合併を特徴とする．
- SAPHOは滑膜炎(synovitis)，痤瘡(acne)，膿疱症(pustulosis)，骨化症(hyperostosis)，骨炎(osteitis)の頭文字をとったものである．

臨床的事項

- SAPHO症候群は，膿疱性皮膚病変の合併を特徴とするが，皮膚病変を認めない例もある．
- 皮膚病変と骨病変の出現順序はさまざまで，皮膚病変が骨病変に先行する例，逆に骨病変が皮膚病変に先行する例，同時期に発生する例が，それぞれ1/3程度ある．

病態生理・病理像

- SAPHO症候群には，①胸肋鎖骨肥厚症に掌蹠膿疱症を合併した掌蹠膿疱症性関節骨炎(pustulotic arthro-osteitis：PAO)，②掌蹠膿疱症と慢性再発性多発性骨髄炎(chronic recurrent multifocal osteomyelitis：CRMO)の合併例，③重症の痤瘡(acne)と前胸部(特に鎖骨)骨髄炎の合併例，④膿疱性乾癬(pustulotic psoriasis)と関節炎の合併例が含まれる．
- 乾癬性関節炎の2%がSAPHO症候群の特徴を示す．
- 骨関節病変の発生機序は不明であるが，細菌感染によって生じた反応性骨炎との見方が有力である．
- 病理学的所見としては，骨梁間に慢性骨髄炎様のリンパ球・形質細胞浸潤を示し，しばしば罹患骨の肥厚や骨髄腔の線維化を伴う．
- 微小膿瘍形成を示すこともあるが，化膿性炎症や細菌塊，腐骨などの急性骨髄炎の所見を認めることはない．

参考文献

1) 福田国彦，杉本英治，上谷雅孝，江原 茂・編：関節のMRI，第2版．メディカル・サイエンス・インターナショナル，2013.
2) Depasquale R, Kumar N, Lalam RK, et al：SAPHO：What radiologists should know. Clin Radiol 2012；67：195-206.

画像所見

単純写真・CT・MRI

前胸部病変：最多の病変で，通常，肋鎖関節から胸鎖関節と鎖骨内側端，さらに上部の胸肋関節・肋軟骨・胸骨結合へと進展する．骨硬化性変化や靱帯骨化，骨炎が検出される．

長管骨病変：膝関節周囲(大腿骨遠位部・脛骨近位部)の骨幹から骨幹端移行部に好発する．単純X線写真では骨硬化と高度の骨膜反応を呈する．

関節病変：進行すると関節裂隙狭小化，骨侵食，骨性強直が生じうる．

脊椎病変：椎体終板の骨侵食・骨硬化から靱帯骨棘が形成される．MRIでは罹患部位に近接する骨髄を中心として広範囲にT1強調像で低信号，T2強調像で高信号を示す．

仙腸関節病変：片側性が多い．腸骨側の高度の硬化性変化と仙腸関節炎の合併はSAPHO症候群に特徴的な所見である．

60歳台女性　SAPHO症候群

A：単純X線写真正面像　　B：骨シンチグラフィ

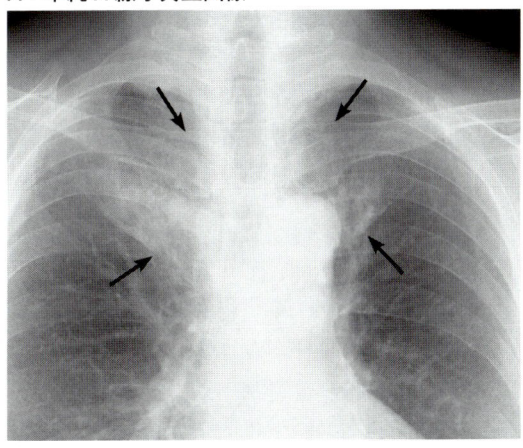

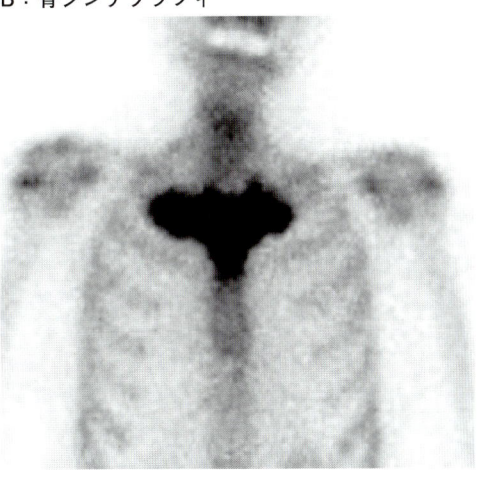

図1　単純X線写真(A)で，右側を優位とした胸鎖・胸肋関節肥厚が認められる(→)．骨シンチグラフィ(B)では，右側をやや優位とした胸鎖・胸肋関節や胸骨への著明な集積亢進がある(bull's head sign)．

60歳台男性　SAPHO症候群

A：胸椎CT, MPR矢状断像　　B：MRI, T2強調矢状断像

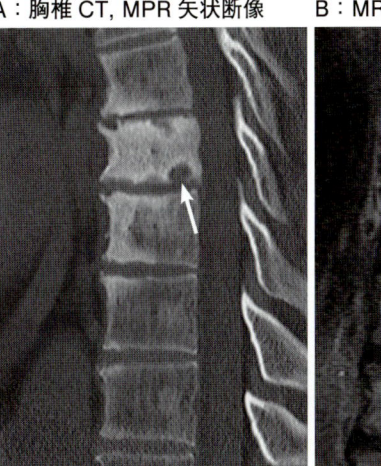

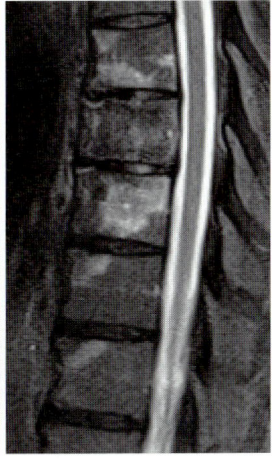

図2　中位胸椎のCT(A)では隣接椎体に骨硬化性病変が認められ，終板には骨びらん(→)も伴う．MRI, T2強調像(B)では，椎体に骨炎を示唆する異常高信号域があり，隅角由来の病変であることが示唆される．

(神島　保)

痛風

gout

専門医レベル
診断専門医レベル
指導医レベル

Essentials
- 尿酸ナトリウムの結晶が関節内や関節周囲組織に沈着して関節炎を発症する．
- 急性関節炎発作を繰り返し，慢性化すると痛風結節を形成する．
- 診断基準には単純X線写真による所見が含まれ，画像の正しい評価が診断に求められる．

臨床的事項

- 臨床経過としては，長期に及ぶ無症候性高尿酸血症，急性痛風発作期，症状のない間欠期，慢性結節性痛風期という4つの段階を数年～十数年で経て進行する．
- 痛風発作の56～78％が第1中足趾節関節（metatarsophalangeal joint：MTP関節）に初発し，好発部位として知られる．その他，Lisfranc関節や足関節など，四肢末梢の関節に起こりやすく，その他に耳介周囲などにも起こる．
- 痛風の診断には，米国リウマチ協会（American College of Rheumatology）の診断基準（1977年）が広く用いられている．診断項目は，① 関節液中の尿酸ナトリウム（monosodium urate：MSU）の存在，② 痛風結節の証明，③ a～k のうち6つ以上を満たす［a）2回以上の急性関節炎の既往がある，b）24時間以内に炎症がピーク，c）単関節炎である，d）関節の発赤がある，e）第1MTP関節の腫脹または疼痛，f）片側の第1 MTP関節病変である，g）片側性の足根関節病変である，h）痛風結節（確診または疑診）がある，i）高尿酸血症がある，j）単純X線写真で非対称性腫脹がある，k）発作の完全寛解がある］，となっている．
- 単純X線写真の正しい評価と，その他のモダリティにおける痛風に特徴的な所見は，その診断および病期判定において重要である．

病態生理・病理像

- 痛風は，高尿酸血症が持続した結果，MSUの結晶が，関節周囲の軟部組織や関節内に沈着して関節炎を発症する代謝性疾患である．
- 血中の尿酸は低温で結晶として析出しやすいために，体温の低くなる末梢部位に好発すると考えられている．

参考文献
1) So A, Busso N：Update on gout 2012. Joint Bone Spine 2012；79：539-543.
2) Roddy E：Revisiting the pathogenesis of podagra：why does gout target the foot? J Foot Ankle Res 2011；4：13.
3) Wallace SL, Robinson H, Masi AT, et al：Preliminary criteria for the classification of the acute arthritis of primary gout. Arthritis Rheum 1977；20：895-900.

画像所見

単純写真・CT 痛風結節は偏在性の軟部結節として描出され，石灰化を伴うこともある．隣接骨に辺縁明瞭な骨侵食をきたし，辺縁部に嘴状の overhanging edge を伴う．晩期に関節破壊が生じるまで，関節裂隙は保たれる．

MRI 痛風結節は中心部の尿酸結晶と辺縁部の肉芽組織からなり，T1強調像で低信号，T2強調像では中等度と低信号の混在した信号強度を示す．

50歳台男性
A：右膝関節単純X線写真正面像

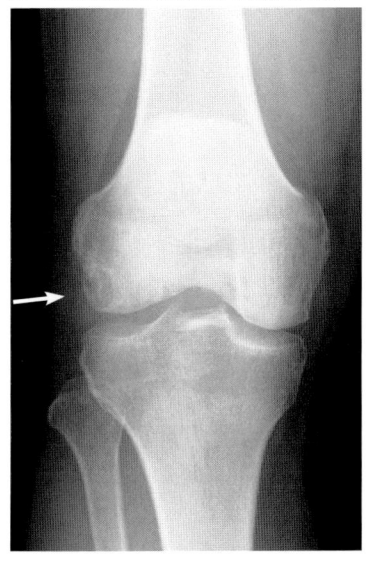

B：CT, MPR 冠状断像

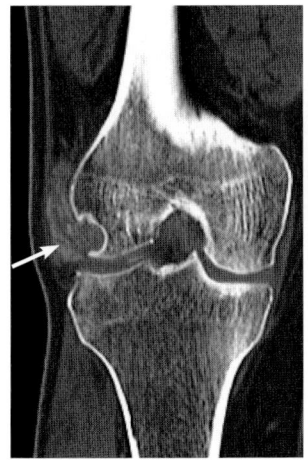

C：MRI, T2強調横断像

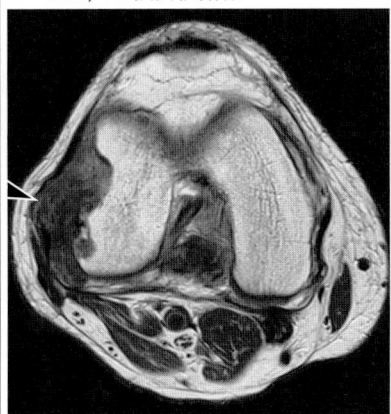

D：脂肪抑制造影T1強調横断像

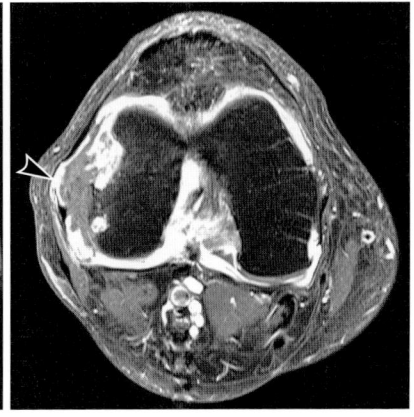

60歳台男性
両足単純X線写真正面像

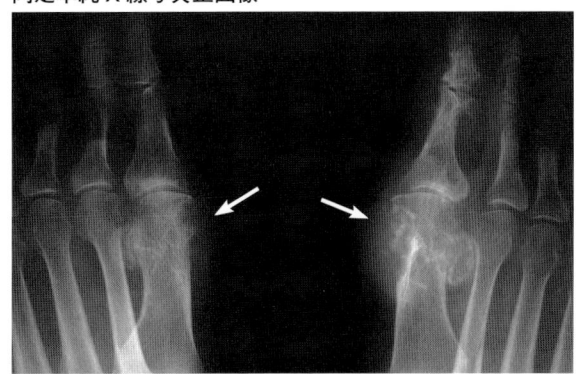

図1 両側母趾のMTP関節を中心に軟部組織腫脹がみられ，中足骨遠位端内側には overhanging edge（→）を伴う骨侵食を認める．（自治医科大学 杉本英治先生のご厚意による）

図2 単純X線写真（A）では右膝外側の軟部組織の腫脹がみられ（A, →），CT（B）では同部に痛風結節と思われる腫瘤（B, →）と，大腿骨外側顆に骨侵食を認める．MRI, T2強調像（C）では痛風結節は低信号に描出され（C, ▶），脂肪抑制造影T1強調像（D）では辺縁部に増強効果があり（D, ▶），中心部は造影されない．広範な滑膜炎も伴っている．

（東條慎次郎）

ピロリン酸カルシウム結晶沈着症

calcium pyrophosphate dihydrate (CPPD) crystal deposition disease

専門医レベル
診断専門医レベル
指導医レベル

Essentials

- 加齢や慢性損傷により，CPPD 結晶が線維軟骨，硝子軟骨，靱帯などに沈着する．症状の有無にかかわらず軟骨に石灰化がある状態を軟骨石灰化症(chondrocalcinosis)とよぶが，CPPD 結晶の沈着であることが多い．
- 無症状のことも，急性発作(偽痛風 pseudogout)を起こすことも，慢性関節炎(偽性関節リウマチ型，偽性変形性関節炎型，偽性神経障害性関節症型)を起こすこともある．

臨床的事項（偽痛風について）

- 発熱・CRP 高値・白血球増多などの全身症状を伴うことが多い．高齢者で多い．関節の激痛，発赤腫脹が生じる．単関節炎であるが，多関節のこともある．繰り返すこともある．
- 痛風や化膿性関節炎との鑑別が，臨床的に問題になる．
- ステロイドの関節内投与や消炎鎮痛薬の内服で1～3日で改善する．
- 膝関節で多い．四肢の関節だけでなく，脊椎の関節・靱帯，顎関節に生じることもある．
- 歯突起周囲の偽痛風は，crowned dens syndrome という．無症候性の CPPD 結晶沈着は高齢者では高頻度で，歯突起周囲の石灰化も高頻度(CT で成人の5%)に認める．診断は，歯突起周囲の石灰化だけでなく，後頭部痛や頸部回旋制限がある，発熱や CRP 高値・白血球増多がある，などの症状の有無を考慮して行う．
- 偽痛風は，McCarty の診断基準が有名である．実際の臨床では，関節液検査ができる場合は，感染性でないことをまず確認する．そのうえで，補正偏光顕微鏡で関節液内の結晶の存在を証明するか，単純 X 線写真で石灰化を認めた場合に，偽痛風と診断する．
- CPPD 結晶沈着症の1つに，小児椎間板石灰化症という病態がある．小児の椎間板にCPPD 結晶や HA 結晶が沈着する．頸椎が好発部位である．

病態生理・病理像

- 全身の代謝異常ではない．偽痛風は，関節腔内に脱落した CPPD 結晶が，白血球に貪食され，白血球がサイトカインを放出することによって生じる急性の滑膜炎である．
- 肉芽腫形成・周囲に軟骨化生を起こすことがあり，結節性偽痛風(tophaceous pseudogout)とよばれる．囊胞成分を伴うこともある．部位により，歯突起後方偽腫瘍，黄色靱帯石灰化症(黄色靱帯骨化症とは異なる)とよばれる．手根管症候群も起こしうる．
- 慢性関節炎の臨床型を示す病態の1つに，ピロリン酸関節症(pyrophosphate arthropathy)がある．変形性関節症に類似した所見(関節裂隙の狭小化，骨硬化，軟骨下囊胞形成)があるが，変形性関節炎にしては非典型的な部位(橈骨手根関節，大菱形舟状骨関節，膝蓋大腿関節)にも生じる．急速に関節破壊が進行することがある．

参考文献
1) 新津 守：膝MRI，第2版．医学書院，2009：120-122．
2) 藤本 肇：脊椎の沈着症と靱帯骨化症．おさえておきたい脊椎・脊髄画像診断の基本．画像診断 2012；32：608-618．

画像所見

単純写真・CT・MRI 靱帯や線維軟骨や硝子軟骨に石灰化がある．急性期には滑膜炎を起こし，関節液の増加や周囲の浮腫が生じる．

60歳台女性　crowned dens syndrome

A：CT横断像（環椎レベル）　　B：MRI，脂肪抑制T2強調矢状断像

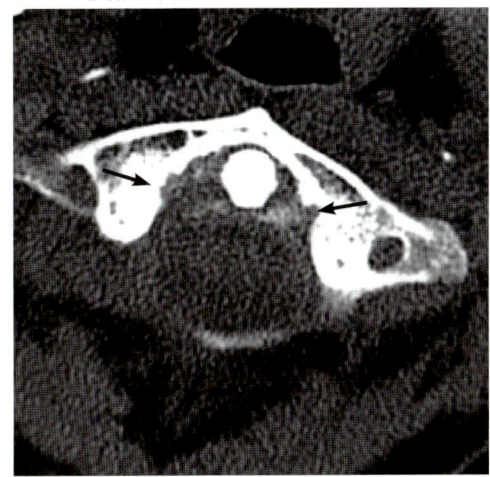

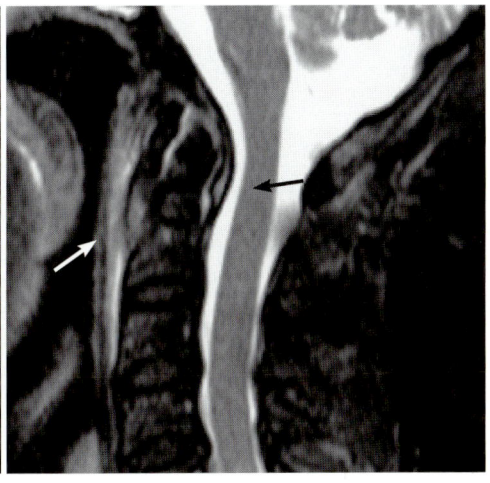

図1　歯突起周囲に石灰化（A，→）がある．関節液の増加がある．環椎横靱帯や頸長筋の浮腫がある（B，→）．（東京警察病院 萩原彰文先生のご厚意による）

70歳台女性　偽痛風発作

A：膝関節単純X線写真正面像　　B：膝関節CT, MPR冠状断像

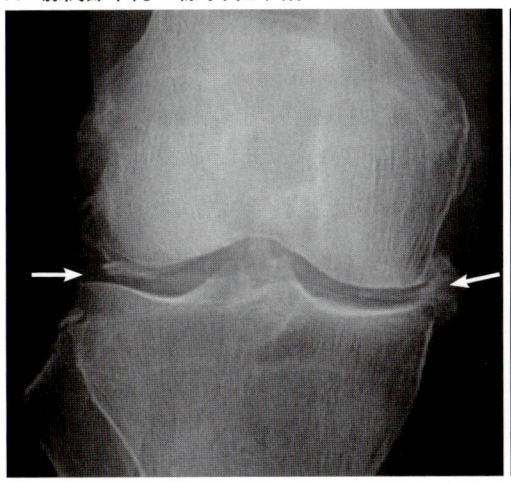

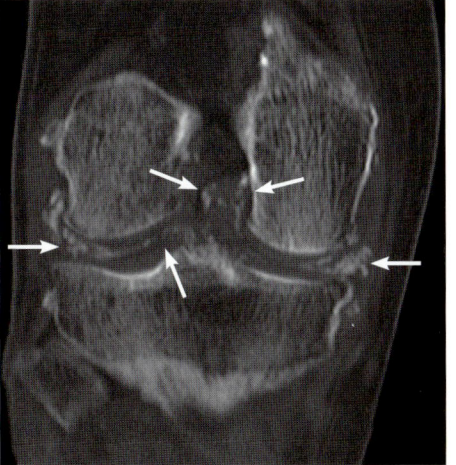

図2　半月板（線維軟骨），靱帯の石灰化がある（A，→）．硝子軟骨の表面や滑膜・関節腔内にも石灰化がある（B，→）．変形性関節症の所見は強くない．（熊谷総合病院整形外科 今野 慎先生のご厚意による）　　　（山﨑美保子）

塩基性リン酸カルシウム(BCP)結晶沈着症
basic calcium phosphate(BCP) crystal deposition disease

Essentials
- 腱などに塩基性リン酸カルシウム(BCP)結晶が沈着する．無症状の時期もある．慢性関節症を起こすこともある．
- 沈着した結晶がクリーム状に柔らかく変性して破れ，関節腔，滑液包，周囲軟部組織に流出すると急性炎症性発作を起こす．
- 背景に腱症があることが多い．透析患者や膠原病患者で結晶沈着が起こることもある．

臨床的事項
- 急性発作は激痛であり，発熱があることもある．CRPや白血球が上昇することも多い．
- 小児から高齢者まで，いずれの年齢層でも生じる．
- 治療は，消炎鎮痛薬投与を行う．肩では石灰化物質の穿刺吸引やステロイド注入が行われることがある．2～3週間で改善する．
- 発生頻度は，肩関節，股関節周囲，その他，の順である．
- 肩関節では棘上筋腱に多い．棘上筋腱の滑液包側の表層に結晶沈着が起こり，発作時には滑液包側に結晶が流出する．棘下筋腱，肩甲下筋腱にも起こる．
- 頸長筋腱炎は，咽頭痛・嚥下痛や発熱があるため，咽後膿瘍との鑑別が重要となる．頸長筋腱炎は咽後浮腫を生じるが，咽後膿瘍との鑑別点は，以下の3点である．①咽後間隙全体の浮腫であり，円形でない．②被膜濃染がない．③内部に筋膜(alar fascia)が温存される．頸長筋腱の上端付着部(環椎前結節)は正中にあるが，付着部以下では左右に分かれることに注意する．

病態生理・病理像
- 全身の代謝異常ではない．正常腱が線維軟骨化生を起こし，軟骨基質にBCP結晶沈着が起こるといわれている．形成期にはBCP結晶沈着が周囲の正常腱を押し広げるように拡大していく．形成期のBCP結晶沈着物は固い．吸収期になるとクリーム状に柔らかくなる．破れると周囲に炎症を起こす．

参考文献
1) 福田国彦，杉本英治，上谷雅孝，江原 茂・編：関節のMRI，第2版．メディカル・サイエンス・インターナショナル，2013：236-242.
2) 佐志隆士：石灰沈着性腱板炎．佐志隆士，井樋栄二，秋田恵一・編：肩関節のMRI―読影ポイントのすべて，改訂第2版．メジカルビュー社，2011：110-117.
3) 藤本 肇：脊椎の沈着症と靱帯骨化症．おさえておきたい脊椎・脊髄画像診断の基本．画像診断 2012；32：608-618.

画像所見

単純写真・CT・MRI　腱に石灰化が起こる．時期により，石灰化の形状は異なる．急性期には大型の淡い石灰化となり，症状の改善とともに縮小する．急性期には周囲の炎症性浮腫や滑液包炎などが起こる．

40 歳台女性　石灰沈着性腱板炎（棘上筋腱）

肩関節 CT, MPR 冠状断像

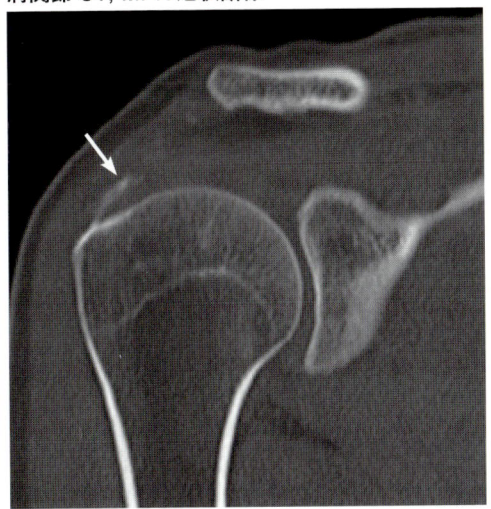

図1　滑液包側の表層に石灰化がある（→）．（昭和大学 扇谷芳光先生のご厚意による）

20 歳台男性　石灰沈着性頸長筋腱炎

頸部造影 CT, MPR 矢状断像

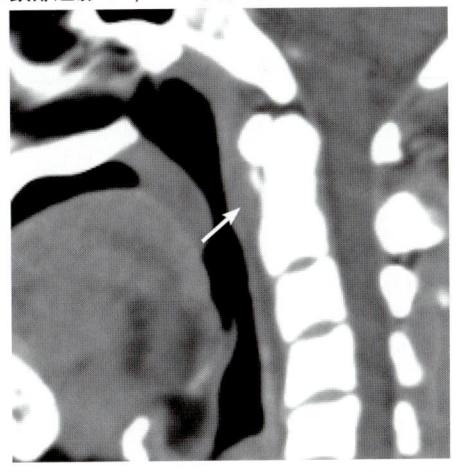

図2　咽後浮腫がある．環椎前結節直下で頸長筋腱の石灰化がある（→）．（横浜旭中央総合病院 佐藤秀一先生のご厚意による）

50 歳台男性　石灰沈着性頸長筋腱炎

A：頸部 CT 横断像

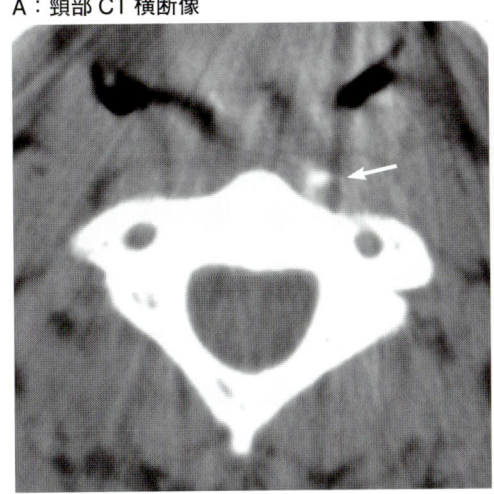

B：MRI, T2 強調横断像

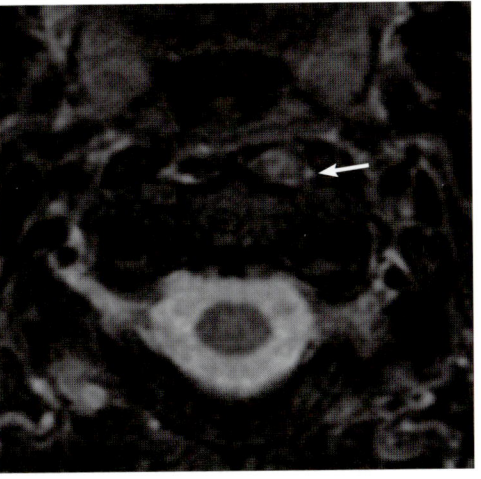

図3　環椎前結節直下より下方に生じる BCP 結晶沈着（→）は，正中ではないことに注意する．浮腫の程度が軽度のこともある．（横浜旭中央総合病院 佐藤秀一先生のご厚意による）

（山﨑美保子）

腱黄色腫

tendinous xanthoma

Essentials
- 黄色腫は，マクロファージが脂質を取り込んで生成される泡沫細胞(foam cell)が浸潤し，腫瘤状増殖をきたした病変である．
- 家族性高コレステロール血症，脳腱黄色腫症などの家族性の脂質代謝異常症に合併することが多い．
- 両側性・多発性にみられ，好発部位は足部(特にアキレス腱)，肘部，膝部，手指である．

臨床的事項
- 腱黄色腫は，全身性の脂質代謝異常，特に家族性高コレステロール血症(familial hypercholesterolemia：FH)に合併する．家族性高コレステロール血症は常染色体優性遺伝で，LDL コレステロールを分解する LDL 受容体に遺伝的異常がある．このため LDL コレステロールが血中に著明に増加し，冠動脈疾患を含めた動脈硬化症が若年で発症する．
- 常染色体劣性の遺伝形式をとる脂質蓄積異常症の脳腱黄色腫症(cerebrotendinous xanthomatosis)でも腱黄色腫が好発する．コレステロールの還元体のコレスタノールが脳，末梢神経，動脈壁，腱などに沈着し，認知機能低下，小脳失調症，皮質脊髄路不全麻痺などの神経症状，虚血性心疾患などをきたす．
- 通常は両側性・多発性にみられる．アキレス腱に最も好発し，足部では足底筋膜にも発生しやすい．そのほか，肘部(上腕三頭筋腱の肘頭付着側)，膝部(膝蓋腱の脛骨粗面付着側)，手指(伸筋腱や屈筋支帯)などに発生する．

病態生理・病理像
- マクロファージが脂質を取り込んで生成される泡沫細胞が浸潤し，腫瘤状増殖をきたす．初期は炎症細胞を混じながら泡沫細胞が浸潤し，陳旧化すると泡沫細胞はコラーゲン線維に置換される．
- 発生には物理的刺激と血行動態が関与していると考えられている．

参考文献
1) Dussault RG, Kaplan PA, Roederer G：MR imaging of Achilles tendon in patients with familial hyperlipidemia：comparison with plain films, physical examination, and patients with traumatic tendon lesions. AJR Am J Roentgenol 1995；164：403-407.
2) Tsouli SG, Kiortsis DN, Argyropoulou MI, et al：Pathogenesis, detection and treatment of Achilles tendon xanthomas. Eur J Clin Invest 2005；35：236-244.
3) Smithard A, Lamyman MJ, McCarthy CL, et al：Cerebrotendinous xanthomatosis presenting with bilateral Achilles tendon xanthomata. Skeletal Radiol 2007；36：171-175 (Epub).

画像所見

単純写真 腱のびまん性，紡錘状の腫大が，両側性・多発性にみられる．単純X線写真で石灰化を伴うことがある．

超音波 正常腱はその走行に沿った線状のエコーパターンを示す．腱黄色腫ではびまん性で不均一なエコーパターンを示す．

MRI T1強調像で低～中等度信号，T2強調像で低～高信号とさまざまで，軽度の不均一な造影効果を伴う．内部が点状の信号パターン（stippled appearance）を示すこともある．

50歳台女性　家族性高コレステロール血症

A：足関節MRI, T1強調矢状断像　　B：T2強調矢状断像　　C：T2強調横断像

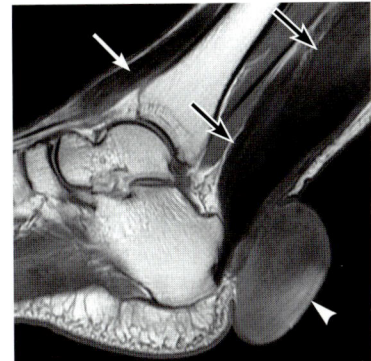

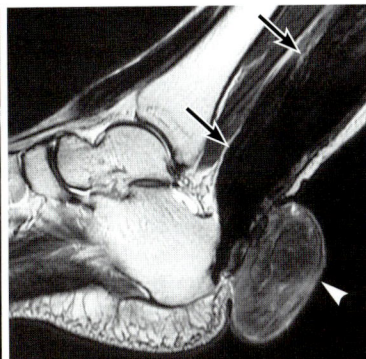

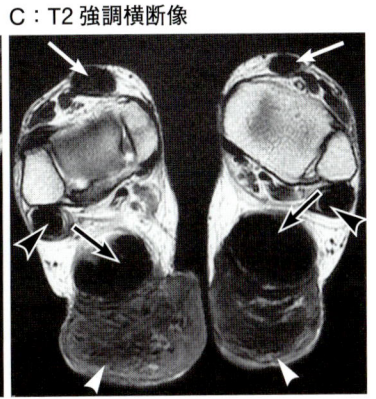

図1　アキレス腱の脛骨付着側はびまん性に腫大し，T1, T2強調像で低信号を示している（A～C, 黒矢印）．この腱に接して後方に突出する軽度高信号が混在する低信号を示す腫瘤がみられる（A～C, 白矢頭）．同様に前脛骨筋腱（A～C, 白矢印），腓骨筋腱（C, 黒矢頭）もびまん性に腫大している．横断像（C）で見ると，これらの所見は両側ほぼ対称性に生じていることがわかる．

50歳台男性

左肘関節MRI, T2強調矢状断像

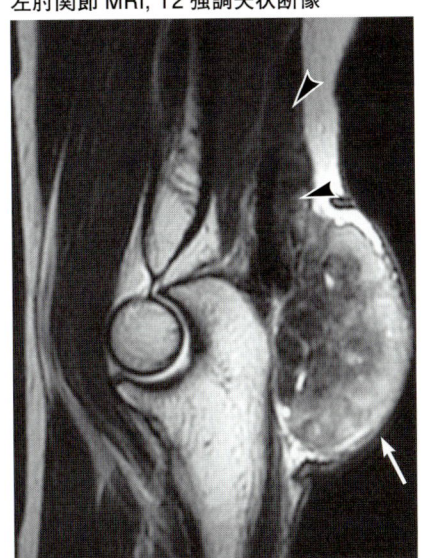

図2　上腕三頭筋腱はびまん性に腫大し，T2強調像で低信号を示す（▶）．肘頭背側の皮下にも大きな腫瘤を形成している（→）．

(山口哲治)

アミロイド関節症
（主に透析アミロイドーシス）
amyoloid arthropathy (dialysis-related amyloidosis)

専門医レベル
診断専門医レベル
指導医レベル

Essentials

- アミロイド関節症は長期透析患者に発生するものが多い．股・膝・肩・手関節，脊椎に好発する．
- 単純 X 線写真では囊胞状骨侵食像が特徴的で，進行すると病的骨折を合併することがある．関節裂隙は保たれやすい．
- MRI で病変は関節内の靱帯や関節包の骨付着部に多く認められ，T1・T2 強調像で低信号を示す構造として認められる．
- 破壊性脊椎関節症は頸椎に好発し，進行性の椎体終板の骨侵食像，椎体の圧潰，脊椎不安定性によるすべりが生じる．環軸関節にアミロイド沈着による偽腫瘍（アミロイドーマ）を形成しやすい．

臨床的事項

- 透析アミロイド関節症は，長期透析患者に発生する．アミロイドは関節の滑膜や腱鞘滑膜，靱帯，骨髄に沈着しやすいため，骨関節病変をきたしやすい．本邦ではすべての透析患者の 25.6％に発生するとされる．腹膜透析や慢性腎不全の症例でもアミロイドーシスが発生しうる．
- アミロイド沈着は消化管や肝臓，脾臓，内分泌腺などの全身の種々の臓器に広くみられることが判明しており，アミロイド関節症は全身性アミロイドーシスの一部分症と認識すべきである．
- 好発部位は股・膝・肩・手関節，脊椎である．脊椎病変は破壊性脊椎関節症（destructive spondyloarthropathy）とよばれる．
- 透析開始後約 7～10 年で，慢性関節痛，関節周囲の腫脹，手根管症候群による神経症状をきたす．手根管症候群は屈筋腱群の腱鞘滑膜や屈筋支帯（横手根靱帯）にアミロイドが沈着することにより，手根管内の正中神経が圧迫されて生じる．手根管症候群は透析患者で手術が必要とされる病態としては最も頻度が高い．
- アミロイド沈着による骨侵食に伴い，大腿骨頸部などに病的骨折をきたすことがある．破壊性脊椎関節症が進行すると，脊髄圧迫症状や神経根症状が出現する．

病態生理・病理像

- アミロイドは Congo red 染色で橙色に染色される微小線維（amyloid fibril：Af）としてみられる．アミロイド物質はこの Af を形成し組織に沈着したタンパク質である．アミロイドの前駆タンパク質となる β_2-ミクログロブリン（β_2-MG）は従来まで使用されてきた透析膜では除去されないため，長期透析患者においてアミロイドが種々の臓器に沈着する．

- アミロイド沈着が病理学的に証明されても無症候の時期があり，炎症反応や骨破壊が加わって症状が出現すると考えられている．β_2-MGの変質・修飾がアミロイドの組織沈着に重要な要素とも考えられている．しかし，透析アミロイド関節症の詳細な発生機序は十分に解明されていない．

参考文献
1) Ogawa H, Saito A, Hara K：Amyloid deposition in systemic organs in long-term hemodialysis patients. Clin Nephrol 1987；28：199-204.
2) Fukuda K, Yamamoto H：Dialysis-related amyloidosis：Semin Musculoskelet Radiol 2001；5：113-119.
3) Otake S, Tsuruta Y, Yamana D, et al：Amyloid arthropathy of the hip joint：MR demonstration of presumed amyloid lesions in 152 patients with long-term hemodialysis. Eur Radiol 1998；8：1352-1356.

画像所見

単純写真・MRI
- 多関節に起こり両側対称性であることが多い．好発部位は膝・股・肩・手関節である．脊椎も好発部位で破壊性脊椎関節症とよばれる．
- 嚢胞状骨侵食像が特徴的で，進行すると病的骨折を合併することがある．関節裂隙は保たれやすい．
- 病変は関節内の靱帯や関節包の骨付着部に多く認められ，関節周囲の靱帯・腱などにもアミロイドの沈着が生じる．MRIではT1・T2強調像で低信号を示す構造として認められる．アミロイドはT2*強調像で通常は低信号を示さないため，色素性絨毛結節性滑膜炎や血友病性関節症などのヘモジデリン沈着を伴う関節内病変と鑑別可能である．
- 破壊性脊椎関節症は頸椎(特に下位頸椎)に好発し，次いで腰椎に多い．胸椎に発生することは少ない．単純X線写真では進行性の椎体終板の骨侵食像や不整な骨硬化像，椎体の圧潰，脊椎不安定性によるすべりが生じる．骨棘形成が比較的乏しく，変形性脊椎症との鑑別点となる．環軸関節の滑膜や横靱帯にアミロイドの沈着による偽腫瘍(アミロイドーマ)を形成しやすい．軸椎歯突起の骨侵食や亜脱臼をきたすことがある．

慢性腎不全や透析患者でみられる軟部組織の石灰化
- 慢性腎不全や透析患者では，特発性の腫瘍状石灰化症(tumoral calcinosis)に類似した軟部組織の石灰化腫瘤を形成することがあり，転移性石灰化，異所性石灰化や腫瘍状石灰化症様病変とよばれる．
- 慢性腎不全において血中リン上昇，カルシウム低下により副甲状腺ホルモンの分泌が亢進して二次性副甲状腺機能亢進症の病態が生じ，リンとカルシウムが軟部組織に沈着をきたす．透析患者においては，高カルシウム濃度の透析液での長期透析が発症の一因と考えられている．
- 関節周囲，特に肘・肩・股関節などの大関節周囲の軟部組織に好発する．

60歳台男性　膝関節アミロイド関節症

A：右膝関節単純X線写真正面像　B：左膝関節正面像 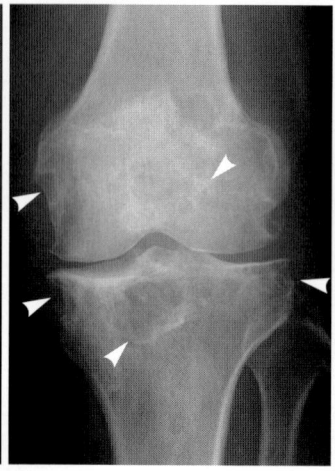　C：右膝関節MRI, T2強調矢状断像

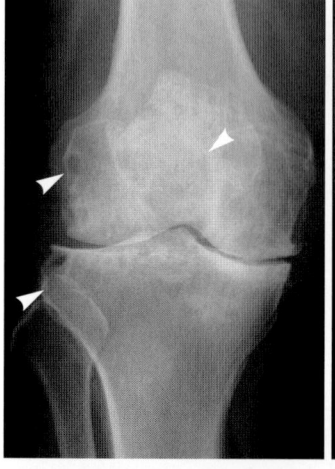

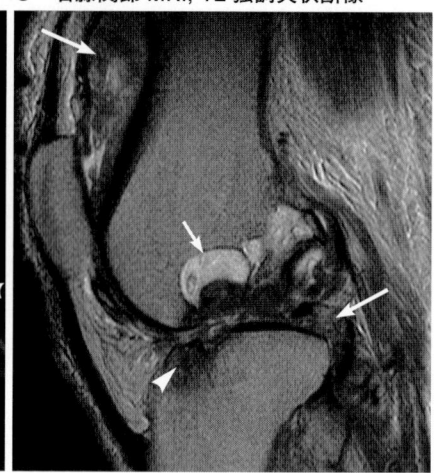

D：右膝関節T2*強調冠状断像

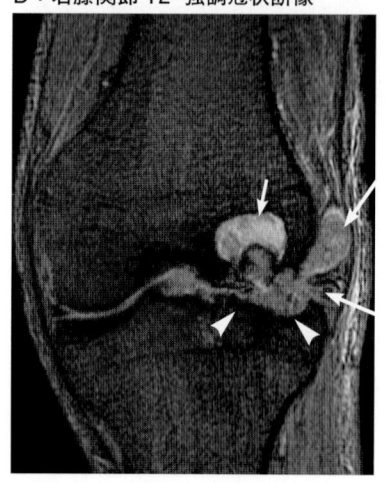

図1　単純X線写真（A, B）では，両側の大腿骨・脛骨に多発性に嚢胞状骨侵食が認められ（▶），一部のものは硬化縁を伴っている．左膝の関節裂隙は比較的保たれている．関節内にT2強調像で低信号，T2*強調像で中間信号を示すアミロイドが沈着している（C, D, 大矢印）．大腿骨の嚢胞状骨侵食はT2, T2*強調像では不均一な高信号を示す（C, D, 小矢印）．脛骨の関節面にも骨侵食がみられる（C, D, ▶）．

60歳台女性　股関節アミロイド関節症

股関節MRI, T2強調冠状断像

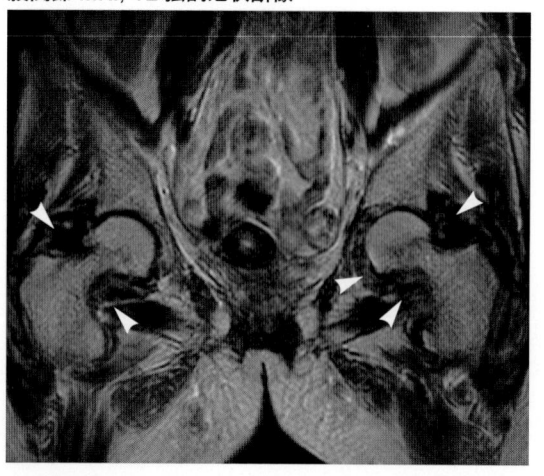

図2　両側とも関節内に低信号を示すアミロイドが沈着しており（▶），骨侵食により大腿骨頸部は狭細化をきたしている．

60歳台男性　破壊性脊椎関節症

A：頸椎単純X線写真側面像　　B：MRI, T2強調矢状断像

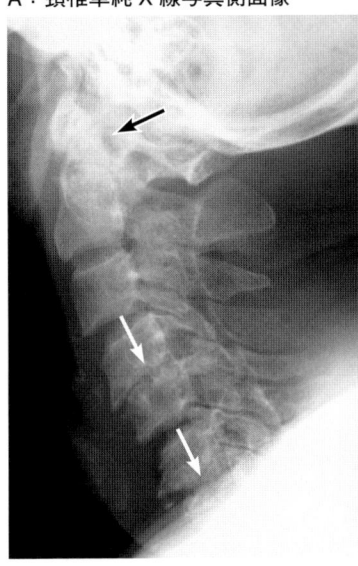

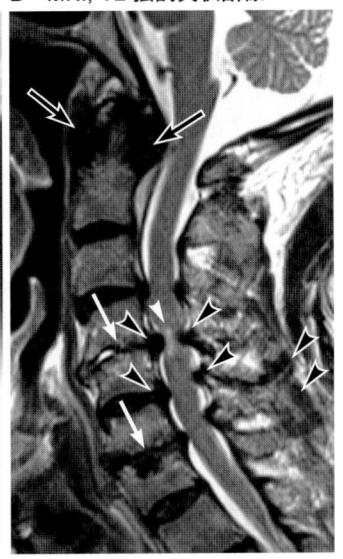

図3　複数の椎間レベルで椎間腔狭小化や終板の骨侵食像がみられる（A, 白矢印）. アライメントは不整でC4の前方すべりを伴っている. 突出した椎間板や肥厚した脊椎周囲の靱帯が低信号を示している（B, 黒矢頭）. C4/5レベルで脊髄は圧迫され, 内部に脊髄軟化を示唆する高信号域がみられる（B：白矢頭）. 環軸関節には低信号の腫瘤状構造が見られ, 歯突起の骨侵食をきたしている（A, B, 黒矢印）.

50歳台男性　軟部組織の転移性石灰化

右胸壁単純X線写真正面像

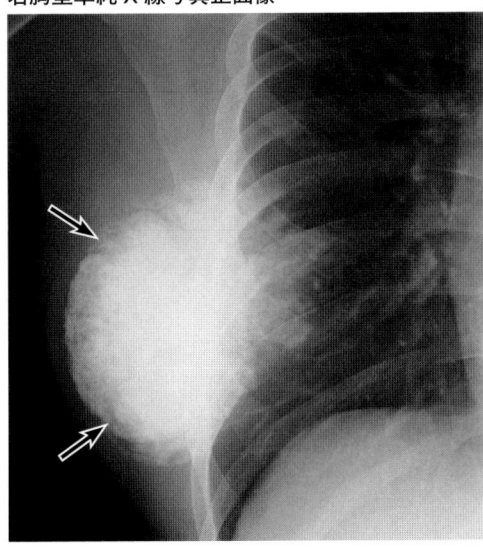

図4　単純X線写真正面像で, 胸壁に大きな腫瘤状の石灰化がみられる（→）. この症例では股関節周囲にも同様の石灰化が認められた.

(山口哲治)

変形性関節症

osteoarthritis/osteoarthrosis(OA)

専門医レベル
診断専門医レベル
指導医レベル

Essentials

- 下肢では第1足根中足関節，膝関節，股関節，上肢では手関節，肩関節に好発する．
- 画像診断は単純X線写真の三大所見(関節裂隙狭小化・骨棘形成・骨硬化)が基本となる．しかし，関節軟骨や骨髄内変化，滑膜や膝関節における半月板など単純X線写真で描出されない病変は主にMRIを用いて評価する．

臨床的事項

- 関節軟骨菲薄化・骨棘形成・軟骨下骨硬化などの変性性変化を特徴とする．関節リウマチのような"活動性関節炎"とは異なり，"変性疾患"として分類されるのが一般的である．
- 二次性ではあるが活動性の滑膜炎を認めることもある．
- 40歳以上の日本人において単純X線写真で診断される膝関節OAの有病率は男性で42.6％，女性62.4％と報告されており，全国レベルでは男性860万人，女性1670万人の有病者がいると推定されている．

病態生理・病理像

- OAは，体重やその他の負荷のかかる関節に好発するが，発生部位は手足の小関節，肩関節，膝関節，股関節，脊椎，仙腸関節と幅広い．
- 特に頻繁なのは，手指関節(遠位指節間関節＞近位指節間関節＞中手指節関節の順)，第1手根中手関節，第1足根中足関節，膝関節(内側大腿骨脛骨間隙＞外側大腿骨脛骨間隙＞膝蓋大腿関節の順)，股関節，ならびに脊椎の椎間関節のOAである．
- OAは大別すると一次性OAと二次性OAがある．
- 一次性OAの原因：関節の使用過多(スポーツ，職業性)，年齢(高齢になるほどリスク大)，肥満(加重のかかる関節)．
- 二次性OAの原因：外傷後，先天性・発育異常(例：先天性股関節脱臼)，代謝性(例：ヘモクロマトーシス，透析アミロイドーシス)，内分泌性(例：先端巨大症)，結晶沈着症(例：痛風，偽痛風など)，その他(無腐性壊死，化膿性関節炎，関節リウマチ，若年性特発性関節炎，その他の関節炎，血友病，繰り返す関節血症，神経障害性関節症，Paget病，色素性絨毛結節性滑膜炎)．

参考文献

1) Hayashi D, Guermazi A, Roemer FW：MRI of osteoarthritis：the challenges of definition and quantification. Semin Musculoskelet Radiol 2012；16：419-430.
2) Guermazi A, Hayashi D, Roemer FW, et al：Osteoarthritis：a review of strengths and weaknesses of different imaging options. Rheum Dis Clin North Am 2013；39：567-591.

画像所見

単純写真 関節裂隙狭小化，骨棘形成，軟骨下骨硬化，軟骨下嚢腫の評価が可能である．単純X線写真上の関節裂隙狭小化は，関節軟骨菲薄化を間接的に示す所見とされているが，MRIで見ると関節軟骨は正常であっても半月板の逸脱や摩滅などによって関節裂隙狭小化をきたすことがある．逆に，軟骨の損傷部位が関節裂隙に相当しない場所である場合，あるいは損傷が小さく局所的な場合，単純X線写真上は関節裂隙狭小化がみられない．単純X線写真正面像で評価できるのは脛骨大腿骨関節の関節裂隙のみである．膝蓋骨大腿骨関節の関節裂隙は側面像あるいはスカイライン像で評価するが，スカイライン像のほうがより正確とされている．関節軟骨全層欠損に至ると，bone-on-bone様の所見を示す．

CT CTでは骨棘形成および軟骨下嚢腫が重なり像なく明瞭に描出される．造影剤を関節腔内に注入して行うCT関節造影検査を用いると，関節軟骨損傷の正確かつ詳細な評価が行える．しかし，造影剤を用いないルーチンのMRIでも関節軟骨損傷の評価はできるため，被曝もなく非侵襲的なMRI検査のほうが患者への負担が少なくてすむ．

超音波 超音波検査の利点はベッドサイドや外来クリニックで簡便かつ低コストで行えること，また関節を動かしながらダイナミックな画像評価を行えることである．超音波は股関節・膝関節における関節水腫や表在性の病変(例・骨棘形成，滑膜炎)の評価に適している．ドプラにて肥厚滑膜内に血流増加を認める場合，滑膜炎が示唆される．しかし，大関節の深部にある病変の評価は難しく，MRIが必要となる．

MRI MRIを用いると骨軟骨および軟部組織の病変を描出することができる．以下に，病変ごとのMRI所見を述べる．

- **関節軟骨菲薄化**：関節軟骨の早期変化(菲薄化や欠損に至る前)の段階では，軟骨内水分の増加によりT2強調像において軟骨内信号上昇がみられる．菲薄化が進行し軟骨欠損に至ると，欠損している部分は脂肪抑制T2強調像において正常軟骨より高信号を示し，関節水腫と同程度の信号強度を示す．
- **骨棘形成**：単純X線写真上検知ができない小病変であっても正確な評価を行える．
- **軟骨下骨硬化**：荷重関節のOAが進行し，関節軟骨の変形・損傷(＋膝関節では半月板損傷・逸脱)をきたすと，過度の荷重が軟骨下骨にかかるようになり，骨硬化をきたす．MRI上，T1強調・T2強調像の両者において軟骨下骨に帯状の低信号域を呈する．
- **骨髄浮腫様病変**：T1強調像では低信号，脂肪抑制T2強調像や脂肪抑制プロトン密度強調像，またはSTIR像において，軟骨下に境界不明瞭な淡い高信号域として描出される．骨髄浮腫様病変そのものはOA以外のさまざまな病態でもみられるため，鑑別診断を考慮する必要がある．病変が関節軟骨直下にない場合はOA以外の病態が示唆される．
- **軟骨下嚢腫**：軟骨下骨に脂肪抑制T2強調像で著明な高信号，T1強調像で低信号を呈する境界明瞭な円形領域として描出される．骨髄浮腫様病変の内部に存在することも多い．粘液変性や出血，気嚢胞形成を伴う場合もあり，造影MRIでは増強効果を示すこともある．そのため，純粋な"嚢腫"というよりは，"嚢腫様病変"という考え方も提唱されているが，詳しい発生機序は未解明である．大きなものは単純X線写真上でも容易に確認されるが，小さなものはMRIでなければ検出されない場合が多い．
- **関節水腫と滑膜炎**：関節水腫は中等度以上のOA患者において頻繁にみられ，靱帯損傷，関節内遊

離体の発生，軟骨あるいは半月板損傷に伴う反応性滑膜炎を反映していると考えられる．非造影 MRI では，関節水腫と増殖滑膜は共に高信号を呈するため，これらの識別には造影 MRI が必要となる．造影後の脂肪抑制 T1 強調像においては，関節水腫は低信号，炎症性の肥厚滑膜は増強効果による高信号を呈するため，鑑別が容易である．

- **半月板損傷・逸脱**：膝関節は内側および外側大腿脛骨関節と膝蓋大腿関節によって構成されるが，OA による影響を最も受けやすいのは内側脛骨大腿骨間隙である．そのため，内側半月板（特に後節）に MRI にて異常高信号を認めることが多く，半月板断裂に至る場合もある．また，MRI 冠状断像で半月板の外周方向への逸脱を認める症例では，関節軟骨の菲薄化を伴わなくても，単純 X 線写真上，同側脛骨大腿骨間隙の関節裂隙狭小化がみられることがある．さらに，半月板後角の先端部は meniscal root とよばれ，脛骨に強固に付着しているが，この meniscal root が断裂すると半月板の外周方向への逸脱の原因となる．断裂をきたしたのが半月板そのものであっても meniscal root であっても，半月板が逸脱してしまうと膝関節の加重伝達と衝撃吸収のメカニズムに異常をきたし，同側の関節軟骨損傷の助長，引いては OA の進行を促進する結果となる．
- **関節内・外嚢腫および滑液包炎**：進行した OA では，滑液包炎（例：鵞足滑液包炎），関節内嚢腫（例・膝窩嚢胞）や関節外嚢腫（例：Hoffa 脂肪体ガングリオン嚢腫）がみられる頻度が高い．
- **関節内遊離体**：OA でみられる関節内遊離体は，剥離した関節軟骨の断片や，骨折して脱落した骨棘の破片である．MRI 上，関節腔内に遊離した小結節として描出され，正常骨髄と同程度の信号強度を示す．
- **靱帯・関節唇の変性性変化・損傷**：これらの評価には MRI が必要となる．関節唇損傷は MR 関節造影を用いるとより正確な評価が行える．

60 歳台女性

膝関節単純 X 線正面像

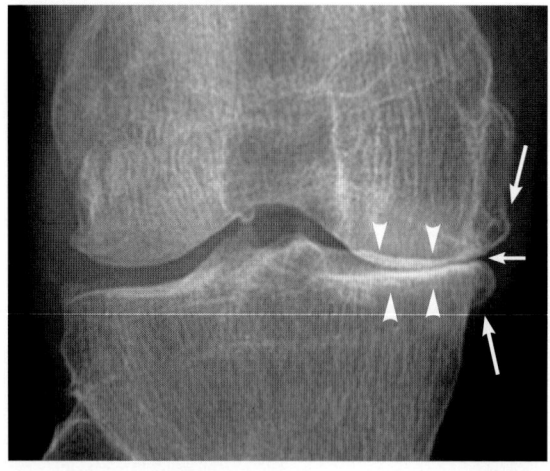

図1 脛骨大腿骨関節内側コンパートメントに著明な関節裂隙狭小化（小矢印）がみられ，大腿骨・脛骨の軟骨下硬化（▶）を認める．大腿骨遠位端・脛骨近位端に大きな骨棘形成（大矢印）がみられる．進行した変形性膝関節症の所見である．

70 歳台男性　変形性膝関節症

膝関節 MRI，脂肪抑制プロトン密度強調矢状断像

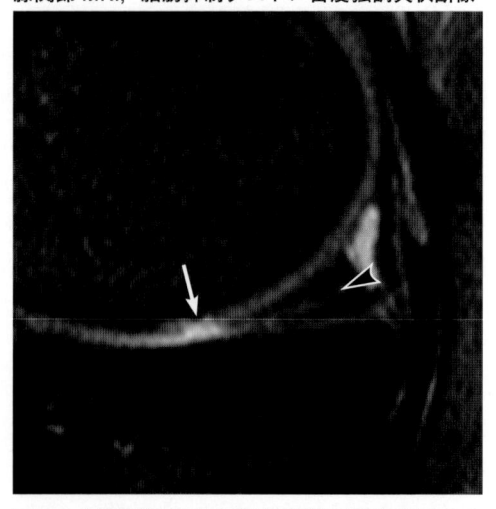

図2　大腿骨遠位端内側荷重部に関節軟骨の小欠損を認める（→）．内側半月板後角の水平断裂を伴っている（▶）．

60歳台女性　変形性膝関節症

膝関節MRI，脂肪抑制プロトン密度強調冠状断像

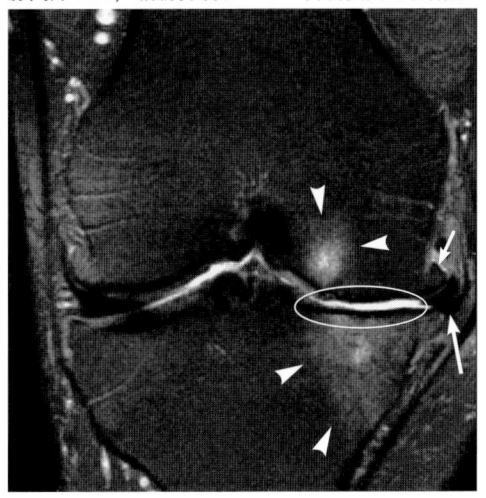

図3 内側脛骨大腿骨間隙の著明な関節軟骨菲薄化（○）および内側半月板の逸脱（大矢印）・骨棘形成（小矢印）を認める．大腿骨遠位端および脛骨近位端の軟骨直下に淡い高信号域を認め，骨髄浮腫様病変に一致する（▶）．

60歳台男性　外傷（脱臼）後に生じた二次性変形性肩関節症

肩関節MR関節造影，脂肪抑制T1強調横断像

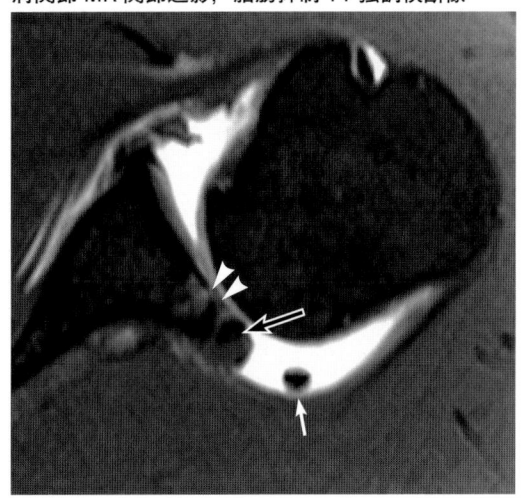

図4 数年前に肩関節後方脱臼し，後方関節唇におけるinverse Bankart病変が無治療のまま経過した症例．MR関節造影で，後下部関節窩にびまん性の関節軟骨損傷（▶）および石灰化した後方関節唇（大矢印）を認める．腋窩嚢には遊離体があり（小矢印），上腕骨頭は後方への亜脱臼をきたしている．

20歳台女性　臼蓋形成不全に続発した変形性股関節症

A：股関節単純X線写真正面像　　B：CT横断像

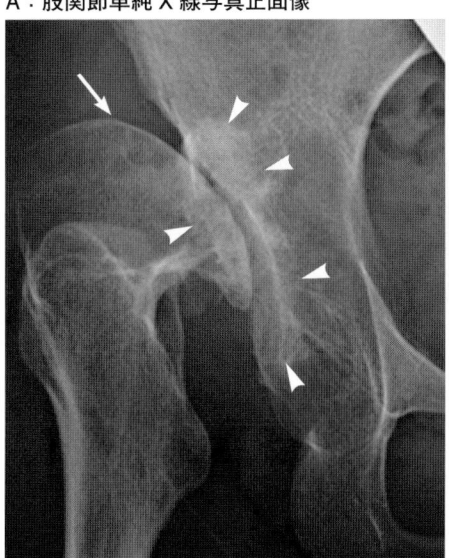

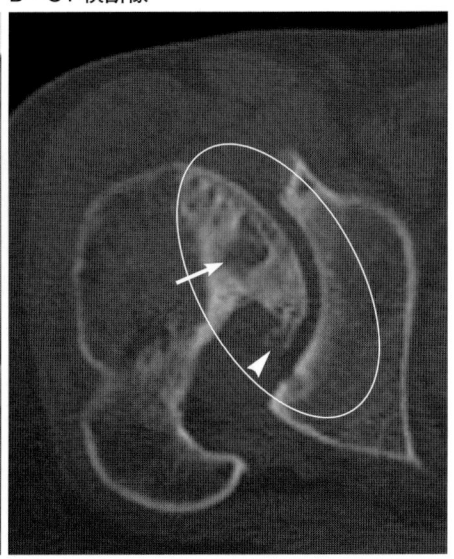

図5 単純X線写真正面像（A）では，左臼蓋形成不全があり，臼蓋と骨頭が扁平化している．関節面に骨硬化がみられる（▶）．骨頭は外側上方に偏位し，亜脱臼をきたしている（→）．CT横断像（B）では，関節面に軟骨下嚢胞（→），骨棘形成（▶）と骨硬化を伴う変形（○）を認める．（東京慈恵会医科大学 福田国彦先生のご厚意による）

（林　大地）

神経障害性関節症（Charcot 関節）

neuropathic arthropathy（Charcot joint）

専門医レベル
診断専門医レベル
指導医レベル

Essentials

- 神経障害性関節症とは，中枢・末梢神経障害による深部知覚・痛覚の低下が原因で生じる進行性の関節破壊および変性性変化である．
- 代表的な原因疾患は "DS 6"（Diabetes＝糖尿病，Syphilis＝梅毒，Steroids＝ステロイド投与，Spinal cord injury＝脊髄外傷，Spina bifida＝二分脊椎，Syringomyelia＝脊髄空洞症，Scleroderma＝強皮症）．

臨床的事項

- 米国での疫学的研究によると，肥満，年齢（55～64歳），糖尿病罹患歴6年以上，HbA1c値7％以上，腎不全や関節炎の既往などが神経障害性関節症の危険因子として挙げられている．

病態生理・病理像

- 中枢・末梢神経障害による深部知覚・痛覚の低下が原因で生じる進行性の関節破壊および変性性変化であり，neuropathic arthropathy ともよばれる．
- 関節病変の進行速度はさまざまであるが，数週間のうちに著明な破壊性変化をきたすこともある．
- 画像上，顕著な関節破壊がみられている場合でも，疼痛などの臨床症状は比較的軽微であることが特徴的な疾患である．
- 原因疾患と好発部位はさまざまであるが，代表的な原因疾患は "DS 6" と覚えておくとよい（Diabetes＝糖尿病，Syphilis＝梅毒，Steroids＝ステロイド投与，Spinal cord injury＝脊髄外傷，Spina bifida＝二分脊椎，Syringomyelia＝脊髄空洞症，Scleroderma＝強皮症）．
- その他の原因としては，鎮痛薬の長期投与，関節リウマチ・乾癬，アルコール中毒，脊髄腫瘍などが挙げられる．
- 好発部位は，肩関節，肘関節，手関節，脊椎（胸腰椎移行部および腰椎），股関節，膝関節，足関節である．

参考文献

1) Stuck RM, Sohn MW, Budiman-Mak E, et al：Charcot arthropathy risk elevation in the obese diabetic population. Am J Med 2008；121：1008-1014.
2) Aliabadi P, Nikpoor N, Alparslan L：Imaging of neuropathic arthropathy. Semin Musculoskelet Radiol 2003；7：217-225.

画像所見

単純写真 画像所見としては，"6つのD"が特徴的である．Dense bone（骨硬化），Degeneration（変性性変化・骨棘形成），Destruction（関節破壊），Deformity（関節変形），Debris（関節内遊離骨・軟骨片），Dislocation（脱臼）．

MRI 関節軟骨・骨破壊，関節水腫，骨髄浮腫様病変，関節内遊離体などを認める．罹患した関節の骨髄はT1強調像において全体的に低信号を呈する．皮膚潰瘍近傍の脂肪組織においても低信号を示す．ガス産生菌の感染が生じると，その部位も低信号を呈する．造影剤投与後，炎症性腫瘤は増強効果を呈するが，壊死している中心部は増強されない．画像上の鑑別診断としては，感染による化膿性関節炎や骨髄炎が挙げられるが，鑑別が難しい場合が多い．これらの感染症は特に糖尿病による足の神経障害関節症においてよく合併する．

30歳台男性

A：右足関節単純X線写真　　B：左足関節単純X線写真

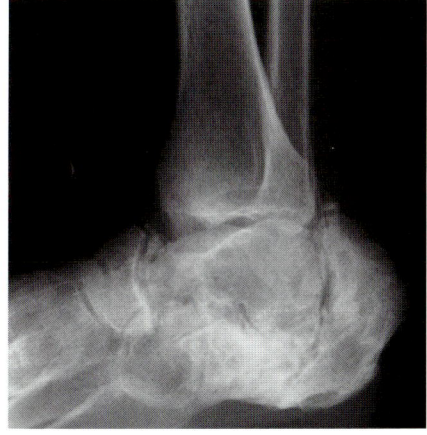

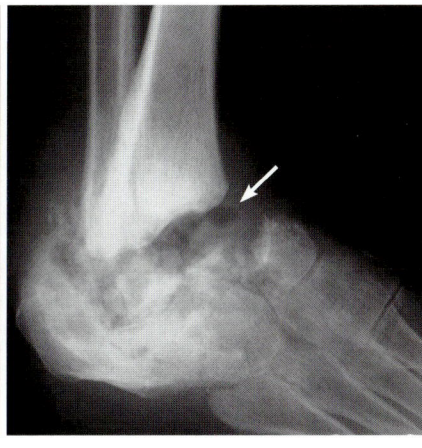

図1　10年前に糖尿病の診断を受けている．両足の浮腫と変形，疼痛を認める．足関節，足根関節の破壊と粉砕骨折があり，強い変形がみられる．関節周囲に相対的な骨硬化を認める．左足関節にはガス像（→）があり，ガス産生菌感染を合併していると考えられる．

60歳台女性　脊髄空洞症（Chiari奇形）に合併した神経障害性関節症（Charcot関節）

肩関節単純X線写真

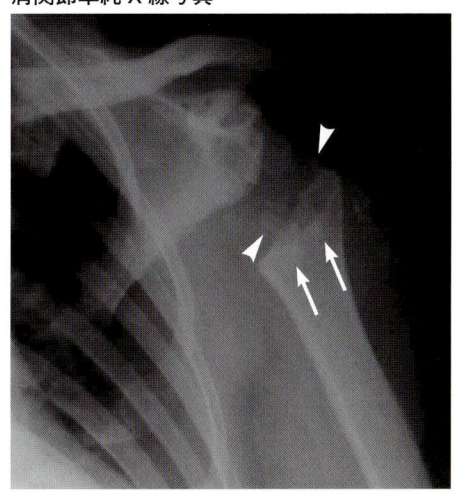

図2　肩関節単純X線写真で，神経障害性関節症に特徴的な"6つのD"［骨硬化（→），変性性変化，関節破壊，関節変形，関節内遊離骨（▶），脱臼］が認められる．

（林　大地）

血友病性関節症

hemophilic arthropathy（HA）

専門医レベル
診断専門医レベル
指導医レベル

Essentials

- 伴性劣性遺伝病であるため，患者のほとんどが男性である．
- 特徴的なMRI所見は関節腔内および周囲の低信号域（ヘモジデリン），滑膜肥厚，関節水腫，関節腔内液面形成，軟骨下囊腫，および関節軟骨菲薄化・欠損である．

臨床的事項

- 血友病（hemophilia）は伴性劣性遺伝病であるため，男性がほとんどで女性はまれ．
- 1万人に1人の男児に生じるとされ，2010年の調査では日本全国で4394人（男性4368人，女性26人）の血友病A患者がいると報告されている．
- 血友病Aでは第Ⅷ因子の，血友病Bでは第Ⅸ因子の欠損あるいは活性低下を認めるが，出血という臨床症状や画像上の所見は両者とも共通している．

病態生理・病理像

- 典型的には外傷などの誘因がない深部出血（関節内や筋肉内）を認めるが，腹部，軟部組織の出血もよくみられ，まれに頭蓋内（帽状腱膜と頭蓋骨骨膜との間）や骨膜下および骨内にも出血が生じる．
- 滑膜関節内出血を繰り返すと，関節および関節周囲組織に異常所見がみられるようになる．
- 滑膜周囲に線維化が生じると関節拘縮が起きることもある．
- 好発部位は頻度の高い順から膝関節，足首関節，肘関節，肩関節，股関節である．
- 両側性に生じることが多いが，同じ関節における出血を繰り返す傾向がある．
- 早期には，関節水腫，関節血症がみられ，続いて滑膜肥厚・充血やヘモジデリン沈着などの関節内・関節周囲の変化がみられる．病変が進むと，骨端過成長と骨量減少，成長軟骨板の早期閉鎖，関節軟骨菲薄化・欠損，軟骨下囊腫形成，骨侵食像を認める．
- 繰り返す関節外出血の結果，筋肉や骨内に徐々に増大する巨大な囊胞性腫瘤が形成されることがある．これを血友病性偽腫瘍（hemophilic pseudotumor）といい，1〜2%の血友病性関節症（HA）患者に発生する．好発部位は，大腿骨，骨盤骨，脛骨，手の小骨である．

参考文献

1) Jaganathan S, Gamanagatti S, Goyal A：Musculoskeletal manifestations of hemophilia：imaging features. Curr Probl Diagn Radiol 2011；40：191-197.
2) Doria AS：State-of-the-art imaging techniques for the evaluation of haemophilic arthropathy：present and future. Haemophilia 2010；16(Suppl 5)：107-114.
3) Kim HK, Zbojniewicz AM, Merrow AC, et al：MR findings of synovial disease in children and young adults：Part 1. Pediatr Radiol 2011；41：495-511.

画像所見

MRI 特徴的な所見は関節腔内および周囲の低信号域（ヘモジデリン），滑膜肥厚，関節水腫，関節腔内液面形成，軟骨下囊腫，および関節軟骨菲薄化・欠損である．関節腔内および周囲の靱帯・腱に沈着した出血後のヘモジデリンはT1・T2強調像のいずれにおいても低信号を示すが，特にT2*強調GRE法のような磁化率アーチファクトの影響を受けやすいシーケンスで明確に描出される．関節腔内に液面形成（fluid-fluid level）がみられる場合，時相の異なる出血の存在を示唆する．関節軟骨菲薄化・欠損の評価には，SPGRのような脂肪抑制GRE法か脂肪抑制T2強調SE法が有用である．滑膜肥厚の正確な評価を行うには，造影後のT1強調像が必要とされる．偽腫瘍は被膜を有し，内部には低信号域と高信号域が混在しており，時相の異なる出血の存在を示す．出血直後の血腫はT1強調像で筋肉に比して高信号または同等の信号を示し，T2強調像では高信号を呈する．

19歳男性

足関節MRI, T2*強調（MEDIC）矢状断像

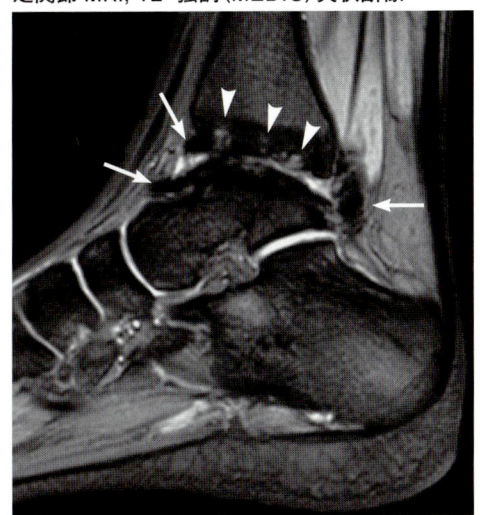

図1 右距腿関節に関節面不整，関節腔狭小化，複数の軟骨下小囊腫（▶）があり，若年者の変形性関節症を認める．関節包には結節状の低信号域（→）を認め，反復性慢性関節内血腫に起因する滑膜へのヘモジデリン沈着に一致する．反復性関節内出血により，関節軟骨が破壊され，続発性変形性関節症をきたしたと考えられる．

30歳台男性

股関節MRI, STIR冠状断像

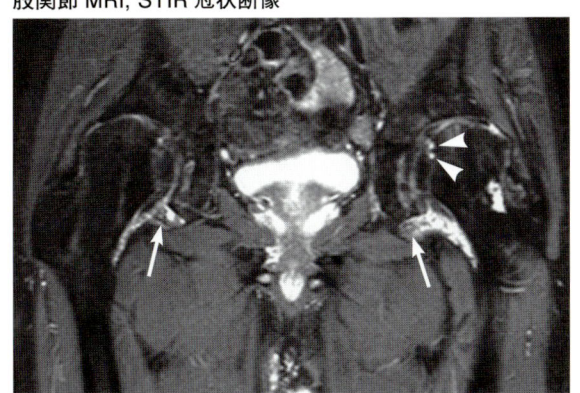

図2 両側股関節の関節裂隙のびまん性狭小化を認める．大腿骨頭に複数の軟骨下囊腫（▶）がみられる．少量の関節液貯留があり，関節包に沿って黒い縁取りを認める．反復性関節内血腫に由来する滑膜へのヘモジデリン沈着である．貯留している関節液内部には低信号があり，大腿骨頸部内側に結節状の無信号域（→）を認め，陳旧性血腫を示す．

（林　大地）

顎関節症

temporomandibular joint disorders

専門医レベル
診断専門医レベル
指導医レベル

Essentials
- 顎関節症は，顎関節や咀嚼筋の疼痛，関節(雑)音，開口障害あるいは顎運動異常を主要症候とする障害の包括的診断名である．
- 関節円板障害は，MRIで円板の復位性転位または非復位性転位を示す．
- 変形性顎関節症は，骨自体にさまざまな変化がみられ，非復位円板転位を伴う．

臨床的事項
- 顎関節症は，顎関節および咀嚼筋の疾患あるいは障害に分類される．
- 顎関節や咀嚼筋の疼痛，関節(雑)音，開口障害あるいは顎運動異常を示すもののほとんどが顎関節症であるが，同様の症状を呈する他疾患との鑑別が重要である．

病態生理・病理像
- 病態は咀嚼筋障害，顎関節痛障害，関節円板障害および変形性顎関節症である(表1)．
- 上記の病態の重複もある．

参考文献
1) 佐野 司，井本研一：磁気共鳴撮像法(MR画像)．日本顎関節学会・編：新編 顎関節症．永末書店，2013：78-79．
2) Westesson PL, Yamamoto M, Sano T, et al：Temporomandibular joint. In：Som PM, Curtin HD：Head and neck imaging, 5th ed. St Louis：Mosby-Year book, 2011.
3) 林 孝文，佐野 司，庄司憲明・他：顎関節症の画像診断ガイドラインの策定．日本歯科医学会誌 2010；29：57-61．

表1 顎関節症の病態分類(日本顎関節学会，2013年)
(日本顎関節学会・編：新編 顎関節症．永末書店，2013より)

咀嚼筋痛障害 myalgia of the masticatory muscle (I型)
顎関節痛障害 arthralgia of the temporomandibular joint (II型)
顎関節円板障害 temporomandibular joint disc derangement (III型)
　a. 復位性 with reduction
　b. 非復位性 without reduction
変形性顎関節症 osteoarthrosis/osteoarthritis of the temporomandibular joint (IV型)

注1：重複診断を承認する．
注2：顎関節円板障害の大部分は，関節円板の前方転位，前内方転位あるいは前外方転位であるが，内方転位，外方転位，後方転位，開口時の関節円板後方転位などを含む．
注3：間欠ロックは復位性顎関節円板障害に含める．

画像所見

単純写真・CT・MRI 咀嚼筋障害，顎関節痛障害は現段階では画像検査で診断されない．関節円板障害は，MRIで円板の復位性転位または非復位性転位を示す．変形性顎関節症は，パノラマX線撮影，CTなどで骨構成体部の骨変化［骨辺縁部の局所的不透過性増生（辺縁性増生），骨皮質の断裂を伴う吸収性骨変化，吸収性変化を伴う下顎頭の縮小化］を示す(MRIでも診断可能である)．また，多くの症例で非復位円板転位を示す．

20歳台男性　変形性顎関節症

A：パノラマX線写真

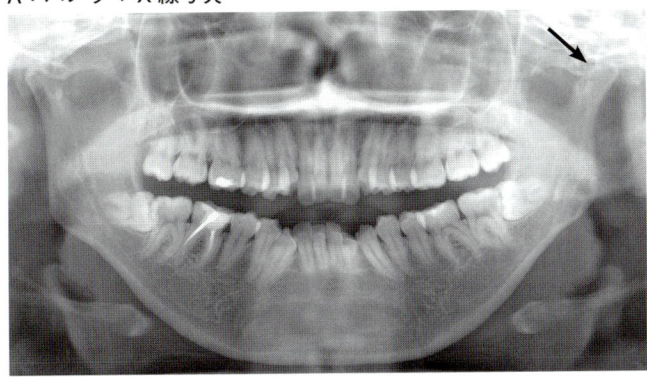

B：MRIプロトン密度強調矢状断像（閉口時）

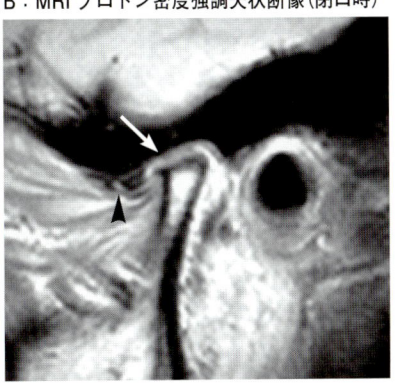

C：プロトン密度強調矢状断像（開口時）

図1　パノラマX線写真(A)で，左側の下顎頭に骨変化を認める（→）．MRI(B, C)では，下顎頭の前方に局所的不透過性増生（辺縁性増生，骨棘）（→）がみられ，また関節円板（▶）は閉口時(B)に転位し，また開口時(C)に復位しておらず，非復位性転位の状態である．

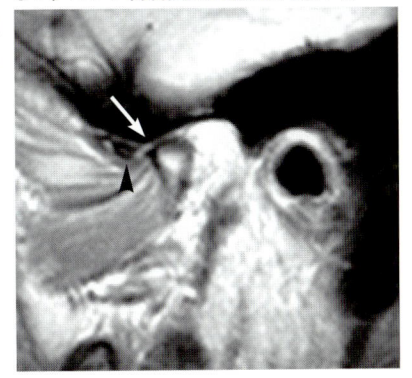

30歳台女性　関節円板障害

MRI, T2強調矢状断像（閉口時）

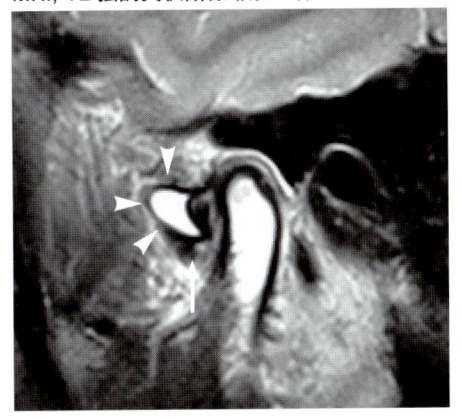

図2　関節円板は前方に転位しており（→），上関節腔相当部に炎症を示唆する高信号のjoint effusion像（▶）を認める．

（佐野　司・藤倉満美子・和光　衛）

腸恥滑液包炎

iliopsoas bursitis

専門医レベル
診断専門医レベル
指導医レベル

Essentials
- 股関節周囲の関節包の部位を知っていると診断は難しくない．
- 基礎疾患としては，変形性股関節症，関節リウマチ，色素性絨毛結節状滑膜炎，感染，滑膜骨軟骨腫症などが挙げられる．
- T2強調横断像では，腸腰筋内側より前方に進展した涙滴状の病変として描出される．

臨床的事項
- 腸恥滑液包は腸腰筋腱と股関節の間にある滑液包で，15～40％の腸恥滑液包で股関節包との交通がある．
- 近接する股関節の炎症性疾患が波及して生じる場合と，腸腰筋腱と小転子との間の摩擦によって生じる場合がある．
- 基礎疾患としては，変形性股関節症，関節リウマチ，色素性絨毛結節状滑膜炎，感染，滑膜骨軟骨腫症などの関節内圧が高まる疾患が挙げられる．

病態生理・病理像
- 腸恥滑液包は大腿骨頭の前方と腸腰筋の間に存在するが，股関節の外転と外旋で屈伸運動を行うと腸腰筋と大腿骨頭の摩擦が大きくなる．この姿勢で踊りや運動を繰り返すと炎症を起こすことがある．
- 主にクラシックバレエのダンサーにみられることが多いが，変形性股関節症，痛風，関節リウマチなどを原因として発症することもある．

参考文献
1) 杉本英治，中田和佳，歌野健一・他：股関節周囲の囊胞性疾患．福田国彦・編：症例の比較で学ぶ画像診断 骨軟部50選．画像診断 2009；29：178-181．
2) 福田国彦，杉本英治，上谷雅孝，江原 茂・編：関節のMRI，第2版．メディカル・サイエンス・インターナショナル，2013：180-181．
3) Wunderbaldinger P, Bremer C, Schellenberger E, et al：Imaging features of iliopsoas bursitis. Eur Radiol 2002；12：409-415．

画像所見

MRI T2強調横断像では，腸腰筋内側より前方に進展した涙滴状の腫瘤として描出されるが，鼠径ヘルニア，停留睾丸，腫大リンパ節との鑑別が必要である．画像上は鼠径部の囊胞性病変として描出されるが，肥厚した滑膜やdebrisのために充実性病変と紛らわしいことがある．

60歳台男性

A：骨盤部MRI, T2強調横断像　　B：STIR冠状断像

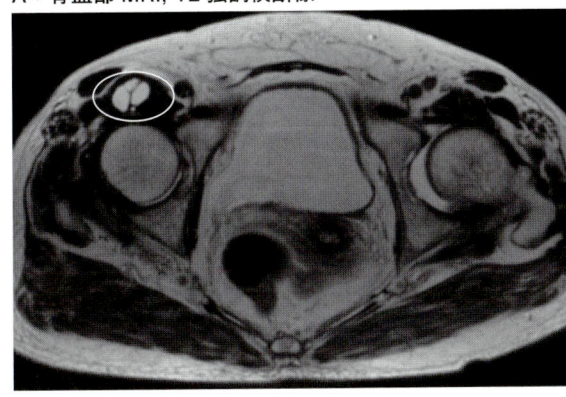

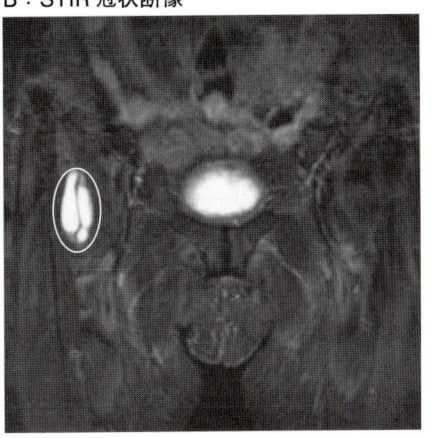

図1　右股関節前方に多房性囊胞性腫瘤が認められる（◯）．

60歳台女性

A：骨盤部MRI, 脂肪抑制T2強調冠状断像　B：T2強調横断像

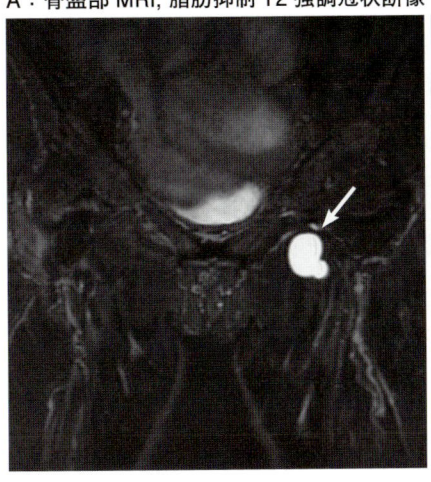

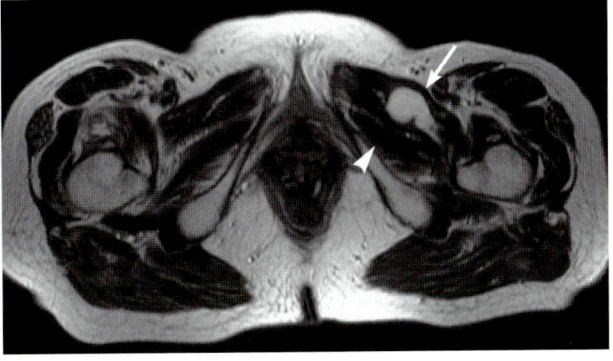

図2　左外閉鎖筋（▶）の前方にカンマ状の囊胞性病変（→）が認められ，股関節腔との交通が示唆される．

(徳田　修)

Baker 囊胞

Baker cyst

専門医レベル
診断専門医レベル
指導医レベル

Essentials
- 膝窩囊胞ともよばれ，腓腹筋内側頭と半膜様筋腱の間にある滑液包に液体貯留をきたしたもの．
- 内部に debris や出血を伴い，MRI では不均一な信号をきたすことがある．
- 下腿への破裂または増大をきたし，臨床的に静脈血栓症との鑑別が必要になることがある．

臨床的事項
- 膝窩囊胞(popliteal cyst)ともよばれ，腓腹筋内側頭と半膜様筋腱の間にある滑液包に液体貯留をきたしたもの．
- 関節リウマチや変形性膝関節症などの関節疾患に伴うことも多いが，偶然発見されたり，膝窩部腫瘤としてみつかったりすることもある．
- 下腿への破裂または増大をきたし，臨床的に静脈血栓症との鑑別が必要になることがある．

病態生理・病理像
- 膝関節後内側の関節包は脆弱であり，関節液貯留で関節内圧が上がる状態になると，そこから gastrocunemio-semimembranous bursa へ関節液が流入し，Baker 囊胞を形成する．
- 原因は不明のこともあるが，変形性膝関節症，関節リウマチ，膝の使いすぎなどが考えられる．
- 囊胞が破裂すると，関節液が漏れ出て周囲の組織が炎症を起こし，血栓性静脈炎と似た症状が生じることがある．

参考文献
1) McCarthy CL, McNally EG：The MRI appearance of cystic lesions around the knee. Skeletal Radiol 2004；33：187-209.
2) 福田国彦，杉本英治，上谷雅孝，江原 茂・編：関節の MRI，第 2 版．メディカル・サイエンス・インターナショナル，2013：496-497.

画像所見

MRI 膝関節腔と高頻度に連絡しており，横断像では，腓腹筋内側頭と半膜様筋の間にカンマ状のくびれをもつのが特徴である．内部にdebrisや出血を伴うとMRIでは不均一な信号をきたし，破裂すると周囲に浮腫性変化をきたし，辺縁が不明瞭になる．

60歳台女性　Baker嚢腫

A：膝関節MRI, 脂肪抑制プロトン密度強調矢状断像　　B：脂肪抑制プロトン密度強調横断像

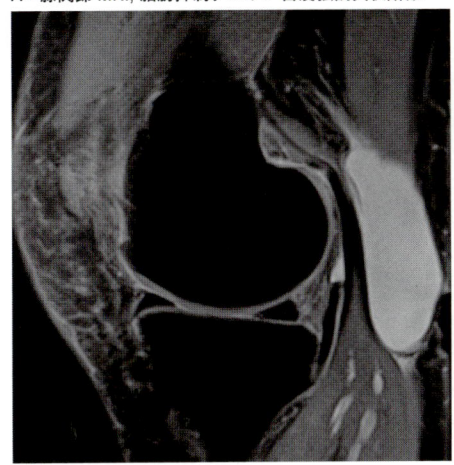

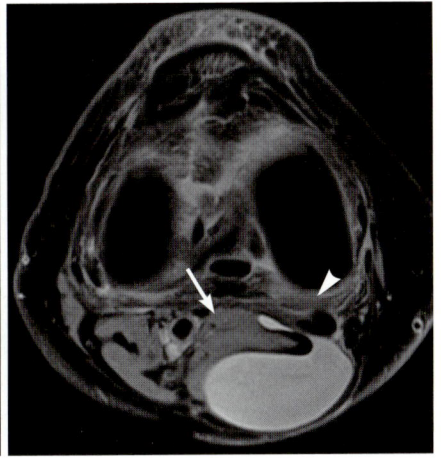

図1　MRI, 脂肪抑制プロトン密度強調矢状断像（A）で，膝窩部内側に限局性の液体貯留がみられる．横断像（B）では，腓腹筋内側頭（→）と半膜様筋腱（▶）の間にカンマ状に入り込んでいる．

70歳台女性　内側側副靱帯滑液包炎の大腿側への伸展（参考症例）

A：膝関節MRI, STIR冠状断像　　B：STIR横断像

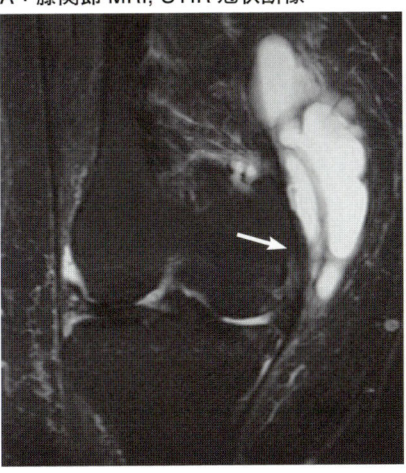

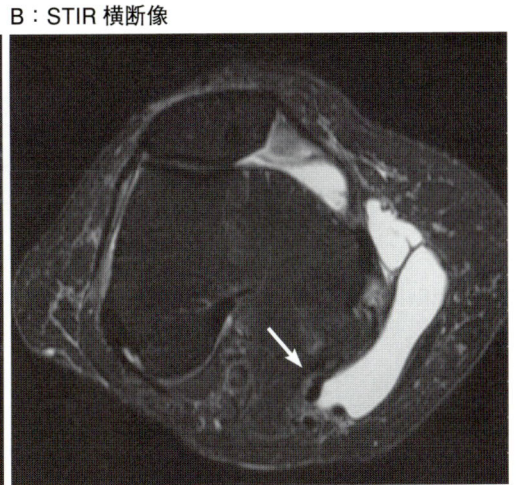

図2　MRI, STIR冠状断像（A）で，内側側副靱帯（→）の内側に多房性嚢胞性腫瘤が認められる．横断像（B）では，Baker嚢胞と異なり，半膜様筋腱（→）の内側に多房性嚢胞性腫瘤が認められる．

（徳田　修）

傍関節唇嚢胞

paralabral cyst

専門医レベル
診断専門医レベル
指導医レベル

Essentials
- 関節唇損傷に伴って，関節腔と連続する嚢胞性病変で，ガングリオンともいわれる．
- 傍関節唇嚢胞の頻度は，圧倒的に後上方関節唇損傷からの発生頻度が高い．
- 傍関節唇嚢胞による肩甲上神経の圧迫により，棘上筋や棘下筋の萎縮を生じ，肩甲上神経絞扼症候群(suprascapular nerve entrapment syndrome)とよばれる．

臨床的事項
- 関節唇損傷に伴って，関節腔と連続する嚢胞性病変で，ガングリオンともいわれる．
- 傍関節唇嚢胞の頻度は，圧倒的に後上方関節唇損傷からの発生頻度が高い．
- 肩甲上切痕や棘窩切痕に伸展し，肩甲上神経を圧迫することがある．
- 下関節唇損傷から発生した傍関節唇嚢胞は，腋窩神経を絞扼することがある．

病態生理・病理像
- 傍関節唇嚢胞による肩甲上神経の圧迫により，棘上筋や棘下筋の萎縮を生じ，肩甲上神経絞扼症候群とよばれる．
- 傍関節唇嚢胞による腋窩神経の圧迫により，腋窩神経の支配領域の知覚障害や，小円筋，三角筋の筋力低下，肩後方の圧痛が認められると quadrilateral space syndrome とよばれる．
- 慢性の神経障害では，支配筋は萎縮する．

参考文献
1) 米永健徳：肩関節周囲の嚢胞性疾患．福田国彦・編：症例の比較で学ぶ画像診断 骨軟部50選．画像診断 2009；29：152-155．
2) 佐志隆士，井樋栄二，秋田恵一・編：肩関節のMRI—読影ポイントのすべて，改訂第2版．メジカルビュー社，2011：164-165．
3) 福田国彦，杉本英治，上谷雅孝，江原 茂・編：関節のMRI，第2版．メディカル・サイエンス・インターナショナル，2013：356-361．

画像所見

MRI 関節唇損傷と隣接して，境界明瞭で単房性あるいは多房性囊胞性病変として描出される．神経障害の早期では，支配筋に浮腫状変化がみられ，MRIではT2強調像における高信号として認められる．

30歳台男性（野球 投手） 傍関節唇囊胞［SLAP病変（Type 4），棘下筋の脱神経］

A：肩関節 MRI, T2 強調斜冠状断像

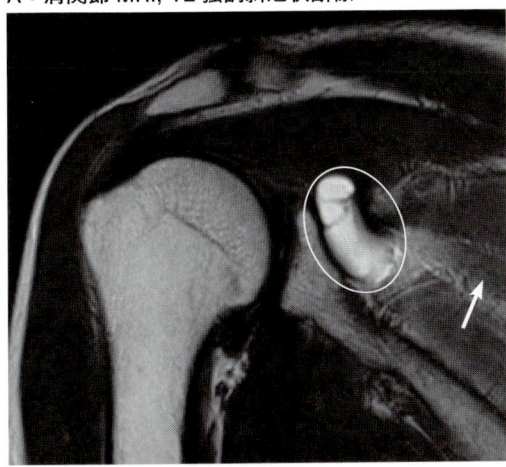

B：STIR 斜矢状断像

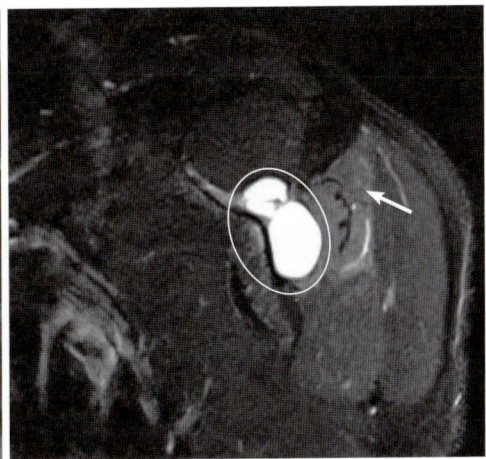

C：MR 関節造影斜冠状断像

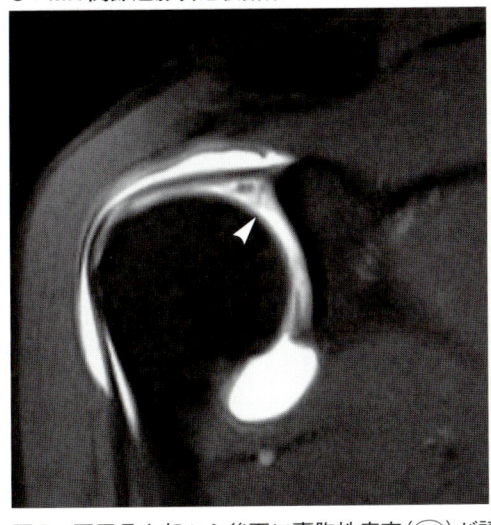

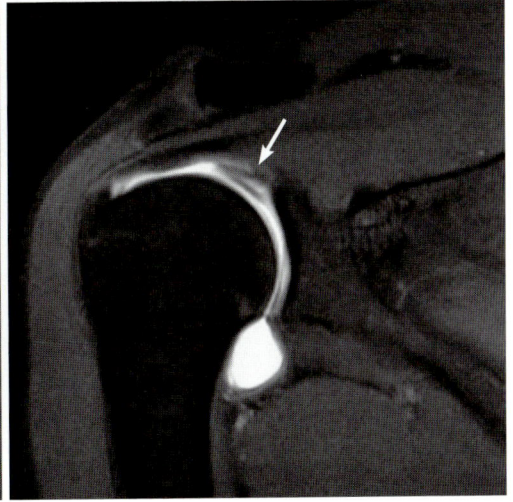

D：MR 関節造影斜冠状断像

図1 肩甲骨上部から後面に囊胞性病変（○）が認められる．MRI, T2 強調像（A），STIR 像（B）では，棘下筋に信号上昇がみられ（→），肩甲上神経絞扼に伴う脱神経の状態が示唆される．囊胞性病変に近接して，関節唇上部の断裂（C, ▶）が認められ，上腕二頭筋長頭腱（D, →）に進展している［SLAP 病変（Type 4）］．（長崎大学 山口哲治先生のご厚意による）

（德田 修）

9章 その他の疾患

骨壊死

osteonecrosis

専門医レベル
診断専門医レベル
指導医レベル

Essentials

- 骨壊死は一定の経過を辿って病像が完成する．初期には単純X線写真で変化がなく，MRIや骨シンチグラフィでのみ診断できる．
- 修復とともに骨吸収が起こり，関節表面の圧潰から，二次性変形性関節症になる．
- さまざまな原因によるが，ステロイド治療に続発する大腿骨頭壊死が臨床的に最も問題となる．

臨床的事項

- 骨壊死の原因は大きく以下の4つである．
  1) **血管閉塞**：血栓塞栓症など．
  2) **血管損傷**：骨外からの機械的圧迫，血管炎，スパズムなど．
  3) **血管断裂**：外傷など．
  4) **静脈閉塞**：Chandler病など．
- 原因疾患による分類は大きくは以下のようになる．
  1) **特発性**：原因不明，ステロイド治療も含める．ステロイドにより脂肪細胞が腫大し骨髄内圧を上昇させると考えられている．
  2) **外傷**：大腿骨頸部骨折，股関節脱臼．
  3) **代謝障害**：アルコール依存症，慢性膵炎など．ステロイドと同様の発症機序と考えられている．
  4) **血栓塞栓症**：減圧症，脂肪塞栓．
  5) **血管炎**：膠原病，放射線照射．

病態生理・病理像

- 骨壊死は骨のどこにでも起こりうる現象であるが，一般的には血流の乏しい脂肪髄を有する骨に起こることが多い．
- 造血髄の壊死は鎌状赤血球症のように阻血状態や無効造血をきたす場合が典型的である．
- 壊死層は，中央から末梢に向かって壊死部，虚血障害部，反応性血流増加部，そしてその周囲の正常層に区分される．
- 阻血性壊死は周囲に炎症性反応をきたし，血管拡張，滲出液，フィブリン沈着，炎症細胞浸潤が起こる．
- 関節軟骨は関節液で栄養されるため壊死は起こらないが，tidemarkより深層では壊死が起こる．

1）壊死期
- 血流遮断により，造血細胞は6時間，骨細胞・骨芽細胞・破骨細胞などの間葉系細胞は48時間以内に，脂肪細胞は2～5日で死亡する．
- 画像でも症状でも異常がみられない時期である．

2）修復期
- 壊死層では骨変化が起こらず，反応層では血流増加により骨吸収が起こる．
- 壊死層が硬化像としてみられるのは周囲の反応層での骨吸収によると考えられるが，骨髄脂肪の壊死性石灰化の影響も考えられる．
- 反応層と壊死層の境界では炎症細胞浸潤が起こり，reactive interface（反応境界）を形成する．ここから壊死骨の骨梁の周囲に骨形成を起こす［creeping substitution（漸次置換）］．

3）軟骨下骨の圧潰と二次性変形性関節症
- 壊死の修復過程で，軟骨下骨が骨皮質から剥がされると軟骨下骨の透亮像として認められる（crescent sign）．
- その結果として軟骨下骨の圧潰が起こると変形性関節症となる．

特発性大腿骨頭壊死（idiopathic osteonecrosis of the femoral head）

- 骨壊死のなかで最も臨床的に問題となる病態である．
- 文字通り原因不明のものからステロイド治療に続発したものも含めている．

1）画像所見

単純写真 単純X線写真でみられるのは，比較的進行した時期の所見である．これにはcrescent sign，骨頭の斑状の硬化・透亮像，軟骨下骨圧潰，壊死巣辺縁の硬化と透亮像がある（図1）．初期には関節裂隙は保たれている．大腿骨頭上前外側に好発する．

CT CT所見も原則的には単純X線写真と同様であるが，骨頭の圧潰を早期に詳細に捉えることが可能である．

MRI 骨壊死の所見は時期と壊死層との位置関係によって異なる．
　壊死の早期は壊死層と周囲の反応層の境界は不明瞭であるが，次第に境界が明瞭になる（図2）．骨壊死の発症当初は無症状なので早期の変化を捉えることはまれで，多くは周囲の反応層との境界が明瞭になってからである．
　壊死周囲は早期には浮腫を見るが，やがて"reactive interface"で肉芽を形成する．この層から既存の骨梁に沿って骨形成が起こる（creeping substitution）．十分な修復が起こる前に圧潰が起こり，二次性変形性関節症に移行する．

2）病期分類と予後判定
- 古典的にはFicat-Arlet分類が用いられてきたが，これを修飾しMRI所見を加えたARCO（Association Research Circulation Osseous）分類を挙げる．
  ① 単純X線写真およびCTは正常，MRIおよび骨シンチグラフィ陽性．
  ② 単純X線所見陽性（硬化または透亮像）．
  ③ 大腿骨頭のdomeの扁平化の初期像，crescent sign．CTないし断層撮影が適応となる．陥凹の程度はmm単位で表示される．
  ④ 大腿骨頭の扁平化と関節裂隙の狭小化，早期の変形性関節症のその他の徴候．
- 病変の予後判定には病巣の拡がりをMRIで評価するものが多い．

画像所見

30歳台男性　特発性大腿骨頭壊死

A：左股関節単純X線写真正面像

B：単純X線写真 frog lateral view

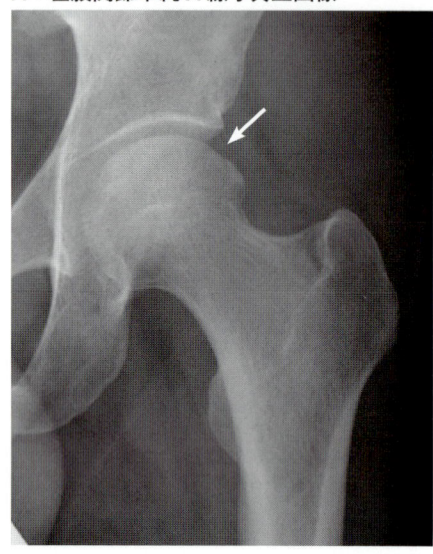

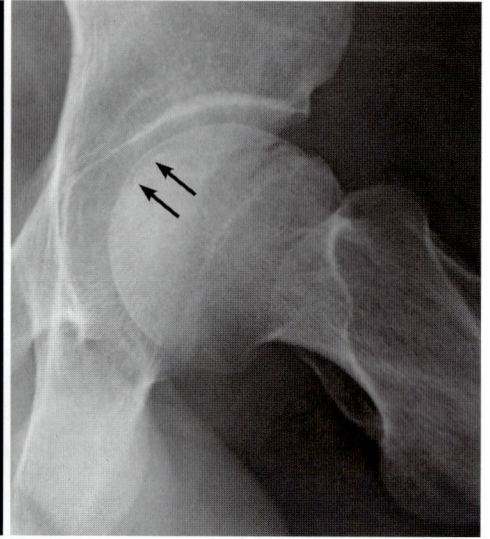

図1　単純X線写真正面像(A)では，大腿骨頭は不整に硬化し，骨頭外側で軽度の陥凹を認める(→)．frog lateral view(B)では，軟骨下に弧状の透亮像を見る(→)．crescent sign である．

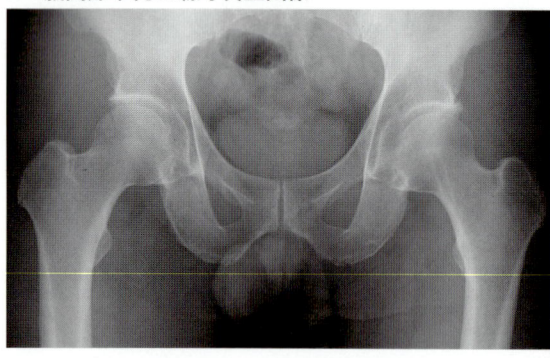

50歳台男性　特発性大腿骨頭壊死(初期所見)

A：股関節単純X線写真正面像

B：MRI, T1強調冠状断像

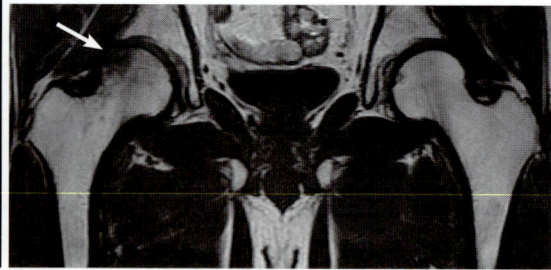

図2　単純X線写真(A)で，異常を認めない．MRI, T1強調像(B)では，右大腿骨頭上外側部に低信号を認める(→)．小さいが骨壊死である．

その他の骨壊死

1) 外傷後大腿骨頭壊死
- 大腿骨頸部骨折や股関節脱臼により深大腿動脈回旋枝が障害され，大腿骨頭に壊死が起こる．
- 骨折の転位が大きいほど，脱臼の整復が遅れるほど壊死の可能性が高い．
- 骨頭の硬化と圧潰がみられるが，多くは9か月から1年の経過で認められる．

2) 舟状骨
- 舟状骨への栄養動脈はその中央部から骨内に入るので，最も頻度の高い中央部の骨折で近位骨片が壊死に陥る．
- 硬化と圧潰がその所見であるが，硬化のみは壊死のない骨折治癒のみでもみられる．
- 壊死が起こると骨折治癒はみられない．多くは骨折後1～2か月で偽関節が明らかとなる．

3) Kümmell病
- 椎体の圧潰とガス(窒素)を含む亀裂の存在は(図3)骨壊死の結果と考えられていたが，今日では高齢者での骨内血流低下により外傷後に偽関節状態に陥るためと考えられている．
- ガスは液体に置き換わることもある．
- 特に胸腰椎移行部に好発する．

4) 膝関節の特発性壊死
- 高齢女性に好発する大腿骨内側顆関節下骨の圧潰を特発性壊死とよぶが，MRI所見の考察から軟骨下骨脆弱性骨折によると考えられている(図4)．

5) ビスホスホネート関連顎骨壊死(bisphosphonate-related osteonecrosis of the jaw：BRONJ)
- 骨粗鬆症に長期間ビスホスホネート治療を行っていると齲歯の治癒遅延が起こりやすくなる．
- ビスホスホネート治療中に放射線照射野以外で8週以上の顎骨が露出する場合を顎骨壊死と定義している．感染の合併が多い．
- 単純X線写真やCTで不整な骨吸収・硬化を認める．

6) 骨幹部壊死
- 無症状に経過することが多く，壊死巣周囲の硬化像や二次的嚢腫形成などで診断されることが多い．
- 診断にはMRIが必要であるが，単純X線で皮質内側の線状の硬化は特徴的である．

7) 骨髄壊死
- 白血病や悪性リンパ腫において，急速な腫瘍増殖による虚血や治療により広範な骨髄壊死が起こることが知られている．

画像所見

60歳台女性　Kümmell病

胸腰椎CT, MPR矢状断像

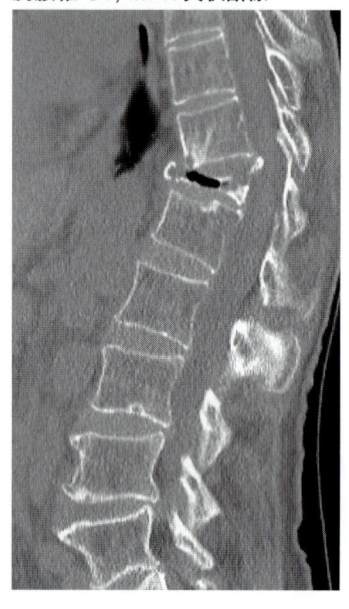

図3　第1腰椎椎体が圧潰し，内部にガスを含む亀裂がみられる．椎体後方の骨片は脊柱管内へ突出している．

60歳台女性　膝関節の特発性壊死

A：膝関節MRI, T1強調冠状断像

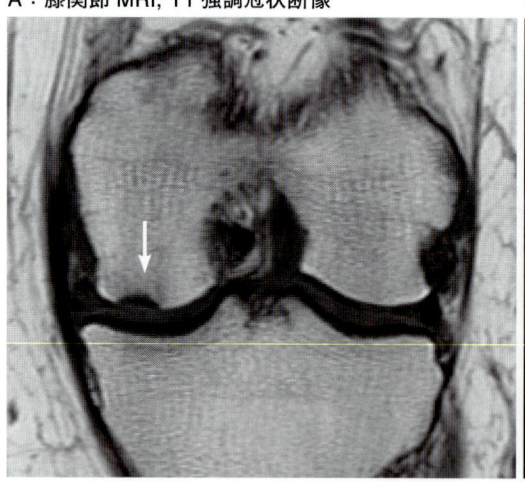

B：脂肪抑制T2強調冠状断像

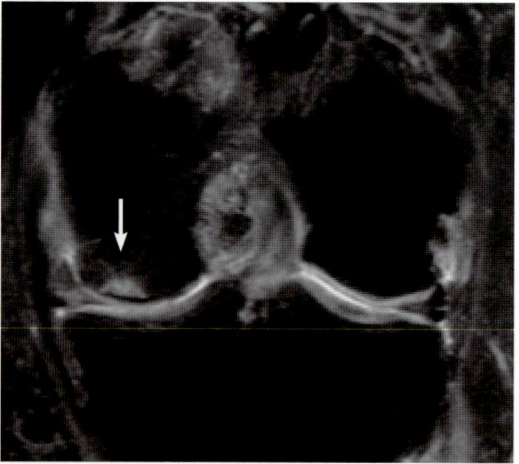

図4　本態は軟骨下骨脆弱性骨折と考えられる．T1強調像(A)で，大腿骨内側顆軟骨下骨に小さな線状の低信号がみられる(→)．脂肪抑制T2強調像(B)では，軟骨下骨には骨髄浮腫を見る(→)．

参考文献

1) Glimcher MJ, Kenzora JE：The biology of osteonecrosis of the human femoral head and its clinical implications I. Tissue biology. Clin Orthop Relat Res 1979；138：284-309.
2) Brody AS, Strong M, Babikian G, et al：John Caffey Award paper. Avascular necrosis：early MR and histologic findings in a canine model. AJR Am J Roentgenol 1991；157：341-345.
3) Lafforgue P, Dahan E, Chagnaud C, et al：Early-stage avascular necrosis of the femoral head：MR imaging for prognosis in 31 cases with at least 2 years of follow-up. Radiology 1993；187：199-204.
4) Shimizu K, Moriya H, Sakamoto M, et al：Prediction of collapse with magnetic resonance imaging of avascular necrosis of the femoral head. J Bone Joint Surg Am 1994；76：215-222.
5) Ha YC, Jung WH, Kim JR, et al：Prediction of collapse in femoral head osteonecrosis：a modified Kerboul method with use of magnetic resonance images. J Bone Joint Surg Am 2006；88：35-40.
6) Maldague BE, Noel HM, Malgham JJ：The intravertebral vacuum cleft：a sign of ischemic vertebral collapse. Radiology 1978；129：23-29.
7) Yuh WT, Mayr NA, Petropoulou K, et al：MR fluid sign in osteoporotic vertebral fracture. Radiology 2003；227：904.
8) Yamamoto T, Bullough PG：Spontaneous osteonecrosis of the knee：the result of subchondral insufficiency fracture. J Bone Joint Surg Am 2000；82：858-866.
9) Morag Y, Morag-Hezroni M, Jamadar DA, et al：Bisphosphonate-related osteonecrosis of the jaw：a pictorial review. RadioGraphics 2009；29：1971-1984.

〔江原　茂〕

Perthes 病

Perthes disease

専門医レベル
診断専門医レベル
指導医レベル

Essentials
- 成長期に大腿骨頭の骨化核に原因不明の阻血性壊死を生じる疾患である．
- 3〜12歳くらいまでに生じる小児疾患で，特に5〜7歳程度の活発な男児に多く認められる（男児は女児の5〜10倍程度と報告されている）．両側例が10〜20％に認められるが，左右で発症時期が異なることが多い．
- 3〜4年程度の経過で最終的に壊死は自然治癒するが，骨頭変形によるアライメントの不整を残すことが多く，進行すると病側の脚長短縮や将来的な変形性関節症の原因となりうる．

臨床的事項
- 明らかな外傷歴がなく，疼痛と歩行異常（跛行）により発症する．股関節部のみならず，膝や大腿の痛みを生じることも多い．痛みの強さや症状はさまざまである．血液検査は一般に正常である．
- 単純性股関節炎，大腿骨頭すべり症，膠原病などとの鑑別が必要である．

病態生理・病理像
- 大腿骨の骨頭への血流障害による骨壊死を生じる疾患だが，血流障害の原因ははっきりしていない．活発な男児に多くみられることから軽微な外傷や疲労の蓄積が関係しているとするものもある．
- 疼痛の原因は関節水腫である．水腫は早期に自然消退する．
- 疼痛は出現後，1〜2か月でおさまり，以後は目立った障害なく生活できるようになる．疼痛消失時から骨壊死が明確化し，単純X線写真で扁平化・硬化・分節状変化などを生じる．おおむね骨の変形，破壊が1年以上持続したのち血流が回復し，正常な骨が成長し始める．

参考文献
1) Podeszwa DA, DeLaRocha A：Clinical and radiographic analysis of Perthes deformity in the adolescent and young adult. J Pediatr Orthop 2013；33 Suppl 1：S56-61.
2) de Sanctis N：Magnetic resonance imaging in Legg-Calvé-Perthes disease：review of literature. J Pediatr Orthop 2011；31(2 Suppl)：S163-167.
3) Dwek JR：The hip：MR imaging of uniquely pediatric disorders. Magn Reson Imaging Clin N Am 2009；17：509-520.

画像所見

単純写真 経過観察に主に用いられる．単純X線写真では，大腿骨頭の扁平化や分節状変化など多彩な所見が認められる．

MRI・骨シンチグラフィ 初期診断に骨シンチグラフィ，MRIなども有用とされる．またMRIでは関節軟骨の状態や関節唇の状態も把握できる．

5歳時と10歳時男児　骨頭変形例

A：骨盤部単純X線写真正面像，5歳時

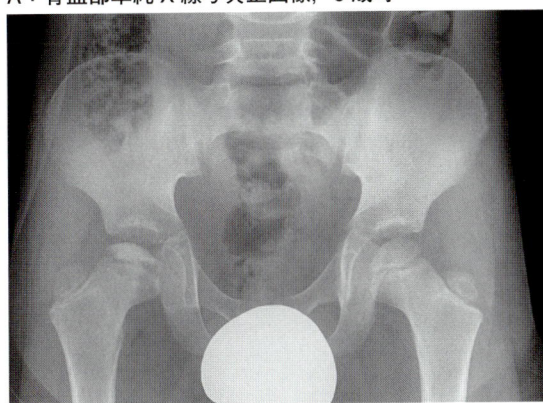

B：10歳時

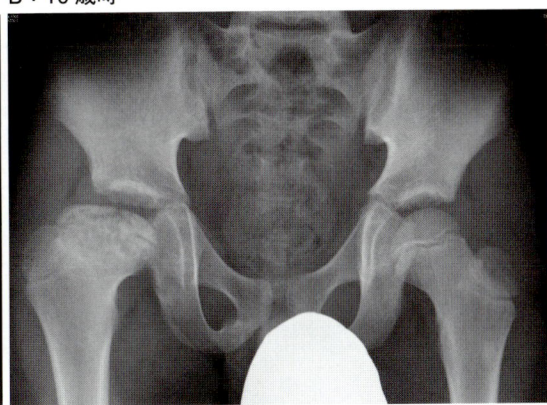

C：MRI，選択的水励起法による冠状断像，10歳時　D：プロトン密度強調冠状断像，10歳時

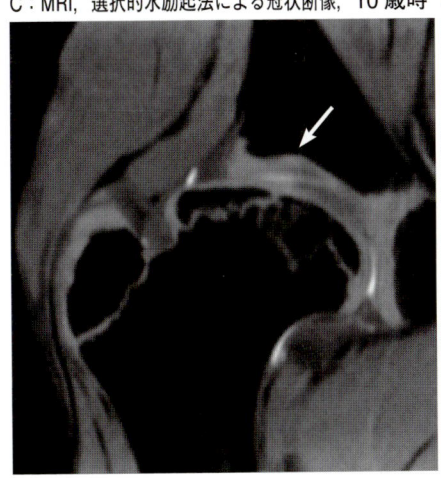

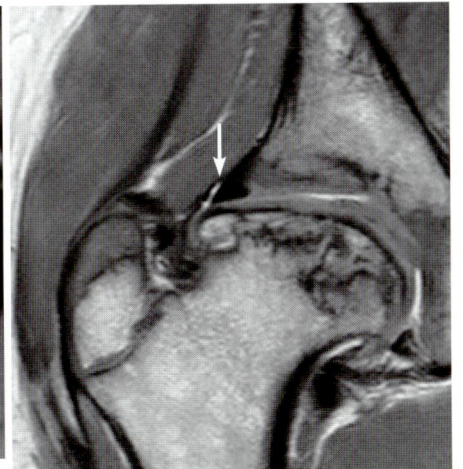

図1 5歳時の単純X線写真（A）で右大腿骨頭は硬化性変化をきたしており，表層は直線状となって全体的に厚みを減じている．10歳時（B）ではさらに大腿骨頭は著しく厚みを減じ，扁平化し，大腿骨頸部にも著しい短縮が認められる．骨頭には著明な分節状変化が認められる．臼蓋上縁も直線状となっている．10歳時のMRI（C，D）では，扁平化した右大腿骨頭の軟骨の厚みは十分に保たれているほか，臼蓋軟骨の厚みも保たれ，表面も整である（C，→）．プロトン密度強調像（D）では，直線化した臼蓋上縁に連続して正常の関節唇を確認できる（→）．また，骨頭の信号は多少低信号化しているものの比較的保たれている．

（岡本嘉一）

Osgood-Schlatter 病

Osgood-Schlatter disease

専門医レベル
診断専門医レベル
指導医レベル

Essentials
- 膝前面の脛骨突出部(脛骨粗面)の痛みを特徴とする．
- 成長期(10〜15歳くらいの小中学生)の反復性運動刺激が発病の原因となる．特にスポーツをする男子にみられるスポーツ障害としても知られている．
- スポーツの中止と膝の安静が治療の基本である．

臨床的事項
- スポーツ活動中の10〜15歳の男子に多く，症状は脛骨粗面部の膨隆，圧痛，運動痛などがある．
- スポーツを完全に中止すれば，約半数で骨変化が改善される．しかし，程度によっては温熱療法，レーザー治療，手術なども行われる．
- 生活指導も重要で，この病気が膝の使い過ぎで起こることを本人や家族，スポーツの指導者に理解させる必要がある．

病態生理・病理像
- 成長期の脛骨粗面への反復性運動刺激が発病の原因といわれる．
- 男子の標準発育量は，12〜13歳にピークがある骨の発育が先行するため，筋肉は一時的に引き伸ばされた状態となっている．10〜15歳頃，脛骨粗面部には骨化中心が出現し，これが脛骨本体と癒合し始め軟骨の成長線が存在し，同部はこの時期が最も構造的に弱い時期でもあるといわれている．一方，膝伸展には大腿四頭筋が働き，常に大きな力がかかっている．この状態で，この時期にジャンプ，ランニング，キックなどといった激しいスポーツを繰り返すと大腿四頭筋が強く反復して収縮し，膝蓋靱帯が牽引される．結果，繰り返し脛骨粗面部に牽引力を生じ，同部に微細骨折様の変化が起こり，痛みを生じる．
- 進行すると脛骨粗面部はやがて突出，剥離する．すなわち病態は骨端炎，骨軟骨炎である．

参考文献
1) Cassas KJ, Cassettari-Wayhs A：Childhood and adolescent sports-related overuse injuries. Am Fam Physician 2006；73：1014-1022.
2) Davis KW：Imaging pediatric sports injuries：lower extremity. Radiol Clin North Am 2010；48：1213-1235.
3) Bodne D, Quinn SF, Murray WT, et al：Magnetic resonance images of chronic patellar tendinitis. Skeletal Radiol 1988；17：24-28.

画像所見

単純写真 脛骨粗面部に変形や膨隆を生じる．裂離(剝離)骨折がみられる場合もある．
MRI 大腿四頭筋腱や膝蓋靱帯に腫脹や異常信号域が認められる．

11歳女児

A：膝関節単純X線写真側面像　　B：MRI，脂肪抑制プロトン密度強調矢状断像

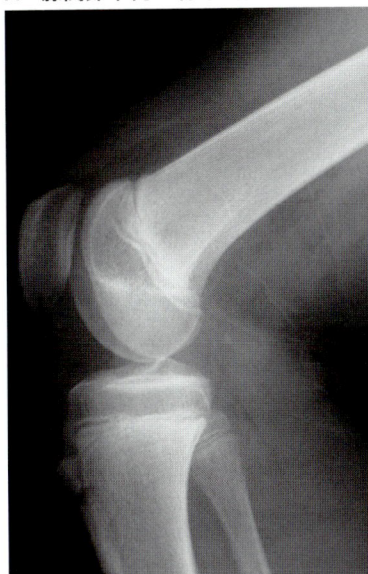

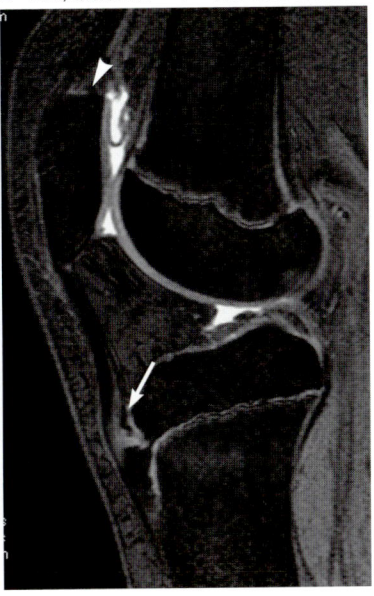

図1　単純X線写真(A)で，脛骨粗面部は結節状を呈し，剝離に近い状態である．MRI(B)では，同部に付着する膝蓋靱帯や靱帯表面に沿ったびまん性の高信号が認められ(→)，軽微な損傷を伴っている．また大腿四頭筋腱先端にも軽微な高信号がある(▶)．

16歳女性

A：単純X線写真側面像　　B：MRI，プロトン密度強調矢状断像

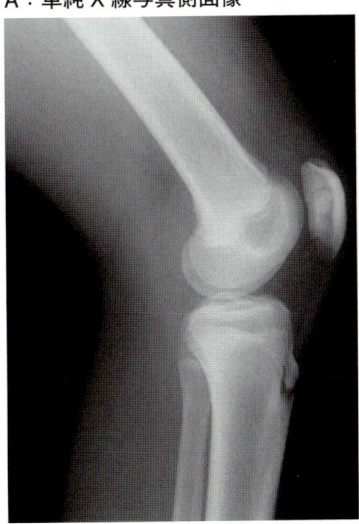

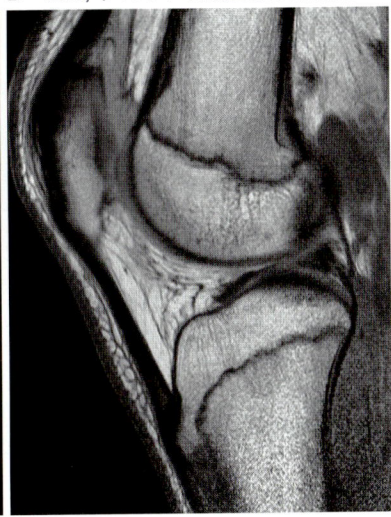

図2　単純X線写真(A)では，脛骨粗面部は母床から離断しかかってみえ，鉤状を呈している．MRI(B)でも，同部に付着する膝蓋靱帯に腫大と内部の高信号化が認められる．

(岡本嘉一)

Kienböck 病（月状骨軟化症）

Kienböck disease (lunatomalacia)

専門医レベル
診断専門医レベル
指導医レベル

Essentials
- 成人男性の利き手に好発する月状骨の骨壊死である．
- 早期診断に MRI が役に立つ．

臨床的事項

- 20～40 歳の男性に好発する．小児や高齢者発症もある．
- 右手に好発する．手をよく使う仕事やスポーツをする人に多い．先行する外傷が存在することも存在しないこともある．
- 主訴は進行性の手関節痛と腫脹である．
- 合併症：手根列の破綻（舟状月状骨解離，三角骨の尺側偏位）．進行すると，橈骨手根関節と手根中央関節の変形性関節症，手根管症候群，屈筋腱断裂を合併する．

病態生理・病理像

- 発症機序：月状骨骨折と反復性微小外傷が考えられている．発症には，月状骨の血管解剖がおそらく関与している．月状骨の掌側と背側に存在する栄養血管がいずれか 1 本である症例では，力学的負荷により血流障害をきたしやすい．特に尺骨短縮 (ulna minus variant) 患者では，橈骨による剪断力で月状骨に負荷がかかりやすい．
- 病理：他の骨壊死病変と同じ．骨折や変形性関節症の所見．
- 治療：保存療法――装具による固定と安静．手術――橈骨短縮骨切術，部分手関節固定術（舟状骨・大菱形骨・小菱形骨の固定）など．

表1　Lichtman 分類（文献1）より，一部改変）

Stage	単純 X 線写真	MRI
Stage 1	正常	T1 強調像：低信号 T2 強調像：高信号
Stage 2	骨硬化	T1 強調像：低信号 T2 強調像：不均一な高信号～低信号
Stage 3 　Stage 3A 　Stage 3B	圧潰 　舟状骨回転なし 　舟状骨回転あり（RS ＞ 60°）	
Stage 4	変形性関節症	

参考文献
1) Lichtman DM, Lesley NE, Simmons SP：The classification and treatment of Kienböck's disease：the state of the art and a look at the future. J Hand Surg Eur Vol 2010；35：549-554.

画像所見

単純写真・CT 初期は異常を認めないことが多いが，線状骨折や圧迫骨折を認めることもある．続いて，骨硬化と圧潰を生じる．圧潰に伴い舟状骨が回転する．圧潰が進行して分節化すると変形性関節症を合併する．

MRI 初期にはT1強調像で低信号，STIR像ないし脂肪抑制T2強調像で高信号を示す（Lichtman分類のStage 1）．続いて，T1強調像で低信号，T2強調像で不均一な高信号となる（Stage 2）．月状骨が圧潰し（Stage 3A），舟状月状靱帯断裂と手根骨不安定により舟状骨の回転をきたす（Stage 3B）．冠状割裂骨折をきたしたものは舟状骨の形態にかかわらず予後が悪いためStage 3Cとすることが提唱されている．末期には手関節の変形性関節症を合併する（Stage 4）．

病期診断にはLichtman分類が用いられる（表1）．

骨シンチグラフィ 集積を認める．陰性所見は除外診断に役立つが，陽性所見は特異性がない．

70歳男性　Lichtman分類 Stage 3A

A：手関節CT, MPR冠状断像　　B：MRI, T1強調冠状断像　　C：STIR冠状断像

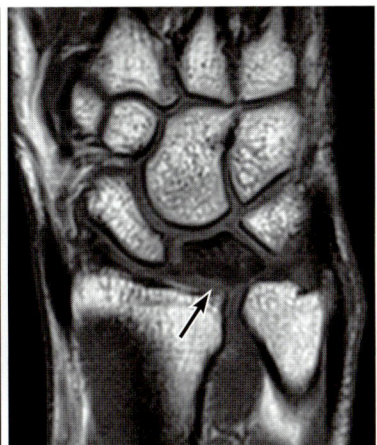

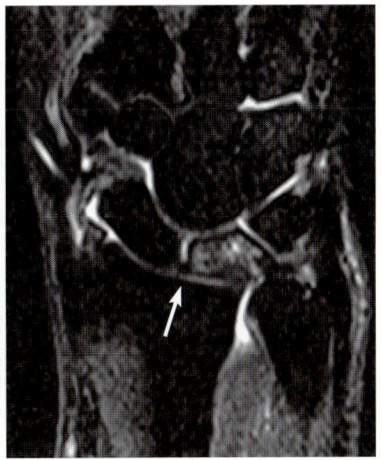

図1　CT（**A**）では，月状骨が硬化し，橈骨側で軽度圧潰がみられる（→）．舟状骨に回転を認めない．MRI, T1強調像（**B**）では，月状骨は全体に信号が低下している．橈骨側で軽度圧潰がみられる（→）．STIR像（**C**）では，全体に淡い高信号を示している．月状舟状靱帯は正常である（→）．

（福田国彦）

Freiberg 病（第2Köhler 病）

Freiberg disease (Köhler's second disease)

専門医レベル
診断専門医レベル
指導医レベル

Essentials

- 思春期の女子に好発する第2中足骨頭の骨端症である（第1Köhler病は思春期の男子に好発する舟状骨の骨端症である）．
- 早期診断にMRIが役に立つ．

臨床的事項

- 12～18歳の思春期の女性に好発する．バレエやダンスをする女子に多い．
- 通常は片側性である．
- 第1, 3, 4中足骨頭の報告もある．また，成人に発生する第2中足骨頭の軟骨下骨折も同一疾患と考えられている．
- 主訴は前足部痛と腫脹で，荷重やスポーツ活動で疼痛が増悪する．侵された趾の中足骨頭部に腫脹と圧痛点が存在する．

病態生理・病理像

- 発症機序：外傷，反復性ストレス負荷，不適切な靴の使用，および第2中足骨が他の中足骨よりも長い解剖学的特徴などによる骨頭の血流障害が骨壊死をもたらすと推察されている．
- 病理：他の骨壊死病変と同じ．骨折や変形性関節症の所見．
- 治療：保存療法……練習や競技種目の見直し，足底挿板など免荷足底足具．副子固定やギプス固定での安静．
  手術……背側楔状骨切術，遊離体摘出術，骨頭切除術．

参考文献

1) Torriani M, Thomas BJ, Bredella MA, et al：MRI of metatarsal head subchondral fractures in patients with forefoot pain. AJR Am J Roentgenol 2008；190：570-575.
2) Smillie IS：Treatment of Freiberg's infraction. Proc R Soc Med 1967；60：29-31.

画像所見

単純写真・CT 初期は骨頭の中心から足背側に軽微な扁平化，骨硬化，MTP関節(中足趾節間関節)の軽度開大である．骨頭に扁平化，硬化，分節化が起こり，隣接する骨幹端に骨膜反応を伴う．未成熟骨では成長軟骨板の早期閉鎖をきたす．末期には関節内遊離体，骨頭の変形を伴う変形性関節症を合併する．

病期診断にはSmillie分類が用いられる(表1)．

MRI 成人の軟骨下骨折症例では，初期に軟骨下骨折，骨髄浮腫様信号異常，関節液貯留を認める．続いて，骨頭の扁平化，軟骨下囊胞が出現し，変形性関節症を合併し，骨髄浮腫様信号異常は軽減する．前者はSmillie分類のほぼStage 1～3，後者はほぼStage 4, 5に相当する．

骨シンチグラフィ 集積を認める．陰性所見は除外診断に役立つが，陽性所見には特異性がない．

16歳女性 Smillie分類 stage 2

A：足趾MRI, T1強調矢状断像   B：STIR矢状断像

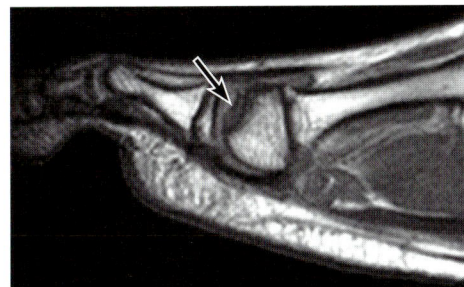

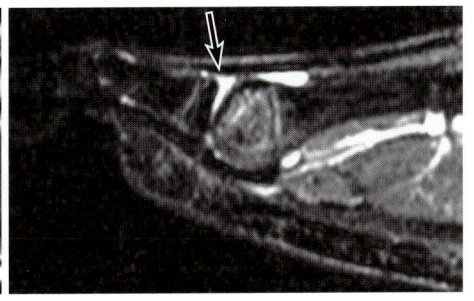

図1 MRI, T1強調像(A)では，第2中足骨頭関節面の足背側に軽度の圧潰(→)と軟骨下骨髄信号の低下を認める．STIR像(B)では，骨端に淡い信号上昇があり，MTP関節に関節水症を認める(→)．

表1 Smillie分類(文献2)より，一部改変)

Stage	単純X線写真	正面像	側面像
Stage 1	亀裂骨折		
Stage 2	背側関節面の軽度圧潰		
Stage 3	圧潰の進行し関節面が骨頭内に陥没 足底側関節面は正常		
Stage 4	骨頭内に関節面が埋没 骨頭辺縁の突出部が骨折		
Stage 5	変形性関節症		

(福田国彦)

神経線維腫症 1 型

neurofibromatosis type 1 (NF1)/von Recklinghausen disease

専門医レベル
診断専門医レベル
指導医レベル

Essentials
- 神経線維腫とカフェ・オ・レ斑を特徴とし，骨・眼・頭部・皮膚などに多彩な病変を生じる神経皮膚症候群(全身性母斑症)の1つである．
- 常染色体優性遺伝であるが，約半数は突然変異による発症である．
- 神経線維腫が悪性転化して悪性末梢神経鞘腫瘍を生ずることがある．

臨床的事項
- 常染色体第17染色体長腕(17q11.2)に異常を認める．
- 頻度は3000～4000人に1人，男女差はない．
- 臨床所見と画像所見を組み合わせた診断基準(表1)が用いられる．

骨軟部領域以外の病変
- 皮膚：色素斑(カフェ・オ・レ斑，雀卵斑様色素斑)．
- 脳：星細胞腫，水頭症，NF斑(基底核・脳幹・小脳白質・小脳脚などに生じるT2強調像で斑状の高信号を示す領域)．
- 頭頸部：視神経膠腫(多くは毛様細胞性星細胞腫)，虹彩過誤腫．
- 心臓・血管：先天性心疾患(心房中隔欠損，心室中隔欠損，肺動脈狭窄など)，大動脈縮窄症，動脈狭窄，動脈瘤，動脈解離，動静脈奇形，高血圧(腎動脈狭窄，褐色細胞腫)．
- 肺：肺線維症．
- 消化管：カルチノイド，消化管間質腫瘍(gastrointestinal stromal tumor：GIST)．
- 腎臓：水腎症．

表1 神経線維腫症1型の診断基準(日本皮膚科学会の診断基準より，一部改変)

以下の7項目のうち2項目以上を満たすこと
1) 6個以上のカフェ・オ・レ斑
2) 2個以上の神経線維腫またはびまん性神経線維腫
3) 腋窩あるいは鼠径部の雀卵斑様色素斑(freckling)
4) 視神経膠腫
5) 2個以上の虹彩過誤腫(Lisch nodule)
6) 特徴的な骨病変
7) 家系内に同症

参考文献

1) 神経線維腫症 1 型の診断基準・治療ガイドライン作成委員会：神経線維腫症 1 型(レックリングハウゼン病)の診断基準および治療ガイドライン．日皮会誌 2008；118：1657-1666.
2) Feldman F：Chapter 81. Tuberous sclerosis, neurofibromatosis, and fibrous dysplasia. In：Resnick DL, Kransdorf MJ：Bone and joint imaging, 3rd ed. Philadelphia：Elsevier Saunders, 2005：1407-1409.
3) 廣瀬隆則：末梢神経鞘腫瘍の病理診断．特集 軟部腫瘍 II—病理診断の最近の話題．病理と臨床 2012；30：307-313.

画像所見

1) 骨の病変

- **頭蓋骨・頭部**：蝶形骨大翼，小翼の部分ないし全欠損(bare orbit)．bare orbit の鑑別診断は転移性骨腫瘍と髄膜腫．眼窩後外側壁欠損(側頭葉ヘルニア，拍動性眼球突出)，頭蓋冠の限局性骨欠損，特にラムダ縫合近傍の骨欠損．
- **脊椎と肋骨**：特発性側弯症と異なり短い範囲で急峻に屈曲する異形成型側弯を呈し，特に亀背側弯は NF1 にほぼ特異的である．硬膜拡張症(dural ectasia)により椎体後縁の圧迫性骨侵食(posterior scalloping)や椎間孔を介した髄膜瘤を形成する．椎間孔開大は髄膜瘤でも神経線維腫でも生じるが，両者の鑑別は MRI で容易である．椎体変形，横突起や肋骨に先細りや捻じれ(twisted ribbon deformity)を認める．
- **四肢骨**：長管骨の弯曲変形．脛骨に好発し，歩行を始める 1 歳頃から変化が出現する．骨折すると仮骨形成が乏しく，鉛筆の芯状の偽関節を形成することがあり，特に脛骨の偽関節は小児期 NF1 の唯一の所見のことがある．四肢骨と軟部組織の過形成による四肢肥大，皮質骨表面の限局性骨侵食や骨肥厚．

2) 軟部組織の病変

- 神経線維腫にはそれぞれ皮膚と末梢神経に発生する限局性神経線維腫(localized neurofibroma)とびまん性神経線維腫(diffuse neurofibroma)がある．まれに神経線維腫が悪性転化し悪性末梢神経鞘腫瘍(malignant peripheral nerve sheath tumor：MPNST)を発生することがある．
- **限局性神経線維腫**：皮膚では表皮の小結節として出現し，無数の病変を形成することもある．末梢神経に生じたものは神経内に紡錘状の腫瘤をきたす．
- **びまん性神経線維腫**：皮膚のものは斑状の腫瘤で徐々に増大して弁状に下垂する［弛緩性皮膚肥厚症(pachydermatocele)］．脆弱な血管に富み腫瘍内で大出血をきたすことがある．末梢神経のもの(蔓状神経線維腫)は，神経叢や太い神経に発生し，絡まりあう芋虫状ないし曲がりくねったロープ状の形態を呈する．
- NF1 患者における MPNST への悪性転化は 2～4％とされる．なお MPNST の約半数は非 NF1 症例である．皮膚の神経線維腫から発生することはまれで，通常は深部の末梢神経の限局性神経線維腫や末梢神経のびまん性神経線維腫から発生する．

50歳台女性　蝶形骨大翼の欠損

頭部単純X線写真 Waters撮影

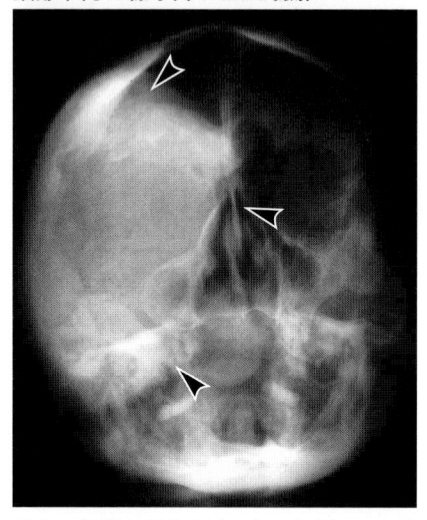

図1 右蝶形骨大翼(眼窩に投影される)が欠損している(bare orbit). 皮膚のびまん性神経線維腫に起きた大出血により巨大な軟部腫瘤を形成している(▶).

30歳台男性　頸胸椎と肋骨の形成異常

A：頸胸椎3D-CT 正面像　　B：3D-CT 側面像

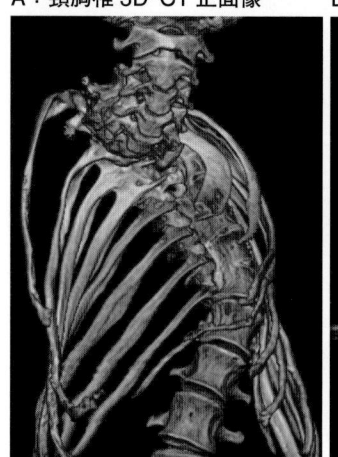

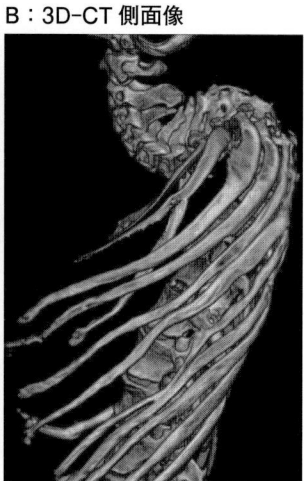

図2 両側の肋骨にリボンを捻ったような変形(twisted ribbon deformity)を認める. また, 頸胸椎移行部に亀背側弯を認める.

40歳台男性　硬膜拡張症

A：MRI, T2強調矢状断像　B：CT myelography 冠状断像

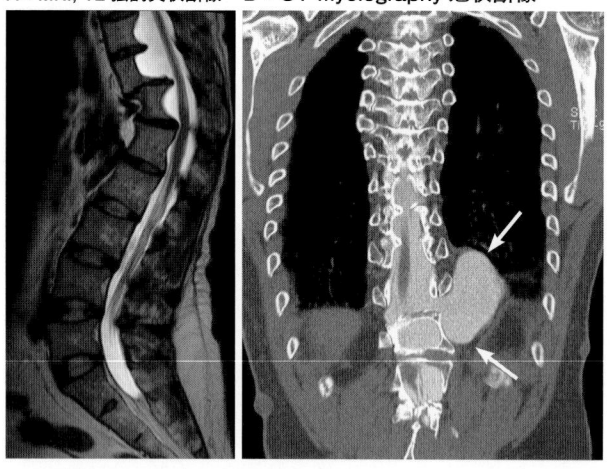

図3 胸腰椎MRI, T2強調矢状断像(A)では, Th11にすべりを認める. 下位胸椎の椎体後縁に骨侵食(posterior scalloping)がみられる. CT myelography 冠状断像(B)では, Th11/12左椎間孔から後縦隔に向かって突出する側方髄膜瘤(lateral meningocele)を認める(→).

1歳男児　脛骨偽関節形成

下肢単純X線写真正面像

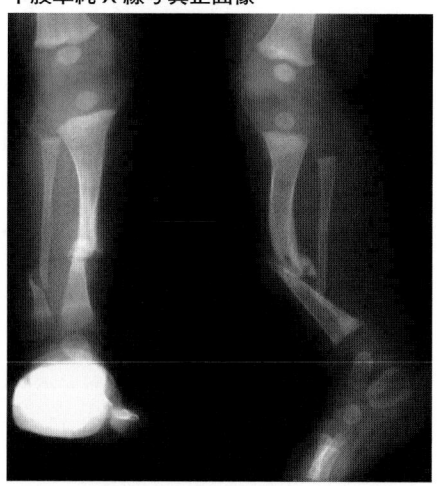

図4 右脛骨と腓骨の骨幹部に骨折があり, 偽関節を形成している.

40歳台男性　皮膚のびまん性神経線維腫

A：MRI, T1強調横断像　　　B：T2強調横断像

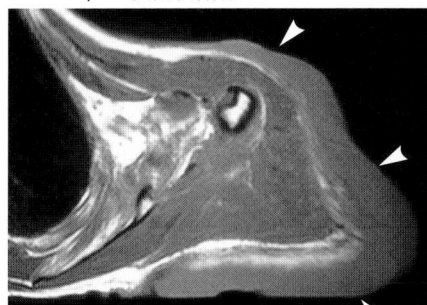

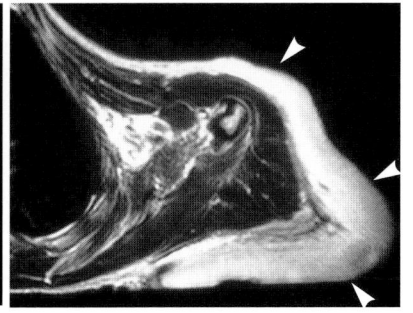

図5　MRIでは，左肩甲部の皮膚にびまん性の肥厚を認め，T1強調像で低信号(A, ►)，T2強調像ではびまん性の高信号を示す(B, ►)．

20歳台女性　末梢神経のびまん性神経線維腫

頸部MRI, 脂肪抑制T2強調冠状断像

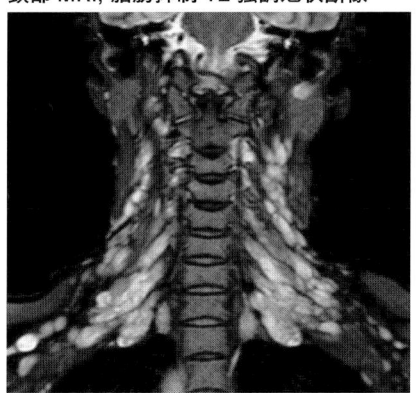

図6　頸椎の両側脊髄神経から腕神経叢にびまん性神経線維腫が数珠玉状に描出されている．

20歳台女性　神経線維腫

大腿部MRI, T2強調冠状断像

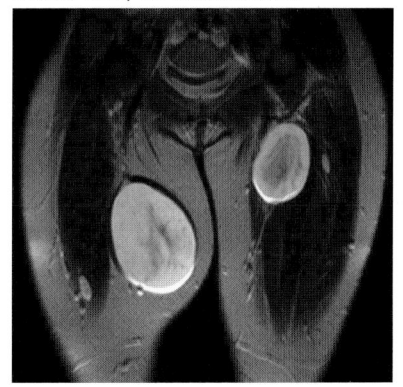

図7　辺縁が高信号，中心部が低信号に描出され標的状である(target sign)．

20歳台女性　悪性末梢神経鞘腫瘍

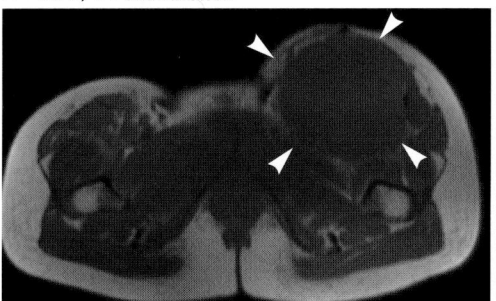

A：MRI, T1強調横断像　　　B：T2強調横断像

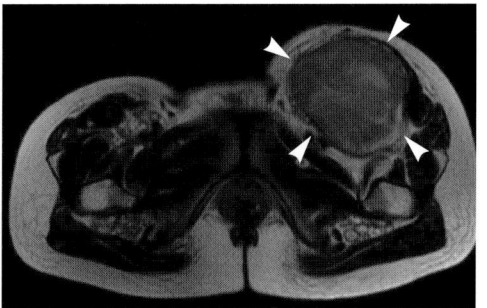

図8　MRI, T1強調像(A)では，左大腿神経に辺縁明瞭な大きな低信号腫瘤を認める(►)．T2強調像(B)では，腫瘤は不均一な淡い高信号を示し，target signは失われている(►)．

(福田国彦)

結節性硬化症

tuberous sclerosis(TS)

専門医レベル
診断専門医レベル
指導医レベル

Essentials

- 神経皮膚症候群の1つで，全身にさまざまな過誤腫が多発する病態である．
- 多彩な皮膚病変に加え，大脳の皮質結節，上衣下結節，上衣下巨細胞性星細胞腫，心臓の横紋筋腫，肺のリンパ管筋腫症，腎血管筋脂肪腫などを認める．
- 骨病変としては，脊椎・骨盤・頭蓋冠・指趾に硬化性病変や囊胞性病変が多発する．

臨床的事項

- 常染色体優性遺伝だが6割は突然変異による．原因遺伝子として *TSC1*(9q34)と *TSC2*(16p13.3)が特定されている．罹患率は1/10000程度とされる．
- 精神発達遅滞，痙攣，顔面皮脂腺腫が古典的三徴として知られるが，すべてが揃うものはまれで，今日では臨床所見と画像所見を組み合わせた診断基準が用いられる．

病態生理・病理像

- 皮膚：顔面の血管線維腫，多発性爪下線維腫，白斑，粒起革様皮などの特徴的所見を認める．
- 脳：① 皮質結節(cortical tuber)は触診上硬く触れる大脳皮質の境界不明瞭な病変で，MRIで淡い異常信号域ないし脳回の腫大として描出される．② 上衣下結節(subependymal tuber)は，CTで脳室壁に沿った石灰化を伴う結節として認められ，MRIではすべての撮像法で低信号結節として描出される．③ 上衣下巨細胞性星細胞腫(subedendymal giant cell astrocytoma)は，MRIで造影される脳室内腫瘍として捉えられる．
- 心臓：横紋筋腫(rhabdomyoma)は胎児の心室中隔に好発するが，大部分は出生時まで(それ以外の症例でも4歳まで)に退縮する．
- 肺：① 肺リンパ管筋腫症(pulmonary lymphangiomyomatosis：LAM)は成人女性に多く，CTで無数の薄壁囊胞性病変が全肺野に認められる．呼吸不全を惹起し，時に致死的となる．② multifocal micronodular pneumocyte hyperplasia(MMPH)は良性病変で，肺内に多数の小結節性病変として認められる．多発肺転移と紛らわしいので注意が必要である．
- 腎臓：血管筋脂肪腫(angiomyolipoma：AML)は脂肪を含む巨大腫瘍で，多発することが多い．時に破裂し，致死的な大出血を招くことがある．

参考文献
1) 結節性硬化症の診断基準・治療ガイドライン作成委員会：結節性硬化症の診断基準および治療ガイドライン．日皮会誌 2008；118：1667-1676．
2) Feldman F：Chapter 81 Tuberous sclerosis, neurofibromatosis, and fibrous dysplasia. In：Resnick LD, Kransdorf MJ：Bone and joint imaging, 3rd ed. Philadelphia：Elsevier Saunders, 2005：1407-1409.
3) Umeoka S, Koyama T, Miki Y, et al：Pictorial review of tuberous sclerosis in various organs. RadioGraphics 2008；10.1148/rg.e32.

画像所見

単純写真・CT 嚢胞性病変または硬化性病変が多発する．骨皮質の肥厚を認めることもある．好発部位は脊椎・骨盤・頭蓋冠・指趾で，造骨型の骨転移と紛らわしいことがあり，注意を要する．

30歳台の女性

A：CT 横断像（下位胸椎レベル）

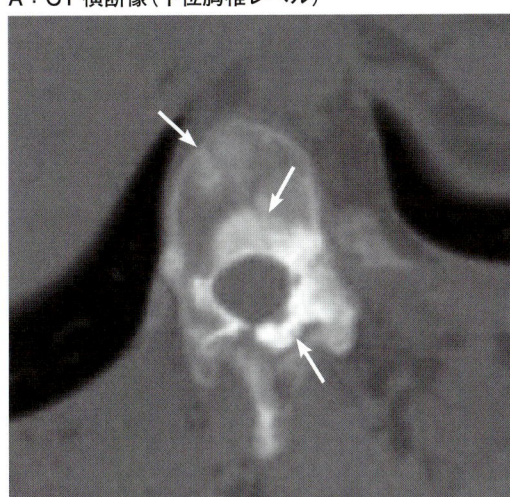

B：CT, MPR 矢状断像（下位胸椎から腰椎）

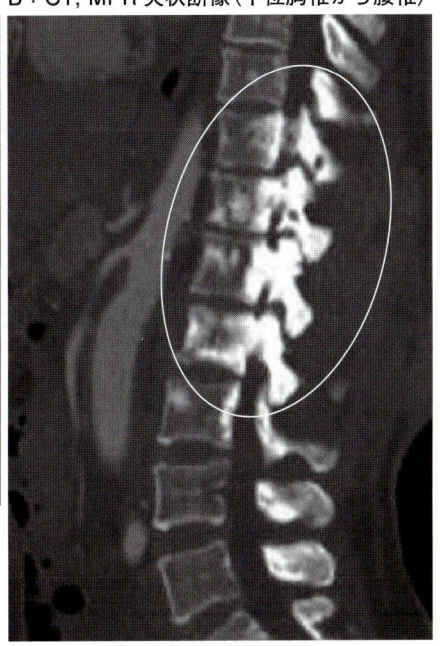

C：頭部 CT

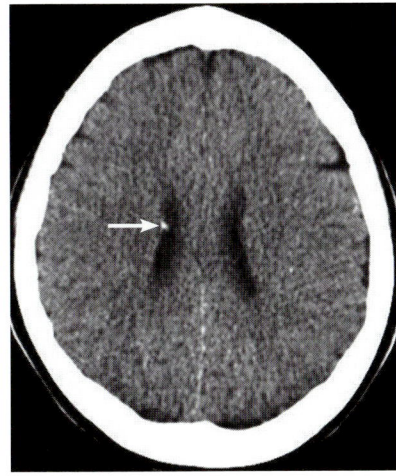

D：胸部 CT（肺野条件）

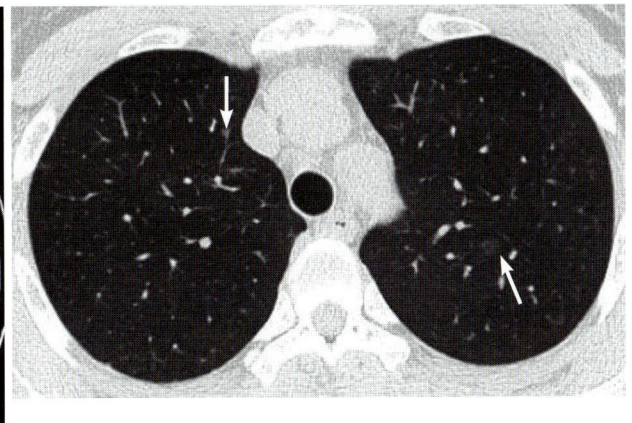

図1 下位胸椎から腰椎の CT（A,B）では，椎体および椎弓に斑状ないしびまん性の硬化性病変が多数認められる（Aの→，Bの◯）．頭部 CT（C）では，側脳室壁に点状の石灰化（脳室上衣下結節）を認める（→）．胸部（D）では，両側肺野に淡い小結節病変が散見され（→），multifocal micronodular pneumocyte hyperplasia（MMPH）と考えられる．（東京慈恵会医科大学 福田国彦先生のご厚意による）

（藤本　肇）

肥厚性骨関節症

hypertrophic osteoarthropathy (HOA)

専門医レベル
診断専門医レベル
指導医レベル

Essentials
- 一次性と二次性があり，圧倒的に二次性の頻度が高く肺悪性腫瘍を背景とすることが多い．
- 一次性のものは若年発症で家族歴があり，強い関節症状がないことや，骨膜炎が骨端・骨幹端に及ぶことなどが特徴的である．

臨床的事項

- 一次性は肥厚性皮膚骨膜症（pachydermoperiostosis）ともよばれ，頻度は3〜5％．青年期（思春期前から成人にかけて）に発症し，男女比は9：1で男性の頻度が高い．常染色体優性および劣性遺伝が報告されている．約10年程度進行し，自然に停止する．手足のばち指，関節周囲組織・骨増生による四肢腫大，関節の腫脹，軟部結合組織病変を特徴とする．
- 二次性の原因として胸部悪性腫瘍の頻度が高く，肺癌の約5％（1〜12％）にみられるとされる．小児期にはまれであるがチアノーゼ性心疾患などを原因として認められることもある．肺気腫，中皮腫，肝硬変，炎症性腸疾患，頭頸部癌，人工血管感染などでも認められる．

病態生理・病理像（一次性HOAを中心に）

- 骨膜炎（periostitis）はびまん性，左右対称性で四肢の長管骨（脛骨・腓骨・橈骨・尺骨）に好発する．ほかに手根骨・足根骨・手指・足趾・骨盤骨・頭蓋冠／底などに所見がみられることがあり，脊椎はまれとされる．一次性HOAでは病変が骨幹端および骨端まで波及し，境界不明瞭で不整形の骨形成をきたすことが特徴的とされ，二次性HOAとの鑑別になる．ただし早期発症（先天性心疾患など）の二次性HOAとは所見が類似することもある．
- 慢性期症例では骨変形に伴う神経圧迫などの機械的障害を認めることがある．
- 一次性HOAではほぼ全症例に，二次性では30〜40％程度にばち指を認める．
- 皮膚病変は皮膚の肥厚（dermal hypertrophy）と分泌腺肥厚（glandular hypertrophy）の2つに大きく分けられ，顔面や頭皮などの皮膚の肥厚（pachyderma），脳回転状皮膚（cutis verticis gyrata）や，脂漏（seborrhea），多汗症（hyperhidrosis），痤瘡（acne）などを認める．
- 関節炎は二次性HOAと比較して軽度とされ，関節液貯留などを認めることもある．二次性では30〜35％に関節炎様症状を認めるとされる．

参考文献
1) Pineda C, Martínez-Lavín M：Hypertrophic osteoarthropathy：what a rheumatologist should know about this uncommon condition. Rheum Dis Clin North Am 2013；39：383-400.
2) Zhang Z, Zhang C, Zhang Z：Primary hypertrophic osteoarthropathy：an update. Front Med 2013；7：60-64.
3) Feldman F：Chapter 82. Endostosis, hyperostosis, and periostitis. In：Resnick DL, Kransdorf MJ：Bone and joint imaging, 3rd ed. Philadelphia：Elsevier Saunders, 2005：1433-1439.

画像所見

単純写真 骨幹に加え，骨端や骨幹端に及ぶ骨膜肥厚と骨の腫大を左右対称性に認める．関節裂隙は保たれ，骨侵食（erosion）や関節近傍の骨質減少（osteopenia）などは通常認めない．

骨シンチグラフィ 骨病変部の集積亢進を認め，有用であるが非特異的な所見である．

20歳台男性

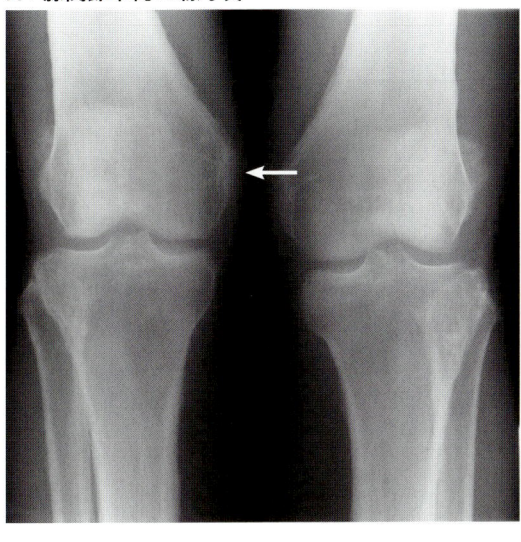

A：膝関節単純X線写真
B：下腿部単純X線写真
C：手関節単純X線写真
D：顔面皮膚の肥厚

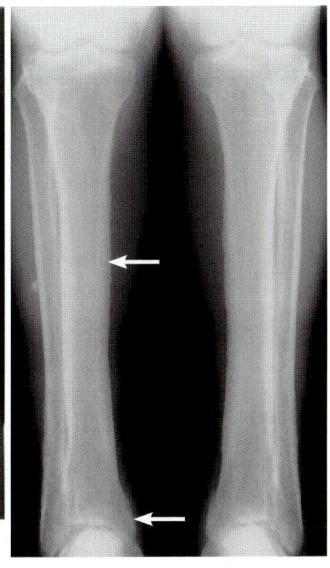

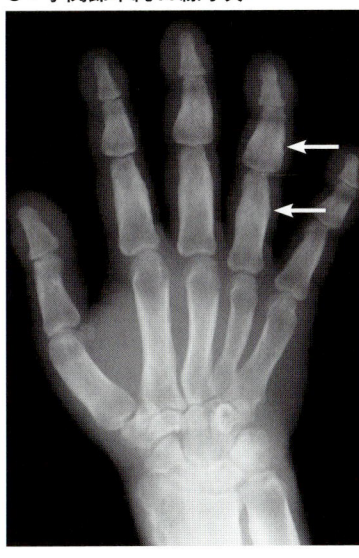

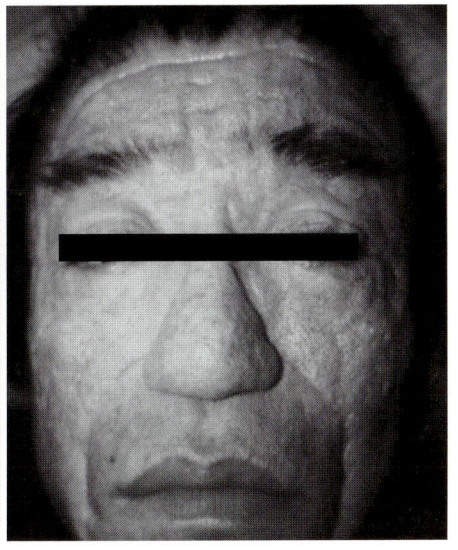

図1 両側下腿の単純X線写真（A, B）では，両側対称性に脛骨や腓骨，大腿骨の骨幹から骨端にかけて骨膜肥厚が不整な骨増殖として認められる（→）．手関節の単純X線写真（C）では，基節骨や中節骨に強い骨の肥大を認める（→）．顔面（D）には，深い皺を伴う皮膚肥厚がある．複数回の顔面形成術後の状態である．

（中田和佳）

びまん性特発性骨増殖症

diffuse idiopathic skeletal hyperostosis (DISH)

専門医レベル
診断専門医レベル
指導医レベル

Essentials
- 靱帯，腱，関節包付着部に過剰な骨化を生じる原因不明の全身性の疾患である．
- 脊椎の他，骨盤・肩・足底・肘・手・膝などに過剰な骨化を認める．

臨床的事項
- 中高齢者にみられる．
- 脊椎での骨化の所見によって診断される［詳細は1章「びまん性特発性骨増殖症」の項目(☞ p.46)を参照］．
- 脊椎以外での過剰な骨化は，骨盤，肩，足底，肘，手，膝などにみられる．
- 通常は無症状に経過するが，こわばりや疼痛，関節の可動域制限，腱炎などをきたす．脊椎では，重篤な横骨折(不安定骨折)の原因となる．また，頸椎レベルで形成された大きな骨棘では嚥下障害をきたすこともある．
- 後縦靱帯骨化症や黄色靱帯骨化症の合併もよく知られる．
- 変形性関節症を合併する例では，骨棘形成や異所性骨化が著しい．また，人工関節置換術後などで異所性骨化をきたしやすい．

病態生理・病理像
- 病因に関しては不明であるが，遺伝的要因，肥満や糖尿病などの代謝性疾患，成長ホルモンや成長因子などの関与が推測されている．
- 靱帯，腱，関節包付着部において，線維芽細胞，軟骨細胞，コラーゲン線維，骨基質が何らかの刺激を受けて骨新生を起こし，過剰な骨化をきたしている．

参考文献
1) Mader R, Verlaan JJ, Buskila D：Diffuse idiopathic skeletal hyperostosis：clinical features and pathogenic mechanisms. Nat Rev Rheumatol 2013；9：741-750.
2) Resnick D, Shaul SR, Robin JM：Diffuse idiopathic skeletal hyperostosis (DISH)：Forestier's disease with extraspinal manifestations. Radiology 1975；115：513-524.

画像所見

単純写真・CT 　**脊椎**：主として前縦靱帯に沿って著明な骨化がみられ，進行すると強直性変化をきたす（☞ p.46 を参照）．

　脊椎以外の病変：骨盤では，両側腸骨翼，前下腸骨棘，坐骨，恥骨などの靱帯付着部に骨化が形成される．肩，膝，踵骨などの靱帯付着部にも骨化が形成される．仙腸関節は癒合してもよい．

40 歳台男性

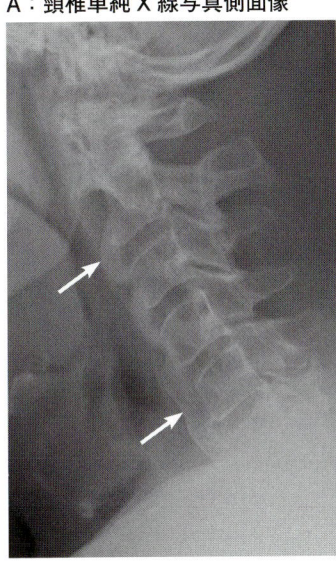

A：頸椎単純 X 線写真側面像　　B：骨盤部単純 X 線写真正面像

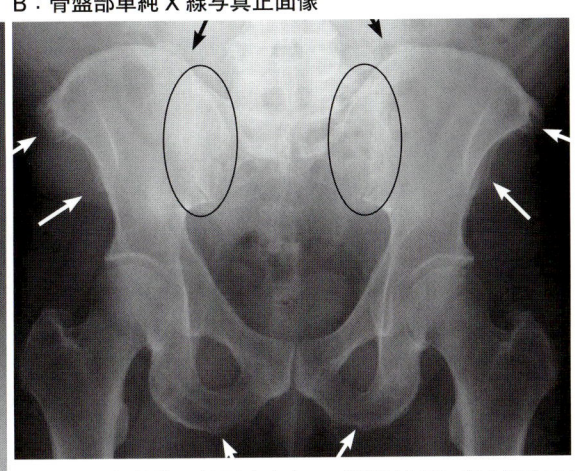

図1 頸椎単純 X 線写真（A）で，頸椎前面に癒合傾向を示す骨化形成を認める（→）．椎間板腔は保たれている．骨盤（B）では，腸骨翼，恥骨，坐骨辺縁に過剰な骨化を認める（→）．仙腸関節上部では癒合してみえる（○）．

70 歳台男性

A：右膝関節単純 X 線写真側面像　　B：3D-CT

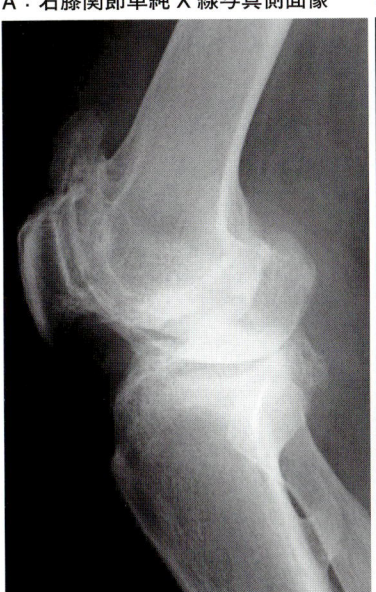

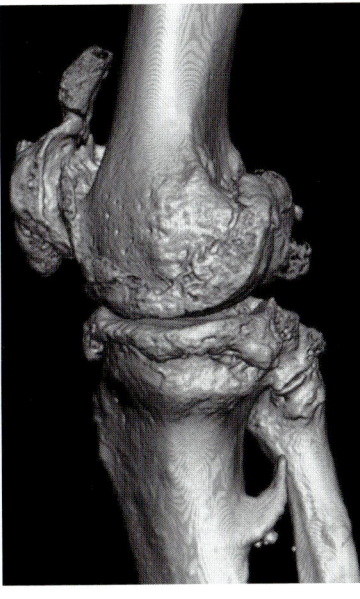

図2 大腿骨および脛骨内側顆，外側顆辺縁，顆間部，膝蓋骨周囲，腓骨頭部などに著しい骨棘形成を認める．また，脛骨膝窩筋腱付着部近傍からも骨棘形成を認める．臨床的には変形性膝関節症であるが，著しい骨棘形成がある．

(稲岡　努)

手根管症候群

carpal tunnel syndrome

Essentials

- 手根管レベルで何らかの原因により正中神経が圧排されて生じる絞扼性神経障害(entrapment neuropathy)である.
- MRIが診断に有用で,原因となっている疾患の検出にも役立つ.

臨床的事項

- 正中神経領域(母指,示指,中指,環指の橈側1/2)の運動障害や知覚障害を生じる.
- 上肢の絞扼性神経障害(または神経絞扼症候群)の原因として最多である.
- 好発年齢は30～60歳台で,女性に多い.
- 約半数は両側性である.
- 特発性は約70%で,女性が圧倒的に多く,妊娠期と閉経期に多い.
- その他の原因として,ガングリオン,関節リウマチなどによる腱鞘滑膜炎,アミロイドーシス,骨折後の変形治癒,神経原性腫瘍などがある.
- Phalen試験(手関節を1分間掌屈させることで知覚障害が増悪する)やTinel試験(手関節掌側を叩くと正中神経領域に放散痛が生じる)が陽性となる.
- 運動障害が高度になると母指球筋の萎縮が顕著になり,母指の対立機能が困難になって猿手(ape hand)を生じる.

病態生理・病理像

- 手根管は手根骨により構成されるくぼみと屈筋支帯により形成される管腔構造で,この内部を8本の浅・深屈筋腱,長母指屈筋腱と正中神経が走行している.
- 手根管の狭窄や手根管内の病変が生じることで内圧が上昇し,正中神経が圧迫されて慢性の血流障害が起こる.

参考文献

1) Mesgarzadeh M, Schneck CD, Bonakdarpour A, et al：Carpal tunnel：MR imaging. Part II. Carpal tunnel syndrome. Radiology 1989；171：749-754.
2) Subhawong TK, Wang KC, Thawait SK, et al：High resolution imaging of tunnels by magnetic resonance neurography. Skeletal Radiol 2012；41：15-31.

画像所見

MRI 横断像にて，手根管近位部(豆状骨レベル)での正中神経の腫大，T2強調像での信号変化を認める(浮腫による信号上昇がみられることが多い)．著明に腫大した正中神経は偽神経腫(pseudoneuroma)とよばれる．手根管遠位部(有鉤骨レベル)では正中神経の扁平化が認められる．ガングリオンや滑膜炎など，原因疾患の検出にもMRIは役立つ．

50歳台女性

A：MRI, T2強調横断像(手根管近位部)

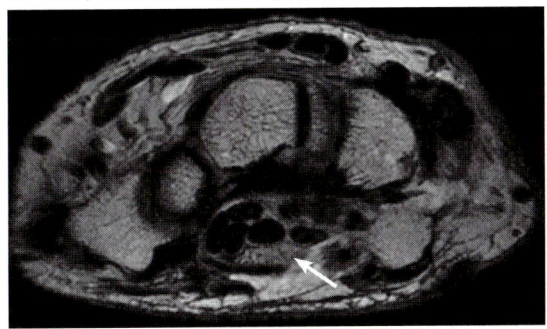

B：T2強調横断像(手根管遠位部)

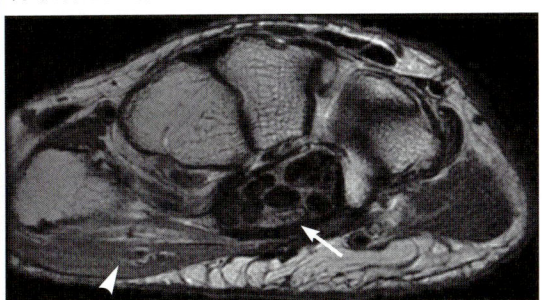

図1 正中神経は手根管近位部で腫大して高信号を呈し(A, →)，手根管遠位部では扁平化している(B, →)．母指球筋の萎縮(B, ▶)も認められる．

50歳台女性(図1と別症例)

MRI, 脂肪抑制プロトン密度強調横断像(手根管近位部)

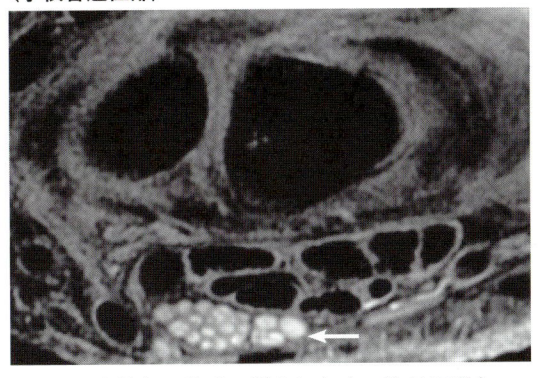

図2 正中神経は著明に腫大し(→)，偽神経腫(pseudoneuroma)を呈している．

50歳台男性

MRI, T2強調横断像(手根管遠位部)

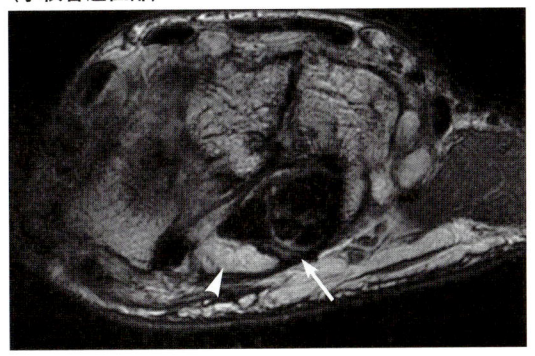

図3 手根管内に高信号腫瘤(ガングリオン，▶)が存在し，正中神経は圧排されて扁平化している(→)．

(青木隆敏)

肩甲上神経絞扼

suprascapular nerve entrapment

専門医レベル
診断専門医レベル
指導医レベル

Essentials
- 肩関節を侵す絞扼性神経障害(entrapment neuropathy)で，関節唇上部損傷に伴う傍関節唇嚢胞が絞扼の原因となることが多い．
- 棘下筋のみ，または棘上筋・棘下筋の両者に脱神経をきたす．

臨床的事項

- 肩甲上神経は腕神経叢の上幹から起始して，肩甲骨の上部［肩甲上切痕(suprascapular notch)］から肩甲骨関節窩と肩甲骨棘の間［肩甲棘関節窩切痕(spinoglenoid notch)］を通って，肩甲骨背面に至る．棘上筋・棘下筋の運動を支配し，肩関節周囲の痛覚にも関与する．
- この神経の絞扼は肩関節痛の原因になり，進行したものでは棘上筋または棘下筋の麻痺と萎縮をきたす．肩甲上切痕の絞扼では棘上筋および棘下筋の脱神経(denervation)，肩甲棘関節窩切痕では棘下筋のみが脱神経をきたす．
- 原因として，傍関節唇嚢胞，ガングリオン，骨折，脱臼，腫瘍，肩甲横靱帯の位置異常や肥厚などが知られている．このうち最も頻度が高いのは関節唇損傷に伴う傍関節唇嚢胞である．

脱神経の病態生理・病理像

- 筋肉の脱神経初期における筋肉のMRI所見はいわゆる浮腫性変化で，T2強調像における高信号によって特徴づけられ，脂肪抑制T2強調像やSTIR像でさらに明瞭に描出される．造影MRIを行うと，異常信号域に一致して増強効果が認められる．慢性期には筋萎縮と脂肪変性がみられる．
- 脱神経初期において筋肉の信号変化が生じる機序についてはいくつかの考察があるが，いまだに定説はない．萎縮した筋肉細胞内の水分減少に対する細胞外水分量の代償性増加，脱神経筋に生じる血管拡張(血流増加)などが関与していると推測されている．

参考文献
1) Ludig T, Walter F, Chapuis D, et al：MR imaging evaluation of suprascapular nerve entrapment. Eur Radiol 2001；11：2161-2169.
2) Bredella MA, Tirman PF, Fritz RC, et al：Denervation syndromes of the shoulder girdle：MR imaging with electrophysiologic correlation. Skeletal Radiol 1999；28：567-572.
3) Gaskin CM, Helms CA：Parsonage-Turner syndrome：MR imaging findings and clinical information of 27 patients. Radiology 2006；240：501-507.

画像所見

MRI 神経絞扼による脱神経の所見が特徴で，棘上筋と棘下筋の両者（肩甲上切痕における絞扼）あるいは棘下筋のみ（肩甲棘関節窩切痕における絞扼）に筋肉の浮腫性変化あるいは萎縮が認められる．神経絞扼の原因としては関節唇上部損傷［5章「SLAP病変」(☞ p.218)参照］に伴う傍関節唇嚢胞の頻度が高く，関節唇近傍の嚢胞性病変とともに関節唇上部の断裂を示す異常信号に注意が必要である．関節唇損傷の描出はT2*強調像や脂肪抑制プロトン密度強調像の感度が高い．MR関節造影では，関節唇損傷とともに造影剤の嚢胞内への漏出を証明できる．脱神経の所見のみで絞扼の原因となる病変を描出できないことも多く，このような場合は神経痛性筋萎縮症（急性腕神経叢炎，Parsonage-Turner症候群などともよばれる）の可能性がある．

30歳台男性

A：MRI, 脂肪抑制プロトン密度強調斜冠状断像　　B：Aより背側

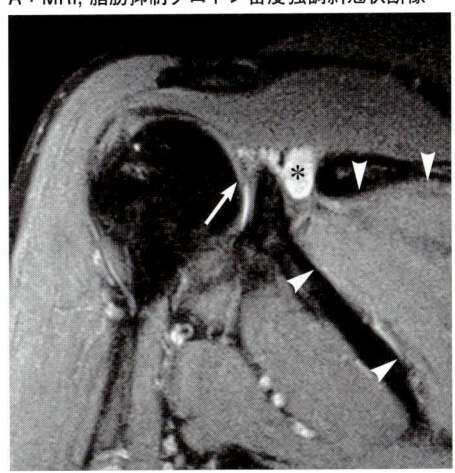

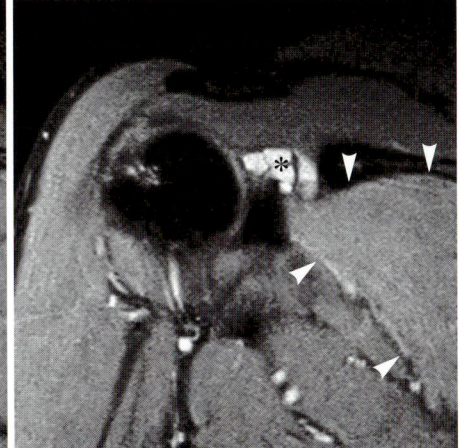

C：脂肪抑制プロトン密度強調斜矢状断像　　D：T2*強調横断像

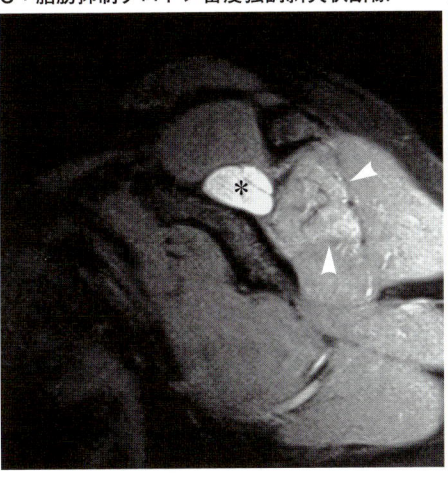

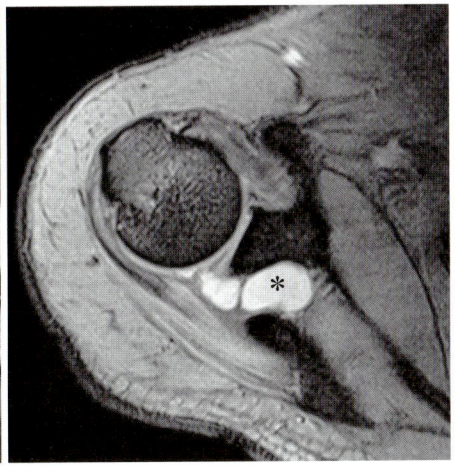

図1 棘下筋は脂肪抑制プロトン密度強調像で高信号を示し（A～C，▶），脱神経の所見である．肩甲棘関節窩切痕に多房性嚢胞があり（＊），神経絞扼の原因と考えられる．嚢胞が接する関節唇上部に信号上昇があり（A，→），関節唇損傷および傍関節唇嚢胞の所見である．

（上谷雅孝）

肘部管症候群

cubital tunnel syndrome

専門医レベル
診断専門医レベル
指導医レベル

Essentials

- 絞扼性神経障害(entrapment neuropathy)の1つで，尺骨神経(小指と環指の感覚および筋肉を支配)が肘の内側の肘部管というトンネル状構造で圧迫や牽引されて発生する神経麻痺を起こす病態である．
- 原因として，肘部管を構成する骨の骨棘形成，靱帯の肥厚，肘部管内外のガングリオンをはじめとした腫瘍などがある．小児期の骨折によって生じた外反肘による遅発性のものもある．
- 肘部管は非常に狭いため手術が必要となることが多い．筋萎縮を生じる前であれば予後は良好である．

臨床的事項

- 所見として，上腕骨内側上顆の後方を刺激すると，痛みが指先に響く Tinel 徴候がみられる．
- 麻痺の進行程度により症状が異なる．初期は小指，環指の小指側にしびれを生じる．麻痺の進行につれて手部の筋萎縮を生じ，鉤爪あるいは鷲手(小指，環指が伸展できない)変形を生じる．さらに筋力低下を生じると指の開閉が困難となり，握力低下も生じる．
- 初期で軽症のしびれや痛みの場合は，肘の安静と消炎鎮痛剤，ビタミンB剤などの保存療法を行う．保存療法無効例や筋萎縮を生じた場合は手術療法が選択される．
- 手術は靱帯の開放による神経圧迫の除去，ガングリオンなどの原因構造の切除などが行われる．外反肘の場合は，矯正骨切り術が行われることもある．筋萎縮を生じる前に手術が行われれば予後良好である．
- 頸部脊椎症による神経根症や，糖尿病性神経障害などとの鑑別が必要である．

病態生理・病理像

- 肘内側の上腕骨内側上顆の後方に骨と靱帯で形成された肘部管というトンネル状構造があり，ここを尺骨神経が通過している．肘部管内は密接であるため構造的に比較的容易に圧迫されて神経麻痺を生じる．
- 圧迫の原因として骨棘，靱帯肥厚，肘部管内外に生じたガングリオンをはじめとした腫瘍性病変がある．

参考文献

1) Chen SH, Tsai TM：Ulnar tunnel syndrome. J Hand Surg Am 2014；39：571-579.
2) Andreisek G, Crook DW, Burg D, et al：Peripheral neuropathies of the median, radial, and ulnar nerves：MR imaging features. RadioGraphics 2006；26：1267-1287.
3) Furuta T, Okamoto Y, Tohno E, et al：Magnetic resonance microscopy imaging of posterior interosseous nerve palsy. Jpn J Radiol 2009；27：41-44.

画像所見

MRI 従来，神経絞扼の診断は支配神経領域に一致した脱神経所見を STIR 像で捉えることが一般的とされていたが，3T 装置などで高 SNR にて撮像すれば直接圧排された末梢神経を捉えることも十分可能である．絞扼された部位で神経が扁平化し，それより近位側では腫大する．肘部管症候群を含め，末梢神経絞扼の検査はまず神経の走行を十分に把握し，過不足のない範囲で上肢長軸方向に対する軸位断撮像(横断像)が最も診断に有用である．

30歳台男性

A：MRI, 脂肪抑制プロトン密度強調横断像，肘前腕側　B：Aよりやや上腕側

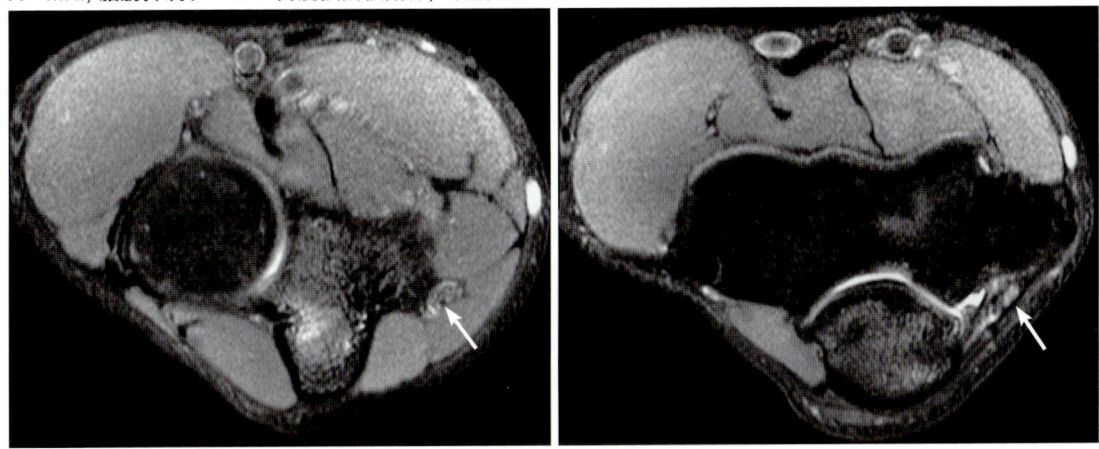

C：Bよりやや上腕側 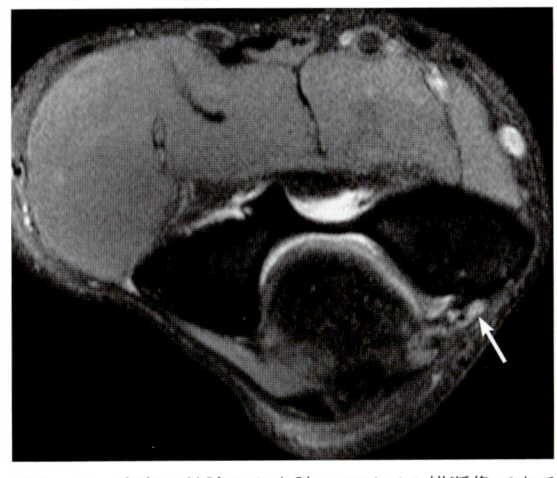　D：Cよりやや上腕側

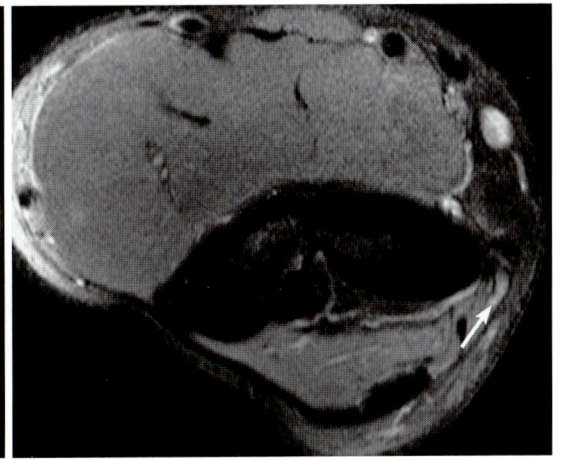

図1　同一患者の前腕から上腕にかけての横断像である．尺骨神経(A〜D, →)は絞扼部より前腕側では微小結節が集簇したような形態を呈し，異常はない(A)が，肘部管レベルでは肥厚した神経表層の靱帯により尺骨神経は著しく扁平化し，小さく描出されている(B)．この絞扼部より上腕側では信号が上昇し(C, D)，やや腫大している(D)．

(岡本嘉一)

一過性大腿骨頭萎縮症

transient osteoporosis (transient bone marrow edema syndrome) of the hip

専門医レベル
診断専門医レベル
指導医レベル

Essentials
- 一過性に大腿骨頭の萎縮(骨粗鬆化)をきたす疾患で，中年男性に好発する．
- 骨髄浮腫が本態であり，一過性骨髄浮腫症候群ともよばれる．
- 単純X線写真では大腿骨頭に限局性の骨粗鬆化がみられ，MRIではT1強調像で低信号，STIR像や脂肪抑制T2強調像で高信号の骨髄浮腫パターンを示す．これらの所見は通常数か月以内に消失する．

臨床的事項
- 一過性に大腿骨頭の萎縮［骨粗鬆化(osteoporosis)］をきたす疾患で，中年男性に好発し，若年男性，妊娠後期の女性などにも発生する．
- 外傷などの既往はなく特発性に生じ，急性の股関節痛や跛行，可動域制限をきたす．後遺症を残さずに6～12か月以内で症状が改善する．
- 通常は片側に生じるが，両側性に生じることもある．また股関節以外にも膝関節(大腿骨遠位部や脛骨近位部)，足関節(特に距骨)，足部(中足骨など)にも移動性の一過性骨萎縮が生じることがあり，区域性移動性骨萎縮(regional migratory osteoporosis)などの呼称がある．
- 大腿骨頭の軟骨下脆弱性骨折(subchondral insufficiency fracture)を合併することがある．

病態生理・病理像
- 骨頭の萎縮は骨髄浮腫が本態であり，一過性骨髄浮腫症候群(transient bone marrow edema syndrome)ともよばれる．
- 病因として神経性，静脈閉塞，微小骨折などが推測されているが，明確にされてはいない．病理組織では，骨減少を反映して類骨層や骨芽細胞で覆われて狭細化した疎な骨梁がみられる．骨髄には浮腫性変化や軽度の線維化がみられ，うっ血や出血を伴う．

参考文献
1) Yamamoto T, Kubo T, Hirasawa Y, et al：A Clinicopathologic study of transient osteoporosis of the hip. Skeletal Radiol 1999；28：621-627.
2) Korompilias AV, Karantanas AH, Lykissas MG, et al：Transient osteoporosis. J Am Acad Orthop Surg 2008；16：480-489.
3) Miyanishi K, Kaminomachi S, Hara T, et al：A subchondral fracture in transient osteoporosis of the hip. Skeletal Radiol 2007；36：677-680.

画像所見

単純写真 骨頭から頸部にかけて，骨粗鬆化を示す骨濃度の低下や骨皮質の不明瞭化が認められる．この所見は"phantom appearance"とよばれる．大腿骨大転子・小転子に及ぶこともあり，臼蓋や腸骨翼にもまれに発生する．症状が消失した数か月後には異常所見も改善する．

MRI 骨頭から頸部にT1強調像で低信号，STIR像や脂肪抑制T2強調像で高信号の骨髄浮腫パターンを認めることが特徴である．骨頭壊死，軟骨下脆弱性骨折と異なり通常は骨髄浮腫のみが認められ，壊死に伴う異常信号や骨折線を示す線状低信号はみられない．ただし，軟骨下脆弱性骨折を合併すると，T2強調像やSTIR像で軟骨下骨に骨折を示唆する線状低信号が認められることがある．関節液貯留や周囲軟部組織の浮腫性変化を伴うことがある．

骨シンチグラフィ 症状が出現した数日後以内の単純X線写真で異常がみられない時期から限局性の高集積を示し，早期診断や経過観察に有用である．

30歳台男性

A：股関節単純X線写真正面像，患側　　B：健側

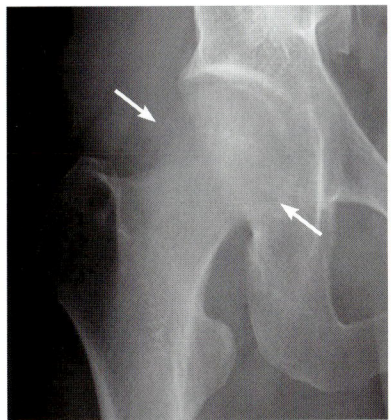

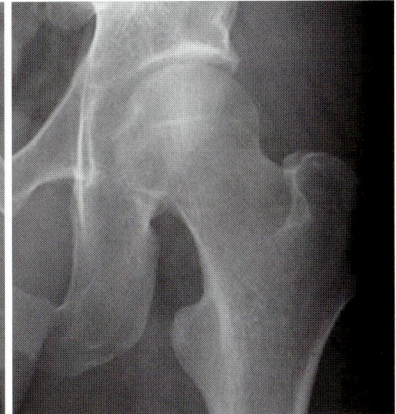

C：MRI, T1強調冠状断像　　D：STIR冠状断像

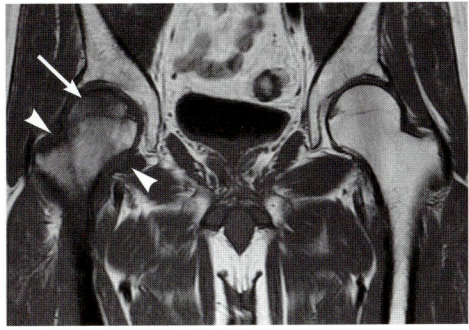

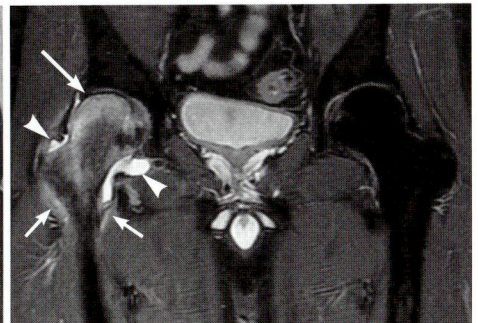

図1 右大腿骨頭は全体に骨濃度低下がみられ，骨皮質の一部が不明瞭化しており(A, →)，骨粗鬆症の所見である．健側(B)と比較するとこれらの所見が明確である．MRIでは右大腿骨頭から転子部にかけて境界不明瞭な異常信号がみられ，T1強調像で低信号(C, 大矢印)，STIR像で高信号(D, 大矢印)を示し骨髄浮腫の所見である．少量の関節液(C,D, ▶)や周囲軟部組織の浮腫性変化を示すSTIR高信号域(D, 小矢印)を伴っている．

(山口哲治)

複合性局所疼痛症候群

complex regional pain syndrome（CRPS）

Essentials
- 以前は反射性交感神経性ジストロフィーとよばれていた疾患で，現在では2つの亜型のある慢性疼痛症候群である．
- 画像診断はあくまで補助診断である．単純X線写真およびMRIの画像所見は非特異的であるが，3相骨シンチグラフィでの異常集積像が診断に有用なことがある．

臨床的事項
- 末梢神経損傷や筋肉・骨などの組織損傷が原因となり引き起こされる慢性疼痛症候群である．
- Type 1とType 2に分類され，前者が反射性交感神経性ジストロフィー（reflex sympathetic dystrophy：RSD）で，後者がカウザルギーとして従来から知られているものである．
- 臨床的な診断基準に基づいて診断される．画像診断はあくまで補助診断であり，臨床的診断基準の中には入っていないが，有用となることがある．
- 交感神経の機能異常と考えられる所見を有するために，反射性交感神経性ジストロフィーと名付けられ，長らくこの病名が使われてきたが，その後交感神経ブロックが有効でない症例が多いことがわかり，病名がCRPSに変更された．
- 早期の診断および治療を行わないと，治療抵抗性になる症例が多いとされる．

病態生理・病理像
- 末梢神経などの末梢性要因と脊髄や脳といった中枢性要因が相互に絡み合って悪循環を形成し，経過中に浮腫や皮膚血流の異常，発汗異常が疼痛部位やアロディニア，痛覚過敏のある部位に認められるとされるが，原因についてはまだ不明な点が多い．
- Type 1は通常外傷後に生じ，主要な神経損傷を伴わないことが一般的であるが，まれに原因となるようなものがなくても発症することがある．受傷後数週間たってから発症することが多い．
- Type 2は通常四肢の神経の部分的損傷により生じる．好発する神経は正中神経や尺骨神経，脛骨神経などであり，静脈注射後など受傷直後に医原性に発症することが多い．

参考文献
1) Koch E, Hofer HO, Sialer G, et al：Failure of MR imaging to detect reflex sympathetic dystrophy of the extremities. AJR Am J Roentgenol 1991；156：113-115.
2) Cappello ZJ, Kasdan ML, Louis DS：Meta-analysis of imaging techniques for the diagnosis of complex regional pain syndrome type I. J Hand Surg Am 2012；37：288-296.

画像所見

単純写真 限局性骨粗鬆症を認めることがある．
MRI 骨髄浮腫が時にみられたり，関節液の増量や皮膚/皮下軟部組織の異常信号がみられたりすることがあるが，非特異的である．
骨シンチグラフィ 3相骨シンチグラフィが特に有用で，患肢の多数の関節への異常集積，びまん性や限局性の異常集積がみられる．ただし，CRPS患者の約6割だけにしか有意な所見がみられないとされる．

13歳女性

A：足部単純X線写真正面像 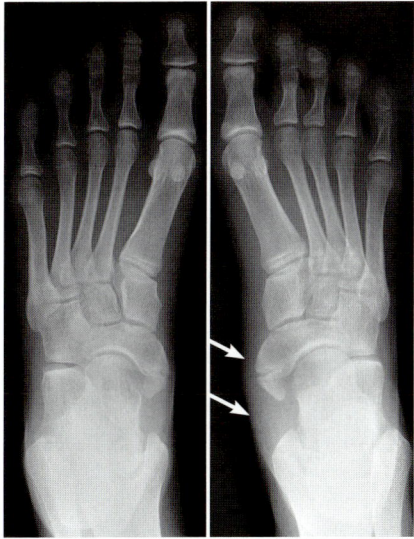
B：右足関節MRI, STIR矢状断像 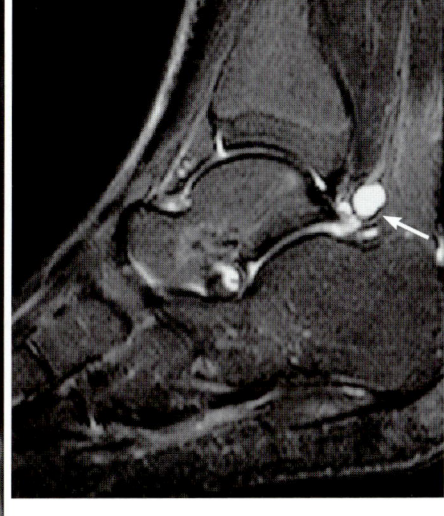
C：T1強調横断像 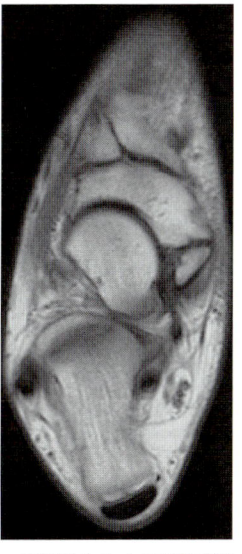
D：骨シンチグラフィ

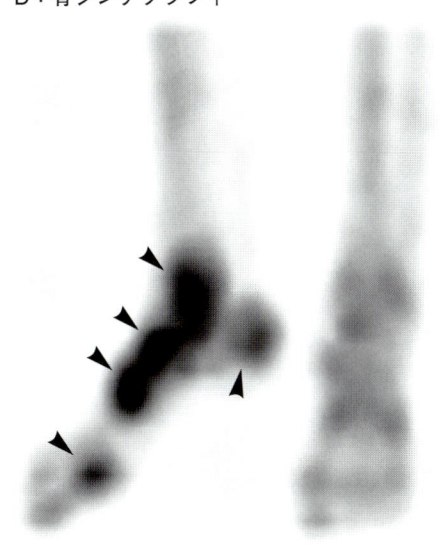

図1 外傷後の持続する右足痛を主訴として撮影された両側足部単純X線写真（A）では，右足の軟部組織の肥厚があり，皮下浮腫が疑われる（→）．右足関節のMRI, STIR矢状断像（B）では，足関節後方にはガングリオンを考える高信号域がみられるが（→），骨を含めほかには異常を認めない．右足関節のT1強調横断像（C）においても，骨に異常を認めない．骨シンチグラフィ（D）では，右距骨，踵骨，舟状骨，第1基節骨などに異常集積がみられる（▶）．
（東京慈恵会医科大学 福田国彦先生のご厚意による）

（野崎太希）

和文索引

あ

アキレス腱周囲炎　260
アキレス腱症　260
アキレス腱損傷　260
アキレス腱断裂　260
悪性間葉腫　176
悪性線維性組織球腫　176
　　──，多形型　160
　　──，粘液型　162
悪性末梢神経鞘腫瘍　166, 356, 357
悪性リンパ腫　284
圧潰　353
圧迫骨折　32
アミロイド関節症　297, 320
アリクイの鼻　55

い

異型脂肪腫様腫瘍　142, 176
異型性髄膜腫　15
易骨折性　64
異所性骨化　184
異所性石灰化　276
一過性骨髄浮腫症候群　372
一過性大腿骨頭萎縮症　372
インピンジメント　216

え

壊死性筋膜炎　84, 90
塩基性リン酸カルシウム結晶沈着症　316

お

黄色腫　318
黄色靱帯骨化症　44
黄色靱帯石灰化症　314
黄色ブドウ球菌　6, 72
多核巨細胞　110
オール状(肋骨)　67

か

外骨腫　98
外側型狭窄　40
外側上顆炎　222
外側側副靱帯(足関節)　254
外側側副靱帯損傷(膝関節)　238
外側半月板垂直断裂　244
外反肘　370
解放骨折　192
海綿状血管腫　155
下関節上腕靱帯　220
顎関節症　332
過屈曲　24
　　──損傷　30
過伸展　24
　　──損傷　30
下垂体機能性腺腫　280
ガス産生菌感染　73
家族性高コレステロール血症　318
肩関節脱臼　220
滑液包炎　179, 181, 300
褐色腫　276, 278
滑膜炎　300, 310
滑膜骨軟骨腫症　138, 295, 298
滑膜肉腫　168
滑膜嚢腫　38
化膿性関節炎　78
化膿性脊椎炎　6
カフェ・オ・レ斑　356
ガングリオン　178, 181, 370
間欠性跛行　38
環軸関節回転性亜脱臼　27
環軸椎亜脱臼　300, 303
関節円板　226, 333
　　──障害　332
関節内骨折　191
関節内遊離体　138, 252, 253
関節軟骨　251, 253
関節ネズミ　224
関節リウマチ　203, 299
関節裂隙狭小化　295, 300
乾癬性関節炎　308

き

偽関節　196, 357
偽骨折　272
偽神経腫　367

偽性軟骨無形成症　60
偽痛風　314
亀背側弯　357
キメラ遺伝子 SYT-SSX　168
虐待　214
臼蓋形成不全　62
急性化膿性骨髄炎　72
急速破壊型股関節症　206
強直性脊椎炎　295, 297, 306
強皮症　90
胸肋鎖骨肥厚症　310, 310
距骨下関節癒合症　54
距踵間癒合症　54
巨人症　280
魚椎様変形　33, 271
菌血症　72
筋挫傷　265
筋サルコイドーシス　88
　　──，結節型　88
　　──，ミオパチー型　88
筋ストレイン　265
筋損傷　264
筋膜損傷　264

く

区域性移動性骨萎縮　372
隅角解離　52
くる病　272
クローバーリーフ頭蓋　60
グロームス腫瘍　150

け

形質細胞腫　286
頸髄損傷　28
頸椎症性神経根症　36
頸椎症性脊髄症　36
脛腓靱帯結合　254
結核性関節炎　80
結核性脊椎炎　8
血管筋脂肪腫　360
血管腫　112, 154
血行性感染　72
月状骨軟化症　352
血清アルドラーゼ　90
結節性偽痛風　314

結節性筋膜炎　186
結節性硬化症　360
血友病性関節症　330
腱・靱帯付着部　306
腱黄色腫　318
腱滑膜巨細胞腫限局型　148
肩甲胸郭運動障害　216
肩甲上神経絞扼（症候群）　338, 368
原始神経外胚葉性腫瘍　118
腱鞘炎　300
腱鞘巨細胞腫　140, 148, 181
原発性副甲状腺機能亢進症　278
腱板損傷　216
肩峰下インピンジメント　216

こ

硬化性骨髄炎　74
硬化性腸骨骨炎　307
好酸球性筋膜炎　90
好酸球性肉芽腫　130
後十字靱帯損傷　236
　　完全断裂　237
　　部分断裂　237
後縦靱帯骨化症　25, 44
鉤椎関節　36
後腹膜リンパ管奇形　155
高分化型脂肪肉腫　142
高分化型軟骨肉腫　101
硬膜拡張症　357
絞扼性神経障害　366, 368, 370
骨 Paget 病　208
骨壊死　78, 197, 224, 342, 352, 354
骨炎　310
骨化　295, 296
骨化症　310
骨化性筋炎　184
骨幹端損傷　214
骨幹端の不整像　273
骨幹部壊死　345
骨柩　74
骨吸収辺縁像　94
骨強度　270
骨棘　295
骨巨細胞腫　105, 110, 126, 174
骨形成不全症　57
骨硬化　64, 295

骨梗塞　305
骨挫傷　235, 249
骨腫　134
骨髄異形成症候群　289
骨髄壊死　345
骨髄炎　105
骨髄浮腫　300
骨性 Bankart lesion　221
骨性隆起　98, 99
骨折　190
　　――, 炎症期　195
　　――, 骨改変期　195
　　――, 修復期　195
　　――の合併症　195
　　――の治癒過程　195
　　――の分類　190
骨粗鬆化　372
骨粗鬆症　203, 208, 270
骨端症　195
骨端線閉鎖　280
骨軟化症　203, 272, 276
骨軟骨骨折　191
骨軟骨腫　98, 99
骨軟骨損傷　249
骨軟部腫瘍の脱分化　174
骨肉腫　116, 208
骨囊腫　126, 208
骨破壊　300
骨びらん　294, 297, 300
骨斑症　134
骨膜炎　362
骨膜下骨吸収　276
骨膜下骨新生　74
骨膜下膿瘍　72
骨膜反応　69, 73, 94, 211
骨密度　190
骨芽細胞腫　106, 126
骨梁間転移　20
孤立性形質細胞腫　286
孤立性骨囊腫　124
孤立性線維性腫瘍　14
混合型転移　20
混合断裂(半月板)　242, 243
コンパートメント症候群　266

さ

痤瘡　310
サルコイド関節症　88

サルコイドーシス　136
三角靱帯　226, 254
三角線維軟骨複合体（TFCC）損傷　226
3 相骨シンチグラフィ　73
3 柱理論　30, 32, 34

し

ジアスターゼ抵抗性　172
弛緩性皮膚肥厚症　357
色素性絨毛結節性滑膜炎　140, 148
軸索　180
獅子様顔貌　128
脂質代謝異常症　318
思春期特発性側弯症　4
膝蓋腱損傷　246
　　膝蓋腱遠位損傷　247
　　膝蓋腱近位損傷　247
膝蓋腱断裂　246
膝蓋骨　251
　　――の関節軟骨　250
膝蓋骨高位　250, 251
膝蓋骨脱臼　248
　　膝蓋骨外側脱臼　248, 249
　　膝蓋骨内側脱臼　248
膝蓋軟骨軟化症　250
膝窩囊胞　336
膝関節特発性壊死　345, 346
歯突起骨折　28
シートベルト損傷　34
脂肪腫　142
脂肪肉腫　158, 174
脂肪芽腫　142
尺骨短縮　352
若年性後弯症　52
舟状骨・内側楔状骨間癒合症　54
舟状骨壊死　345
縦断裂(半月板)　242, 243
重粒子線治療　18
手根管　366
手根管症候群　366
手根骨不安定　353
腫瘍状石灰化症　276, 321
腫瘍状石灰化症様病変　321
腫瘍性骨軟化症　274
上衣下巨細胞性星細胞腫　360
上衣下結節　360

踵舟間癒合症　54
掌蹠膿疱症　310
掌蹠膿疱症性関節骨炎　310
小殿筋下滑液包　228
小児椎間板石灰化症　314
静脈奇形　155
真菌性関節炎　80
神経障害性関節症　328
神経鞘腫　11, 152
神経性間欠性跛行　40
神経線維腫　152, 166, 356
神経線維腫症1型　166, 356
神経皮膚症候群　356, 360
深在筋膜　85
浸潤像　94
シンスプリント　258
腎性骨異栄養症　276

す

髄核内裂　49
髄鞘　180
垂直断裂（半月板）　242, 243
水平断裂（半月板）　242, 243
髄膜腫　14
髄膜瘤　357
スズメバチの腰サイン　3
ストレス骨折　200, 230
スピクラ　96, 117

せ

脆弱性骨折　190, 203, 270
成人T細胞白血病　289
正中神経　366
成長板損傷　212
成長ホルモン　280
脊索腫　18, 174
脊柱管狭窄症　40, 60
　　──，腰部　40
脊柱側弯症　4
脊椎外傷　22
脊椎強直　25
脊椎原発性骨腫瘍　18
脊椎すべり症　42
脊椎分離症　42
石灰化　295, 296
　　──，点状の　87
石灰沈着性頸長筋腱炎　317

石灰沈着性腱炎　295, 298
石灰沈着性腱板炎　317
線維性異形成症　128
線維性骨　128
線維性骨異型性症　126
線維性骨炎　276
線維性肥厚　180
線維性皮質欠損　108
漸次置換　343
前十字靱帯　234
　　──損傷　234
　　完全断裂　235
　　部分断裂　235
線条性骨症　134
全身骨撮影　214
全身性エリテマトーデス　304
先端巨大症　280
剪断力　24
仙腸関節炎　306
先天性頸椎癒合症　2
先天性股関節脱臼　62

そ

爪下　150
造骨性転移　20
足関節腱損傷　256
足関節靱帯損傷　254
足根骨癒合症　54
足底筋腱膜線維腫症　146
足底筋膜炎　262
足底線維腫症　182
側弯症　4
鼠径部痛（アスリートの）　230
阻血性壊死　342, 348
塑性変形　210
ゾーン現象　185

た

第1Köhler病　197
第2Köhler病　354
大後頭孔狭窄　60
大腿骨滑車形成不全　250, 251
大腿骨頭壊死　197, 342, 345
大腿骨頭臼蓋インピンジメント　232
　　──，cam type　232
　　──，combined type　232

　　──，pincer type　232
大断裂　216
大殿筋下滑液包　228
大転子滑液包　228
大転子滑液包炎　228
大転子疼痛症候群　228
大理石骨病　64
多形型悪性線維性組織球腫　160
脱臼骨折　191
ダッシュボード損傷　236
脱分化　174
脱分化型脂肪肉腫　176
脱分化型軟骨肉腫　174
多発性異骨症　66
多発性筋炎　86, 90
多発性骨髄腫　286
多発性骨軟骨腫症　98, 99
担空胞細胞　18
単純性骨嚢胞　124
弾性線維腫　144

ち

恥骨結合炎　230
致死性骨異形成症　60
中心性狭窄　40
中心性頸髄損傷　30
中心性脊髄損傷　26
中殿筋下滑液包　228
肘部管　370
肘部管症候群　370
長幹骨アダマンチノーマ　120
腸脛靱帯炎　228, 240
腸恥滑液包炎　334

つ

椎間関節の変形性関節症　36, 38
椎間骨軟骨症　36, 38
椎間板ヘルニア　48
　　──，髄核脱出型　48
　　──，髄核突出型　48
　　──，髄核遊離型　48
椎間板膨隆　49
椎体終板　276
痛風　295, 312
痛風結節　312
蔓状神経線維腫　357

て

低リン血症　274
デスモイド型線維腫症　146
手掌筋腱膜線維腫症　146
テニス肘　222
デノスマブ　110
転位　190
転移性骨腫瘍　122, 208
転移性脊椎腫瘍　20
点状軟骨石灰化　69

と

投球障害　222
透析　320
動脈瘤様骨嚢腫　126
動脈瘤様骨嚢腫様変化　110
特発性骨壊死　206
特発性側弯症　4
特発性大腿骨頭壊死　343, 344

な

内側上顆炎　222
内側側副靱帯　254
　――損傷　238
内側半月板断裂　244
内軟骨腫　101, 208
内軟骨腫症　101
軟骨下骨吸収　276
軟骨下骨折　354
軟骨芽細胞腫　104, 105
軟骨下脆弱性骨折　206, 372
軟骨下嚢胞　105
軟骨石灰化　295
軟骨石灰化症　314
軟骨低形成症　60
軟骨内骨化　60
軟骨肉腫　114, 174
軟骨帽　98, 99
軟骨無形成症　60
軟骨芽細胞腫　126

に

尿酸ナトリウム　312

ね

猫ひっかき病　82
粘液型悪性線維性組織球腫　162
粘液型脂肪肉腫　176
粘液腫　156
粘液線維肉腫　162, 176

の

脳腱黄色腫症　318
膿疱性乾癬　310

は

杯状拡大　273
杯状変形　69, 273
排泄腔　75
背部弾性線維腫　144
肺リンパ管筋腫症　360
破壊性脊椎関節症　320, 321
バケツ柄状断裂（半月板）　242, 243
破骨細胞活性化因子　286
発育性股関節形成不全　62
白血病　289
腹壁外デスモイド　146
腹壁デスモイド　146
パラテノン　260
半月板断裂　236, 242, 243
　外側半月板垂直断裂　244
　混合断裂　242, 243
　縦断裂　242, 243
　垂直断裂　242, 243
　水平断裂　242, 243
　弁状断裂　242, 243
　放射状断裂　242, 243
　バケツ柄状断裂　242, 243, 245
　内側半月板混合断裂　244
　内側半月板水平断裂　244
半月板嚢胞　242, 243, 245
反応境界　343
反復性肩関節脱臼　220

ひ

非 Hodgkin リンパ腫　285
被虐待児症候群　214
肥厚性骨関節症　362
肥厚性皮膚骨膜症　362
非骨化性線維腫　108, 126
皮質結節　360
ビスホスホネート関連顎骨壊死　345
非定型抗酸菌　80
非定型髄膜腫　15
皮膚潰瘍　164
皮膚筋炎　86, 90
びまん性特発性骨増殖症　46, 295, 364
病的骨折　64, 190, 208
疲労骨折　190, 200, 230
ピロリン酸カルシウム結晶沈着症　298, 314
ピロリン酸関節症　314

ふ

不完全骨折　210
副甲状腺機能亢進症　203, 278
副甲状腺機能低下症　278
副甲状腺腺腫　278
複合性局所疼痛症候群　374
腹腔内デスモイド　146
複雑骨折　192
不顕性骨折　29
腐骨　72, 74, 76
粉瘤　179

へ

平滑筋肉腫　174
ヘモジデリン　140
ヘモジデリン沈着　141, 148
変形性関節症　295, 298, 324
　――（顎）　36, 38, 332
　――（股関節）　63
　――（椎間関節）　36, 38
変形性頸椎症　36
変形性脊椎症　25
　――，狭義の　36, 38
変形性腰椎症　38
弁状断裂（半月板）　242, 243
偏心性骨透亮像　109

ほ

蜂窩織炎　84

傍関節唇嚢胞　338
膀胱直腸障害　18
傍骨性骨肉腫　174
放射状断裂（半月板）　242, 243
放射線照射　203
傍腫瘍症候群　274
紡錘形腫瘤　183
胞巣状軟部肉腫　172
泡沫細胞　318
膨隆骨折　210

ま

慢性骨髄炎　74, 76
慢性再発性多発性骨髄炎　310
慢性腎不全　278

み

未分化型脊椎関節炎　308
未分化多形肉腫　160, 174

む

ムコイド変性　178
ムコ脂質症　68
ムコ多糖症　66
虫食い像　94
無層骨　128
ムチランス型変形　308

め

メチシリン耐性黄色ブドウ球菌　6
メロレオストーシス　134

や・よ

野球肘　222, 225

溶骨性転移　20
よちよち歩き骨折　210

り

離断性骨軟骨炎
　――（膝）　252
　――（肘）　224
隆起性皮膚線維肉腫　164
良悪中間型腫瘍　164
リンパ管腫　155

る・れ

類骨骨腫　106
類上皮肉腫　170

裂離骨折　230, 234, 236, 237

ろ・わ

瘻孔　73, 75, 80
肋骨骨折　214

若木骨折　210

欧文索引

A

α角　233
ABC(aneurysmal bone cyst)　126
　──様変化　110
ABCD'S approach　294
abdominal desmoid　146
Achilles tendinosis　260
Achilles tendon injury　260
Achilles tendon rupture　260
achondroplasia　60
ACL(anterior cruciate ligament) injury　234
acne　310
acromegaly　280
acute pyogenic osteomyelitis　72
adamantinoma of long bones　120
ALT(atypical lipomatous tumor)　176
alveolar soft part sarcoma　172
AML(angiomyolipoma)　360
amyoloid arthropathy　320
ancient schwannoma　11
Anderson-D'Alonzo 分類　28
ankle ligament injury　254
ankle tendon injury　256
anteater nose sign　55
anterior cord syndrome　30
ARCO(Association Research Circulation Osseous)分類　343
arthrosis of the uncovertebral joint　36
articular disc　226
AS(ankylosing spondylitis)　306
atlantoaxial subluxation　300
atypical meningioma　15

B

$β_2$-ミクログロブリン　320
Baker 囊胞　300, 303, 336
bamboo spine　307
Bankart lesion　220, 221
bare orbit　357, 358
Batson's venous plexus　20
battered child syndrome　214
BCP(basic calcium phosphate) crystal deposition disease　316
bevelled edge　131
bilateral interfacetal dislocation (locking)　30
blade of grass　132
blooming effect　141, 149
BOB(benign osteoblastoma)　106
bone bars　271
bone fracture
　──, complications of　195
　──, healing process of　195
　──, inflammatory phase　195
　──, remodeling phase　195
　──, reparative phase　195
　── classification　190
bone within bone　65
bowing deformity　210
bowl of fruits appearance　161
brim sign　132, 133
Brodie 膿瘍　76, 105
brown tumor　276
bucket-handle tear　242
buckle fracture　210
buldging　49
bull's head sign　311

C

C sign　55
Canadian rule(Canadian C-spine rule)　22, 23
carpal tunnel syndrome　366
cat scratch disease　82
central cord injury　30
central tongue　67
cerebrotendinous xanthomatosis　318
cervical spondylosis　36
cervical spondylotic myelopathy　36
cervical spondylotic radiculopathy　36
Chance 骨折　34
Chance-burst fracture　34
Charcot 関節　328
Chiari 奇形　4
chondroblastoma　104
chondrocalcinosis　295, 314
chondromalacia patellae　250
chondrosarcoma　114
chordoma　18
chronic osteomyelitis　74
cloaca　75
Cobb 角　4, 5
Codman 三角　96, 117
compartment syndrome　266
complex tear　242
compression fracture　32
cookie-bite sign　123
cortical tuber　360
cotton wool appearance　132
CPPD(calcium pyrophosphate dihydrate) crystal deposition disease　314
creeping substitution　343
crescent sign　206, 343, 344
critical zone　216
CRMO(chronic recurrent multifocal osteomyelitis)　74, 310
Crow-Fukase 症候群　286
crowned dens syndrome　314
CRPS(complex regional pain syndrome)　374
CT ガイド下焼灼術　106
cubital tunnel syndrome　370
cupping　69, 273

D

dagger sign　307
dark star　88, 89, 137
DDH(developmental dysplasia of the hip)　62
dedifferentiated chondrosarcoma　174
dedifferentiated liposarcoma　176
dedifferentiation in bone and soft tissue tumors　174
deltoid ligament　254

desmoid-type fibromatosis 146
destructive spondyloarthropathy 320
DFSP(dermatofibrosarcoma protuberans) 164
dimple sign 246
disc herniation 48
　　──, extrusion 48
　　──, protrusion 48
　　──, sequestration 48
disc proper 226
DISH(diffuse idiopathic skeletal hyperostosis) 27, 46, 364
dislocation of the shoulder 220
dissolving pedicle sign 35
DM(dermatomyositis) 86
double PCL sign 243
Dupuytren 拘縮 146
dural ectasia 357
dural tail sign 12
dysostosis multiplex 66

E

elastofibroma 144
elastofibroma dorsi 144
enchondroma 101
enchondromatosis 101
endosteal scalloping 102, 114, 115
entering and exiting nerve 153
enthesis 306
enthesitis 294, 297
entrapment neuropathy 366, 368, 370
eosinophilic fasciitis 90
epithelioid sarcoma 170
Erlenmeyer flask 変形 65
erosion 294
Ewing 肉腫 118
exostosis 98
extra-abdominal desmoid 146

F

facet cyst 38
FAI(femoroacetabular impingement) 232
fallen fragment sign 125, 209

fascia injury 264
fascial tail sign 163, 182
fascicular sign 13
fatigue fracture 190, 200, 230
fat-rim sign 12
^{18}F-FDG(フルオロデオキシグルコース) 88
FGF-23 274
FGFR3 60
FH(familial hypercholesterolemia) 318
fibrous bone 128
fibrous dysplasia 128
Ficat-Arlet 分類 343
fish vertebra 271
flame-shaped sign 132
flap tear 242
flaring 273
　　──, iliac 67
flipped meniscus sign 243
flow void 172
foam cell 318
fracture dislocation 191
fraying 273
Freiberg 病 197, 354
fungal arthritis 80

G

ganglion 178
GCT(giant cell tumor) of bone 110
GCTTS(giant cell tumor of tendon sheath) 140, 148
generalized sarcoidal myopathy 88
GH(growth hormone) 280
gigantism 280
glomus tumor 150
gout 312
gray cortex 201
greenstick fracture 210
GTPS(greater trochanteric pain syndrome) 228

H

H sign 204, 205
HA(hemophilic arthropathy) 330
HAGL 損傷 220
Haglund 変形 260
Hand-Schüller-Christian 病 130
hemangioma of bone 112
hemangioma of soft tissue 154
Hill-Sachs lesion 220, 221
HLA-B27 308
HOA(hypertrophic osteoarthropathy) 362
Honda sign 204, 205
horizontal tear 242
Hunter 症候群 66
hyperextension 24
hyperextension injury 30
hyperflexion 24
hyperflexion injury 30
hyperostosis 310
hyperparathyroidism 278
hypochondroplasia 60
hypoparathyroidism 278

I

I-cell 病 68
idiopathic osteonecrosis of the femoral head 343
iliac flaring 67
iliopsoas bursitis 334
iliotibial band friction syndrome 228, 240
inferior tongue 67
insufficiency fracture 190, 203
intermittent claudication 38
intervertebral osteochondrosis 36, 38
intra-abdominal desmoid 146
intra-articular fracture 191
intranuclear cleft 49
ivory vertebra 284

J

Jaccoud 変形 304
joint effusion 333

K

Kienböck 病 197, 352

Klippel-Feil 症候群　2
Köhler's second disease　354
Kümmell 病　345, 346

L

LAM(pulmonary lymphangiomyomatosis)　360
Langerhans 細胞組織球症　105, 130
lateral dislocation of patella　248
lateral epicondylitis　222
LCL(lateral collateral ligament)　254
　── injury　238
Ledderhose 病　182
Legg-Calvé-Perthes 病　197, 348
leontiasis ossea　128
Letterer-Siwe 病　130
leukemia　289
Lichtman 分類　352
limbus vertebra　52
lipoma　142
liposarcoma　158
longitudinal tear　242
Looser zone　272
lumbar spondylosis　38
lunatomalacia　352
Luschka 関節　36

M

Maffucci 症候群　101, 102, 103
malignant lymphoma of bone　284
malignant mesenchymoma　176
Marotaux-Lamy A　66
massive tear　216
McCarty の診断基準　314
McCune-Albright 症候群　128
MCL(medial collateral ligament)　254
　── injury　238
MDS(myelodysplastic syndrome)　289
medial epicondylitis　222
melorheostosis　134
MEN Ⅰ型　278

meningioma　14
meniscal cyst　242
meniscal lesion　242
meniscal root　326
meniscal tear　242
meniscoid labrum　218
metacarpal pointing　67
metastatic bone tumor　122
metastatic calcification　276
metastatic spinal tumor　20
metastatic vertebral tumor　20
MFH(malignant fibrous histiocytoma)　160, 162, 176
Morquio A　66
Morton 病　180
MPNST(malignant peripheral nerve sheath tumor)　166, 357
MPS(mucopolysaccharidosis)　66
MRSA　6
mucolipidosis　68
multiple myeloma　286
muscle injury　264
muscular sarcoidosis　88
myositis ossificans　184
myxofibrosarcoma　162, 176
myxoid halo sign　153
myxoid liposarcoma　176
myxoma　156

N

necrotizing fasciitis　84
neurilemmoma　152
neurofibroma　152
neuropathic arthropathy　328
NEXUS 基準　22
NF1(neurofibromatosis type 1)　356
nidus　106
nodular fasciitis　186
nodular sarcoidal myopathy　88
non-ossifying fibroma　108
notochord　18

O

OA(osteoarthritis)　324
OAF(osteoclast-activating factor)　286
odontoid fracture　28
OI(osteogenesis imperfecta)　57
Ollier 病　101, 103
oncogenic osteomalacia　274
onion skin　96
OPLL(ossification of the posterior longitudinal ligament)　25, 44
Osgood-Schlatter 病　197, 350
osteitis　310
osteitis fibrosa　276
osteitis condensans illi　307
osteoarthrosis　36, 38
osteoblastoma　106
osteochondral fracture　191
osteochondritis dissecans
　── of the elbow　224
　── of the knee　252
osteochondroma　98
osteochondromatosis　98
osteoid osteoma　106
osteoma　134
osteomalacia　272, 276
osteonecrosis　342
osteopathea striata　134
osteopetrosis　64
osteopoikilosis　134
osteoporosis　270
osteosarcoma　116
overhanging edge　313
OYL(ossification of the yellow ligament)　44

P

pachydermatocele　357
pachydermoperiostosis　362
Paget 病　132
PAO(pustulotic arthro-osteitis)　310
para/peritendinitis of Achilles　260
paralabral cyst　338
paratenon　260
Parsonage-Turner 症候群　369
PAS 反応陽性　172
patella alta　250
pathologic fracture　190, 208

PCL(posterior cruciate ligament) 236
―― injury 236
pedicle sign 20, 21
peel back force 218
pencil and cup 297
penumbra sign 77
pericytic tumor 150
periostitis 362
perivascular tumor 150
Perthes 病 197, 348
phantom appearance 373
Phemister 三徴 81
physaliphorous cell 18
physeal injury 212
picture frame appearance 132
pistol-grip 変形 232
plantar fasciitis 262
plantar fibromatosis 182
plasmacytoma 286
plastic bowing 210
PM(polymyositis) 86
PMT(phosphaturic mesenchymal tumor) 274
PNET(primitive neuroectodermal tumor) 118
POEMS 症候群 286
polka-dot pattern 112
popliteal cyst 336
pseudoachondroplasia 60
pseudofracture 272
pseudogout 314
pseudo-Hurler polydystrophy 68
pseudoneuroma 367
psoriatic arthritis 308
punched-out lesion 287
pustulosis 310
pustulotic psoriasis 310
PVNS(pigmented villonodular synovitis) 140, 148
pyogenic spondylitis 6

Q

Q angle 250

R

RA(rheumatoid arthritis) 299
rachitic rosary 273
radial tear 242
RC(rotator cuff)injury 216
reactive interface 343
regional migratory osteoporosis 372
reinforcement lines 271
Reiter 症候群 308
renal osteodystrophy 276
rickets 272
rings and arcs enhancement 102
rotation 24
rugger-jersey appearance 65
rugger-jersey spine 276, 277
rupture of patellar tendon 246

S

SADDAN 60
Salter-Harris の分類 212
sandwich sign 35
sandwich vertebra 65
Sanfillippo A 66
SAPHO 症候群 310
sarcoidosis 136
scapulothoracic bursitis 144
Scheuermann 病 52
Schmorl 結節 51, 271
――, 急性 52
schwannoma 11, 152
SCIWORA(spinal cord injury without radiographic abnormalities) 25
scoliosis 4
Segond 骨折 234, 235
septic arthritis 78
Sever 病 197
shearing 24
Shenton 線 63
shin splint 258
sign
――, anteater nose 55
――, brim 132, 133
――, bull's head 311
――, C 55
――, cookie-bite 123
――, crescent 206, 343, 344
――, dagger 307
――, dimple 246
――, dissolving pedicle 35
――, double PCL 243
――, dural tail 12
――, fallen fragment 125, 209
――, fascial tail 163, 182
――, fascicular 13
――, fat-rim 12
――, flame-shaped 132
――, flipped meniscus 243
――, H 204, 205
――, Honda 204, 205
――, pedicle 20, 21
――, penumbra 77
――, sandwich 35
――, split-fat 12
――, target 152
――, three stripe 137
――, triple signal intensity 161
――, wasp-waist 3
simple bone cyst 124
――, active state 124
――, latent state 124
――, static state 124
Sinding-Larsen-Johansson 病 197
skip metastasis 117
SLAP(superior labrum anterior and posterior) lesions 218
SLE(systemic lupus erythematosus) 304
Sly 66
Smillie 分類 355
soap-bubble appearance 127
solitary bone cyst 124
solitary fibrous tumor 14
spicula 117
spinal canal stenosis 40
split-fat sign 12
spondylolisthesis 42
spondylolysis 42
spondylosis deformans 36, 38
Sprengel 変形 2
sternocostoclavicular hyper-

ostosis　310
stippled appearance　319
stress fracture　190, 200
subchondral insufficiency
　　fracture　206, 372
subedendymal giant cell
　　astrocytoma　360
subependymal tuber　360
subgluteus maximus bursa　228
subgluteus medius bursa　228
subgluteus minimus bursa　228
sublabral hole　218
sublabral recess　218
sunburst pattern　112
suppurative spondylitis　6
suprascapular nerve entrapment　368
suprascapular nerve entrapment
　　syndrome　338
synovial cyst　38
synovial osteochondromatosis
　　138
synovial sarcoma　168
synovitis　310

T

target sign　152
temporomandibular joint
　　disorders　332

tendinous xanthoma　318
TFCC(triangular fibrocartilage
　　complex)　226
──── injury　226
thanatophoric dysplasia　60
3-column theory　30, 32, 34
three stripe sign　137
tibiofibular syndesmosis　254
Tinel 徴候　370
toddler's fracture　210
tophaceous pseudogout　314
torus fracture　210
transient bone marrow edema
　　syndrome　372
transient osteoporosis of the hip
　　372
triple signal intensity sign　161
trochanteric bursa　228
trochanteric bursitis　228
TS(tuberous sclerosis)　360
tuberculous arthritis　80
tuberculous spondylitis　8
tumoral calcinosis　276, 321
tumor-induced osteomalacia
　　274

U

ulna minus variant　352
uncovertebral joint　36

undermodeling　65, 67, 69
undifferentiated/unclassified
　　sarcomas　160
undifferentiated pleomorphic
　　sarcomas　160
unilateral interfacetal dislocation
　　(locking)　30
University of Washington 基準
　　22, 23

V

Vandemark 基準　22
vertebra plana　131
vertebral trauma　22
vertical tear　242
von Recklinghausen disease　356

W

wasp-waist sign　3
wax flowing down a candle　134
weblike pattern　112
Worm 骨　57
woven bone　128

Z

zonal phenomenon　185

骨軟部画像診断スタンダード　定価：本体 6,500 円＋税

2014 年 12 月 22 日発行　第 1 版第 1 刷 ©

編集者　青木　純，青木隆敏，上谷雅孝，江原　茂，
　　　　神島　保，杉本英治，福田国彦，藤本　肇

発行者　株式会社 メディカル・サイエンス・インターナショナル
　　　　代表取締役　若松　博
　　　　東京都文京区本郷 1-28-36
　　　　郵便番号 113-0033　電話 (03)5804-6050

印刷：横山印刷/表紙装丁：トライアンス

ISBN 978-4-89592-794-9　C3047

本書の複製権・翻訳権・上映権・譲渡権・公衆送信権（送信可能化権を含む）は㈱メディカル・サイエンス・インターナショナルが保有します．
本書を無断で複製する行為（複写，スキャン，デジタルデータ化など）は，「私的使用のための複製」など著作権法上の限られた例外を除き禁じられています．大学，病院，診療所，企業などにおいて，業務上使用する目的（診療，研究活動を含む）で上記の行為を行うことは，その使用範囲が内部的であっても，私的使用には該当せず，違法です．また私的使用に該当する場合であっても，代行業者等の第三者に依頼して上記の行為を行うことは違法となります．

JCOPY　〈㈳出版者著作権管理機構　委託出版物〉
本書の無断複写は著作権法上での例外を除き禁じられています．複写される場合は，そのつど事前に，㈳出版者著作権管理機構（電話 03-3513-6969，FAX 03-3513-6979，info@jcopy.or.jp）の許諾を得てください．